［標準］中医内科学

張伯臾＝主編／董建華・周仲瑛＝副主編

鈴木元子・福田裕子・藤田康介・向田和弘＝訳

中医内科疾患の弁証論治を解説した標準教科書。総論では気血・風寒燥火・湿痰飲・六経・衛気営血および臓腑の病因病機の概念や内科の治療原則と治法について、各論では48種の病証の病因病機・弁証論治について述べる。

東洋学術出版社

原　書：高等医薬院校教材『中医内科学』
　　　　（供中医，針灸専業用）【第五版教材】
　　　　上海科学技術出版社　1985年
主　編：張伯臾
副主編：董建華・周仲瑛

翻　訳：鈴木元子　（総論，各論1章～7章）
　　　　福田裕子　（各論8章～21章）
　　　　藤田康介*　（各論22章～36章）
　　　　向田和弘*　（各論37章～48章，および全書の古典引用文）
　　　　　*全書の訳文の最終的な確認・修正を担当。

装幀・本文デザイン：山口方舟

まえがき

　国家により執筆・編集が組織され，審査・決定された高等中医学教育機関の教材は，初版発行後，現在までにすでに二十数年を経ている。その間に，すでに何度か改訂を経て再版され，系統的な中医理論の整理，教育秩序の安定化，および中医教育の質の向上におおいに貢献してきた。しかし中医薬学の絶え間ない発展に伴って，すでにこれまでの教材では当面の教育・臨床・科学研究の要求に対して，十分に適応できなくなっていた。

　そこで教材の質を高め，高等中医薬教育事業の発展を促進するために，衛生部は1982年10月に南京において全国高等中医学教育機関の中医薬教材の編集・審査会議を開いた。

　そこではじめて全国高等中医薬教材の編集・審査委員会が設立され，その下に32学科の教材編集・審査部会が設けられた。そして新たに修正された中医・中薬・針灸の各専攻科のカリキュラムにもとづいて，教科ごとに教育指導要綱の改訂が行われた。各教科の教材編集・審査部会は，新教育指導要綱の要求に沿って，新教材の編纂に真摯に取り組んだ。各教材の編纂にあたっては，1982年4月に衛生部が衡陽で開催した「全国中医医院および高等中医教育工作会議」の精神を貫き，旧版教材の長所を取り入れ，各地の高等中医学教育機関の教員らの意見を総合した。この教材シリーズでは，努めて中医理論の科学性・系統性・完全性を保持し，理論と実際とが結びつくことを原則とし，継承から発展へとつながるよう配慮した。また，教材の内容の深さ，広さの面においては，すべてにわたって本課程の性質・役割を出発点として，実際の教育上の必要性に合致し，各学科の発展にふさわしい科学水準を兼ね備えることを目指した。本教科の基礎理論に関しては，基本的知識と技能について比較的全般にわたって詳述し，また同時に各教科の教材間の不必要な内容重複や脱落をできる限りなくした。編集・執筆担当者らの努力と全国の中医学教育機関の支援によって，新教材を次々と編纂し終えることができた。

　本教材シリーズは，医古文・中国医学史・中医基礎理論・中医診断学・中薬学・方剤学・内経講義・傷寒論講義・金匱要略講義・温病学・中医各家学説・中医内科学・中医外科学・中医小児科学・中医婦人科学・中医眼科学・中医耳鼻咽喉科学・中医傷科学・針灸学・経絡学・腧穴学・刺灸学・針灸治療学・針灸医籍選・各家針灸学説・推拿学・薬用植物学・中薬鑑定学・中薬炮製学・中薬薬剤学・中薬化学・中薬薬理学などの32科目からなる予定である。このうち，いくつかの教材ははじめて編纂されるものだが，多数は旧教材，特に第二版教材を基礎として補足・修正を行い，編纂している。したがってこの新教材は，いくつかの旧版教材の編纂者たちの苦労の成果を内包しているといえる。

　教材は社会主義の専門的人材を育成し，知識を伝えるうえで重要な媒体となるため，教材の質の良否は直接人材の育成に影響を与える。それゆえ，教材の質を高め，絶えず磨きをかけながら改正していくことが必要である。本教材シリーズにはまだいくつか不足している点があるのは避けられない。各地の中医薬教育に携わる教員および読者の方々が，本教材を使用するなかで検証

を行い，さらなる改訂に向けて貴重な意見を寄せてくださることを希望する。その結果，本教材シリーズがより一層科学性を増し，より教育効果の高い高等中医薬教育教科書として，わが国社会主義の四つの近代化建設と中医事業の発展の需要に応えられることを期待する。

全国高等中医薬教材編集審査委員会
1983 年 12 月

本書の編纂について（原著）

　本書は，衛生部の高等中医薬教材編集審査委員会が組織し，編纂・審査・決定された，全国高等医薬学教育機関の中医・針灸専攻科における使用教材である。

　本書は，主に中医内科学の基礎理論，よくみられる内科病証の基礎知識および弁証論治の規則について解説したもので，全体を総論と各論の二部に分けて論じている。総論では，気血・風寒燥火・湿痰飲・六経・衛気営血および各臓腑の病因病機の基本的概念と，内科の治療原則およびよく用いられる治法について，それぞれ解説している。各論では，よくみられる内科病証49種*についてそれぞれ章を設け，さらにその後ろに関連する疾患の解説を付して紹介しており，各章は概論・病因病機・弁証論治・まとめ・文献摘録の項目に分けて論述している。いくつかの章には，あわせて類証鑑別の項目を加えている。また，本書の巻末には，方剤一覧を付した。

　本書の執筆・編集の担当者は，以下の通りである。

総論・淋証・癃閉 ……………………………………	上海中医学院	蔡　淦
感冒・咳嗽・肺痿・肺癰・哮証・喘証・肺労・肺脹・痰飲 …………	南京中医学院	周仲瑛
心悸・胸痺・不寐・厥証・鬱証・癲狂・癇証 ……………………	北京中医学院	董建華
胃痛・噎膈・嘔吐・呃逆・泄瀉・痢疾・霍乱・腹痛・便秘 ………	湖北中医学院	熊魁悟
脇痛・黄疸・積聚・鼓腸・頭痛・眩暈・中風・痙証 …………………	河南中医学院	李振華
水腫・腰痛・消渇・遺精・耳鳴耳聾・痿証 …………………………	福建中医学院	趙　棻
自汗盗汗・血証・瘀証・虫証*・癭病・瘧疾・内傷発熱・虚労 ………	成都中医学院	李明富

　最終的に，上海中医学院の張伯臾が全章の内容審査・校閲を行った。

　編集・審査の過程において，上海中医学院の胡建華・周珮青，北京中医学院の陳光新らがわれわれの要請に応じて原稿統一などの作業に加わってくださった。ここに謹んで感謝の意を表する。

　私たちの能力および時間的な制約のために，本書に欠点や誤りがあることは避けられない。各大学・学院で本書が使用される際に得られた経験を，絶えず総括・収集・報告して，貴重なご意見としてお寄せいただきたい。それによってさらなる修正を加え，内容をより向上させていくことができるであろう。

編　者
1984年9月

　＊日本語版では，臨床で応用する機会がほとんどないと思われる虫証を割愛した。したがって，全48章からなる。

目 次

まえがき …………………………… i 　　本書の編纂について（原著）………… iii

総 論

1 緒言 …………………………………… 3
　1.1. 中医内科学の定義とその範囲 3
　1.2. 中医内科学の教学内容とその
　　　　進め方 3
　1.3. 中医内科学の学習目標と方法 3
　1.4. 中医内科学分野の発展の概況 4
2 気血の病機・病証の基礎概念 …… 6
　2.1. 気 ……………………………… 7
　2.2. 血 ……………………………… 9
3 風・寒・燥・火の病機・病証の
　基礎概念 ……………………………… 11
　3.1. 風 ……………………………… 11
　3.2. 寒 ……………………………… 11
　3.3. 燥 ……………………………… 13
　3.4. 火 ……………………………… 14
4 湿・痰・飲の病機・病証の基礎概念 16
　4.1. 湿 ……………………………… 16
　4.2. 痰 ……………………………… 19
　4.3. 飲 ……………………………… 19
5 六経・衛気営血の病機・病証の
　基礎概念 ……………………………… 21
　5.1. 六経 …………………………… 21
　5.2. 衛気営血 ……………………… 22
6 臓腑の病機・病証の基礎概念 …… 24
　6.1. 肺系 …………………………… 24
　6.2. 心系 …………………………… 29
　6.3. 脾胃系 ………………………… 32
　6.4. 肝胆系 ………………………… 35
　6.5. 腎系 …………………………… 39
7 内科治療 …………………………… 43
　7.1. 治療原則 ……………………… 43
　7.2. 常用治法 ……………………… 46

各 論

[1] 感冒 …………………………………… 55
　病因病機 …………………………… 56
　類証鑑別／弁証論治 ……………… 57
　　[表実証] ………………………… 57
　　　風寒／風熱／暑湿
　　[虚証] …………………………… 59
　結語 ………………………………… 59
　文献摘要 …………………………… 60

[2] 咳嗽 …………………………………… 61
　　病因病機 ………………………………… 61
　　弁証論治 ………………………………… 63
　　　[外感] ………………………………… 64
　　　　風寒襲肺／風熱犯肺／風燥傷肺
　　　[内傷] ………………………………… 65
　　　　痰湿蘊肺／痰熱鬱肺／肝火犯肺／
　　　　肺陰虧耗
　　結語／文献摘要 ………………………… 68

[3] 肺痿 …………………………………… 70
　　病因病機 ………………………………… 70
　　類証鑑別 ………………………………… 71
　　弁証論治 ………………………………… 72
　　　虚熱／虚寒
　　結語 ……………………………………… 73
　　文献摘要 ………………………………… 74

[4] 肺癰 …………………………………… 75
　　病因病機 ………………………………… 75
　　類証鑑別／弁証論治 …………………… 77
　　　[初期] [成癰期] ……………………… 78
　　　[潰膿期] [回復期] …………………… 79
　　結語／文献摘要 ………………………… 81

[5] 哮証 …………………………………… 83
　　病因病機 ………………………………… 83
　　類証鑑別／弁証論治 …………………… 85
　　　[発作期] ……………………………… 86
　　　　寒哮／熱哮
　　　[緩解期] ……………………………… 87
　　　　肺虚／脾虚／腎虚
　　結語 ……………………………………… 89
　　文献摘要 ………………………………… 90

[6] 喘証 …………………………………… 91
　　病因病機 ………………………………… 91
　　類証鑑別／弁証論治 …………………… 93
　　　[実喘] ………………………………… 94
　　　　風寒襲肺／表寒裏熱／痰熱鬱肺／
　　　　痰濁阻肺／肺気鬱痹
　　　[虚喘] ………………………………… 95
　　　　肺虚／腎虚
　　結語／文献摘要 ………………………… 97

[7] 肺脹 …………………………………… 99
　　病因病機 ………………………………… 99
　　類証鑑別／弁証論治 ……………………101
　　　痰濁壅肺／痰熱鬱肺／痰蒙神竅／
　　　肺腎気虚／陽虚水泛
　　結語 ………………………………………104
　　文献摘要 …………………………………105

[8] 肺癆 ……………………………………106
　　病因病機 …………………………………107
　　類証鑑別／弁証論治 ……………………109
　　　肺陰虧損／陰虚火旺／気陰耗傷／
　　　陰陽両虚
　　結語 ………………………………………113
　　文献摘要 …………………………………114

[9] 痰飲 ……………………………………115
　　病因病機 …………………………………115
　　類証鑑別 …………………………………116
　　弁証論治 …………………………………117
　　　[痰飲] …………………………………118
　　　　脾陽虚弱／飲留胃腸
　　　[懸飲] …………………………………119
　　　　邪犯胸肺／飲停胸脇／絡気不和／
　　　　陰虚内熱
　　　[溢飲] …………………………………120
　　　[支飲] …………………………………121
　　　　寒飲伏肺／脾腎陽虚
　　結語 ………………………………………122
　　文献摘要 …………………………………123

[10] 自汗・盗汗 …………………………124
　　病因病機 …………………………………124
　　類証鑑別／弁証論治 ……………………125
　　　肺衛不固／営衛不和／陰虚火旺／
　　　邪熱鬱蒸
　　結語／文献摘要 …………………………127

[11] 血証 …………………………………128
　　病因病機 …………………………………128
　　弁証論治 …………………………………130
　　　[鼻衄] …………………………………130
　　　　熱邪犯肺／胃熱熾盛／肝火上炎／
　　　　気血虧虚

[歯衄] ……………………………131
　　胃火熾盛／陰虚火旺
[咳血] ……………………………132
　　燥熱傷肺／肝火犯肺／陰虚肺熱
[吐血] ……………………………133
　　胃熱壅盛／肝火犯胃／気虚血溢
[便血] ……………………………134
　　腸道湿熱／脾胃虚寒
[尿血] ……………………………135
　　下焦熱盛／腎虚火旺／脾不統血／
　　腎気不固
[紫斑] ……………………………137
　　血熱妄行／陰虚火旺／気不摂血
結語 ………………………………138
文献摘要 …………………………139

[12] 心悸 …………………………140
病因病機 …………………………140
類証鑑別／弁証論治 ……………142
　　心虚胆怯／心血不足／陰虚火旺／
　　心陽不振／水飲凌心／心血瘀阻
結語／文献摘要 …………………145

[13] 胸痹 …………………………146
病因病機／類証鑑別 ……………147
弁証論治 …………………………148
　　心血瘀阻／痰濁壅塞／陰寒凝滞／
　　心腎陰虚／気陰両虚／陽気虚衰
結語／文献摘要 …………………151

[14] 不寐 …………………………152
病因病機 …………………………152
弁証論治 …………………………153
　　[実証] ………………………153
　　　　肝鬱化火／痰熱内擾
　　[虚証] ………………………154
　　　　陰虚火旺／心脾両虚／心胆気虚
結語 ………………………………155
【附】多寐　【附】健忘 …………156
文献摘要 …………………………157

[15] 厥証 …………………………158
病因病機 …………………………158
類証鑑別／弁証論治 ……………159

　　[気厥] ………………………160
　　　　実証／虚証
　　[血厥] ………………………161
　　　　実証／虚証
　　[痰厥] ………………………161
　　[食厥] ………………………162
結語／文献摘要 …………………162

[16] 鬱証 …………………………164
病因病機 …………………………164
弁証論治 …………………………165
　　[実証] ………………………165
　　　　肝気鬱結／気鬱化火／気滞痰鬱
　　[虚証] ………………………166
　　　　憂鬱傷神／心脾両虚／陰虚火旺
結語／文献摘要 …………………167

[17] 癲狂 …………………………168
病因病機 …………………………169
類証鑑別／弁証論治 ……………170
　　[癲] …………………………170
　　　　痰気鬱結／心脾両虚
　　[狂] …………………………171
　　　　痰火上擾／火盛傷陰
結語／文献摘要 …………………172

[18] 癇証 …………………………174
病因病機 …………………………174
類証鑑別／弁証論治 ……………175
　　風痰閉阻／痰火内盛／心腎虧虚
結語／文献摘要 …………………177

[19] 胃痛 …………………………179
病因病機 …………………………179
類証鑑別／弁証論治 ……………181
　　寒邪客胃／飲食停滞／肝気犯胃／
　　肝胃鬱熱／瘀血停滞／胃陰虧虚／
　　脾胃虚寒
結語 ………………………………185
【附】吐酸 ………………………185
【附】嘈雑 ………………………186
文献摘要 …………………………186

[20] 噎膈 …… 187
- 病因病機 …… 187
- 類証鑑別 …… 188
- 弁証論治 …… 189
  - 痰気交阻／津虧熱結／瘀血内結／気虚陽微
- 結語 …… 190
- 【附】反胃 …… 191
- 文献摘要 …… 192

[21] 嘔吐 …… 193
- 病因病機 …… 193
- 類証鑑別／弁証論治 …… 194
  - [実証] …… 194
    - 外邪犯胃／飲食停滞／痰飲内阻／肝気犯胃
  - [虚証] …… 196
    - 脾胃虚寒／胃陰不足
- 結語 …… 196
- 文献摘要 …… 197

[22] 呃逆 …… 198
- 病因病機／類証鑑別 …… 199
- 弁証論治 …… 200
  - [実証] …… 200
    - 胃中寒冷／胃火上逆／気機鬱滞
  - [虚証] …… 201
    - 脾胃陽虚／胃陰不足
- 結語／文献摘要 …… 202

[23] 泄瀉 …… 203
- 病因病機 …… 203
- 類証鑑別／弁証論治 …… 205
  - [外邪] …… 205
    - 寒湿（風寒）／湿熱（暑湿）
  - [食滞腸胃] …… 206
  - [肝気乗脾] [脾胃虚弱] …… 207
  - [腎陽虚衰] …… 207
- 結語／文献摘要 …… 208

[24] 痢疾 …… 209
- 病因病機 …… 209
- 類証鑑別 …… 210
- 弁証論治 …… 211
  - 湿熱痢／疫毒痢／寒湿痢／陰虚痢／虚寒痢／休息痢
- 結語／文献摘要 …… 216

[25] 霍乱 …… 218
- 病因病機 …… 218
- 類証鑑別 …… 219
- 弁証論治 …… 220
  - [寒霍乱] …… 220
    - 軽証／重証
  - [熱霍乱] …… 221
  - [乾霍乱] …… 222
- 結語 …… 222
- 文献摘要 …… 223

[26] 腹痛 …… 224
- 病因病機 …… 224
- 類証鑑別／弁証論治 …… 225
  - 寒邪内阻／湿熱壅滞／中虚臓寒／飲食積滞／気滞血瘀
- 結語 …… 228
- 文献摘要 …… 229

[27] 便秘 …… 230
- 病因病機 …… 230
- 類証鑑別／弁証論治 …… 231
  - 熱秘／気秘／虚秘／冷秘
- 結語 …… 233
- 文献摘要 …… 234

[28] 脇痛 …… 235
- 病因病機 …… 235
- 弁証論治 …… 236
  - 肝気鬱結／瘀血停着／肝胆湿熱／肝陰不足
- 結語／文献摘要 …… 238

[29] 黄疸 …… 240
- 病因病機 …… 240
- 類証鑑別／弁証論治 …… 242
  - [陽黄] …… 242
    - 熱が湿より重い／湿が熱より重い
  - [急黄] …… 243
  - [陰黄] …… 244

結語 ･････････････････････････ 244
　　【附】萎黄 ･･････････････････････ 245
　　文献摘要 ･･････････････････････ 245

[30] 積聚 ･･････････････････････ 246
　　病因病機 ･･････････････････････ 246
　　類証鑑別／弁証論治 ･･････････････ 248
　　　[聚証] ･･････････････････････ 248
　　　　肝気鬱滞／食滞痰阻
　　　[積証] ･･････････････････････ 249
　　　　気滞血阻／瘀血内結／正虚瘀結
　　結語 ･････････････････････････ 250
　　文献摘要 ･･････････････････････ 251

[31] 鼓脹 ･･････････････････････ 252
　　病因病機 ･･････････････････････ 253
　　類証鑑別／弁証論治 ･･････････････ 254
　　　気滞湿阻／寒湿困脾／湿熱蘊結／
　　　肝脾血瘀／脾腎陽虚／肝腎陰虚
　　結語 ･････････････････････････ 258
　　文献摘要 ･･････････････････････ 259

[32] 頭痛 ･･････････････････････ 260
　　病因病機 ･･････････････････････ 260
　　弁証論治 ･･････････････････････ 261
　　　[外感] ･･････････････････････ 262
　　　　風寒頭痛／風熱頭痛／風湿頭痛
　　　[内傷] ･･････････････････････ 263
　　　　肝陽頭痛／腎虚頭痛／血虚頭痛／
　　　　痰濁頭痛／瘀血頭痛
　　結語／文献摘要 ････････････････ 265

[33] 眩暈 ･･････････････････････ 267
　　病因病機 ･･････････････････････ 267
　　類証鑑別／弁証論治 ･･････････････ 268
　　　肝陽上亢／気血虧虚／腎精不足／
　　　痰濁中阻
　　結語 ･････････････････････････ 270
　　文献摘要 ･･････････････････････ 271

[34] 中風 ･･････････････････････ 272
　　病因病機 ･･････････････････････ 273
　　類証鑑別／弁証論治 ･･････････････ 274
　　　[中経絡] ････････････････････ 275

　　　　絡脈空虚・風邪入中／肝腎陰虚・
　　　　風陽上擾
　　　[中臓腑] ････････････････････ 275
　　　　閉証／脱証／後遺症
　　結語／文献摘要 ････････････････ 278

[35] 痙証 ･･････････････････････ 280
　　病因病機／類証鑑別／弁証論治 ･････ 281
　　　邪壅経絡／熱甚発痙／陰血虧虚
　　結語／文献摘要 ････････････････ 283

[36] 癭病 ･･････････････････････ 284
　　病因病機 ･･････････････････････ 285
　　類証鑑別／弁証論治 ･･････････････ 286
　　　気鬱痰阻／痰結血瘀／肝火旺盛／
　　　心肝陰虚
　　結語／文献摘要 ････････････････ 288

[37] 瘧疾 ･･････････････････････ 290
　　病因病機 ･･････････････････････ 291
　　類証鑑別／弁証論治 ･･････････････ 292
　　　正瘧／温瘧／寒瘧／瘴瘧／労瘧
　　結語 ･････････････････････････ 295
　　文献摘要 ･･････････････････････ 296

[38] 水腫 ･･････････････････････ 297
　　病因病機 ･･････････････････････ 298
　　類証鑑別／弁証論治 ･･････････････ 299
　　　[陽水] ･･････････････････････ 299
　　　　風水氾濫／湿毒侵淫／水湿浸漬／
　　　　湿熱壅盛
　　　[陰水] ･･････････････････････ 302
　　　　脾陽虚衰／腎気衰微
　　結語／文献摘要 ････････････････ 304

[39] 淋証 ･･････････････････････ 306
　　病因病機 ･･････････････････････ 306
　　類証鑑別 ･･････････････････････ 307
　　弁証論治 ･･････････････････････ 308
　　　熱淋／石淋／気淋／血淋／膏淋／労淋
　　結語 ･････････････････････････ 312
　　【附】尿濁 ･･････････････････････ 312
　　文献摘要 ･･････････････････････ 313

[40] 癃閉 …………………………………314
  病因病機 …………………………316
  類証鑑別／弁証論治 ……………317
    膀胱湿熱／肺熱壅盛／肝鬱気滞／
    尿路阻塞／中気不足／腎陽衰憊
  結語／文献摘要 …………………321

[41] 腰痛 …………………………………322
  病因病機 …………………………322
  弁証論治 …………………………323
    寒湿腰痛／湿熱腰痛／瘀血腰痛／
    腎虚腰痛
  結語／文献摘要 …………………326

[42] 消渇 …………………………………328
  病因病機 …………………………329
  類証鑑別／弁証論治 ……………330
    [上消] ………………………………331
      肺熱津傷
    [中消] ………………………………331
      胃熱熾盛
    [下消] ………………………………331
      腎陰虧虚／陰陽両虚
    [合併症] ……………………………332
  結語／文献摘要 …………………333

[43] 遺精 …………………………………334
  病因病機 …………………………334
  類証鑑別／弁証論治 ……………336
    君相火動・心腎不交／湿熱下注／
    擾動精室／労傷心脾・気不摂精／
    腎虚滑脱・精関不固
  結語 ………………………………340
  【附】陽痿〔インポテンツ〕………341
  文献摘要 …………………………341

[44] 耳鳴・耳聾 ………………………343
  病因病機 …………………………343
  弁証論治 …………………………345
    肝胆火盛／痰火鬱結／風熱上擾／
    腎精虧虚／清気不昇
  結語／文献摘要 …………………348

[45] 痺証 …………………………………350
  病因病機 …………………………350
  類証鑑別／弁証論治 ……………351
    [風寒湿痺] …………………………352
      行痺／痛痺／着痺
    [風湿熱痺] …………………………353
  結語／文献摘要 …………………355

[46] 痿証 …………………………………356
  病因病機 …………………………357
  類証鑑別／弁証論治 ……………359
    肺熱津傷・筋失濡潤／湿熱浸淫・
    気血不運／脾胃虧虚・精微不運／
    肝腎虧損・髄枯筋痿
  結語／文献摘要 …………………363

[47] 内傷発熱 …………………………365
  病因病機 …………………………366
  類証鑑別 …………………………367
  弁証論治 …………………………368
    肝鬱発熱／瘀血発熱／気虚発熱／
    血虚発熱／陰虚発熱
  結語／文献摘要 …………………371

[48] 虚労 …………………………………372
  病因病機 …………………………373
  類証鑑別／弁証論治 ……………374
    [気虚] ………………………………375
      肺気虚／脾気虚
    [血虚] ………………………………375
      心血虚／肝血虚
    [陰虚] ………………………………376
      肺陰虚／心陰虚／脾胃陰虚／
      肝陰虚／腎陰虚
    [陽虚] ………………………………378
      心陽虚／脾陽虚／腎陽虚
  結語／文献摘要 …………………380

方剤一覧 ………………………………383
索引 ……………………………………397

総論

1 緒言

1.1. 中医内科学の定義とその範囲

　中医内科学とは，中医理論を用いて内科に属する病証の病因病機・治療原則を説明する臨床教科である。それは臨床科目であるだけでなく，中医学のその他の臨床科目の学習・研究の基礎であり，中医学専門課程の中できわめて重要な位置を占めている。

　内科に含まれる範囲は広いが，大まかには外感病と内傷病の二つに分けることができる。外感病とは主として『傷寒論』や「温病学」でいうところの傷寒・風温・暑温・湿温などの熱性病を指し，それらは主に六経・衛気営血・三焦のそれぞれの病理変化にもとづいて証候を分類することができる。一方，内傷病とは『金匱要略』などの書物の中で述べられている臓腑経絡の諸病を含むものであり，主に臓腑・気血津液・経絡の病理変化を弁証論治の根拠とする。外感病と内傷病には違いが存在するが，同時に互いに関連性をもっている。そのため，内傷があると外邪を感受しやすくなるし，また外邪を感受すると，今度は内傷病を悪化させることになる。

　なお，本書では内傷病証を中心に論じていく。

1.2. 中医内科学の教学内容とその進め方

　この教科では主として中医内科学の専門基礎理論と，よくみられる内科病証の基本知識および弁証論治の基本法則を紹介している。本書は，総論と各論で構成されている。総論ではそれぞれ気血・風寒燥火・湿痰飲・六経・衛気営血および各臓腑の病機・病証の基本概念，さらに治療の大原則について解説する。これは，中医内科学の範囲に所属する病証について，中医基礎理論に関連付けて解説するために，既習事項と新出事項を結び付ける役割を担っている。各論では，よくみられる中医内科病証49篇〔日本語版では48篇〕と，それに付随する項目について紹介している。各篇の中では概説・病因病機・弁証論治・結語・文献摘要などの項目に分けて説明を行っており，一部の病証については類似証候鑑別のための項目を設けている。さらに，歴代の関連する記述と臨床で参考に値する重要な理論について解説を加えている。

1.3. 中医内科学の学習目標と方法

　医科大学における中医専攻学科の到達目標と教育方針においては，中医内科学の学習に当たり，基礎理論および基本的な知識・技能を掌握すること，そして卒業時には内科のさまざまな病について単独でその予防や治療に当たれるようになること，卒業後には臨床における実践を通じて，自己学習と研究活動を行いながら，中医内科の理論知識と，疾病予防および治療の能力を高め続けることが求められている。

　中医基礎理論・診断学・内経・傷寒論・温病学・中薬学・方剤学などの中医学専攻学科で前期に学ぶ各教科は，中医内科学の基礎となるため，中医内科学を学習する過程において常に復習し，関連付けることが必要となる。また，中医内科学におけるいくつかの病証は，互いに違いがあるのと同時に，互いに関連性をもっているので，学習の過程で相互に参照し合わなければならない。中医内科学は臨床教科であるから，これを学ぶときには臨床実践との関連付けを行い，習得した理論を応用する。さらに病証ごとに観察・考察を行って総合的に分析し，弁

証論治をしていかなければならない。

　中医内科学の課程は，系統学習・教育実習・卒業実習の三段階に分けられている。系統学習では，指導要綱に準拠して進められる教室内での系統的な講義と，それに密接に結び付いた臨床実習を含む。教育実習とは，教師の指導のもと，内科外来での処方の謄写・模擬処方・模擬診察をすることである。卒業実習では，一定の基準を満たす中医病院において，指導医の指導のもとに，実際に患者に接していく。実践・確認・再実践・再確認というパターンを繰り返し，診断と治療の能力を高めていくことが求められている。

1.4. 中医内科学分野の発展の概況

　中医内科学は，その形成と発展の過程において，悠久の歴史を経ている。数千年にわたり，絶え間ない疾病との戦いを通じて，豊富な経験と理論を蓄積し，人類の健康のために尊い貢献をしてきた。

　古くは殷代の甲骨文に，すでに心病・頭痛・胃腸病・蠱病〔寄生虫による病〕などの内科疾患の記載がみられる。殷商時代には，すでに湯液や薬酒を用いた疾病治療法が発明されていた。周代になると医学は分科が進められ，その中で「疾医」と呼ばれる者が内科医に相当していた。

　春秋戦国時代には，古典医学の大作『黄帝内経』が完成された。この中には内科方面に関して，病能〔疾病の臨床表現・病因・発病機序の総称〕・診断・治療原則について，すでに比較的詳細な記載があり，後世の医学の発展に深い影響を与えている。漢代には張仲景が前人の経験をまとめ，そこに自らの臨床経験を加えて『傷寒雑病論』を著した。その一部は六経の概念を用いて外感熱病を総括・認識し，熱病を専門に論じたものとなっている。一方，その他の部分において臓腑の病機から内傷雑病を総括・認識しており，はじめて理・法・方・薬を包括した弁証論治の理論体系を構築し，中医内科学の基礎を確立している。

　晋朝の王叔和は『脈経』を著し，内科の診断の面において大きく寄与した。葛洪の著した『肘後方』には多くの簡便で有効な処方が記載されている。例えば海藻・昆布を用いた瘿病治療などは，ヨーロッパのそれよりも千年余り早い時代に行われていた。また，隋代の巣元方の『諸病源候論』は中医学の病理の専門書であるが，その中の内科疾患に関する記載は特に詳しく，全篇の半分以上を占める。唐代の『千金方』と『外台秘要』の両書においては，内科に関する治療方法はさらに豊富で多彩なものとなっている。北宋の『太平聖恵方』『聖済総録』は，国家が頒布・普及させた内科の処方書である。南宋の『三因極一病証方論』では病因に関して，さらに論を発展させている。

　金元時代には，内科はその学術的側面において多くの独創的な成果を生むこととなった。例えば，劉完素（河間）は火熱説を唱え，寒涼薬による治療を説き，張従正は攻邪を唱えて汗・吐・下三法による治療を説いた。李東垣は内傷を重視して，脾胃中心の治療を重んじ，朱丹渓は「陽は常に余り，陰は常に不足する」と説いて，養陰を唱えた。彼らはそれぞれ異なる方面で創造的貢献をし，中医内科学の世界に豊富な理論と実践ノウハウを提供した。

　明代の薛己による『内科摘要』は，はじめて「内科」をもって命名された医学書である。また，王綸は『明医雑著』の中で，「外感病には仲景の方法を，内傷病には東垣の方法を，熱病には完素の方法を，雑病には丹渓の方法を用いるべきであろう」と指摘している。これは当時の内科学の学術思想を巧みにまとめたものだといえよう。王肯堂の『証治準縄』，張景岳の『景岳全書』，秦景明の『症因脈治』などの著作は，内科の多くの病証について高度な認識を有している。とりわけ『景岳全書』は，作者独特の見解が含まれた著作であり，内科の弁証論治において重要な貢献をしたといえる。

　清代の中医内科学の偉大な成果といえば，そ

れは温病学説が発展したことである。葉天士・薛生白・呉鞠通・王孟英らは，いずれも温病学の領域において，多大な貢献をした代表的人物である。彼らの著作は，中医内科学に新たな一頁を加えることとなった。清代に編著された各種の叢書にも，また数々のすばらしいものがみられた。その中で，内科を主体とする書籍には『図書集成医部全録』『医宗金鑑』『張氏医通』『沈氏尊生書』などがあり，このほか簡潔で実用的なものには『証治匯補』『医学心悟』『類証治裁』『医醇賸義』『医学実在易』『医林改錯』などがある。いずれも，中医内科学の発展に大きく影響を与えている。

　以上に述べたように，中医内科学は歴史の進歩と医学の実践の発展に伴って形成され，より完成されたものになってきている。

2 気血の病機・病証の基礎概念

　気と血は，人体の生命活動の動力であり源泉である。生理的には，臓腑の機能・活動のための物質的基礎であり，同時に臓腑の機能・活動の産物でもある。そのため病理面では，臓腑に病変を生じた場合には，気血の変化に影響が及び，また逆に気血に病変が起これば必然的にいくつかの臓腑に影響を及ぼす。ゆえに，気血の病変は臓腑と切り離しては存在しえないのである。したがって，気血の病変の一般的法則性を理解することは，臓腑の病理変化について深く考察するうえでの基礎を築くことにもなる。

　気は陽に属し，血は陰に属する。気と血には，

表1　弁証論治の類型——気血

虚証	(1)気血虧虚	病機概要	多くは疾病が長期化したことにより，気血がともに損傷されて起こる。または，失血により気が血とともに消耗したり，または気虚により血を化生できなくなったりして徐々に血が少なくなり，気血両虧になる。
		主症状	息切れ・話をするのが億劫・自汗・倦怠感・顔色は蒼白または血色の悪い黄色・動悸・不眠・舌は淡かつ嫩・脈は細弱。
		治療原則	気血双補
		処方例	八珍湯など
	(2)気不摂血	病機概要	気虚により血に対する統摂ができなくなり，血が経脈から外れ，脈外へ溢れ出すために起こる。血は気に随って進むので，気虚下陥を起こすと血は下部から溢れる。
		主症状	出血と同時に息切れ・倦怠感・顔面蒼白・脈は軟弱細微・舌は淡など，気虚の症状がみられる。
		治療原則	補気摂血
		処方例	当帰補血湯など
	(3)気随血脱	病機概要	大量出血があり，血脱の状態になったために気が拠り所を失い，気も血と同時に脱証を起こす。
		主症状	大量出血と同時に，顔面が血色を失って真白くなる・四肢の厥冷・大汗淋漓などの症状がみられ，はなはだしければ失神し，脈も微細で消え入りそうになるか，芤となる。
		治療原則	補気によって固脱をはかる
		処方例	独参湯あるいは参附湯など
実証	気滞血瘀	病機概要	多くは情志の問題により，肝気が鬱結し，その結果気滞となって，血が凝滞する。
		主症状	胸脇部が脹満して疼痛が乱れ走り，同時に痞塊と刺痛が現れ，押えると嫌がる。舌は紫暗または瘀斑を伴い，脈は細渋。
		治療原則	理気活血
		処方例	血府逐瘀湯など

陰陽付随・相互資生・相互依存の関係がある。気は血に対して，温煦・化生・推進・統摂作用を発揮する。それゆえに，気虚のために生化ができないと血は虚して少なくなり，気寒のために温煦できないと血は凝結・停滞する。また，気衰のために推動できないと血は詰まった状態になり，気虚により統摂できないと血は頻繁に経脈の外へ溢れる。

血は気に対して，潤湿・栄養・運輸・搭載などの作用をもつ。それゆえに，血虚により気を搭載する力が弱まると，気も少なくなり，また血脱の場合には気がその拠り所を失うので，気脱・亡陽を引き起こす。

これらの点から，気血の病変は互いに影響し合っていることがわかる。

気血の病変の弁証に当たっては，虚実を明確に区別しなければならない。虚証には気血虧虚・気不摂血・気随血脱があり，実証には気滞血瘀がある。それぞれについて，表1に示した。

2.1. 気

中医学でいう「気」には，二つの意味が含まれている。一つは，人体を構成し，人体の生命活動を維持する精微な物質であり，水穀の気・呼吸の気などがそれに当たる。もう一つは，臓腑組織の生理機能を指したものであり，臓腑の気・経脈の気などがそれに当たる。またこの二つは，前者は後者の物質的基礎であり，後者は前者の機能的表現である，というように相互に関連している。人体の気には元気・宗気・営気・衛気・五臓の気などがある。元気とは先天の精より化生されるもので，腎で生み出され，三焦を通じて全身に行きわたり，五臓六腑の機能活動を推進するものである。宗気とは肺が吸入した清気が脾胃の運化によってできた水穀の気と結合して生成されたもので，胸中に集まり，その機能は主として肺の呼吸と心血の運行を推進することにある。営気と衛気はいずれも水穀の気が化生したものであるが，営気は脈中を運行し，内方向には五臓六腑に注ぎ，外方向には四肢をめぐる。衛気は脈外を運行し，その主要な機能は体表を保護し，外邪の侵入を防ぐことである。五臓の気とは，五臓の機能の具体的な表れである。

気の根本は腎にあり，肺・脾に源を発し，肝で昇発・疏泄され，血を率いて脈を貫き心を中心にめぐる。気は推動・温煦・防御・固摂・気化の作用をもつ。人体の成長発育，各臓腑・経絡の生理活動，血の運行，津液の輸送・散布のすべてが気の刺激・発揚・推進などの機能に依存している。例えば，気虚により推進の作用が弱くなると，成長発育のスピードが遅れ，臓腑・経脈の機能が減退したり，血行に滞りを生じたり，水液停留などの各種病変を引き起こす。また，人体の体温調節は気の温煦作用に依存しているので，気の温煦機能が正常に働かないと，極度の寒がり・四肢が温まらないなどの症状がみられるようになる。さらに，気は肌表を護って外邪の侵入を防御する働きをもつため，気虚になると外邪が容易に侵入するようになる。ほかにも，気は固摂の作用をもつが，これは血液・精液・尿のコントロールの面において現れる。ここで気虚により固摂作用が減退すると，出血・遺精・遺尿などを引き起こす。なお，気化作用には二つの意味合いがある。一つは精・気の間の相互化生であり，もう一つは臓腑のある種の機能活動のことを指している。例えば，膀胱の気化機能などがそれである。

気の昇・降・出・入は，気の運動の基本形式であり，同時にその運動は各臓腑の機能・活動と臓腑間の協調関係において現れる。例えば，肺は呼吸を主り，宣発・粛降の作用を有しており，古い気を吐くことにより新たな気を取り入れることができる。また，肺は呼気を主り，腎は納気を主る。心火は下降し，腎水は上る。脾の昇清，胃の降濁，などの例に現れる。そこで，気の運行停滞や逆行，昇降失調，出入不利などを起こすと，五臓六腑や上下内外の協調・統一に影響が及び，肝気鬱結・肝気横逆・胃気上逆・脾気下陥・肺失宣降・腎不納気・心腎不交など

表2 弁証論治の類型――気

虚証	(1)気虚	病機概要	長患いや加齢によって身体が弱る・飲食のバランスが悪いなどの要因によって起こる。主な病機としては，元気の不足・臓腑の機能衰退がある。
		主症状	めまい・息切れ・話をするのが億劫・倦怠感・自汗・舌質は淡・脈は虚かつ無力。
		治療原則	補気
		処方例	四君子湯など
	(2)気陥	病機概要	気虚による病変の一種で，気の昇挙不能が主な病機である。
		主症状	めまい・目のかすみ・呼吸の減弱・腹部の下垂感と張り・脱肛。苔は白・舌質は淡・脈は弱。
		治療原則	益気昇提
		処方例	補中益気湯など
実証	(1)気滞	病機概要	多くは情志の不調や飲食の失調，あるいは外邪を感受することにより，人体の一部分または一臓腑の気の運動の滞りや運動不良が引き起こされる。
		主症状	脇腹に脹痛があり，不定部位に痛みが走り（攻痛・竄痛），程度が一定しない。常に精神状態によって悪化・軽減する。苔は薄・脈は弦。
		治療原則	行気
		処方例	金鈴子散・五磨飲子など
	(2)気逆	病機概要	気の昇降が乱れ，気が逆上し秩序が乱れたもの。一般にはほとんどが，肺胃の気の逆上，あるいは肝気の過度の上昇によって起こる気火上逆の状態を指す。
		主症状	肺気上逆では咳嗽・喘息が現れ，胃気上逆では呃逆・げっぷ・悪心・嘔吐が現れ，肝気の昇発過多では頭痛・めまい・卒倒・嘔血などが現れる。
		治療原則	降気鎮逆
		処方例	蘇子降気湯・旋覆代赭湯など

のさまざまな病変を引き起こす。

気の病変は非常に多いが，一般的には気虚・気陥・気滞・気逆の四種にまとめることができる。そのうち，前の二種は虚証に属し，後の二種は実証に属すものである。表2に，分類して示す。

弁証と治療のポイント
(1) 気虚には補気を，気実には理気・行気・降気を施すべきである。これは気病に対する治療の基本原則である。
(2) 気虚に対する補気とは，脾・肺・腎に対して行うものである。それは，脾・胃が元気の生化の源であり，また肺は脾土の子に当たるので，脾気が不足すると，最も容易に肺気の昇降に異常をきたすからである。一方，腎については，それが先天の本であり，精気を蔵するのを主り，さらには気化の中心であるからである。
(3) 気の実証は，気鬱・気滞・気逆によるものであり，比較的に肺・胃・肝との関係が深い。それぞれどの臓腑と関係をもつかによって治療を行う。具体的には，肺気不宣の場合には宣発，胃気上逆の場合には降気，肝気鬱結の場合は疏肝をはかっていく。

2.2. 血

血は水穀の精気を源とし，脾胃の化生・輸送・散布の働きにより，脈に注ぎ，血となる。血は心が主り，肝に蔵され，脾に統率されており，脈中をめぐって全身の臓腑組織に対して充溢・潤湿・栄養の働きをもつ。目で見る，足で歩く，手で握る，指で撮む，五臓六腑の機能を協調させるなど，いずれも血の湿潤・栄養の作用なしには成り立たない。

血病は一般に出血・瘀血・血虚に分けることができる。出血は血が経脈をめぐらず血絡外へ溢れて，九竅から漏れることをいう。瘀血は，経脈を外れた血がすみやかに排出・消散されずに体内に停滞したり，血液の運行が阻害されて経脈や器官の内部に鬱積してしまうことをいう。血虚は，体内の血液が虚衰・減少している状態である。この三つは異なるものであると同時に，互いに関連し合うものである。例えば，

表3 弁証論治の類型——血

(1)出血	病機概要	多くは火熱によって，血流が妄りに運行するために起こるものであるが，気虚により血を統摂できなくなり，血が拠り所をなくしたために出血するケースもある。このほか，腎陰が虚したために陰虚火旺となり，虚火が血絡を傷つけるために起こる出血もある。
	主症状	血が咳嗽や痰沫と一緒に出るものは肺系の出血であり，咳血と呼ぶ。食べものを嘔吐するときに血が出るものは，胃の出血であり，吐血と呼ぶ。大小便と一緒に出血するものは，便血・尿血と呼ぶ。鼻・歯齦・耳・目・皮膚などからの出血は，すべて衄血と呼ぶ。
	治療法則	血熱妄行によるものには，瀉熱止血をはかる。気不摂血によるものには，補気摂血をはかる。陰虚火旺によるものには，滋陰降火をはかる。
	処方例	瀉熱止血には犀角地黄湯など。補気摂血には帰脾湯など。滋陰降火には茜根散など。
(2)血瘀	病機概要	陽気虚損により，心臓の拍動が弱まり，血の運行が緩慢になる。もしくは肝気鬱結により，疏泄がスムーズに行えなくなり，血の運行が阻まれる。あるいは寒邪が経脈に侵入し，血が凝滞してめぐらなくなる。または，熱が営血を侵し，血と熱が結び付いて，血瘀を生じる。
	主症状	刺痛があり，痛む箇所は固定し，押えると痛みが増す。チアノーゼや腫塊がみられる。皮膚甲錯がみられる。舌質は紫暗または瘀斑を伴う。脈は細渋。瘀血の病証は，瘀阻の部位の違いにより，それぞれ異なる証候が現れる。瘀血が心に起こると，胸悶感・心痛・口唇のチアノーゼがみられる。瘀血が肺に起こると，胸部の痛み・咳血がみられる。瘀血が胃腸に起こると，嘔血・便血がみられる。瘀血が肝に起こると，脇の痛みや痞塊がみられる。瘀血が心に乗じた場合には，発狂することもある。瘀阻が肢体の局部に起こると，局部の腫れ・痛みや皮膚のチアノーゼ症状がみられる。
	治療法則	活血化瘀
	処方例	桃仁承気湯・血府逐瘀湯など
(3)血虚	病機概要	大量出血して血の新生が間に合わない。あるいは脾胃の虚弱のために造血量が十分でない。あるいは慢性疾患による消耗・胃腸の寄生虫病・営血の消耗過多などによっても生じる。
	主症状	顔面は蒼白または血色の悪い黄色・口唇や爪の色が白っぽい・めまい・目のかすみ・心悸・不眠・手足の痺れ・舌質は淡・脈は細無力。
	治療原則	補血
	処方例	四物湯など

出血は血虚の病因となるが，瘀血の病機にもなりうる。また，血瘀では出血が止まらなくなるし，瘀血が解消しなければ血の新生が滞り，血虚をきたすことがある。表3に，分類して示す。

弁証と治療のポイント
(1) 出血の治療は，止血が大原則となるが，出血を起こした原因を慎重に見分けたうえで弁証論治をしなければならない。血熱妄行に属するものには，清熱瀉火・涼血止血を施す。気不摂血に属するものは，補気摂血により止血をはかる。虚火傷絡に属するものは，滋陰降火により止血をはかる。またそれらに加えて，出血部位の違いも考慮し，適切に方剤を選択する。
(2) 活血化瘀は血瘀治療の大原則であるが，臨床では病因の違いによって，理気・散寒・清熱・涼血・瀉火・益気・滋陰・温陽などの方法を適宜組み合わせて，臨機応変に運用しなければならない。
(3) 血虚は補血法により治療されるべきであるが，気と血は互いに資する関係にあるものであり，気虚のために化生の根源を失い，血が虚衰・減少することもある。したがって補血するときは益気を併用し，補気生血をはかることも必要である。

3 風・寒・燥・火の病機・病証の基礎概念

　外感疾患を引き起こす要因には，風・寒・暑・湿・燥・火の外感六淫があり，これらは病因の範疇に属している。一方で，実際の臨床においては，体外から侵入するものばかりでなく，臓腑の機能の失調によって生じる邪気があり，その証候は風・寒・湿・燥・火によるものに類似している。これらは外感六淫と区別するために，それぞれ内風・内寒・内湿・内燥・内火と呼ばれる。こちらは病機に属するものであり，本篇では主としてこれらについて検討する。なお，その中の内湿については，次の第4章で湿・痰・飲と一緒に解説する。

　内風・内寒・内燥・内火は，臓腑の病変によって生じた臨床表現であるだけでなく，臓腑の機能に影響を与えうる病因でもある。内風は肝に起こり，肝風の内動または上擾として現れる。内寒は脾腎に起こり，陽虚による陰盛が現れる。内燥は肺・胃・肝・腎に起こり，津液・陰血の虧耗として現れる。内火は心・肝あるいは肺・腎に起こり，火旺や陰虚の病態を生じる。内風・内火の治療においては，その虚実を明確に区別しなければならない。また，内寒の治療ではその標本を，内燥治療では病巣の存在する臓腑を明らかにしなければならない。

3.1. 風
病因病機
　風は軽やかな性質があり，よく動き，かつ変化することが多く，四季のいつでも病を引き起こしうる。それゆえ「風は百病の長である」ともいわれている。風は動を主るので，その病は振れ動いて居所が定まらないという特徴を備えている。臨床所見のめまい・震え・四肢のけいれん，はなはだしいと頸項部の硬直・弓なり反張などの症状は，風によって起こることが多い。風による疾患は，外風と内風の二種に分けることができる。傷風・風寒・風熱・風湿・風水などは外風に属し，肝陽化風・熱極生風・血虚生風などは内風に属する。以下，内風について重点的に論じる。

　内風は主に肝の病変の表現であり，症状は，めまい・四肢のけいれん・四肢の麻痺・震え・硬直・突然の卒倒・人事不省・口や眼の歪み・半身不随などで，大半は筋・目・精神異常に関係する。肝は蔵血を主り，目に精を注ぎ，筋に気を注ぎ，また精神活動とも関係をもつ。それゆえ，風の内生は肝の機能失調による場合が多く，臨床では肝風内動とも呼ばれる。これはまさに『素問』至真要大論篇に「風による病で，震えたり眩暈がしたりする症状は，すべて肝に関係している（諸風掉眩，皆属於肝）」と記されている通りである。

　肝風は，しばしば痰と結び付いて病変を起こす。例えば，痰火鬱結が内にあれば容易に風が起こる。また，逆に肝風内動が起こると痰濁が上逆し，卒中を引き起こしやすくなる。

　内風は肝陽化風・熱極生風・陰（血）虚風動などをその原因とする。表4に，それぞれについてまとめた。

3.2. 寒
病因病機
　寒は陰邪なので，人体の陽気を損ないやすい。発病するのは多くが冬季であり，他の季節にもみられることはあるが，その性質は冬季のように激しくない。寒は収縮・凝集・停滞の性

表4 弁証論治の類型——風

(1)肝陽化風	病機概要	肝腎陰虧により，腎水が肝木を潤せない状態となり，陰が陽を鎮めることができず，陽気が亢進して風に転化する。また，風・陽が盛んになったために，液が煮詰められて痰となり，肝風がその痰と結合して上方を乱し，清竅を蒙閉したもの。
	主症状	昏倒しそうなめまい・引っ張られるような頭痛・四肢の痺れや激しい震え・手足の蠕動・発語不利・歩行不安定・舌は紅・脈は弦細。突然の昏倒・舌がこわばり発語できない・顔面麻痺・半身不随などの症状がみられるものは，中風である。
	治療原則	育陰潜陽・平肝熄風
	処方例	大定風珠・鎮肝熄風湯など
(2)熱極生風	病機概要	多くは亢進した邪熱が営血・肝経・心包内部を侵し，内風を煽ったもの。
	主症状	高熱による激しいのどの渇き・手足のけいれん・項部のこわばり・両目が白目を剝く・弓なり反張・昏迷。舌は紅・舌苔は黄・脈は弦数。
	治療原則	清熱・涼肝・熄風
	処方例	羚角鈎藤湯・安宮牛黄丸など
(3)陰(血)虚風動	病機概要	陰液・血の不足により，筋脈が栄養を失ったもの。
	主症状	肢体の麻痺・筋脈の拘急・筋肉がピクピク跳ねるように動く・舌は淡あるいは紅・脈は細。
	治療原則	養血熄風
	処方例	加減復脈湯・補肝湯など

質をもつことから，筋脈のこわばり・ひきつりや気血阻滞による疼痛などの症状が現れやすい。

寒の病理は，外寒と内寒に二分することができる。外寒は体外より侵入し，傷寒と中寒という異った病態を引き起こす。寒邪が肌表を傷るものを傷寒といい，寒邪が臓腑に直接侵入するものを中寒という。一方，内寒とは，人体の陽気不足により体内に生じる寒のことである。外寒と内寒とはそれぞれ異なるものであるが，互いに関連・影響する関係にある。陽虚の者は外寒を感受しやすいし，外寒が人体に侵入すると，長期にわたって解消せず，しばしば陽気を損ない，結果内寒を生み出すことになる。以下本節では，この内寒を中心に検討する。

内寒とは，陽気の虚衰と人体機能の衰退の表現であり，虚寒とも呼ばれる。主な症状には畏寒・肢冷・顔面蒼白・水様物の嘔吐・未消化物を含む下痢・身体がだるくてすぐ横になりたがる・筋脈のこわばりやひきつり・局部の冷痛などがある。腎は真陽を蔵し，全身の陽気の本であり，全身の臓腑組織を温煦しており，脾は後天の本で，気・血の生成源であり，水穀の精微物質の生成と各臓腑組織への輸送を主り，陽気を四肢の末端まで届けている。したがって，脾腎陽虚により温煦作用が失われると，虚寒の症状が現れやすく，その際特に腎陽虚衰が重要となるため，『素問』至真要大論篇には「寒による病で，収縮して引きつる症状は，すべて腎に関係している（諸寒收引，皆属於腎）」と記されている。

陽衰が起これば相対的には陰盛の状態となる。体内で陰が盛んになれば，陽気はますます虚弱・衰退する。この両者は互いに因果関係にあるものの，陰寒は標であり，陽虚が本であるので，臨床ではこの両者のバランスを明確に判断し，脾腎陽虚なのか，それとも陰寒内盛なのかを見極める必要がある。表5に，それぞれについてまとめた。

表5　弁証論治の類型――寒

(1)陰寒内盛	病機概要	陽気虚衰により，陰寒が体内に生まれ，それが停滞・堆積し，飲や浮腫となったもの。
	主症状	寒気を覚え，手足が冷たくなり，はなはだしいと四肢逆冷・水様物の嘔吐・未消化物を含む下痢・顔や肢体の浮腫を起こす。苔は白滑・脈は沈弦あるいは沈弱。
	治療原則	助陽祛寒
	処方例	四逆湯など
(2)脾腎陽虚	病機概要	疾病の経過が長引くことにより陽気が傷つけられる・水邪が長期にわたり解消されない・下痢が長期にわたり続いたなどの原因により，腎陽虚衰となって脾陽を温煦・栄養できなくなる。あるいは脾陽が長期にわたって虚し，腎陽を充溢・栄養できず，ついには脾腎ともに陽虚になってしまったもの。
	主症状	顔色㿠白・腰膝や下腹部の冷痛・寒がる・五更泄瀉〔明け方に起こる下痢〕・小便は無色で多量・舌は淡かつ胖・脈は沈弱無力。
	治療原則	温補脾腎
	処方例	附子理中湯など

表6　弁証論治の類型――燥

(1)肺胃津傷	病機概要	多くは熱が盛んなため津液を損傷したか，発汗・嘔吐・下痢により津液を大量に失ったために起こる。
	主症状	鼻やのどの乾燥・乾咳・無痰・口腔が乾き水分を欲する・大便が乾燥し便秘になる・小便の量と回数が減少する・皮膚が乾燥する・舌は乾き少津。
	治療原則	生津潤燥
	処方例	沙参麦冬湯など
(2)肝腎陰虧	病機概要	多くは大量出血や疾病の長期化によって，精血が体内で消耗して起こる。
	主症状	口やのどの乾燥・足腰の無力やだるさ・手掌と足底の熱感および心煩（五心煩熱）・毛髪が枯れて艶がない・筋肉が痩せこける・遺精・盗汗〔睡眠時にみられる発汗〕・舌は紅で少苔・脈は細数。
	治療原則	滋陰養血
	処方例	杞菊地黄丸など

3.3. 燥

病因病機

　燥邪は，津液を傷つけやすく，皮膚の乾燥やひび割れ・口や鼻の乾き・咽喉の乾燥や口の渇きなどを引き起こす。また，燥邪は肺を傷つけやすく，肺の宣発・粛降の働きを失わせ，乾咳・少量の痰あるいは血が混じった痰を吐くなどの症状が現れる。燥邪の病理には外燥と内燥の二種類がある。外燥は外界の燥邪を感受することにより発病するものであり，邪気の多くは口や鼻から侵入し，病は肺衛から起こる。温燥と涼燥の区別がある。秋には夏火の気が残っているので温燥が多いが，冬の寒気にも近いため，涼燥の場合もある。内燥は，高熱・嘔吐・下痢・発汗・出血過多の後に現れることが多い。ここでは，内燥を中心に検討する。

　内燥は，津液の損傷・消耗によって生じる。その証候を引き起こす原因としては，多くは熱が盛んなために津液が損傷したり，発汗・嘔吐・下痢のために津液を大きく損傷したり，さらに

は失血過多や疾患の長期化によって精血を消耗されたりするなどがあげられる。また内燥は，その臨床表現が口腔および咽喉の乾燥・皮膚の乾燥や荒れ・毛髪が枯れて艶がなくなる・筋肉が痩せこける・大便が乾燥し便秘になるなど，津液の損傷・血の減少による症状が主であるため，「津虧」や「血燥」とも呼ばれる。

内燥の主な病機は，津液耗傷・陰血虧耗であり，病変は肺・胃・肝・腎にわたる。臨床では，肺胃津傷と肝腎陰虧との区別を行わなければならない。表6に，それぞれについてまとめた。

3.4. 火

病因病機

火は熱の極まったもので，風・寒・暑・湿・燥のいずれも裏に入って火と化すことがあり，臓腑の機能失調や七情内鬱もまた火と化すことがある。火は陽邪であり，上炎する性質をもち，人体を損傷させると，多くの場合において高熱・熱さを畏れる・激しいのどの渇き・発汗・脈洪数などの症状がみられる。神明を搔き乱すと，心煩・不眠となり，さらに精神に異常をきたして暴れ，意識がもうろうとし・譫語などの症状が現れる。火邪は津液を体外に排泄させやすく，さらにその熱で陰液を消耗するため，臨床では熱性表現の他に，口腔が乾燥し水分を欲する・咽喉や舌が乾燥する・便秘・尿が減少し赤みを帯びるなど，津液消耗の症状がみられる。また，火邪は風を生み血を乱すので，肝風内動や血熱妄行の証候，例えば高熱・ひきつり・頸項部の硬直・目睛上視・吐血・衄血・便血・尿血・皮膚斑疹などの症状が現れる。火による

表7　弁証論治の類型――火

実火	(1)心火熾盛	病機概要	多くは感情・意志に起因する火が，体内に生じるために起こる。
		主症状	心煩・不眠・顔が赤い・口が渇く・口や舌に瘡が生じる・舌は紅・脈は数。
		治療原則	清心瀉火
		処方例	瀉心湯など
	(2)肝火亢盛	病機概要	多くは肝鬱化火・気火上逆により起こる。
		主症状	頭痛・めまい・顔が赤い・目が赤い・潮のような耳鳴り・口が苦い・のどが渇く・イライラして怒りやすい・脇の灼熱感を伴う痛み・舌は紅，苔は黄・脈は弦数。
		治療原則	清肝瀉火
		処方例	竜胆瀉肝湯など
虚火	(1)腎虚火動	病機概要	多くは腎陰虧耗・陰虚陽亢・虚火妄動により起こる。
		主症状	身体が痩せこける・足腰が無力でだるい・のどが渇く・舌が乾く・めまい・耳鳴り・健忘・睡眠が浅い・手掌と足底の熱感および心煩・潮熱〔潮のみちひきのように，一定の時間になると規則的に現れる発熱〕・盗汗・遺精・むやみに勃起が起きる・舌は紅で乾く・脈は細数。
		治療原則	滋腎降火
		処方例	知柏地黄丸など
	(2)肺虚火壅	病機概要	多くは過労や慢性化した咳によって，肺陰を傷つけることにより起こる。
		主症状	乾咳・息切れ・痰は少なく粘稠であるか血が混じる・口やのどが渇く・声がかすれる・骨蒸潮熱〔骨髄より発するような潮熱〕・手掌と足底の熱感および心煩・両頬が赤くなる・怒りっぽい・舌は紅で少津・脈は細数。
		治療原則	潤肺・滋陰・清火
		処方例	百合固金湯・秦艽鼈甲散など

病には内外の区別があり，外感に属するものはじかに温熱の邪気を感受することによって引き起こされるものが多く，内生によるものは臓腑の陰陽失調によって起こる。ここでは，内火を中心に検討する。

内火は，主として臓腑の陰陽の偏盛・偏衰の現れであり，そのうち陽盛のものは実火に属し，病変は心・肝・肺・胃に及び，なかでも心・肝を主とする。症状は口内や舌のびらん・目の赤み・口が苦い・頭痛・心煩躁怒・咽喉の乾きと痛み・歯齦の腫痛などがある。陰虚のものは虚火に属し，病変は肺・腎・心・肝に及ぶが，その中でも肺・腎を主とする。症状は手掌と足底の熱感および心煩・微熱・盗汗・両頬が赤くなる・のどが渇く・目が乾燥する・めまい・耳鳴りなどである。

内火は主に感情の抑うつや過労・過度の性生活が臓腑に影響して，陰陽失調をきたすことにより起こる。『素問』調経論篇にいう，「陰虚になると内熱が生じ，陽が盛んになると外熱が生じる（陰虚生内熱，陽盛生外熱）」あるいは「気の過剰なものは火である（気有余便是火）」とは，内生の火のことを指していったものである。

内火の弁証は虚実を軸にし，臓腑の病位を考え合わせ，それに対応する治療方法を採るべきである。表7に，それぞれについてまとめた。

4 湿・痰・飲の病機・病証の基礎概念

　湿・痰・飲は一つの源から三つに枝分かれしたものであり，いずれも津液が正常に代謝されないために形成された病理的産物である。これらはいったん形成されると病邪となり，結果として湿病・痰病・飲病といった各種の証候となって現れる。湿・痰・飲の違いは，次のようにまとめられる。湿は混濁し粘り気があり，病の経過が長引き治癒しにくい。痰はたいてい粘々して濃く，体内のあらゆる場所で病を起こす。飲は薄くサラサラとしており，胸部・腹部・四肢に停滞・積聚することが多い。また，湿は積聚すると飲になりうるし，飲は凝集すると痰を形成することがある。

　湿・痰・飲の形成は，肺・脾・腎の三臓の機能失調と密接な関係がある。肺は津液の散布を主るとともに，水道の疏通・調節機能をもつので，肺の宣発・粛降機能が失調すると，水や津液の疏通・調節・輸送・散布が滞り，水湿が停滞・積聚して痰や飲になる。脾は水液の運化を主るので，脾臓が発病した場合や，脾気が元から虚して，運化機能が十分に働かない場合にも，水湿がめぐらずに停滞・積聚して痰飲を形成することがある。腎は水液の蒸騰・気化を主るので，腎陽の不足によってその機能が十分に働かないと，水は気化されずに水湿貯留を起こし，痰飲となる。

　これらからわかることは，湿・痰・飲の病理は本虚・標実にあり，脾腎虧虚を本とし，水湿困阻・痰飲停聚を標としている，ということである。臨床では標・本・虚・実の優先順位を明確に区別し，標実のものには化湿・祛痰・蠲飲をもって治療し，本虚のものには健脾温腎に重点を置いた治療が行われるべきである。

4.1. 湿

病因病機

　湿には内・外の区別がある。外湿は六淫の一つであり，しばしば下部から人体を侵す。多くは高湿度の気候や多湿な住環境・雨に濡れる・水に浸かるなどの原因により，外部の湿邪が人体に侵入して起こるものである。内湿は病理的産物であるだけでなく，発病要素でもある。脾の運化機能が正常に働かず，水湿の停滞・積聚を起こしたことにより生成されることが多い。内湿と外湿にはこうした違いが存在するものの，発病にいたるプロセスにおいてはしばしば互いに影響し合っている。外湿による病証は脾胃に発することが多く，脾の運化機能が失調すると，湿が体内に形成される。また反対に，脾の運化の失調は体外の湿邪の侵入を容易にする。本節では，内湿を中心に検討する。

　内湿の形成は，多くが飲食の不摂生，例えば生もの・冷たいもの・酒・甘いものの摂取しすぎや，極端な飢餓や食べすぎなどにより，脾胃を損傷して運化機能が失調し，津液が運輸・転化されなくなって湿が体内に形成され，一定箇所に積聚したことによるもので，これにより下痢・腫満・飲邪などを引き起こす。これは『素問』至真要大論篇にいわれる「湿による病気で，むくんだり膨張したりする症状は，どれもが脾に関連する（諸湿腫満，皆属於脾）」の病機である。

　湿邪は人体に侵入すると，しばしば臓腑機能の違い・基礎体質の差異・不適切な治療などの原因によって，転化する。例えば，脾陽がもともと虚していれば寒に転化しやすく，胃熱がもとから盛んならば熱に化しやすい。また，寒涼

表8　弁証論治の類型——湿

(1)寒湿困脾	病機概要	多くは涼気の当たりすぎや冷たい飲み物・果物・生ものなどの過量摂取により，寒湿が中焦に停留してしまったもの。または，雨に濡れる・水に浸かる・多湿の住居環境などの要素によって，寒湿に侵されたもの。ほかにも，もともと内湿が盛んな体質で，中焦の陽気が閉じ込められ，寒湿が体内に形成されて発病するものもある。
	主症状	心窩腹部の詰まるような感じおよび張り・食欲がない・激しい悪心・味覚が減退するが口渇はない・腹痛・泥状または薄い便・何かに包まれたような頭重感・身体が重いかあるいは浮腫・苔は白膩・脈は濡緩。
	治療原則	温中化湿
	処方例	胃苓湯・実脾飲など
(2)湿熱中阻	病機概要	多くは湿熱の邪を感受する・脂気の多いものや甘いものの食べすぎ・酒類や乳製品の摂りすぎなどの飲食の不摂生によって湿熱を生み，それが脾胃に蓄積したことによる。
	主症状	心窩腹部の痞えや詰まり・吐き気・食欲不振・口内が苦く粘る・のどは渇くが水分を欲しない・尿が赤い・顔面や目および皮膚が黄色くなる・皮膚が痒くなる・熱が上がったり下がったりし，発汗後もなお熱が退かない・苔は黄膩・脈は濡数。
	治療原則	清熱化湿
	処方例	連朴飲・甘露消毒丹など
(3)脾虚湿阻	病機概要	多くは飲食の不摂生によって脾胃が損傷され，脾虚となり正常な運化が行われなくなって，水湿が形成されたもの。
	主症状	顔面は血色の悪い黄色・元気がない・だるい・四肢が重い・心窩腹部の不快感・食事が進まない・脂っこいものを嫌う・大便は泥状あるいは下痢・苔は薄膩・舌質は淡胖・脈は濡細。
	治療原則	健脾化湿
	処方例	香砂六君子湯など

の薬物を過剰に用いると寒に転化しやすく，妄りに温燥の薬物を用いると熱に転化しやすい。さらに，湿が寒に転化すると脾陽を損傷することが多く，熱に転化すると胃陰を傷つけることが多い，という変化の法則は，また湿邪の寒化・熱化後の発展の一般的な流れでもある。ただし，湿は陰邪であり，粘り気をもち停滞しやすい性質をもつため，湿が盛んになると陽は弱まり，湿は寒に転化する。以上が湿邪による発病の主な流れであり，実際の臨床では熱化よりも寒化するケースがより多くみられる。表8に，分類して示す。

弁証と治療のポイント

(1) 湿の治療においては，「脾虚」と「湿盛」のどちらが主であるかによって，その程度を考慮し，柔軟な対応をしなければならない。湿盛が主である場合には除湿の方法，あるいは芳香化湿・苦温燥湿・淡滲利湿などを施すべきで，むやみに補虚の薬物を加えてはならない。一方，脾虚が主である場合には，健脾と化湿の薬剤を組み合わせて投与すべきである。

(2) 湿が寒から化し，脾陽を損傷している場合には，温熱性の薬剤を用いて陽気を助長することによって燥湿すべきであり，その際には苦温燥湿の薬物を選んで用いるほか，脾陽を温め運動させる薬物を配合する必要がある。

表9　弁証論治の類型——痰

(1)痰阻於肺	病機概要	風寒・湿熱の邪を感受したり，咳きこみの症状が長引くことにより，肺が津液を散布できなくなり，聚まって痰を形成するもの。
	主症状	咳嗽・喘息様症状・痰によって生じる痰鳴・痰は多くが無色であり吐き出しやすい。寒熱表証を伴うこともある。苔は薄白膩・脈は浮あるいは滑。
	治療原則	宣肺化痰
	処方例	止嗽散・杏蘇散など
(2)痰蒙心竅	病機概要	多くは抑うつや激怒といった感情による消耗，あるいは湿濁の邪気を感受することによって気の運動が妨げられ，気結を起こし，それによって痰が生じて心竅を塞いだもの。
	主症状	神昏癲狂・胸悶心痛。または気を失って倒れこむ・人事不省になる・のどで痰が絡んだ音がする。苔は白膩・脈は滑。
	治療原則	化痰開竅
	処方例	導痰湯・蘇合香丸など
(3)痰蘊脾胃	病機概要	飲食の不摂生・思慮過多・過労などによって脾胃が損傷され，脾の正常な運化機能が失調し，湿を生じて痰が形成されることによるもの。
	主症状	胃がもたれる・悪心・嘔吐・痞満して不快である・疲れてだるい・身体が重い・常に眠気がある・苔は白膩・舌質は胖・脈は濡緩。
	治療原則	健脾化痰
	処方例	平胃散・六君子湯など
(4)痰鬱於肝（肝鬱による痰証）	病機概要	肝気鬱結により，気が詰まって痰が凝集し，痰と気が互いに動きを阻み合うことにより起こるもの。
	主症状	のどに異物が詰まったような不快感がある・胸脇部がしくしく痛む・げっぷ・イライラやうつが起こりやすい・苔は薄白膩・脈は弦滑。
	治療原則	解鬱化痰
	処方例	四七湯など
(5)痰動於腎（腎虚による痰証）	病機概要	病の経過が長いために腎を損傷し，その結果腎陽が不足して蒸化機能が失調し，水湿が腎内に留まって，痰となって現れたもの(①)。または，腎陰が欠乏し，陰虚火旺となり，虚火が津液を煮詰めて痰を形成したもの(②)。
	主症状	喘息や息切れを起こし，身体を動かすと悪化する。①浮腫・寒さを嫌う・足腰に冷痛を覚える・早朝の下痢や頻尿がある・舌は淡・脈は沈細。もしくは，②めまい・耳鳴り・足腰がだるく力が入らない・舌は紅少苔・脈は弦細でやや数。
	治療原則	①温腎化痰，あるいは②滋腎化痰
	処方例	①済生腎気丸，②金水六君煎など
(6)痰留骨節経絡（関節や経絡に停留する痰証）	病機概要	痰濁が骨節や経絡に入り込んで留まり，気血の鬱滞や絡脈の詰まりを起こしたもの。
	主症状	関節の疼痛や腫脹・肢体の麻痺。半身不随・顔面麻痺・瘰癧・癭気・結節・腫塊を伴うこともある。苔は白膩・脈は弦滑。
	治療原則	軟堅消結・通絡化痰
	処方例	四海舒鬱丸・指迷茯苓丸など

湿が熱から化し，胃陰を損傷している場合には，養陰薬と化湿薬を組み合わせて用いることで，清熱化湿しても陰を傷つけず，かつ生津養陰しても湿を助長しないようにすることが原則となる。

(3)　湿を治療するときの処方には，軽やかで機

動性の高い性質の薬剤を優先的に選択すべきである。それによって，湿邪を透達させ，脾の運化作用を活発にすることができるからである。

4.2. 痰
病因病機

痰によって起こる病は，非常に広範囲に及ぶ。痰とは，体外に排出される有形の痰だけでなく，痰によって現れる特異的な症状も指している。痰が生成される原因はさまざまであるため，寒・熱・燥・湿・風など多種の性質をもった痰が存在する。また，それらが存在する臓腑部位の違いによって，症状や表現にそれぞれ特徴が認められる。

痰の生成には，肺・脾・腎が密接に関係している。肺は治節を主り，外邪が肺を侵すと，肺は宣発・粛降の機能を失うため，肺の津液が凝集して痰を形成する。脾は運化を主るため，湿邪の感受・飲食の不摂生・悩み・過労などにより脾胃が損傷されると，運化ができなくなり，水湿が体内に停留し，凝集して痰となる。腎は開闔を主るため，腎陽の不足は開闔の失調を招き，その結果として水湿が上方に溢れ，それらは聚まって痰を形成する。ほかにも，命門の火が衰え，脾陽を温め動かすことができないと，水穀を精微に転化・生成することができなくなり，湿を生み，痰を形成することがある。また，腎陰が欠乏・消耗すると虚火が体内で盛んになり，津液を煮詰めて痰を形成する。このほかにも，感情・意志が思い通りにならないことにより肝気鬱結を起こすと，気が鬱して火となり，津液を煮詰めて痰を形成し，痰と鬱が結びついて鬱痰を生じることがある。また肝風化風により，痰・涎が体内で堆積すると，風痰を生じることもある。痰と熱が結びつくと熱痰となり，寒と痰が凝集すると寒痰になる。痰が湿の特徴を兼ね備えたものは湿痰である。痰が燥の特徴を兼ね備えたものは，燥痰である。形成された痰は体内に留まり，気の動きとともに昇降し，あらゆる場所に到達する。それらは肺に詰まる・胃に留まる・心竅を塞ぐ・肝を鬱す・腎を動かす・経絡に注ぎこむなどし，そこからさまざまな証候に変化する。痰の存在部位によって，弁証論治の方法を分類し，表9にまとめた。

弁証と治療のポイント

(1) 痰が生成される原因は，肺・脾・腎の機能失調であり，根本的には正虚に元を発している。しかし生成された痰が体内に停留すると，しばしば実証を呈するため，臨床では本虚標実のケースがよくみられる。痰の治療に当たっては，臓腑・虚実・標本・緩急を把握しなければならない。もし急証であれば，まず化痰・祛痰の方法を中心に痰を治療し，緩証ならば治療をその本に求めるべきであるから，肺・脾・腎に対する治療を行う。

(2) 痰の治療に当たっては，痰の性質にもとづいてそれぞれ異なる方法を用いなければならない。熱痰は清し，寒痰は温め，燥痰は潤し，湿痰は乾燥し，風痰は発散し，鬱痰は宣開し，頑痰は軟化する。

4.3. 飲
病因病機

飲とは，臓腑の機能失調によって体内の水液が輸送・気化されず，ある部位に停滞するために発生する病症である。飲は痰や水と多くの類似点をもち，かつその病変間にも密接な関連性があるため，飲証のことを「痰飲」あるいは「水飲」とも呼ぶ。痰飲の意味する内容には，広義と狭義のものがある。広義の痰飲とは，あらゆる飲の総称であり，狭義の痰飲とは，飲証のなかの一類型を指すものである。水飲が停滞・積聚する部位の違いによって痰飲・懸飲・溢飲・支飲の四種に分類する。また長期間停留して解消されないものを留飲，潜在して不定期に発症するものを伏飲ともいうが，これらも四つの飲の範囲内に含まれるものである。

飲は多くの場合，脾腎の陽気がもともと弱く，水液の転換輸送や気化が働かないところ

表 10 弁証論治の類型——飲

(1)痰飲	病機概要	中焦の陽気不振により，水飲が胃腸に停留して起こったもの。
	主症状	胃〜腹部に痛みを伴う堅い張りがある・胃中で振水音がする・嘔吐物や痰が薄く透明である・口の渇きはなく，あっても水分を摂取しようとしない・めまい・腹部でゴロゴロ音がする・苔は白滑あるいは黄膩・脈は弦滑。
	治療原則	温陽化飲または攻逐水飲
	処方例	苓桂朮甘湯・已椒藶黄丸など
(2)懸飲	病機概要	水が脇下に流れたために，絡道が阻害され，気の昇降運動の不利を起こしたことによるもの。
	主症状	胸・脇下部に脹れるような痛みがある。咳をする・唾を吐く・寝返りをうつ・呼吸するなどの動作により症状が悪化する。息切れがし呼吸が荒い・苔は白・脈は沈弦。
	治療原則	攻逐水飲
	処方例	十棗湯・葶藶大棗瀉肺湯など
(3)溢飲	病機概要	肺脾の気の輸送・散布機能失調により，水飲が四肢の肌肉に流れ溢れて起こったもの。
	主症状	肢体に疼痛があり重く感じる。はなはだしいときは，肢体浮腫・小便不利を現す。ときに，発熱悪寒し発汗しない。咳こみがあり泡沫状の痰を多く吐く・苔は白・脈は弦緊。
	治療原則	温散化飲
	処方例	小青竜湯など
(4)支飲	病機概要	飲が胸肺を侵し，肺気が上逆して起こったもの。
	主症状	咳こみ・胸が痞える・程度によっては横臥できない・痰は白く泡沫状で量が多い・咳が長引き顔面に浮腫が起こる・苔は白膩・脈は弦緊。
	治療原則	寒飲伏肺のものは温肺化飲。脾腎陽虚のものは温補脾腎。
	処方例	温肺化飲には小青竜湯など。温補脾腎には腎気丸・苓桂朮甘湯などを。

に，水湿や飲食による損傷を受けたために，脾の運輸・化成・転換・輸送の機能が抑え込まれ，水穀の精微への化成と，その全身への輸送・散布ができなくなって，水液が一定部位に停留・積聚することにより形成される。飲が胃腸に停留したものを痰飲，水が脇下に流れたものを懸飲，肢体に溢れたものを溢飲，胸肺を犯したものを支飲とそれぞれ呼んでいるが，これらの発病機序は，いずれも陽虚陰盛によって輸送と化成が失調し，水飲が停留・積聚することによるものである。表10に，分類して示す。

弁証と治療のポイント

(1) 飲は寒邪であるから，寒に遇うと収縮・停滞し，温められると動くことができる。したがって，その治療はすべて『金匱要略』の「痰飲は温性の薬で和す（病痰飲者，当以温薬和之）」を原則として，陽虚で陰邪がひどくない者だけに限らず温化を施し，逐水・利水・発汗の薬物に，佐薬として温薬を加えるべきである。

(2) 飲証の治療に当たっては標・本・緩・急を明確に区別し，表・裏・虚・実の違いにもとづいた適切な処置を施すべきである。病邪が表にあるものには温散発汗を，裏にあるものは温化利水をはかり，また正虚のものには補薬を，邪実のものは攻逐薬を用いる。邪実正虚のものは攻・補を同時に施し，寒・熱が混在するものは温・涼薬を併用して治療すべきである。

5 六経・衛気営血の病機・病証の基礎概念

外感熱病は，主に六経・衛気営血の病機にもとづいて証候分類を行う。この二者は『傷寒論』と温病学説に由来するもので，内科の臨床ではどちらも一定の参考価値をもつが，応用する際には必ず実際の臨床と関連づけて，両者を総合的にみて完全に理解しなければならない。以下に，それぞれについて解説する。

5.1. 六経

[1] 太陽病

病機概要　太陽は一身の表を主り，頭部や項部には太陽経脈が循行している。そこに風寒を感受したために，頭項のこわばりや痛み・悪寒を覚える。

主症状　悪寒・悪風・頭痛・浮脈を主証とする。さらに全身の重だるい痛み・項背のこわばりなどの症状がみられることもある。

治療原則　表実無汗には辛温解表。表虚有汗には調和営衛。

処方例　辛温解表には麻黄湯。調和営衛には桂枝湯。

[2] 陽明病

病機概要　陽明経証は，盛んになった熱によって胃の津液が損傷されたもので，陽明腑証は胃腸に実熱があり，食積を生じて腸内に乾燥した大便が詰まるもの。

主症状　身体が熱く発汗がある・寒がりはせずむしろ暑がる・イライラする・口が渇き水分を欲するなどの症状を主証とするものは，陽明経証に属する。潮熱・腹部が堅く脹満して押えると嫌がる・便秘などを主証とし，はなはだしいと譫語がみられるものは，陽明腑証に属する。

治療原則　陽明経証には清熱瀉火。陽明腑証には攻瀉実熱。

処方例　清熱瀉火には白虎湯。攻瀉実熱には承気湯。

[3] 少陽病

病機概要　邪気が除かれないうちに正気が虚し，病邪が腠理から侵入して胆腑で発症する。表裏の間で正邪がそれぞれに矛盾を起こして気の運動が滑らかさを失い，昇降が失調したもの。

主症状　寒熱往来・胸脇部が詰まって息苦しい・口が苦い・脈は弦など。

治療原則　和解少陽

処方例　主として小柴胡湯を用いる。太陽と少陽の合病には発汗法を併用し，柴胡桂枝湯を用いる。少陽と陽明の合病には下法を併用し，大柴胡湯を用いる。

[4] 太陰病

病機概要　脾陽が虚弱になったために寒湿内阻を起こし，昇降が失調したもの。三陽病の治療に失敗したために，脾陽を損傷したものや，元来脾気虚の体質に寒邪が直中

主症状	腹部の膨満感・ときに腹痛がある・嘔吐・食欲不振・下痢・口渇はない・舌は淡・苔は白・脈は遅あるいは緩。		して起こるものもある。
治療原則	温中散寒		
処方例	理中湯など		

処方例　主に烏梅安蛔丸。

5.2. 衛気営血

[1] 衛分証

病機概要	体外から温邪に襲われることによって，体表の衛気が積聚・停滞し，発熱・悪寒を引き起こしたもの。風温傾向のあるものには頭痛・咳嗽・咽痛がみられ，風湿傾向のあるものにはめまい・胸悶感・悪心がみられる。
主症状	発熱・微かな悪風あるいは悪寒・口が渇く・舌辺と舌尖は紅・脈は浮数。頭痛・咳嗽・のどの痛みなどを伴うこともある。
治療原則	辛涼解表
処方例	銀翹散・桑菊飲など。湿が混在するものは芳香化湿により治療するとよく，藿朴夏苓湯を用いる。

[5] 少陰病

病機概要	少陰病は心腎両虚に属しており，陽虚陰盛のために陰から寒を生じて少陰寒化証となるものと，陰虚火旺のために陽から熱を生じて，少陰熱化証となるものとがある。
主症状	寒気がする・身体を丸めて横になりたがる・肢体が冷たい・脈は微細などが主な症状である。ときに未消化物を下すものは少陰寒化証であり，イライラする・不眠・口やのどの乾燥・脈は細数などを主症状とするものは，少陰虚熱証である。
治療原則	虚寒に属するものには回陽救逆。虚熱に属するものには滋陰清熱。
処方例	回陽救逆には四逆湯，滋陰清熱には黄連阿膠湯。

[2] 気分証

病機概要	風温の邪が肺胃を犯すか，あるいは湿熱が三焦に留まって解消されないもの。
主症状	発熱するが悪寒はない・口が渇く・口が苦い・心煩懊憹・咳嗽・尿は黄赤色・発汗しても熱が下がらない・脈は洪大あるいは沈実。
治療原則	清熱・透邪・宣肺
処方例	梔子豉湯・麻杏石甘湯。便秘しているものには承気湯を用いる。湿熱が三焦に留まって解消されないものには蒿芩清胆湯・甘露消毒丹などを用いる。

[6] 厥陰病

病機概要	上熱下寒となって寒熱が混在し，気が逆乱し，厥熱勝復〔厥陰病期にみられる陰陽の消長現象。厥冷と発熱が現れる〕が起こったもの。
主症状	口渇が治まらない・気が心に上衝する・心中が熱く疼く・空腹感を感じるが食べたくない・四肢の冷え・下痢・嘔吐・回虫を吐く。
治療原則	温清併用

[3] 営分証

病機概要	温熱が体内で盛んになり，営陰が熱によって損傷されるため，舌が絳・身体が熱い・心煩・口渇がみられる。熱が盛んで邪気

が心包に侵入すると，意識不明・譫語などがみられる。
主症状　舌は紅絳・脈は数・身体が熱い・イライラする・口が乾く・ぐっすり寝られない，はなはだしいときは譫語・発狂が起こり，あるいはうっすらと斑疹が現れる。心包に邪気が逆伝すると，意識不明となることがある。
治療原則　清営泄熱または清心開竅。
処方例　清営湯。あるいは安宮牛黄丸・神犀丹・紫雪丹を清宮湯で服用する。

[4] **血分証**
病機概要　熱が血分に入ると，心は血を主り肝は血を蔵するので，心肝に影響が及び，その状態が長時間継続した結果，真陰を損傷・消耗し，病が腎に及んだもの。耗血・動血・陰傷・動風が特徴的に現れる。
主症状　高熱・手足をバタバタさせて暴れる・発狂・斑疹が出現する。または吐血・衄血・血便・血尿・意識不明・手足のひきつり・痙厥がみられる。舌質は深絳色あるいは紅色で鏡面状にツルツルになる，脈は虚数あるいは細促。
治療原則　涼血散血，または涼肝熄風・滋陰熄風
処方例　涼血散血には犀角地黄湯。涼肝熄風には羚羊鉤藤湯。滋陰熄風には加減復脈湯・大定風珠。

　以上の六経と衛気営血の病機・病証には，それぞれに異なる特徴があるが，共通点も持ち合わせている。例えば温病学説の「衛分証」「気分証」についていえば，その一部は『傷寒論』における「太陽病」「陽明病」に相当していると考えることもできる。われわれは整体観念から出発し，これらの考え方を統合し，臨機応変に臨床に応用することにより，はじめて正確な診断と治療を行うことができ，それによって疾病を治癒させるという目的を達することができるのである。

6 臓腑の病機・病証の基礎概念

　臓腑病機とは，疾病の発症と進展の過程において，臓腑機能の失調によって引き起こされる病理変化を探究するものである。臓腑病証とは，臓腑の病理変化が反映された，臨床でみられるさまざまな証候である。臓腑はそれぞれに生理機能および病理変化の様相が異なるため，臨床に反映される病証にも違いがある。そうした臓腑の生理機能と病理変化の違いにもとづいて病証を分類したものが，いわゆる臓腑弁証である。臨床で用いられる弁証方法は数多くあり，それぞれに特徴があるが，病証の部位・性質を明確に識別し，さらに治療に有効な指針を与えるには，必ずその結論を臓腑に結びつけなければならない。そのため，臓腑弁証は弁証論治システムの中核をなすものと捉えてよい。

　臓腑とは，人体を構成する，密接な関連をもち合う整体（総合体）であり，五臓の間には生・克・乗・侮の関係があって，臓腑の間には表裏の関係がある。したがって，臓腑弁証を行う際には，必ず整体観を基本として，個々の臓腑の病変を考えるだけでなく，さらに臓腑間の関連性や影響にも注意を払わなければ，病変全体の局面や主たる問題点の把握はできない。

　経絡は人体の五臓六腑・四肢百骸・五官九竅・皮肉筋脈などを結びつける，有機的な体系である。そのため，臓腑の病機・病証は十二経脈とも密接な関わりをもっており，臓腑の病機病証については，経脈の循行部位とも関連づけて総合的に分析しなければならない。

　気血津液と臓腑の関係もまた非常に密接である。気血津液は臓腑によって化生・生成・輸送・散布されるが，臓腑はまたその正常な生理活動を気血津液に依存している。臓腑に病変が生じれば気血津液の化生・生成と輸送・散布に影響を与えるし，気血津液の病変もまた臓腑の機能活動に影響を与える。したがって，気血津液の病変は臓腑の病変と乖離して存在することはない。

　臓腑の病機・病証は，気血津液にも関係すれば，経絡とも密接に関係しており，複雑に入り組んではいるものの，その証候の性質を帰納してみれば，依然として八綱弁証の範囲を越えるものではないことがわかる。それゆえに，臓腑弁証においても，八綱弁証を基礎に分析研究を進めなければ，病証の本質を全面的に認識することはできない。

　以下に肺系統・心系統・脾胃系統・肝胆系統・腎系統などの臓腑の，病因病機・病証範囲・弁証論治類型およびそのポイントについて，それぞれ解説する。

6.1. 肺系

病因病機

　肺は気を主り，呼吸をコントロールする。ゆえに肺の病理表現は，主として気の出・入・昇・降運動の異常となって現れる。肺は鼻に開竅し，外面には皮毛に繋がっている。また嬌臓（脆弱な臓器）であり，急激な気候の変化に対して弱い。したがって，外邪を感受したり，肺結核などの伝染性の病に侵されたりすると，真っ先に肺が犯されることが多い。肺の気は宣発・粛降することが望ましいが，それが邪によって塞がれてしまうと，宣発・粛降は失調し，しばしば咳嗽が現れ，はなはだしい場合には喘息となる。肺は百脈を朝め，心の治節を主る働きを助けて，血液の運行を管理調節している。そのため，もし肺気が失調すると心血の運

表11 弁証論治の類型——肺系

実証	(1)寒邪犯肺	病機概要	寒邪を感受したことにより，肺気を宣発できなくなったもの(①)。または，寒飲(痰飲)内阻のために肺の清粛機能が失調したもの(②)。
		主症状	①風寒外束の場合は，悪寒発熱・頭や身体の痛み・無汗・鼻づまり・水様のサラサラとした鼻水・咳嗽・希薄な痰がみられ，舌苔は薄白，脈は浮緊を呈する。②寒飲内阻の場合は，頻繁で激しい咳嗽・呼吸の切迫・身体が重い・無色で多量の沫や涎のような痰がみられ，舌苔は白滑，脈は弦滑。
		治療原則	①宣肺散寒または②温化痰飲
		処方例	①麻黄湯または②小青竜湯の類方
	(2)邪熱乗肺	病機概要	風熱邪を上焦で感受する(①)か，あるいは寒が鬱して熱化した(②)ことにより，熱邪が肺にこもり，痰熱が内積し，肺の清粛機能が失調したもの。
		主症状	①風熱犯肺の場合は，咳嗽・少量かつ黄色あるいは黄色と白色の入り混じる，粘り気や異臭の目立たない痰がみられる。またはときに鼻づまりがして膿のような鼻水が出たり，悪風・身熱や咽喉疼痛などの症状がみられたりし，舌苔は薄黄，脈は浮数を呈する。②痰熱蘊肺の場合は，黄色く粘稠な痰を大量に伴う咳こみがみられ，痰は異臭・膿血・咳きこみによる痰鳴を伴う。また，咳をすると胸が痛む・内熱によりのどが渇き水分を摂りたがる・大便が乾燥し排泄が困難になる・小便が赤みを帯び排泄しにくくなるなどの症状を呈する。舌質は紅・舌苔は黄燥・脈は滑数。
		治療原則	①疏風清熱あるいは②清肺化痰
		処方例	①桑菊飲・銀翹散あるいは②清金化痰湯・葦茎湯の類方
	(3)痰濁阻肺	病機概要	多くは外邪の感受や咳喘の長期化により，肺の循環・散布機能の不全を招き，それにより津液が積聚し痰湿を形成したもの(①)。または，日頃から脾気が虚衰しているために，湿が積聚して痰を形成し，上行して肺を犯したもの(②)。
		主症状	①痰湿阻肺の場合は，咳嗽・多量の粘稠で白色か灰白色の痰・呼吸の切迫がみられ，舌苔は白厚膩，脈は濡滑を呈する。②水飲伏肺の場合は，咳嗽・激しい咳きこみ・のどで痰の音がする・胸脇の支満疼痛・起坐呼吸などの症状がみられる。舌苔は黄膩・脈は弦滑または数。
		治療原則	①燥湿化痰あるいは②瀉肺逐飲
		処方例	①二陳湯・平胃散あるいは②葶藶大棗瀉肺湯・控涎丹の類方
虚証	(1)陰虚肺燥	病機概要	外部から燥邪を感受して肺津を消耗・損傷したもの，風温の諸邪気によって津液が傷つき燥化したもの，または肺の瘵虫(中医学範疇における病原虫による感染症)や，咳嗽症状の長期化により肺が傷つけられたために気血が虧損したなどの理由で肺陰不足となり，虚熱が内生し肺が熱により消耗されたもの。
		主症状	①燥邪により肺が清気による湿潤を損なったものは，咳こみを含む気逆・少量で粘り気のある痰にときとして血が混じる・口腔の乾き・唇や鼻腔の乾燥・咽喉の乾きと痛み・のどのむず痒さがみられ，ときに微かな寒さ・全身のほてり・鼻づまりなどの表証がみられる。舌苔は薄白または薄黄・舌質は乾いて舌辺と舌尖が紅い・脈は浮数または弦細数を呈する。②肺陰の虧耗によって虚熱が体内で旺盛になったものは，乾咳が出て，痰は少なく，痰には血が混じることもある。声はかすれ，午後に両頬の紅潮がみられ，潮熱・盗汗・羸痩などの症状がみ

			られる。舌質は紅，舌苔は少なく，脈は細数。
		治療原則	①清肺潤燥あるいは②滋陰潤肺
		処方例	①桑杏湯・清燥救肺湯あるいは②百合固金湯・沙参麦冬湯の類方。
	(2)肺気虧虚	病機概要	過度な疲弊・病後に元気が回復していない・慢性の咳証や喘証による肺気の消耗・気の化生不足などにより，肺の気を主る機能が衰弱化したもの。
		主症状	咳および息切れ・倦怠感・話をするのが億劫・声が弱々しい。顔色に艶がない・悪風・寒がる・自汗など。舌質は淡・舌苔は薄白・脈は虚弱。
		治療原則	補益肺気
		処方例	補肺湯の類方
兼証	(1)脾虚及肺	主症状	食欲がない・泥状便・胸悶感・呼吸が浅く弱い・咳嗽・多量の痰・倦怠感・四肢に力が入らずだるい。はなはだしい場合は，顔面や下肢の浮腫もみられる。舌苔は白・脈は濡弱。
		治療原則	培土生金・補益肺脾
		処方例	六君子湯など
	(2)肺腎陰虧（金水交虧）	主症状	咳嗽が夜になると悪化する・痰は少なくときに血が混じる・のどが渇き口腔も乾燥する・足腰がだるく力が入らない・少し動くだけで息づかいが荒くなる・骨蒸潮熱・盗汗・両頬の紅潮・遺精あるいは月経不順の症状がみられる。舌質は紅で少苔・脈は細数。
		治療原則	滋腎養肺法
		処方例	六味地黄丸・生脈散など
	(3)肝火犯肺（木火刑金）	主症状	胸部脇下の痛み・イライラして怒りやすい・めまい・目が赤い・煩熱・口が苦い・咳嗽が発作的に一定時間続き，はなはだしい場合は咳血がみられる。舌質は紅・舌苔は薄黄・脈は弦数。
		治療原則	清肝瀉肺法
		処方例	黛蛤散合瀉白散など

行不良を招き，胸悶感・胸痛・喀血の諸症状を引き起こす。また肺には水の流れを疎通・調和させ，膀胱へ輸送する機能があるので，この肺気が降下せず，疎通・調和が失調すると，水液の貯留を招き，水腫や小便不利の症状を引き起こす。また肺は，大腸と表裏の関係にある。大腸は伝導をコントロールし，肺気の下降する力に依存して排泄を行う。もし反対に，大腸に滞積を生じて不通になった場合には，肺の粛降作用に影響を及ぼすことがある。

肺の病証には，邪実と正虚の区別がある。邪実とは，寒閉・熱壅・痰阻などを指し，多くは生活の不摂生や寒暖のコントロールがうまくできなかったことにより，外邪を感受して起こる。一方で，外感病がなかなか治癒しないと内傷に転じることがあり，日ごとに正気が衰えて肺気虧虚や肺陰耗傷などの正虚の病態になることがある。肺虚のために津液を輸送・散布できず，腎が滋養されないと，肺腎陰虧の証候が現れることがある。また，脾虚のために精を散布することができないと，肺もまたこれによって虚し，肺脾両虚の証候を現すことがある。また，感情が鬱結し，肝鬱化火となり，邪気が上行して肺を犯すと，肝火犯肺の証候を現すことがある。表11に，分類して示す。

臨床でよくみられる肺系の病証には，感冒・咳嗽・哮証・喘証・肺癰・肺痨・肺痿・咳血・衄血などがある。

弁証論治のポイント

(1) 肺は気を主り，辛味を好む。『内経』には「辛生肺」「用辛瀉之」との記載がある。この「瀉」は表邪を駆逐・発散するという意味である。つまり，邪気を除去するということは正気を安定させることであり，肺機能を助けることになるため，これを「生肺」といっている。『内経』にはほかにも「肺を収めるには，酸味を多く摂るとよい（肺欲収，急食酸以収之）」「酸で補うこと（用酸補之）」という記述がある。咳喘が起こると気は上昇し，呼吸が激しくなり，肺気が消耗・放散してしまう。そのため，酸味を用いて肺臓を補い，消耗・放散しようとする気を収めるのである。

(2) 肺は嬌臓〔傷つきやすい臓〕であり，清気の運動能力も弱く，身体の比較的高い位置にあるので，処方は清く軽い性質をもったものが適しており，重くて濁った性質をもつものは用いるべきではない。呉鞠通がいう，「上焦を治療するには，羽のように軽やかでないと肺にまで挙がらない」の理である。肺は嬌臓であるため激しい寒熱変化に耐えられないばかりか，乾燥も嫌い，乾燥すると肺気は逆上して咳嗽を起こす。甘潤性の薬物は肺気を自ら下降させることができ，清粛にすることができる。したがって，肺を治療するには辛平甘潤法が最も適しているということになる。

(3) 肺に対する直接的な治療法としては，よく使われるものに宣肺・粛肺・清肺・瀉肺・温肺・潤肺・補肺・斂肺の八法がある。

宣肺とは，肺衛の表邪を誘導・放散する方法を指す。

粛肺とは，肺中の痰火を清して除去する方法を指す。

清肺とは，肺中の実熱を清して排泄する方法を指す。

瀉肺とは，肺中の痰火と水湿を瀉する方法を指す。

宣肺と比較すると，宣肺が表邪の発散に近いのに対し，瀉肺は裏邪に対する攻逐に近い。また，瀉肺と粛肺の間にも軽・重・緩・急の違いがある。前者には比較的性味の激しい薬物が用いられるのに対し，後者には性味の穏やかな薬剤が用いられる。

温肺とは，肺中の寒飲を温め気化する方法を指す。

潤肺とは，肺の乾燥を潤す方法を指す。

補肺とは，甘温性の薬物で肺気を増長させ，さらに甘涼性薬物で肺陰を養う方法を指す。

斂肺とは，消耗・放散した肺気を収斂させる方法を指す。

以上の八法のうち，宣肺・粛肺・清肺・瀉肺は祛邪の性質を有し，温肺・潤肺は祛邪の性質と同時に扶正の性質ももち合わせており，補肺・斂肺は扶正の性質が強い。臨床ではこれらを組み合わせ，宣・粛，清・粛，清・潤，清・宣，潤・粛，斂・補などのように組み合わせて使用したり，ほかにも温・清・宣・斂の併用，宣・粛・清・潤の併用というように，多種の方法を組み合わせて用いたりすることもできる。

(4) 間接的治療法としては，五臓の（五行学説における）生克関係を用いて治療する方法がある。これはつまり虚証に補脾（母臓を補う）・滋腎（子臓を補う）の方法を用いることである。例えば，脾肺気虚には培土生金法を用い，肺腎陰虧には滋補腎陰法を用いるといった具合である。一方，同様に実証には瀉肝法を用いることができる。これには，肝火犯肺に対して清瀉肝火法を用いるやり方がある。またほかにも，臓腑の表裏関係を利用して治療する方法がある。例えば，肺経の実証や熱証に対しては，大腸に瀉法を用いることができる。これは，肺熱を大腸から排泄させて気の粛降を回復させるものである。

(5) 肺系の病証は，病因から分析すると，外感と内傷の二種類に大別することができる。外感は実証に属することが多いが，風燥と瘵虫では例外もある。内傷は多くが本虚標実である。外感の病巣は肺衛に存在するが，一部の

表12 弁証論治の類型——大腸

(1)大腸実熱	病機概要	実熱の邪気が陽明の腑（胃・大腸）に滞留し，閉塞不通の状態を引き起こしたもの。
	主症状	便秘・腹痛で押えると嫌がる・痞満して不快である。または，発熱・嘔逆・熱結傍流〔胃腸に実熱が内結したために，乾燥した大便が出ず，悪臭を伴う黄色の液体を下す〕・残便感・煩躁・譫語などの症状を呈する。舌苔は黄燥または焦黄で芒刺がある。脈は沈・実・有力。
	治療原則	清熱導滞
	処方例	承気湯の類方
(2)大腸湿熱	病機概要	多くは暑湿の邪気の感受や，飲食の不摂生あるいは不潔な飲食物の摂取によって，湿熱の邪気が大腸に発生・集結したもの。
	主症状	腹瀉または血液や膿を含む下痢・裏急後重・肛門の灼熱感・腹痛・食欲がない・発熱・身重などの症状を呈する。舌苔は黄膩，脈は滑数。
	治療原則	清化湿熱
	処方例	葛根芩連湯・白頭翁湯の類方
(3)大腸虚寒	病機概要	多くは脾腎陽虚，あるいは苦寒薬を過剰に投与したことによって陽気が損傷する，寒邪が腸間に直中するなどの原因によるもの。
	主症状	泥状便・下痢または慢性の水様下痢。排泄物は水様で熱感はない。腹部が張り，ときどき痛む。温めたり摩ったりすると不快感が軽快する。または，肛門の下垂感や四肢の冷えを呈する。脈は細弱・舌質は淡・舌苔は薄白。
	治療原則	温陽散寒
	処方例	附子理中湯の類方
(4)大腸津虧	病機概要	燥熱によって大腸の津液が損傷・消耗した，または脾陰の不足のために大腸にまで陰液が及ばないなどの原因により，大腸の津液が欠乏したもの。
	主症状	大便が腸内で停留・乾燥し，排出が困難で，数日に1回しか排便できない。口臭・咽喉の乾燥・めまい・腹脹を伴うこともある。舌質は紅かつ少津・舌苔は黄燥・脈は細。
	治療原則	潤腸通便
	処方例	麻子仁丸・増液承気湯の類方

疾患では他の臓腑に転移・変化することもある。内傷は主に肺に存在しながら，心・肝・脾・腎とも関係をもつ。治療に当たっては寒・熱・虚・実を見極め，臓腑間の関係性を考慮しながら，なるべく多くの要素から判断し，治療法則や処方を検討しなくてはならない。

【附】大腸の病機・病証

大腸は糟粕を輸送し体外へ排出する機能をもち，津液のさらなる吸収をも行っている。肺と大腸は互いに表裏をなし，上下で呼応しており，さらに手の陽明経は肺に連絡し大腸に属するため，肺気が粛降すれば，大腸の腑気ものびやかに通じ，気の出入りにも規則性が保たれる。しかしここで肺気の逆・鬱が起こると，大腸の腑気も鬱積・停滞し，便秘や腹脹症状を呈するようになる。大腸は脾によって統制を受けるので，脾陽が虚弱になると，腹脹・泥状便・慢性下痢などの症状を呈するようになる。これとは逆に，脾陰が不足し，大腸の津液も欠乏すると，便秘や排便不良などの症状がみられるようになる。このほか，寒湿や湿熱の邪気は，直接体内を侵すことができ，大腸に宿り，大腸の輸送機能に異常をきたし，泥状便・下痢・排便時の腸垢〔腸中の汚濁粘液〕の排泄といった症状を呈する。表12に，分類して示す。

臨床でよくみられる大腸の病証には，便秘・泄瀉・痢疾・腹痛などがある。

6.2. 心系

病因病機

　心は血脈・神明を主る臓であるから，その病理表現は主として血脈の運行障害と感情・思惟活動の異常として現れる。心は舌に開竅し，小腸と表裏をなすので，心熱は舌尖の赤みとなって現れることが多く，その熱が小腸に移行すると，心煩・舌瘡や尿量減少・尿が赤くなるなどの症状となって現れる。心包は心の護衛として，君主である心を保護している。そのため，温邪が逆行した場合，多くは心包がそれを受け止める。一方，心そのものの病はその大部分が内傷に由来する。例えば，生まれつき身体が弱い・臓気が虚弱，または病後の養生不足・思慮過多などは，いずれも心脾を損傷し，心陰虚や心陽虚の病因となる。心陰虚の主要病機は心血虧耗であり，心陽虚の主要病機は心気不足であるが，両者はいずれも心神不寧の症状となって現れる。ほかにも，感情の抑うつのために生じた内火や痰が上方を侵す・脈中の気滞によって生じた瘀血が絡脈の気の運行を阻害する・飲邪が心陽の働きを閉塞させるなどの病機によっても，心の熱証や実証が現れることがある。

　心の病証には，虚証と実証がある。虚証は気・血・陰・陽の不足であり，実証は多くが火・熱・痰・瘀などの邪気に侵されたものであり，虚と実は混在していることが多い。心は血を主り，肺は気を主る。気は血を統帥し，血は気を載せ，肺は百脈を朝める。心と肺は生理面において密接に関連しているため，病理上においても互いに影響を与え合っている。肺気が虚弱で宗気が生成不足になると，血を運行する力が低下する。心気が不足し，血行がスムーズでなくなると，肺気の輸送・散布や宣発・粛降も影響を蒙るため，心肺気虚になると呼吸の異常や血

表13　弁証論治の類型——心

虚証	(1)心陽(気)虚	病機概要	多くは加齢による臓気の衰弱・虚弱体質・慢性疾患による体力の低下・突発性の重症疾患による陽気の消耗や損傷により起こる。
		主症状	心悸・息切れ・胸悶感・心痛・舌苔は淡白・脈は虚かつ無力または結代など。本証の心悸の特徴は，心中に不安感を覚え，怯えるように心悸する点で，これらの症状は身体を動かすと激しくなる。一方，息切れについては，不定期に呼吸が速くなる発作があり，身体を動かすと症状が悪化する。心痛は突然起こり，同時に四肢の冷えを伴い，脈は疾・数・散・乱を呈する。はなはだしい場合は手足・唇・鼻にチアノーゼを起こしたり，顔に血色がない・寒がる・自汗などの症状を呈したりする。
		治療原則	温心陽・益心気
		処方例	桂枝加附子湯・養心湯の類方
	(2)心陰(血)虚	病機概要	多くは失血・熱病による陰の損傷・思慮や心労過多による陰血の内部消耗によるもの。また血の生成源不足により起こることもある。
		主症状	心悸・イライラする・ぐっすり眠れない・舌質は紅・舌苔は少あるいは舌尖が乾燥して赤い・脈は細数などを呈する。この場合の心悸の特徴は，こみ上げるような心悸・何かと驚きやすく落ち着かない・ぐっすり眠れず夢が多いという特徴がある。
		治療原則	滋陰・養心・安神
		処方例	天王補心丹・四物湯の類方

実証	(1)痰火内擾	病機概要	思いどおりにいかずに精神が抑うつし，気が鬱して火を生じ，その火が津液を煮詰めて痰を形成すると，痰火の邪が体内を掻き乱し，はなはだしい場合は上行して心包を侵す。
		主症状	心悸・癲狂・不眠・舌質は紅赤あるいは乾燥して裂紋がある・舌苔は少ない・脈は滑数などの症状を呈する。この場合の心悸の特徴は，常に心悸があり，胸中のざわめきが治まらず，イライラや熱感を伴う。癲狂は，精神が愚鈍になる・言動に脈絡がないなどの症状が現れたり，はなはだしい場合には泣いたり笑ったり絶えず変化する。また不眠は，立て続けに悪夢に襲われることが多く，落ち着かず寝つけない状態となる。
		治療原則	清心・豁痰・瀉火
		処方例	礞石滾痰丸の類方
	(2)飲遏心陽	病機概要	痰飲が胸中に溜まり，心陽の動きを阻害して気の宣発・通暢機能を失調させたもの。
		主症状	心悸・めまい・嘔吐・舌苔は白膩・脈は弦滑または沈緊を呈する。心悸には胸悶感を伴うことが多く，めまいにはこみ上げるような吐き気を伴うことが多い。嘔吐の内容物はすべてが痰・涎である。
		治療原則	化飲除痰
		処方例	茯苓甘草湯・導痰湯の類方
	(3)心血瘀阻	病機概要	多くは心気・心陽の虧虚により血脈を温煦・運行することができないため，気が脈中に滞り，血瘀によって流れが詰まり，絡脈が順調にめぐらなくなったもの。
		主症状	心悸・胸部の息苦しさと閉塞感あるいは刺痛・肩背部から上腕内側にかけての牽引痛・痛みは不定期。舌質は暗紅，または瘀斑・瘀点を認める。脈は細渋または結代。はなはだしい場合は，胸部の突然の激痛・口唇のチアノーゼ・四肢厥冷・意識不明などの症状を呈し，脈は微で途絶えそうになる。
		治療原則	活血・通絡・行瘀
		処方例	血府逐瘀湯の類方
兼証	(1)心脾両虚	主症状	顔面がくすんだ黄色になる・食欲減退・倦怠感・息切れ・怯え・心悸・健忘・不眠・多夢。女性の場合には，このほかに月経不順などがみられる。脈は細軟・舌苔は白・舌質は淡。
		治療原則	補益心脾
		処方例	帰脾湯など
	(2)心腎不交	主症状	虚煩不眠・心悸・健忘・めまい・咽喉の乾き・耳鳴り・足に力が入らない・腰のだるさ・夢精・夜間頻尿・潮熱・盗汗。脈は虚数，舌質は紅で無苔。
		治療原則	交通心腎
		処方例	黄連阿膠湯・交泰丸など
	(3)心肺気虚	主症状	心悸・息切れ・咳や呼吸切迫・胸部の痞え・倦怠感・脱力感・顔面が白く浮腫を生じるか，または暗く血色が悪い。はなはだしい場合は口唇のチアノーゼや，舌質の暗紫または紫斑を認める。脈は細弱。
		治療原則	補益心肺
		処方例	保元湯など

行障害が現れることが多い。心は血を主り，脾は血を化生し，血を統率する。ゆえに，脾が虚弱になると，血の生成が十分でなくなり，コントロールもできなくなるので，心血虧耗をきたすことがある。思慮過多による心血の消耗・損傷も，脾の輸送・変化と血への統率機能に影響を与え，心脾両虚を形成する。心陽は腎に下降して腎水を温め，心陰は上行して心にいたり，心火を養う。心と腎は互いに交わって影響し合うことにより，水火が互いに助け合う状態を保つ。腎陰が不足すると，心火が亢進するか，または心火が上方で旺盛になり，下行して腎と交わることができなくなる。その結果，心腎・陰陽・水火が協調を失い，心腎不交となる。以上はすべて，心と肺・脾・腎の関係から生じるものである。表13に，分類して示す。

臨床でよくみられる心系統の病証には，心悸・胸痺・失眠・癲狂・夢遺などがある。

弁証論治のポイント

(1) 気は陽に属し，血は陰に属するため，心陽虚は必ず心気虚を兼ね，心陰虚はまた心血虚を兼ねる。ただし，心陽虚は心気虚より重症であり，また心陰虚は虚火の証候を現すことがある。

(2) 臨床で，心陽・心陰がともに虚し，気・血もともに不足しているケースに出合った場合には，両者を兼治するよう配慮しなければならない。例えば，炙甘草湯で陰陽を併せて整え，十全大補湯で気血双補する。

(3) 心陽虚と飲遏心陽の両証は，脾陽不運とも関連しているので，治療に当たっては脾陽を温めて運かし，健脾によって心を補う方法をとるべきである。

(4) 心陰虚と痰火内擾の両証は，肝腎二経の虚実とも関連している。精・血が虧損・消耗すると心陽が亢進して盛んになり，肝胆の火が旺盛になると，津液を煮詰めて痰を形成する。したがって，治療は全身的な見地から行わなければならない。

(5) 心血瘀阻は，体質の虚を基礎としている場合が多く，虚を原因として実証を引き起こしたものであり，加えて多くが気滞や痰濁の証候を伴う。ここでは，前者は気滞血瘀であるから，治療には行気の薬物を佐薬として加え，後者は痰・瘀が互いに阻み合っている状態であるから，化痰の薬物を配合するべきである。

(6) 心は神を蔵するため，虚証の場合には一般的にいずれも酸棗仁・柏子仁・茯神などの寧心安神の薬剤を佐薬として加えることができる。一方，実証の場合はいずれも竜歯・牡蛎

表14 弁証論治の類型——小腸

(1)小腸虚寒	病機概要	多くは飲食の不摂生により，脾胃を損傷し，小腸の消化物生成や清濁を分ける機能に障害を起こしたもの。
	主症状	腸がゴロゴロ鳴る・下痢・小腹がシクシク痛み手で押えると気持ちよい・舌質は淡色・舌苔は薄白・脈は細にして緩。
	治療原則	温通小腸
	処方例	呉茱萸湯の類方
(2)小腸実熱	病機概要	多くは心火が小腸に移ることによって起こったもの。
	主症状	イライラする・不眠・口腔や舌面の炎症・尿の色が濃い・排尿困難・排尿時の刺痛などの症状があり，ときに血尿がみられることがある。苔は黄・舌は紅，脈は滑数。
	治療原則	清心火・導熱下行
	処方例	導赤散・涼膈散の類方

などの重鎮安神の薬剤を加えることができる。

【附】小腸の病機・病証

小腸は胃から水穀を受け容れ，清濁に化生し輸送する役割を受けもつ。清陽の気は人体各部に輸送・散布され，濁陰の気は膀胱や大腸に送られる。小腸の病は，多くが飲食の不摂生によって脾胃が損傷され，それが下位へ伝変して起こるものである。この場合の病機は，清濁不分，化生・輸送障害にある。また，小腸の経脈は心に絡み，心と表裏の関係にあるため，心は熱を小腸に伝えることもある。

小腸の病証は，虚寒と実熱に分類できる。小腸の虚寒は，多くの場合脾胃の損傷と関係しており，小腸の実熱は多くが心火と関係している。表14に，分類して示す。

臨床でよくみられる小腸の病証には，泄瀉・腹痛・舌瘡・血尿などがある。

6.3. 脾胃系

病因病機

脾と胃は表裏関係にある。脾は運化を主り，また統血を主る。一方，胃は受納と腐熟を主る。また脾は昇・胃は降の性質をもち，燥と湿が互いに補佐し合って，共同で水穀の消化・吸収・輸布を行う。さらに，脾胃は気血の生成の源で「後天の本」となる。このため，脾胃の昇降に異常が生じると，水穀の受納・腐熟・化生・輸送などの機能に障害を起こし，嘔吐・呃逆・下痢・腹部の脹満などの病証が発症する。また，脾の運化の働きが低下して気血の生成源が衰え，気血の量が減少すると，臓腑経絡・四肢百骸はいずれも滋養不足となる。脾気が虚弱で，気が血をコントロールできないと，血が経に沿って流れることができなくなるため，さまざまな血証が発生する。脾の化生・輸送の機能が失調すると，水津の散布に異常をきたし，水湿が停留・積聚し，飲証・水腫となる。

脾胃の異常は他の臓腑に影響しうるものであり，反対に他の臓腑の異常はまた脾胃に影響を及ぼしうる。なかでも，肝・腎との関係は非常に密接なものである。脾は後天の本・腎は先天の本であり，互いに滋養し合い，相互の機能を果たす。脾が虚し，化生の源が衰えると，五臓の精が減少し，腎の蔵するところが失われる。腎が虚して陽気が衰弱すると，脾は温煦を受けることができなくなり，運輸・化生の作用が正常に働かなくなる。肝の気は脾の働きに伴って上昇し，胆の気は胃の働きに伴って下降する。また，肝木の土に対する疏泄の作用によって，運輸・消化の働きが助けられ，また脾土の木に対する栄養作用によって，肝の疏泄機能がうまく働くようになる。そのため，肝鬱気滞になると，脾胃との間で相乗・相侮の関係を引き起こす。それによって脾胃の働きが低下すると，その虚に乗じた肝気による侵犯が容易になり，胃痛や腹痛などが起こりやすくなる。

脾が病理変化を起こした場合，その証候は虚・実・寒・熱のいずれかとなって現れる。脾陽虚衰・中気不足は虚証に属し，寒湿困脾・湿熱内蘊は実証に属する。脾が虚して運輸・化生できなくなると，水湿を代謝することができなくなる。そのため，脾病の多くは湿と関連し，本虚標実の証候を現す。脾虚が他の臓腑に影響を及ぼした場合には，兼証がみられることもある。表15に，分類して示す。

臨床でよくみられる病証には，泄瀉・胃痛・呃逆・嘔吐・痰飲・吐血・便血などがある。

弁証論治のポイント

(1) 脾病の虚証と実証は，あくまでも相対的なものとして捉えるべきである。脾が虚し運化が滞ったために起こる水湿の貯留は，多くが本虚標実に属するものである。このうちで，本虚を主とするものに対する治療は健脾法を中心にし，処方中に化湿薬を補佐として加えて用いる。標実を主とするものに対する治療には祛湿法を中心とし，運脾薬を適宜組み合わせた処方を用いる。

(2) 脾病は湿ときわめて密接な関係にある。そ

表15　弁証論治類型——脾胃

虚証	(1)脾陽虚衰	病機概要	生もの・冷たいもの・脂っこいもの・甘いものの食べすぎ，寒涼性薬物の過剰投与，慢性病による栄養不足などにより，脾陽の不振を起こし，運輸・化生機能が失調したもの。
		主症状	顔が土色になり艶がない・上腹部に冷感がある・水様物を吐く・食欲がなく腹脹があり，食べると悪化する。温かいものを好んで飲む。泥状便。筋肉や皮下脂肪が落ちて痩せ細る・四肢が冷たい・呼吸が弱く話をするのが億劫になるものもある。舌質は淡・舌苔は白・脈は濡弱。
		治療原則	温運中陽
		処方例	理中丸の類方
	(2)中気不足	病機概要	気虚体質・過労・慢性病によって脾気が消耗・損傷し，昇清機能が働かなくなる。
		主症状	摂食量が減少する・話をするのが億劫になる・息切れ・四肢に力が入らない・腸がゴロゴロ鳴る・腹部の脹満・泥状便もしくは水様便。はなはだしい場合は，下腹部の下垂感・脱肛がみられる。舌質は淡・舌苔は薄白・脈は緩または濡細。
		治療原則	補中益気
		処方例	補中益気湯の類方
実証	(1)寒湿困脾	病機概要	長時間水に浸かる・雨に濡れる・湿地での生活・生ものや冷えたものの食べすぎ・もともと湿が旺盛な体質であるなどの理由により，中陽が機能不全に陥り，脾の運輸・化生機能が働かなくなったもの。
		主症状	胃がもたれて食欲がない・口内に粘り気がある・頭や身体に何かが巻きついているように重い・軟便または下痢・舌苔は白膩・脈は濡細。
		治療原則	運脾化湿
		処方例	胃苓湯の類方
	(2)湿熱内蘊	病機概要	季節の邪気を感受したり，酒や乳製品を摂りすぎたりしたなどの原因で脾胃が傷つき，湿と熱が結びついたもの。はなはだしい場合は肝胆が熱に侵される。
		主症状	脇部が張り胃がもたれ食欲がない。あるいは発熱・口の苦み・口の渇き・身体に何かが巻きついているように重い・尿の色が濃い・泥状便など。はなはだしい場合は，顔や眼球がともに黄色くなり，皮膚が痒くなる。舌苔は黄膩・脈は濡数。
		治療原則	清熱利湿
		処方例	茵蔯蒿湯・五苓散の類方
兼証	(1)脾胃不和	主症状	上腹部の痞えや膨満感・鈍痛が長時間続く・摂取物が消化されない・げっぷ・しゃっくり・はなはだしいときには嘔吐・泥状便など。舌苔は薄白・脈は細。
		治療原則	益気運中・調和脾胃
		処方例	香砂六君子湯の類方
	(2)脾腎陽虚	主症状	呼吸が浅く話をするのが億劫・足腰のだるさや冷え・泥状便または五更泄瀉など。舌質は淡・舌苔は薄白・脈は沈細。
		治療原則	健脾温腎
		処方例	附子理中湯・四神丸の類方
	(3)脾湿犯肺	主症状	咳で痰や唾液を吐く・胸悶感・息切れ・食欲不振。舌苔は白で微かに膩・脈は滑。
		治療原則	燥湿化痰
		処方例	二陳湯・平胃散の類方
	(4)心脾両虚	「6.2　心系の病機病証の概要」の「兼証」の項を参照のこと。	

のため，寒・熱・虚・実のどの証においても，湿との兼証となって現れることがある。例えば，寒証では寒湿困脾，熱証では湿熱内蘊，実証では水湿内停，虚証では脾不運湿がそれに当たる。治療に際しては，さまざまな病状を総合的に判断し，燥湿・利湿・逐水・化湿などの方法を組み合わせて治療を行う。こうして湿を取り除けば，脾の運化機能は自ずと回復する。

(3) 脾と胃の病理構造は，相対的に捉えることができる。古人が「実であれば陽明，虚であれば太陰」と概括しているように，臨床では脾病には虚証や寒証が多く，胃病には熱証や実証が多くみられる。またその治療は「脾は昇れば健やかになり，胃は降りれば和す」の原則に沿ったものでなければならない。

(4) 臓腑整体観から分析すると，脾はたんに胃腸と関係をもつだけでなく，その病理変化は他の臓腑とも関係している。例えば，脾系の疾患が長引くと他の臓腑に影響する場合が多く，また同様に，他の臓腑の疾患も脾に影響を及ぼす。これは逆に，脾を治療することに

表16　弁証論治の類型——胃

(1)胃寒	病機概要	胃陽がもとから虚弱なところに，不潔な飲食物を摂取したり，生ものや冷たいものを食べすぎたり，または腹部を冷やしたりするなどの原因により，胃に寒気の凝集を生じて発病する。
	主症状	胃～上腹部に冷えこむような痛みを感じる。軽度のものは持続性の痛み，重度になると痙攣のような激痛がし，冷やすと悪化し温めると軽快する。味覚がにぶくなるがのどは渇かない・水様の胃液がこみ上げてくる・しゃっくり・嘔吐など。舌質は淡・舌苔は白滑・脈は弦または遅。
	治療原則	温胃散寒
	処方例	良附丸の類方
(2)胃熱	病機概要	多くは胃熱が亢進しているところに，精神的ストレスにより生じた鬱火が合わさるか，あるいは熱邪が胃を犯す・辛いものや熱性のものを食べすぎるなどの原因により起こる。
	主症状	胃～上腹部の灼熱感を伴う痛み・呑酸・胸やけ・口が渇き冷たいものを飲みたがる・食べてもすぐにお腹がすく。または食べるとすぐに吐く，口臭がある，歯肉の腫痛・びらん・出血を認める。舌苔は黄・舌質は紅かつ少津・脈は滑数。
	治療原則	清胃泄火
	処方例	清胃散の類方
(3)胃虚	病機概要	多くは火熱により胃陰が消耗・損傷して起こる。
	主症状	口唇が乾燥する・空腹になっても食欲がない・からえずき・しゃっくり・大便が乾燥しコロコロになる。舌質は紅かつ少苔または赤く光沢がある・脈は細数。
	治療原則	養胃生津
	処方例	益胃湯の類方
(4)胃実	病機概要	飲食の不摂生や暴飲暴食によって食積を生じ，それが消化されないために起こる。
	主症状	腹部の脹痛・拒食・げっぷあるいは酸腐臭を伴う嘔吐・大便がすっきりと出ない。舌苔は垢膩・脈は滑。
	治療原則	消導化滞
	処方例	保和丸の類方

よって他臓腑の病変を好転させることもできるし，他臓腑に対する治療もまた，脾病の回復に役立つことがあるということである。

【附】胃の病機・病証

胃は「水穀の海」であり，脾と表裏の関係をなしており，二者は共同で昇清・降濁をコントロールする。飲食の不摂生・極端な空腹や過食・飲食物の冷熱が不適当であるなどのすべての原因が胃の機能に影響し，病変を引き起こす。胃は燥土であり，もともと湿潤を好み乾燥を悪む性質をもっている。したがって，食積による鬱熱・口の渇き・便秘などの燥熱性の証は，一般的に胃の病症に属する。また胃は受納を主るので，胃の和降の作用が失調すると，しばしば悪心・嘔吐の症状が現れる。表16に，分類して示す。

臨床でみられる胃の病証には，胃痛・嘈雑・嘔吐・呃逆・便秘・口臭・牙宣〔歯肉萎縮のために歯根が露出し，出血や膿を伴う疾患〕などがある。

6.4. 肝胆系

病因病機

肝は脇の下に位置し，胆は肝に付帯し，肝胆は経脈によって結ばれ互いに表裏の関係を有している。肝経は足の親指に起こり，上行して陰器を循り，少腹部を通り，胃を挟んで肝に帰し胆に繋がる。そこから横隔膜を貫き肋間部に分布し，咽喉部を循って目系に連なり頭頂部に上る。肝は疏泄を主り，その性質は剛強で，暢(のび)やかな状態や動きを好み，抑鬱した状態を嫌う性質をもつ。精神や感情の調整機能は，そのすべてが肝と密接に関係している。肝は蔵血を主り，血の貯蔵と量の調節の役割を果たす。また肝は筋を主り，全身の筋骨・関節の伸縮をコントロールする。肝は目に開竅し，目は肝血の滋養を受けることによりはっきりと視ることができるようになる。

肝気鬱結・気滞瘀阻の状態になったり，血が肝を滋養できなくなったりすると，しばしば肝脈の流れを阻害し気を滞留させ，脇痛を起こす。

肝気の鬱滞が長引くと，気滞血瘀を起こし，癥瘕積聚を発症する。血瘀・水停のため，気・血・水が体内に滞留すると，鼓脹を形成することがある。湿熱が体内にこもると，肝の疏泄作用に影響し，胆液が外へと溢れ出し，黄疸を起こす。

肝は風・木の属性をもつ臓である。その形質は陰であるが機能は陽であり，上昇性と主動性をもっている。そのため，肝陰が消耗し続けると肝陽が亢進し，風の性質が強く現れるようになって，体内の気の動きが激しくなり，上昇して清竅を掻き乱す。また，もともと腎水が不足していて，肝を滋養できない場合にも，肝陽が上亢する。これらはいずれも頭痛・めまいを引き起こす。

肝腎の陰が特に不足すると，肝陽が上方へ激しく動くことになり，血も気に随って上逆し，痰や火を伴って経脈を縦横に走り回り，果ては清竅を塞ぎこみ，中風となって現れる。

寒邪が肝経を侵襲して寒凝気滞を起こし，経脈の流れがスムーズでなくなると，下腹部の脹痛や睾丸の牽引痛が起こり，疝気となる。

肝の蔵血機能が働かないと各種の血証を引き起こす。

肝の血の不足により筋脈が栄養されないと，痺(い)れや痿躄(へき)〔筋肉の萎縮などにより下肢が機能しなくなる疾患〕などの証を引き起こす。

肝は他の臓腑と密接に関連している。そのため肝気が鬱結すると，「肝木が土を侮る」の理によって，肝胃不和や肝脾不和が起こる。腎は精・肝は血を蔵し，精と血は互いに転生し合っているので，腎精が不足すると，肝を潤して養うことができなくなり，肝陽が上亢する。脾は血を生み，心は血を主る。心脾の気が不足すると肝の血もまた不足して虚弱となるため，血が筋を栄養できず，血虚によって風が生じる。

肝の病証はおおまかに虚と実の二種類に分類され，実証がその多くを占める。実証には肝気鬱結・肝火上炎・肝風内動・寒滞肝脈の各証が

表 17 弁証論治の類型——肝胆

実証	(1)肝気鬱結	病機概要	抑うつや怒りによって肝が傷つけられ，木ののびやかな性質が失われて疏通・排泄ができなくなる。肝気横逆のために，気の正常な運動が阻まれてスムーズでなくなり，痛みや聚を生じる。または血の流れに瘀や阻滞が生じ，経脈が塞がれて，痞や積を生じる。
		主症状	脇痛・嘔逆・腹痛・下痢・排便後もすっきりしない・積聚・舌苔は薄・脈は弦などを主証候とする。そのときの脇痛は，脹痛あるいは遊走痛で，身体をひねることができない。嘔逆は，げっぷが頻繁に起こり，嘔吐・呑酸・黄緑色の苦い液を吐くなどの症状が現れる。腹痛・下痢・排便後もすっきりしないという症状には，不定期の下腹部痛と不快感が伴い，排泄後も軽減しない。さらにこれらの症状は，常に精神的なストレスによって起こる。積聚は脇下に起こり，癖積は左右いずれに出ることもありまた聚まったり散じたりして一定せず，ときに脹痛や刺痛を伴う。このほかにも，怒りっぽい・食欲不振などの症状が現れることもある。
		治療原則	疏肝理気・破積散聚
		処方例	柴胡疏肝散・失笑散の類方
	(2)肝火上炎	病機概要	肝胆の疏泄機能が正常な働きを失ったために，気が鬱して火と化し，火が散じ気が暴走して，頭頂部を搔き乱す。
		主症状	脇痛・嘔吐・めまい・頭痛・激しい怒り・耳鳴り・耳聾・目の充血・吐血・衄血・舌の縁や先端部が紅い・舌苔は黄または乾膩・脈は弦数などを主症状とする。脇痛は灼熱感を伴う痛みで煩燥があり，また嘔吐では苦いかもしくは黄色の胃液を吐き出す。めまいと頭痛の特徴は，めまいがして立っていられず，筋脈がピクピクとひきつるように感じられ，額が熱くなって痛み，その痛みは割れるかあるいは張り裂けるようである。耳鳴りと耳聾はいずれも突然起こり，音は潮のように寄せては退き，押えても軽減しない。目の充血は，激しい痛みや腫れを伴うことが多い。吐衄もまた急激に起こり，出血も多量で，口から吹き出る。このほかにも，大便の乾燥・排尿時の灼熱感や排尿困難・尿の色が濃い・顔面の紅潮と熱感・口が苦く乾燥するなどの症状が現れることがある。
		治療原則	瀉肝・泄胆・清熱
		処方例	竜胆瀉肝湯の類方
	(3)肝風内動	病機概要	肝気が火と化して，陽気が暴発し，火邪が気に随って駆けめぐり，絡道に横逆すると，血も気に随って上昇して頭頂部に突き上げる。
		主症状	昏倒・痙攣・痺れ・めまい・頭痛・舌の歪みと震え，舌質は紅・舌苔は薄黄・脈は弦数などを主症状とする。昏倒には，突然倒れて人事不省になるほか，痙攣あるいは涎が流れ出るなどの症状がみられる。痙攣は，項がこわばり，四肢がひきつって屈伸できないか，弓なり反張などの症状がみられる。痺れは，手・足・顔面・唇などの部位に現れ，蟻がはうような感じがする。めまい・頭痛は，目がまわる・目がチカチカする・足元がふらつく・頭部が痙攣するように痛むなどの症状が現れる。このほかにも，昏厥が起こったあとに口元や眼元の歪み・言語障害・半身不随などの症状が現れることもある。
		治療原則	平肝・熄風・潜陽
		処方例	天麻鈎藤飲の類方
	(4)寒滞肝脈	病機概要	感受した寒邪が厥陰の経脈に侵入したことによって，肝気が順調に運

			行できなくなって，絡脈が塞がったもの。
		主症状	下腹部の脹痛・睾丸の下垂感または陰嚢の収縮・舌質は潤滑・舌苔は白・脈は沈弦または遅などを主症状とする。下腹部の脹痛は，睾丸にまで及んで下垂して激痛を起こし，その痛みは冷えると悪化し温まると緩和する。陰嚢収縮は，寒邪が厥陰の経脈に留まることにより，下腹部の脈が収縮して起こるもので，多くは下腹部の痛みや脹りと同時に現れる。このほかにも身体が虚弱で，ごろごろ寝転がって丸まり，縮こまりがちな状態がみられることもある。
		治療原則	温経暖肝
		処方例	暖肝煎の類方
虚証	肝陰不足	病機概要	肝は剛臓〔屈強な臓〕とされ，腎水によって滋養を受けている。そのため，腎陰が不足し，(腎)水が(肝)木を潤せなくなったり，または肝気が鬱滞して火と化したことにより陰が傷ついたりすることによって，肝陽上亢や肝風内動を招くもの。
		主症状	めまい・頭痛・耳鳴り・耳聾・痺れ・震え・雀盲・舌質は紅く乾いており少津・舌苔は少・脈は細弦数などを主症状とする。この場合のめまい・頭痛は，いまにも倒れこみそうなほどであり，しっかりとものを見ることができず，また持続性の脹痛を伴う。耳鳴り・耳聾は段階的に起こり，音は低く微かで，恒常的に鳴り続けるが，押えると軽減することもある。痺れは，肢体の感覚麻痺であり，なでると心地よさを覚える。震えは，肢体の肌や筋肉がピクピクと跳ね動くことで，自覚のみの場合または震えや揺れが他覚される場合があり，はなはだしい場合は四肢が痙攣する。雀盲は，両眼が乾いてしょぼつき，暗い所では視力が落ちたりするもので，はなはだしい場合は夜盲症となることもある。このほかにも，顔面が焙られるようにほてる・午後の両頬の紅潮・口やのどの乾燥・不眠・多夢などの症状がみられることもある。
		治療原則	柔肝滋腎・育陰潜陽
		処方例	一貫煎・杞菊地黄丸の類方
兼証	(1)肝気犯胃	主症状	胸～上腹部にかけて満悶感がありときに痛む・両脇部に痛みが走る・食べても消化しない・げっぷ・胃酸を吐く・舌苔は薄黄・脈は弦。
		治療原則	泄肝和胃
		処方例	四逆散と左金丸の合方の類
	(2)肝脾不和	主症状	食欲がわかない・腹部が張る・腸がゴロゴロ鳴る・泥状便・舌苔は薄・脈は弦緩。
		治療原則	調理肝脾
		処方例	逍遙散の類方
	(3)肝胆不寧	主症状	虚煩不眠または悪夢に怯える・やたらと驚いたりビクビクしたりする・息切れ・力が入らない・視覚低下・口腔の苦味・舌苔は薄白・脈は弦細。
		治療原則	養肝・清胆・寧神
		処方例	酸棗仁湯の類方
	(4)肝腎陰虚	主症状	顔がやつれて痩せ衰える・両顴が紅くなる・めまい・目の乾燥・足腰が重だるく痛み力が入らない・のどが乾燥して痛む・盗汗・手掌と足底の熱感および心煩・ときに排便困難・男性では遺精・女性では月経不調やおりものの異常など・舌質は紅で無苔・脈は細。
		治療原則	滋陰降火
		処方例	大補陰丸の類方

ある。虚証の場合は肝陰不足となるが，実証の風や火の病証が混在することもある。表17に，分類して示す。

臨床でよくみられる病証には，中風・眩暈・頭痛・痙証・癲狂・厥証・積聚・鼓脹・吐血・衄血・耳鳴・耳聾などがある。

弁証論治のポイント

(1) 肝は「剛臓」であり，春・木と同じ属性をもち，風を主る。そして上昇・発散を好む性質をもつため，肝病は陽亢の証候がみられることが多い。肝の寒証は，少腹の厥陰の経脈に寒凝が起こるものを主とする。

(2) 肝病の実証のうち，肝気鬱結・肝火上炎・肝風内動の三者は来源を同じくするものであり，多くは精神的なストレスなどによって肝気が増長し，火と化して上方に衝き上がることにより起こる。三者の関係は極めて密接であり，はっきりと分類することはできないため，臨床ではその主従を見極め，それぞれの状況にもとづいた治療を施さなければならない。

(3) 肝風内動には，頭頂部に衝き上がるものと経絡を駆けめぐるものとがある。衝き上がるものには熄風潜陽法が，駆けめぐるものには和絡熄風法がよく，痰が混在するものには滌痰法も合わせて用いる。

(4) 実証が長期化すると肝陰を消耗・損傷しやすく，結果として本虚・標実を形成することがある。こうしたケースは臨床では非常によくみられるので，弁証に当たっては十分注意を払わなければならない。

(5) 肝病の虚証は，多くの場合が腎陰不足によって，精が血に化生することができず，それが原因で肝陰の不足を起こし，その結果肝陽が上方を擾すものである。そのため，実証と対照して，詳細に弁別しなければならない。この場合の病機は腎陰の欠乏と密接な関連をもっているので，臨床ではしばしば肝腎併治の方法が用いられる。

(6) 肝の治療法の主なものには，疏肝・清肝・瀉肝・平肝・鎮肝・養肝・柔肝・温肝などがある。

疏肝とは，肝気の鬱滞を疏通・放散することを指す。

清肝とは，肝熱を清して解すことを指す。

瀉肝とは，肝火を瀉して排除することである。

瀉肝はその作用においては清肝と似ているが，清肝よりもその作用が強い。

平肝とは，肝風を平定・終息させることを指す。

鎮肝は肝風を鎮圧・平定することを指す。

平肝と鎮肝の二者はいずれも肝風内動に適用されるが，それぞれ用薬においてちがいがあり，鎮肝には金属や岩石などの重鎮な薬物を用いることが多い。

養肝とは，肝陰の不足を滋養することを指す。

柔肝とは，柔・潤性の薬物で肝のもつ過剰な剛性・燥性を抑制することを指す。

養肝と柔肝とは似たものであるが，前者では主に滋養薬を用い，後者では主に柔緩薬を用いる。

温肝とは，温熱の薬物を用いて肝の働きを

表18 弁証論治の類型――胆

(1)胆虚証	前述の肝胆不寧証を参照のこと。	
(2)胆実証	病機概要	多くは精神的なストレスのために気が鬱結して痰を生じ，痰熱が体内で亢進し，胆の疏泄機能に影響が及んで，胃の降下機能が働かなくなったもの。
	主症状	めまい・耳聾・胸満感・脇痛・口が苦い・苦い液を嘔吐する・怒りやすい・イライラして眠れない・驚きやすく落ち着かない・舌苔は黄膩・脈は弦滑。
	治療原則	清化痰熱・和胃降逆
	処方例	黄連温胆湯の類方

盛んにすることを指し、王旭高がいう「肝に寒があり、酸がこみ上げてきて吐いたり、気が逆上したりするものには、肉桂・呉茱萸・蜀椒などの温肝薬を用いるとよい」(『王旭高医書六種』西渓書屋夜話録)とはこの方法のことである。

以上八法のうち、疏肝・清肝・瀉肝・平肝・鎮肝は実証の治療に用いられ、養肝・柔肝・温肝は虚証の治療に用いられる。

【附】胆の病機・病証

胆は肝に付随し、その経脈は肝に纏う。胆はその中に清浄な液体を貯蔵しており、その他の輸送・化生の腑が汚濁質のものを扱うのと異なっている。このため、胆は六腑に分類されると同時に、奇恒の腑にも分類されている。胆の性質は剛直なので、病理的な状況下では火旺の証を現すことが多い。火熱は津液を煮詰めて痰を形成するので、胆病はまた痰証を兼ね合わせていることも多い。

また、痰火鬱遏は多くが精神活動にも影響するので、弁証治療に当たっては泄胆化痰を施すだけでなく、清心安神をはかる必要がある。表18に、分類して示す。

臨床でよくみられる病証には、驚恐・不眠・耳鳴・耳聾・眩暈などがある。

6.5. 腎系

病因病機

腎は左右に一つずつあり、命門はこれに付随している。腎は、内に元陰元陽を宿し、水火の臓とされ、その経脈は膀胱を纏い、膀胱と表裏の関係をなしている。腎は精を蔵し、人体の生長・発育・生殖の源であり、生命活動の根本であるゆえに、先天の本と称される。また、腎は五液を主り、体内の水液のバランスを維持している。ほかにも、腎は骨を主り、髄を生み、骨や歯を強固にするほか、脳を満たして頭髪に艶を与え、精力を充溢させる。

腎と他の臓腑との関係もまた、きわめて密接である。腎は納気を主り、気は腎に発し肺に帰属するので、腎は肺の吸気と粛降機能を補助する働きをもつ。また、腎水は上行して心火の過剰な働きを抑え、心火は下行して腎水を温め、水火が互いに助け合うことによって陰陽のバランスを保っている。そして、腎は先天の本・脾は後天の本であり、脾の正常な輸送・化生作用は腎陽の温煦の働きに依存しているが、同時に腎気の充実のためには脾胃による栄養補充が不可欠である。ほかにも、肝と腎はともに下焦に位置しており、肝木は腎水による湿潤と栄養を必要とするので、腎精が充足していれば肝もまた栄養を受けることができる。膀胱は津液を蓄えることを主り、一方で気化作用により水を運行させるが、この膀胱の気化の作用には、腎気の蒸散・沸騰の働きが必要となる。

生まれつきの虚弱体質、あるいは過労・房事の不摂生・度重なる出産・慢性病による消耗などは、「五臓の損傷は窮むれば必ず腎に及ぶ」といわれる通り、精気を損傷し、さまざまな疾病を引き起こす。

腎陽が虚衰し、関門不利〔腎の気化失調による、水液代謝障害〕となり、また気が水をめぐらせることができなくなると、水湿が体内に積聚したり、皮膚に溢れたりして、飲や腫を引き起こす。

下焦の元陽が虧欠・損傷すると、命門の火が衰え、インポテンスや五更泄瀉を起こす。

腎気が虧欠・消耗し、封蔵作用が失調すると、固摂機能が働かなくなり、滑精・早漏・小便失禁を起こす。

気が発生源である腎に帰せず、納気作用が失調すると、喘息・気逆・息切れが起きる。

過労による元気の損傷が慢性化すると、真陰の欠損・虚弱化を引き起こし、(腎)水が(肝)木を涵養することができず、肝腎不足となって、めまい・耳鳴り・下消〔消渇の一種で、下焦の排泄異常を主症状とするもの〕などの病証の発症を招く。

腎陰の消耗・損傷が生じて、陰が陽を補助

することができなくなると，心火が過度に上昇し，心・腎が交われなくなって（心腎不交），虚煩・不眠・心悸・健忘・潮熱・盗汗，はなはだしい場合は牙宣・夢遺などの病証が現れる。

腎陽が衰えて，膀胱に気化作用が及ばなくなると，癃閉を起こす。

腎は先天の本であり，真陰を蔵し元陽を宿しているため，封蔵・固摂することが好ましく，漏らしてはならない。したがって，腎病の多くは虚証であり，その弁証に当たっては陰虚であるか陽虚であるかを弁別しなければならない。陽虚には腎気不固・腎不納気・腎陽不振・腎虚水泛などがあり，陰虚には腎陰虧虚と陰虚火旺などがある。表19に，分類して示す。

臨床でよくみられる腎の病証には，消渇（下消）・水腫・癃閉・遺精・陽痿・腰痛・耳鳴・耳聾・眩暈・泄瀉（腎泄）などがある。

弁証論治のポイント

(1) 一般的には，腎には表証と実証がないとされている。腎の熱は陰虚によるものであり，腎の寒は陽虚によるものであるため，この点は臨床においてもしっかりと把握しておかなくてはならない。

(2) 腎虚は通常，陰虚と陽虚の二種類に分けられる。いずれも治療原則は「その不足を培い，

表19 弁証論治の類型——腎

陽虚	(1)腎気不固	病機概要	過労・過度の気の損傷・慢性疾患の養生の不足などにより，腎気が欠損・消耗し，封蔵固摂の働きが失調したもの。
		主症状	顔色は淡白・腰や脊椎の重だるさと脱力感・聴力減退・頻尿になり尿が薄い，はなはだしい場合は失禁・滑精・早漏・尿の切れが悪い。舌質は淡・舌苔は薄白・脈は細弱。
		治療原則	固摂腎気
		処方例	大補元煎・秘精丸の類方
	(2)腎不納気	病機概要	過労により腎気を損傷するか，あるいは疾患の慢性化のために気虚となり，気が腎に還元されなくなって，腎の固摂・納気の働きが失調したもの。
		主症状	息切れや喘息があり動くと悪化する・咳こむと汗が出る・激しい咳こみによりしばしば失禁する・顔がむくみ顔色が白い・舌質は淡・舌苔は薄・脈は虚弱。
		治療原則	納気帰腎
		処方例	人参胡桃湯・参蛤散の類方
	(3)腎陽不振	病機概要	生まれつきの虚弱体質，疾患の慢性化，あるいは房事過多によって腎が損傷し，下焦の元気が欠損し，命門の火が衰弱したもの。
		主症状	顔色は淡白・腰が重だるく痛む・足に力が入らない・インポテンス・めまい・耳鳴り・寒がる・頻尿・舌質は淡白・脈は沈弱。
		治療原則	温補腎陽
		処方例	右帰丸・金匱腎気丸の類方
	(4)腎虚水泛	病機概要	生まれつきの虚弱体質，あるいは慢性疾患で養生が足りないと，腎陽が消耗・不足し，水液を温煦・気化することができず，水邪が氾濫して上逆したり，皮膚に外溢したりしたもの。
		主症状	水液が皮膚に溢れると，全身の浮腫が起こる。この場合はとりわけ下肢の浮腫がひどくなり，押すと泥を押したかのようである。また腰部や腹部の脹満・尿の減少がみられる。溢れた水が痰になると，咳逆な

6 臓腑の病機・病証の基礎概念

			ど気の上昇・痰は多く希薄・軽度の運動で喘息を起こすなどの症状が現れる。舌質は淡・舌苔は白・脈は沈滑。
		治療原則	温陽化水
		処方例	真武湯・済生腎気丸の類方
陰虚	(1)腎陰虧虚	病機概要	房事の不摂生・過労・または長期の闘病生活により真陰を損傷・消耗したもの。
		主症状	虚弱体質・めまい・耳鳴り・不眠・健忘・腰のだるさ・足に力が入らないなど。遺精・口の乾きがみられることもある。舌質は紅・舌苔は少・脈は細。
		治療原則	滋養腎陰
		処方例	六味地黄丸の類方
	(2)陰虚火旺	病機概要	欲情にまかせた節度のない性生活，もしくは熱病などにより，腎陰を消耗・損傷し，陰虚となって体内に虚熱を生じたもの。これはすなわち水が不足し，それによって火が盛んになったものである。
		主症状	両頬と口唇部の赤み・潮熱・盗汗・腰や脊椎のだるさ・虚煩と不眠・むやみに勃起が起きる・夢精・口腔の乾きと痛み。また激しい咳こみ・尿の色が濃い・便秘などがみられることもある。舌質は紅・舌苔は少・脈は細数。
		治療原則	滋陰降火
		処方例	知柏地黄湯の類方
兼証	(1)腎虚脾弱	主症状	大便は泥状または不痢・未消化物が混じる・下痢が激しく我慢できない・腹部が張って摂食量が減少する・やつれて寒がる・四肢に力が入らない・舌質は淡・舌苔は薄・脈は沈遅。
		治療原則	補火生土
		処方例	附子理中丸・四神丸の類方
	(2)腎水凌心	主症状	心悸が治まらない・水腫・胸部や腹部の脹満・咳嗽・息切れ・横になることができない（起坐呼吸）・指や唇のチアノーゼ・四肢の極端な低温化，舌質は淡・舌苔は薄・脈は虚数。
		治療原則	温化水気
		処方例	真武湯の類方

表20　弁証論治の類型——膀胱

(1)虚寒	病機概要	主に加齢・慢性疾患・疲労による（精気の）損傷などにより，腎気の欠損・虚弱を起こし，固摂機能が正常に働かず，膀胱の締まりが悪くなったもの。
	主症状	頻尿・尿が薄く多量になるかまたは失禁する・尿のきれが悪い・遺尿・排尿がポタポタと少量しか出ずすっきりしない・勢いよく排尿できない・舌質は潤・舌苔は薄・脈は沈細。
	治療原則	固摂腎気
	処方例	桑螵蛸散の類方
(2)実(湿)熱	病機概要	多くは湿熱の邪を感受し，その湿熱が膀胱に蓄積するか，あるいは飲食の不摂生によって，湿熱が中焦に蓄積し，膀胱に下注することによるもの。
	主症状	頻尿・尿意の切迫・排尿困難で量も少なく排尿痛を伴う・尿の色は濃く混濁しているかまたは血尿や砂石の排出がみられる。ときに発熱や腰痛を伴うこともある。舌苔は黄膩・脈は数。
	治療原則	清利湿熱
	処方例	八正散の類方

その余るは討伐すべからず」である。陰虚には辛・燥性の薬物を投与してはならず，苦・寒性の強すぎる薬物も投与してはならない。甘・潤性で益腎作用をもつ薬剤を用い，陰を補いながら陽を配することで虚火の勢いを弱め，陽を陰に帰属させる。これは，いわゆる「水の主源を強めることによって，陽光を制する」原理である。一方，陽虚には涼潤や辛散の薬物を投与してはならず，甘温性の益気の薬物を用いるべきである。陽を補いながら陰を組み合わせることで，沈んでいる陰が放散し，陽に従うようになる。これはいわゆる「火の源を益することで，陰翳を消し去る」の原理である。陰陽ともに虚しているものについては，精・気ともに損傷しているので，陰陽を同時に補うべきである。

(3) 腎陰虚の場合，往々にして相火が盛んになりやすいが，これは陰虚により内熱を生じている病態であるから，治療は滋陰を主とし，相火の清・泄を組み合わせた，知柏地黄丸の類方を用いる。腎陽虚の場合には，温腎補火の原則のもと，必ず填精益髄の働きをもつ動物性薬物を佐薬として加え，化生の源を補うようにする。

(4) 腎はその他の臓腑とも非常に密接な関係にある。腎陰が不足すると，肝陽を補佐できずに肝陽上亢を引き起こす。また，「子臓が母臓の気を奪う」という原理によって，肺陰を損傷・消耗することがある。ほかにも，腎水が上方に運ばれないと，心腎不交となる。腎陽が欠損・虚弱になると，火が土を生み出すことが困難な状況に陥りやすくなるので，脾陽が衰弱する。このような病証については，腎の治療と同時に，他の臓への治療を行うことが，病状を回復させるうえで重要な意義をもつことになる。

【附】膀胱の病機・病証

膀胱は少腹に位置し，その経脈は腎を纏い，主な生理機能は津液の貯蔵，および気化して水をめぐらすことである。したがって，その病理は気化作用の不全として現れる。また，腎は水液を主り，膀胱と表裏をなすことから，腎の気化不全はまた膀胱の気化にも影響を及ぼし，これが膀胱虚証の主要な病機となる。一方，膀胱実熱の病証については，他臓から移行した熱が原因となるか，あるいは膀胱に直接湿熱が蓄積することにより引き起こされる。表20に，分類して示す。

よくみられる病証には，小便不利・癃閉・遺尿あるいは小便失禁などがある。

7 内科治療

7.1. 治療原則

1．正治反治

　疾病の病理変化はさまざまであり，臨床でみられる証候はきわめて複雑であるため，治療においては正治と反治という異なる治療方法が用いられる。

　正治法は逆治法とも呼ばれ，最も常用される治療方法である。よくいわれる「寒はこれを温め，熱はこれを寒し，虚はこれを補い，実はこれを瀉す」というのは，すべて正治法に当たるもので，具体的には，風寒外束に対して辛温発表法を施したり，温熱犯肺に対して辛涼宣透法を施したりする場合などがある。

　一方，反治法は従治法とも呼ばれ，特殊な状況に用いられる治療方法である。この方法では，証候の過程で患者に現れる寒熱虚実の仮象を通じて，いかにその本質を捉えられるかが重要となる。例えば，「寒因寒用（寒性の薬物を用いて虚寒を治療する）」「寒因熱用（熱性の薬物を用いて虚熱を解す）」「塞因塞用（補性の薬物を用いて閉塞を開く）」「通因通用（下剤を用いて下痢を治療する）」などは，すべてが反治法に当たる。ほかにも，熱深厥深〔邪熱がより深まって，四肢の厥冷が一層ひどくなる病証〕に白虎湯を用いる（寒因寒用）・外熱内寒に四逆湯を用いる（熱因熱用）・脾の虚寒による腹満に理中湯を用いる（塞因塞用）・下痢して譫語がみられるときに承気湯を用いる（通因通用）なども，すべて反治法に当たる。

2．標本緩急

　標・本とは，疾病の主・副または本・末，および病状の軽・重または緩・急の状況を指すものである。一般に「標」とは，臨床でみられる疾患の症状や証候のことであり，「本」とは疾患が発症した病理機序，つまり疾患の本質を指しており，相対的に見た場合に早期に発症した臓腑とその病理現象を指すこともある。

　病状が変化する過程においては，一般に「急激なものはその標を治し，緩やかなものはその本を治す」「間かな場合は併行して治療し，甚しい場合は単独で治療する」という原則にもとづいて治療を進める。

　「急激なものはその標を治し」とは，疾病の発展過程において切迫した重篤な証候が現れ，患者の安否に影響するような場合には，まずはその症状に対処し，その後で疾患の本質に対する治療に当たるべきであるという原則である。例えば，脾虚によって引き起こされた鼓脹の場合，脾虚が本で鼓脹が標となるが，鼓脹が重症で，腹部が釜底のように大きく腫れあがり，大小便の出が悪くなり，呼吸困難を呈しているような場合には，まず攻水利尿法を施し，腹水がひいて病状が寛解するのを待ってから健脾を施し，本を強固にする。

　「緩やかなものはその本を治す」とは，一般に病状の変化が比較的緩やかな場合や，慢性疾患に対する治療原則である。例えば，陰虚による燥咳では，燥咳が標で陰虚が本であるが，熱の勢いが激しくなく，咳血や喀血などの急激かつ危険な症状がなければ，滋陰潤燥法で止咳を行うべきである。この場合，本である陰虚が治癒すれば，標である燥咳も自然と寛解する。

　「間かな場合は併行して治療し，甚しい場合には単独で治療する」とは，標・本ともに病理変化が激しい場合には，必ず標・本を同時に治

療し，標証が顕著な場合はまず標証を，本証が顕著な場合はまず本証を治療するという原則である。例えば，咳喘・胸満・腰痛・小便不利・全身浮腫などの証候がみられる場合では，その本証は腎虚水泛，標証は風寒束肺であり，標・本ともに顕著な証候であるから，これには必ず発汗法と利小便法とを用いて表裏の矛盾を同時に解消しなければならない。ただし，標証のほうが比較的顕著である場合，例えば，悪寒・咳喘・胸満などがみられ，かつ大小便に支障がない場合には，まず宣肺散寒法を施してその標証を治療するべきであるし，水腫・腰痛や大小便の不通のみが現れ，風寒外束証の特徴がみられず，咳嗽も軽微である場合には，補腎により水道を通し，利水することを主に，その危急な状態にある本証を治療すべきである。

3．扶正祛邪

扶正とは補法のことであり，虚証に用いられる治療方法である。祛邪とは瀉法のことであり，実証に用いられる治療方法である。疾病の発展過程とは，見方を変えれば，正気と邪気の拮抗の過程であり，邪気が正気に勝れば疾患は悪化し，正気が邪気に勝れば疾患は快方に向かう。このことからわかるように，「扶正祛邪」とは正・邪の勢力関係を変化させて，疾病が全快へと向かうように有利に導くことである。

扶正に用いられる補法には，益気・養血・滋陰・助陽などがあり，祛邪に用いられる瀉法には，発表・攻下・滲湿・利水・消導・化瘀などがある。また，扶正と祛邪の両者は相互補完の関係にあり，扶正は正気を強固にして，病邪に有利に対抗できるようにし，祛邪は病邪の侵犯を排除して，正気の温存と回復を有利にする。

通常，扶正法は正気が虚し，かつ邪気が盛んでない病証に適用される。一方祛邪法は，邪気が充溢しているが，正気の虚損がそれほど顕著でない病証に適用される。扶正と祛邪は，それらを同時に用いて正虚邪実の病証に適用することができるが，実際の運用に当たっては，正虚と邪実のいずれが主証なのかを見極めなければならない。正虚の証候が危急である場合には，扶正を主とし，祛邪は補助的に行うようにし，反対に邪実の証候が危急である場合には，祛邪を主とし，扶正は補助的に行うようにする。例えば，正虚邪実で正虚が主証であり，正気がきわめて虚弱で，攻撃的な治療に耐えられないという場合がある。ここでもし祛邪を併用すると，さらに正気を傷つけてしまうことになるので，先に扶正を施し，その後に祛邪を行わなくてはならない。また，邪気が充溢しているものの，正気がそれほど虚していない場合には，たとえ邪実正虚であっても，扶正を施すことによって逆に邪気を助長する恐れがあるので，まず祛邪を優先し，次に扶正を施すようにしなければならない。つまり，「扶正して邪を留めず，祛邪して正を傷らず」を原則とすべきである。

4．臓腑補瀉

人体は有機的な統一体であり，臓腑間は互いに連携が保たれ，影響を与え合っている。このことは生理面，病理面のどちらにおいても同様である。そのため，一つの臓に異常をきたすと，他臓にも影響が及んだり，また他臓で生じた状況変化が，反対に原発の臓腑に逆行して影響を与えたりすることがある。臨床では，臓腑間の生克や表裏の関係を運用し，実際の治療における補瀉の原則とする。この原則は，「虚証はその母臓を補い，実証はその子臓を瀉す」「水を壮して陽を制し，火を益して陰を消す」「表を瀉して裏を安んじ，裏を開いて表を通じ，裏を清して表を潤す」の三つにまとめることができる。以下にそれぞれについて解説する。

[1]「虚証ではその母臓を補い，実証ではその子臓を瀉す」

これは，臓腑の生克関係の臨床応用を基礎にした治療原則である。

「虚証ではその母臓を補う」とは，ある臓が虚弱なとき，直接その臓に補法による治療を施すのとは別に，その母の関係にある臓に対

して間接的に補法の治療を行うことを指す。例えば，五行学説において，脾と肺は母子相生の関係であり，ここで脾は肺の「母（臓）」となり，肺は脾の「子（臓）」となるため，肺気の不足は母臓にも影響を及ぼすことになる。一例をあげると，虚労の患者が長期間の咳により肺虚となった場合などには，それにつれて脾胃の働きも低下し，食欲不振や泥状便などの症状を現すようになる。こうした場合には，「虚証ではその母臓を補う」という原則にもとづいて治療を行い，脾胃の働きを回復させれば食欲も増進し，泥状便の症状が自然に快方に向かうだけでなく，肺も穀気の滋養を得ることができるようになり，長引く咳の症状が軽快化または完治する。これは，臨床で常用される「培土生金」法である。

一方，「実証ではその子臓を瀉す」とは，ある臓の疾患が，その子臓の実証によって引き起こされたものである場合に，子臓の実証に対して瀉法を施すことで，母臓の病を治療する方法である。例えば，肝火の偏盛が腎の封蔵機能に影響を及ぼし，遺精や夢精を引き起こした場合には，実証である肝火を清泄し，肝火を平穏な状態にする治療を行う。その結果，腎の封蔵の機能を回復させ，遺精や夢精などの症状を治療することができる。

[2]「水を壮して陽を制す」「火を益して陰を消す」

これは，臓腑の病機に着目した根本的治療法である。

「水を壮して陽を制する」という方法は，腎の真陰不足による証候に適用される。腎の真陰を急速に補填することにより，腎陰が不足して陽を制御できないために引き起こされた，一連の陽気亢進の証候の解決をはかるものである。例えば，めまい・舌の乾燥・のどの痛み・虚火による歯痛などの証候に対して，六味地黄丸を用いて腎水を滋養することにより虚陽を制するのがそれに当たる。また，滋水涵木の方法で肝陽上亢を抑制する手法も，本法の応用である。

一方，「火を益して陰を消す」というのは，腎の真陽不足の証候に適用される。腎の真陽を急速に補強することにより，腎陽が不足して温化作用が働かなくなったために引き起こされた，一連の陰気凝集の証候を解消しようとするものである。例えば，腰痛・下肢の無力・下半身低温・下腹部の締めつけられるような痛み・頻尿もしくは小便不利・水腫などの証候に対しては，金匱腎気丸を用いることで，腎中の陽を益し，陰による悪影響を解消することができる。

[3]「表を瀉して裏を安んじる」「裏を開いて表を通じる」「裏を清して表を潤す」

これらは臓腑の表裏関係を治療に応用した方法であり，臓と腑の関係において，表裏ともに病がある状況に適用される。例えば，肺と大腸は表裏をなしている。よって，陽明実熱で大便が水分を失い秘結（燥結）したことが原因で，肺気が壅阻（詰まり）を起こしている場合には，たんに肺だけを治療してもなかなか効果があがらない。この場合に涼膈散を用いると，表（大腸）を瀉すことにより裏（肺）を安んじることができる。また，肺気が壅阻されて宣発されないために大便の秘結・乾燥を起こしているものは，大腸のみを対象に治療を施しても，先の例と同様に効果が得られにくい。この場合にも，栝楼桂枝湯の加減方を用いることで，裏（肺）を開き表（大腸）を通じさせ，症状を解消することができる。また，肺陰虚により燥を生じ，津液が消耗されて起こった大便の秘結には，二冬湯の加減方を用いることで，裏（肺）を清し表（大腸）を潤し，症状を解消することができる。

5．三因制宜

「三因制宜」とは，「それぞれの時節・地域・個人に因って適宜制する」という意味であり，疾病を治療するに当たっては，季節・地域・患者の体質や年齢などの違いにもとづいて，それぞれの個体に適応する治療方法を決定すべきであることをいっている。

[1] 因時制宜

四季の気候の変化は，人体の生理機能・病理

変化のいずれにも一定の影響を及ぼすものである。このそれぞれの季節の気候の特徴にもとづいて投薬の原則を考えることを，「因時制宜（時節に因って適宜制する）」という。例えば，春夏には陽気が上昇・外発し，人体の腠理は弛緩して開き，気が外に流れ出しやすくなる。そのため，たとえ風寒邪を感受したとしても，辛温発散の薬物は使用を控えなければならない。なぜならばその使用によって，腠理が開いて漏泄が過度になり，気陰を消耗・損傷することになるからである。またその逆に，秋冬には体内の陰気が盛んになり，陽気は衰弱するため，人体の腠理は緻密になり，陽気も収斂し，体内にこもるようになる。このような場合，病気の熱性がさほど強くないならば，寒涼性の薬物は慎重に用いるようにし，苦寒の性味により陽を傷つけることを防ぐ必要がある。

[2] **因地制宜**

各地の地理環境の特徴にもとづいて投薬原則を考えることを，「因地制宜（地に因って適宜制する）」という。例えば，中国の西北地区は海抜が高く，寒冷地で雨が少ないことから，罹患する疾患は燥寒性のものが多いため，辛潤の薬物を用いて治療する。一方，東南地区は海抜も低く，温熱気候であり雨が多いことから，罹患する疾患は湿熱性のものが多くなるため，清化の作用をもつ薬物を用いて治療する。このことは，地域が違えば疾患の性質もまた異なるため，治療方法も異なってくることを述べている。また，たとえ病証が同じであっても，その治療および用薬に当たっては，地域ごとの特徴を考慮に入れなければならない。例えば，辛温発表薬で外感風寒証を治療する場合に，西北の厳寒の地域では投薬量を多めにし，東南の温熱地域では投薬量を少なめにするなどがあげられる。

[3] **因人制宜**

患者の性別・年齢・体質など，さまざまな特徴にもとづいて投薬原則を考えることを，「因人制宜（人に因って適宜制する）」という。例えば，女性患者の治療には，月経・妊娠・産後などの状況を考慮に入れなければならない。年齢が異なれば，生理機能や病変の特徴にも違いが現れる。例えば，老人は気血が衰え，生理機能も減退しているので，病気に罹ると虚証や正虚邪実証になりがちである。こうした場合，虚証には補法を行えばよいが，邪実証で邪気に対する攻撃的な治療を行う必要がある場合には，正気を損傷することのないよう，慎重な治療を行うようにしなければならない。体質についても，それぞれの先天的要素と後天的栄養状態の違いにより，個体ごとに強弱がみられる。また，個体ごとに寒熱の偏向と持病に違いがあるため，同じ疾病であっても，治療および用薬に当たっては，それぞれ差別化をはかる必要がある。陽熱体質に対する温補薬の投与，あるいは陰寒体質に対する寒涼薬の投与は，それぞれに慎重を期すべきである。

7.2. 常用治法

1．解表法

解表法とは，発汗することにより腠理を開いて邪気を体外へ駆除する治療方法であり，汗法とも呼ばれる。

適用範囲

(1) 解表法

発散作用により表邪を取り除き，表証を解消する。表証には表寒・表熱の区別があり，汗法にも辛温・辛涼の違いがある。

(2) 透疹法

発散作用により，疹毒を内部から体表に透過・発散させる。麻疹の初期段階で，疹毒がまだ体表に透過・発散されていない，または透過と発散がスムーズに起こっていない場合には，いずれも汗法を用いることで，疹毒を汗とともに流し出し，体外へ透過させ発散させることができる。透発に用いる汗法には，辛涼性薬物を用いるようにし，辛温性薬物は用いてはならない。

(3) 祛湿法

発散作用により，風湿邪を除去させる。外感性の風寒邪に湿邪を兼ねる場合や，風湿痺証に

対しても，適宜汗法を用いることができる。
(4) 消腫法
発散作用により，水を体外へ排出して浮腫を解消するほか，宣肺利水作用によって浮腫を解消することもできるので，汗法は実証の水腫で表証が混在する場合にも応用することができる。
注意事項
① 激しい嘔吐や下痢の後，または普段から淋証・瘡証・亡血証傾向のある患者には，原則として汗法を施してはならない。
② 過剰な発汗は，陰を傷つけたり，陽の消耗を招いたりするため，発汗は，汗が出て邪気が除去される程度に留めなければならない。
③ 発汗の程度は，時季(Ⓐ)・地域(Ⓑ)・個体(Ⓒ)によってそれぞれ調整を行う必要がある。Ⓐ真夏の盛暑の頃には控えめに，冬季の厳寒期には強めに発汗させるとよい。Ⓑ西北の厳寒地域では薬量は心持ち多めでもよく，東南の温熱地域では控えめがよい。Ⓒ虚証体質の者は穏やかに発汗させるべきであるが，実証体質の者は激しく発汗させてもよい。
④ 表証に他の病証を兼ねる場合には，汗法以外に，他の治療方法を組み合わせるべきである。例えば，気滞を兼ねる者には理気解表法・痰飲を兼ねる者には化飲解表法・気虚を兼ねる者には益気解表法・陽虚を兼ねる者には助陽解表法・血虚を兼ねる者には養血解表法・陰虚を兼ねる者には滋陰解表法をそれぞれ組み合わせるとよい。

2．清熱法
清熱法とは，寒涼性の泄熱作用をもつ薬物を用いて熱証を解消する治療方法であり，清法とも呼ばれる。
適用範囲
(1) 清気分熱法
邪気が気分に入りこんだために，裏熱が次第に盛んになって，発熱・悪寒せず悪熱する・発汗・口渇・煩躁・苔は黄・脈は洪大または数の症状を現す場合に適用される。

(2) 清営涼血法
邪熱が営分に入りこんだために，意識昏迷・譫語の症状が現れたり，熱邪が血分に入りこんだために舌の紅絳・脈は数・吐血・衄血・発斑などの症状が起こったりした場合に適用される。
(3) 清熱解毒法
温疫・温毒・火毒内癰などの，熱毒の諸証に適用される。
(4) 清臓腑熱法
ある臓腑で邪熱が亢進している状態，またはある臓腑の機能の亢進のために起こる，臓腑の裏熱によるさまざまな証候に適用される。
注意事項
① 寒熱の真偽を見極めるようにし，陰盛格陽による真寒仮熱証と，命門火衰による虚陽上越証には清法を用いてはならない。
② 体表の邪気がまだ残っているために，陽気が鬱して発熱を起こしている場合には用いてはならない。虚弱体質で臓腑がもとから冷えている場合には用いてはならない。また，気虚や血虚による虚熱には慎重に用いなければならない。
③ 熱は必ず陰を傷つけ，さらには気を消耗するので，清法には滋陰や益気などの治療方法を組み合わせて用いるべきである。通常，苦寒清熱薬の多くは燥性であり，陰液を傷つけやすいので，長期使用は避けるべきである。
④ 熱邪がきわめて盛んで，清熱剤を服用してもすぐに吐いてしまうような場合には，清熱剤に辛温性の生姜汁を佐薬として少量加えたり，あるいは寒涼性の薬剤を温めて服用したりするとよく，これらは反治法に属する。

3．攻下法
攻下法とは，通便・下積・瀉実・逐水の方法によって，燥屎・積滞・実熱・水飲などを解消する治療方法の一種で，下法とも呼ばれる。
適用範囲
下法は主に裏実証に用いられる。証候の違いによって，寒下・温下・潤下・逐水の各法に分

類される。

(1) 寒下法

裏熱積滞の実証に適用される。燥屎（裏熱により水分が奪われた糞便）を下したり，実熱を瀉したりする作用をもつ。

(2) 温下法

臓腑間に寒冷の邪が積滞した裏寒実証に適用される。温裏・逐寒・瀉実の作用をもつ。

(3) 潤下法

熱が盛んになって津液が傷ついた・病後の津液消耗・加齢による津液の涸渇・産後の血虚による便秘などに適用される。

(4) 逐水法

水飲が胸脇部に停留・蓄積するために起こる，水腫・鼓脹などの病証に適用される。

注意事項

①邪気が表または半表半裏にあるものは，通常下法を用いることができない。陽明病であっても腑実証でなければ下法を用いることができない。老人の津液不足・虚弱体質・陽気衰微などによる大便の排出困難についても，峻下法は用いるべきでない。婦女の妊娠期間・月経期の下法の使用は，慎重を要する。

②下法は邪気がちょうど解消する程度を目安に用いるべきであり，過剰に用いて正気を傷つけることのないようにし，それと同時に患者にも，便通が回復したり，痰・瘀・水などの邪気が解消されたりした後は，薬剤の服用をやめるよう，指導しなければならない。この点については，『素問』六元正紀大論篇でも，「大積・大聚〔腹腔内の気の鬱積やしこり〕ができた場合には，毒性のある薬物でその解消をはかってもかまわないが，その大半が解消されたとみなされた時点で，その薬剤の投与はやめるべきである（大積大聚，其可犯也，衰其大半而止）」と戒めている。

4．和解法

和解法とは少陽を和解し，正気を助けることで邪気を体外へと導き，内臓の機能を調節する治療方法であり，和法とも呼ばれる。

適用範囲

(1) 和解少陽法

半表半裏に邪気が存在する少陽証に適用される。寒熱往来・胸脇苦満・心煩・嘔気嘔吐・口の苦み・のどの渇き・舌苔は薄・脈は弦などの証候がみられる。

(2) 調和肝脾法

肝脾のバランスが崩れたことによる，感情の抑うつ・胸悶感・脇痛・腹痛・下痢などの病証に適用される。

(3) 調理胃腸法

胃腸の機能失調により，寒熱が混在し，昇降が失調したために起こる，心窩〜腹部の膨満感・悪心・嘔吐・腹痛・腸がゴロゴロ鳴って蠕動する・各種下痢などの証候に適用される。

注意事項

①病邪が表にあって少陽に移行していない状態・邪気がすでに裏に入っている実証・虚寒証には，いずれも原則として和法を用いるべきではない。

②邪気が少陽に移行し，病邪が半表半裏に存在している場合でも，そこには表裏・寒熱に偏りがあるので，臨床では臨機応変に加減して応用すべきである。

5．温裏法

温裏法とは，寒邪の除去・陽気の補益を行うための治療方法である。その主要な作用は回陽救逆（陽気を回復させて気逆を正常に戻す）・温中散寒（中焦を暖め寒邪を発散・解消する）にあり，これによって陽気の補益をはかり，邪気を除去して疾病を治療するという目的を達成する。

適用範囲

(1) 温中祛寒法

寒邪が臓腑に直中した・陽虚による体内寒気の亢進などにより，身体や手足の冷え・胃〜腹部の冷痛・嘔吐・下痢・舌質は淡・舌苔は白・脈は沈遅などの証候が現れている場合に適用さ

れる。

(2) 温経散寒法

寒邪が経絡に凝集して気の流れが停滞し，それによって血行が悪くなったために，四肢の冷痛・チアノーゼ・顔色が青い・舌の紫斑・脈は細渋などの証候が現れている場合に適用される。

(3) 回陽救逆法

疾病の進行により陽気が衰え，陰寒邪が体内で亢進したことにより，四肢の冷え・悪寒踡臥・未消化物を下す・冷汗が流れるように出る・脈は微でいまにも消えそうであるなどの証候が現れている場合に適用される。

注意事項

①裏に潜伏した熱の程度がはなはだしいために，厥冷がひどくなり，真熱仮寒証を形成している者，あるいは内熱が極度に激化して，吐血・尿血・血便がみられる者，陰虚体質で，舌質が紅，咽喉が乾燥している者，熱性下痢・意識昏迷・気の極度な衰弱・枯れ木のように痩せ細って黒味を帯びた顔色になる・陰液虚脱がみられる者などに対しては，いずれも原則として温法を用いるべきではない。

②寒証が比較的重いときは峻烈に温め，寒証が比較的軽いときには緩やかに温めるのが適当である。ただし，温熱薬はいずれも燥性・烈性であるため，温法を用いすぎると，寒証は解消しても血や津液を傷つけ，かえって燥熱を引き起こすことになる。そのため，緊急な回陽の必要性がなければ，効能の激しい薬物や多量な処方は控えめに用いるべきである。

③寒であっても虚でないものには，もっぱら温剤を用いるべきである。寒があってなおかつ虚しているものには，甘温の薬物を用いるべきである。

6．補益法

補益法とは，人体の陰・陽・気・血の不足を補なったり，ある臓の虚弱・損傷に対して補益を施す治療方法のことで，補法とも呼ばれる。

適用範囲

(1) 補気法

気虚による病証に適用される。身体がだるく力が入らない・呼吸が浅く短くなる・ちょっとした動作で息切れがする・顔色が白くて浮腫がある・食欲不振・泥状便・脈は弱または虚大などの症状がみられるものに用いる。

(2) 補血法

血虚による病証に適用される。めまい・目がチカチカする・耳鳴り・耳聾・動悸・不眠・顔色に艶がない・脈は細数または細渋などの症状がみられるものに用いる。

(3) 補陰法

陰虚による病証に適用される。口やのどの渇き・虚煩不眠・便秘，はなはだしい場合には骨蒸潮熱・盗汗・舌質は紅・舌苔は少ない・脈は細数などの症状がみられるものに用いる。

(4) 補陽法

陽虚による病証に適用される。極度の寒がり・四肢の冷え・冷汗・虚性の喘息・腰のだるさ・足の無力感・下痢・水腫・舌質は胖淡・脈は沈遅などの症状がみられるものに用いる。

注意事項

①実証でありながら虚証のような仮象を現している場合には，補法を施してはならない。

②補気と補血はそれぞれ重点が違うとはいえ，それを明確に区別することはできない。これは「気は血の帥」であり，補血にも補気を一部補助する作用があるからである。また大量出血により血虚となった場合には，ことさら補気を施して固脱をはかる必要がある。

③補陰と補陽もまた両者を明確に区別できない。治療に当たっては，張景岳の言葉である「善く陽を補う者は，陰の中に陽を求める。善く陰を補う者は，陽の中に陰を求める」の趣旨に則るべきである。

④治療原則は，五臓の虧損の違いにもとづいて，それぞれに決めなければならない。五臓の中で治療の重点となるのは脾・腎の両臓である。

⑤陽虚で寒邪が多い場合には，甘温性の薬物で補うとよく，清潤性の薬物は相応でない。陰虚で熱邪が多い場合には，甘涼性の薬物で補うようにし，辛燥性の薬物を妄りに用いてはならない。

7．消導（消散）法

消導と散結の方法によって，積聚した実邪を徐々に拡散して消失させる治法であり，消法とも呼ばれる。

適用範囲

(1) 食滞に対する消法

飲食物の滞留による，胸脘痞悶・酸っぱいものが込み上げる・腐食臭を伴うげっぷ・腹部の張り・下痢などの症状がみられる場合に適用される。

(2) 結石に対する消法

胆や泌尿器系の結石類の病証に適用される。

(3) 瘰癧に対する消法

化痰・軟堅・散結の処方を用いて，瘰癧・腫塊などの病証を治療することを指す。

(4) 水腫に対する消法

利尿法を用いて，水腫類の病証を解消・放散させることを指す。

注意事項

①消法には下法ほどの激しさはないが，やはり攻邪の類に属すものなので，虚実を確実に見極め，治療過誤を防がなければならない。

②脾虚により食積が解消されない場合には，健脾と消食の治法を併用すべきである。

③脾虚による水腫は，土気が衰えて水気を抑制できなくなった結果として起こるため，土気（脾）を補わなければ利水はできない。

④腎虚による水腫は，真陽が激しく欠損するために起こるので，腎陽を温性薬物で補わなければ，消腫することはできない。

8．理気法

理気法とは気の運動を調節する治療方法である。気の運動機能が失調した病証に適用される。

適用範囲

(1) 行気法

主に肝気の鬱結によって引き起こされる，気滞の病証に適用される。

(2) 降気法

主に肺気・胃気の降下作用の異常によって引き起こされる，気逆の病証に適用される。

注意事項

① 理気法を用いる際には，虚実を明確に区別しなければならない。補気すべきところを誤って行気すると，気はさらに虚し，行気すべきところを誤って補気すると，気滞がますます悪化する。

② 理気の薬物は香・燥・苦・温の性質のものが多いので，気鬱でかつ陰液の虧損もみられる場合には，慎重な投薬が必要である。

9．理血法

血分を調節することにより，瘀血内阻証やさまざまな出血証候を治療する方法である。

適用範囲

(1) 活血（祛瘀）法

血行不良や瘀血内阻のために起こった，一連の病証に適用される。

(2) 止血法

咳血・衄血・吐血・便血・尿血などの，さまざまな出血病証に適用される。

注意事項

①気の流れが滞れば血瘀を生じ，気がめぐれば血もめぐる。活血祛瘀法にさらに理気法を組み合わせれば，その作用を増強することができる。

②血は温めればめぐり，寒に遇えば凝集する。活血祛瘀法は温経散寒法と組み合わせることで，その温散行血の作用を増強することができる。

③活血化瘀法は，妊婦に用いるべきではない。

④出血の病証には，血熱による妄行である場合と，気が血を摂められないことによる場合とがある。前者には涼血止血法を，後者には益

気摂血法を用いるとよい。
⑤止血に当たっては，瘀血の停留・阻滞を防止しなければならない。突然の大量出血で止血が急務である場合以外は，通常止血法を使用すると同時に活血化瘀類の薬物を適宜配合して，止血をしながらも瘀血を留めないようにする。

10. 固渋法

固渋法とは，収斂・固渋の方法を用いて，滑脱の病証〔自汗・盗汗・久瀉・遺精・頻尿などを指す〕を解消する方法であり，渋法とも呼ばれる。

適用範囲

(1) 固表斂汗法

体表の気が虚し，固摂作用が弱まって起こる多汗証には，自汗・盗汗を問わずいずれも本法を用いることができる。

(2) 渋腸止瀉法

脾陽の虚弱や脾腎の陽気の衰弱による，長期にわたる各種下痢症状・頻繁な下痢や大便失禁がみられる病証に適用される。

(3) 渋精止遺法

腎気の虚弱により，精関不固となって起こる遺精・滑精や，腎気の虚弱のために，膀胱の約束（収縮蠕動）機能が失調して起こる頻尿・遺尿などの病証に適用される。

注意事項

①本法は，正気が体内で虚したために起きる，滑泄〔気陥下脱による下痢や遺精など〕が止まらない病証に適用されるものであり，熱病による発汗・痢疾の初期・食あたりによる下痢・内火によって生じる遺精などにはいずれも不適応である。

②本法は病の根本を治療する方法ではないので，それぞれの証候から病の本質を追及し，その根本を治療すべきである。例えば，陽虚による自汗には，収斂とともに補気を併用し，陰虚による盗汗には，収斂とともに滋陰を施すようにする。

11. 開竅法

開竅法とは，閉じた竅を開き通じさせることにより，主に精神を蘇生・覚醒させる治療方法である。

適用範囲

(1) 涼開法

熱閉の諸証を治療する方法である。熱閉とは，多くの場合熱が心包に入ったものを指し，その症状としては，意識昏迷のほか，身体のほてり・顔が赤くなる・イライラする・口が乾く・舌質は紅・脈は数などがみられる。

(2) 温開法

温性の薬物で気のめぐりをスムーズにすることによって，開竅・辟穢〔穢濁を祓い除く〕・化痰する治法である。主として中風陰閉・痰厥・気厥などによる突然の昏倒・歯を食いしばり口を開かない・意識不明・舌苔は白・脈は遅などの証に適用される。

注意事項

①開竅法は，多くは邪気が盛んで意識不明になった閉証に適用される。ただし，臨床では実際の病状と照らし合わせ，清熱・通便・涼肝・熄風・化痰・辟穢などの方法も適宜組み合わせて用いるべきである。

②開竅剤の剤型は，救急のときにすぐに使用することができるよう，すべて丸剤か散剤の成薬になっているが，さらに注射液となったもの（「脳醒静」〔薬品名〕など）では作用の発現がより早い。開竅剤はいずれも芳香性の揮発成分を含むので，そのまま内服，あるいは経鼻経管法や注射により投与すべきで，加熱煎服すべきではない。

12. 鎮痙法

鎮痙法とは，平肝熄風（肝の気を平定し内風を鎮める）・祛風通絡（風邪を除き絡を通す）することによって，四肢の痙攣・めまい・身体の震え・口眼喎斜〔顔面麻痺〕などの病証を解消する治療方法であり，熄風法とも呼ばれる。

適用範囲
(1) 清熱熄風法
　主として，内熱が盛んになり内風が妄動したことによって生じる，高熱・意識不明・四肢の痙攣などの症状がみられる場合に適用される。
(2) 鎮肝熄風法
　主として，肝陽が上亢し，肝風が体内で妄動したために起こるめまい，はなはだしい場合は突然の昏倒・口眼喎斜・半身不随などの症状がみられる場合に適用される。
(3) 養血熄風法
　主として，熱邪が陰を傷つけ，血虚のために筋脈を潤して栄養することができなくなり，虚陽を鎮めることができなくなったために，手指の蠕動（ピクピク動く）・筋脈拘攣などの症状がみられる場合に適用される。
(4) 祛風解痙法
　主として，風痰が経絡を阻み，筋脈が痙攣するために，全身の痙攣や口眼喎斜などの病証を現す場合に適用される。

注意事項
①風には内風と外風の区別がある。外風は散らすのがよく，祛風解痙法は外風の治療法に当たる。内風は鎮めるのがよく，清熱熄風・鎮肝熄風・養血熄風は，いずれも内風の治療法に当たる。ただし，外風は内風を起こすことがあり，またその逆に，内風には外風が混在することもあるので，臨床では両者のバランスをみながら治療を行うべきである。
②祛風薬の多くは温燥の性質をもつので，津液不足・陰虚・陽気が亢進して熱をもっている場合には，慎重な対応が必要である。

　以上に述べた十二の方法は，臨床において単独で運用されることもあれば，病状の変化に応じて組み合わせて用いられることもある。単純に一つの治法を用いる場合は，病状変化の一段階，あるいは最優先の証候に対する措置であることが多く，刻々と変化する病状に対応しえないことが多い。このため，実際の治療では，往々にして汗下併用・温清併用・攻補併用・消補併用・清熱開竅併用・開竅鎮痙併用・温裏固渋併用などの方式で，複数の方法を組み合わせて用いる。

各論

［1］感冒

　感冒は風邪を感受して発症する外感病であり，日常的によく見受けられ，鼻水・鼻づまり・くしゃみ・咳嗽・頭痛・悪寒・発熱・全身の不快感などをその主症状とする。

　本疾患は一年を通して発症するが，特に春や冬に多発する。春・冬は気候の変化が激しく，さらに春は風の主る季節である。風は六淫の筆頭でもあり，よく動き，よく変化する特徴があるため，きわめて容易に人体を侵す。冬は寒水の主る，身を切るような冷たい北風の吹く季節であり，風邪は寒邪と結び合い，さらに人体を傷つけやすくなる。

　感冒の病状には，その程度によって違いがみられる。軽症の場合は，ほとんどが季節性の邪気を感受して発症したものであり，通常「傷風」あるいは「冒風」「冒寒」と呼ばれる。重症の場合は，ほとんどが季節はずれの邪気を感受したものであり，「重傷風」と呼ばれる。また，ある期間に広範囲に流行し，同様の症状が現れるものは，時行感冒〔流行性感冒〕と呼ばれる。

　通常，感冒は伝変することがあまりなく，経過も短く，治癒もしやすい。ただし時行感冒の重症の場合や，老人・乳幼児・虚弱な者が罹患した場合には，他の疾患へと進展することがある。感冒は伝染性があり，季節によっては発病率が非常に高くなり，人々の健康と労働生産力に大きな影響を及ぼすことになる。そのため，積極的な予防と治療が求められる。

　感冒は『黄帝内経』の時代に，すでに風邪がその主たる発病要因であると認識されていた。『素問』骨空論篇に，「風は外環境から人体に入り，身震い・発汗・頭痛・身重・悪寒を起こさせる（風従外入，令人振寒，汗出頭痛，身重悪寒）」と記載されている。また『傷寒論』太陽病篇で論じられている中風・傷寒の桂枝湯証・麻黄湯証には，実質的に風寒感冒の軽症と重症の二つの証候が含まれている。比較的強い伝染性をもつ時行感冒は，「時行病」の分類の範疇に組み入れられている。例えば『諸病源候論』時気病諸候篇では，「時気病は，みなその年の季節の不順のために，寒暖が正常でなくなり，人が戻気〔疫癘の気〕を感受して生じる。病はさまざまな様相を呈し，感染しやすい。ゆえに予め服薬してこれを防ぐ（夫時気病者，此皆因歳時不和，温涼失節，人感乖戻之気而生，病者多相染易。故預服薬及為方法以防之）」とある。さらに「季節はずれの気候が現れると，病気を発症しやすい。一年を通じて，大人も子供もかかり，似たような症状を呈するものはたいてい『時行の気』によるものである（非其時而有其気，是以一歳之中，病無長少，率相近似者，此則時行之気也）」とある。清・徐霊胎も『医学源流論』傷風難治論の中で「おおよそ人は風寒に遇い，これを感受すると，頭痛・発熱・咳嗽・流涕する。これをいわゆる傷風という。……これはまた時行の雑気を感受したのである」と述べている。

　感冒という病名が使われ出したのは，北宋『仁斎直指方』諸風篇の記載からであり，参蘇飲について「風邪による感冒・発熱・頭痛・咳嗽・声がれ・鼻汁や唾液が粘稠」などの症状を治すと紹介している。明清代になると，「感冒」と「傷風」という名称がともに用いられるようになった。

　元の『丹渓心法』傷風篇では，病位が肺に属することを明確に示したうえで，弁証の規則に

もとづいて辛温と辛涼の二つの治療法則に分類している。その後また虚弱者の感冒に対する認識がいっそう深まり，扶正達邪法〔正気を扶助しながら，病邪を外まで外達させて取り除く治法〕が用いられるようになる。

本篇では，普通感冒（傷風）および時行感冒の弁証論治について述べる。

病因病機

感冒は，六淫や時行の病毒が人体を侵襲して起こる。風邪がその主因である。そして往々にして季節ごとの気と結びついて人を傷つける。例えば，冬季には風寒，春季には風熱に属するものが多い。また，夏季には暑湿を夾み，秋季には燥気を伴うものが多い。また，梅雨時は湿邪を夾雑するものが多い。これらのうち，通常は風寒と風熱が多くみられ，夏季には暑湿の邪が加わって疾病を引き起こす。

もし四季の六気が異常となると，「春は暖かいはずなのに寒くなり，夏は熱いはずなのに肌寒くなり，秋は涼しいはずなのに熱くなり，冬は寒いはずなのに暖かくなる」（『諸病源候論』時気病諸候篇）。このような異常な気候と時行の病毒が結びついて人体を侵襲すると，季節にかかわらず症状の比較的重い伝染性の疾病を起こしやすくなる。

外邪が人体を侵しても，発病するか否かは正気の強弱や，感受した邪気の軽重などによって決定される。衛気の機能が弱まっていたり，肺衛の調節が緩くなると，外邪に侵襲されたときに，容易に発病してしまう。また，気候が激しく変化して寒温が異常になり，六淫および時行の病邪が活発になって人体を侵襲すると，衛外の気は変化に対応できなくなるため，感冒の発病率が高くなる。あるいは日常の生活習慣の乱れや，寒温の調節が適切でなかったり，疲労が過度になると，肌腠が密でなくなり，外邪の侵襲を受けて発病する。また，体質の虚弱な人の場合は，衛表不固の状態にあるため，もし

注意を怠って涼風に当たると邪気を感受してしまう。ほかにも肺経にもともと痰湿や痰熱，伏火などがあると，容易に外邪を感受する。素体陽虚の者は風寒を感受しやすいし，陰虚の者は風熱や燥熱を感受しやすい。また，痰湿偏盛の者は外湿を感受しやすい。つまり感冒の発病には，内外の原因がともに影響し合っているといえる。

清・李用粋は『証治匯補』傷風篇で「肺家はもとより痰熱があり，そのうえに風邪の束縛を受けると，内火を疏泄できなくなる。痰熱と風邪が出会い，表裏両方による実証となる。また，もともと元気の虚弱な者は，腠理がまばらになるために，ちょっとした不注意で風証が現れる。これは表裏両方による虚証となる」と著している。

風の性質は軽く，上昇するため，しばしば上焦を犯す。ゆえに『素問』太陰陽明論篇には，「風に傷られる者は，まず上にこれを受ける（傷於風者，上先受之）」とある。肺は胸中にあって上焦に位置し，呼吸を主る。気道は昇降出入の通路となり，喉がそれに繋がり，鼻に開竅し，外は皮毛に合し，衛外をコントロールする。したがって，外邪が口鼻，皮毛から侵入すると，肺は真っ先にそれに立ち向かうので，邪を受けるとすぐに衛表と上焦の肺系に症状が現れる。衛表不和を生じると，悪寒・発熱・頭痛・身体痛などが現れる。また，肺の宣粛ができなくなると，鼻汁・鼻づまり・咳嗽・咽痛が現れる。病邪が表や上方から侵入し，肺に入るため，主に衛表不和が最もはなはだしくなるのである。

季節や六気の違い，あるいは患者の体質の差異によって，臨床では風寒証・風熱証および暑湿兼夾証がみられる。経過中に寒熱の転化あるいは錯雑が生じることもある。風寒湿邪を感受した場合には，皮毛が閉じ，邪気は肺に鬱して，肺気が宣発できなくなる。一方，風熱暑燥の邪を感受した場合には，皮毛の疏泄がスムーズでなくなり，邪熱が肺を犯して，肺の清粛作用が失調する。もし，時行疫毒を感受した場合には，

病状はもっと重くなり，はなはだしいときは他疾患へと変生することもある。

類証鑑別

　本疾患では，一部の温病の初期症状との識別が必要である。なぜなら温病の早期，特に肺系の温病で，感冒と類似した症状が現れるからである。例えば，風温病の初期と風熱感冒証とは酷似しており，各種温熱病の流行する季節には，特に注意して患者の状態の変化を観察しなければならない。

　一般的に感冒ではそれほど高熱は出ず，発熱しないこともあり，解表薬の服薬後には汗が出て熱が下がり，脈も落ち着いていく。それに対して，温病では高熱が出て，汗が出て一時的に熱が下がっても，脈は数のままであり，熱が再びぶり返し，伝変して裏へと入る証候が現れてくる。

弁証論治

　感冒の症状は一般的に鼻汁・鼻づまり・くしゃみ・声がれ・悪風などから始まり，続いて発熱・咳嗽・のどの痒み・咽痛・頭痛・身体の不快感などが現れる。発病期間は5〜7日ほどである。傷風ではそれほど全身状態が悪くなることはなく，他病への伝変もほとんどみられない。

　時行感冒は多くが流行性であり，通常は突然悪寒し，はなはだしい場合は震え・高熱・全身の重だるい痛みといった明らかな全身症状が現れる。また，熱と化して裏に入り，他病へと伝変する恐れがある。感受した邪には軽重の違いがあり，また正気にも強弱があり，さらには四季・六気の区別もある。よって症状にも軽重が生じ，脈証にもさまざまな差異がみられる。

　本病では肺衛に邪気が存在するので，弁証は表実証に属するが，各人の状態によって病邪の性質を見極め，風寒と風熱や暑湿の兼夾を区別しなければならない。治療は「その皮にあるものは，汗してこれを発する」(『素問』陰陽応象大論篇)の道理に従い，解表達邪を治療原則とする。風寒では辛温発汗，風熱では辛涼清解，暑湿を夾むものは清暑祛湿解表をそれぞれ施す。虚証患者が邪を感受したときは，扶正と祛邪を併用するようにし，発散ばかりを施して，肺気をさらに傷つけることのないようにしなければならない。

［表実証］

1 風寒

症　状　悪寒が強い・発熱は軽度・無汗・頭痛・四肢関節の重だるい痛み・鼻づまり・声がれ・鼻汁・のどの痒み・咳嗽・薄い白色の痰・口の渇きはないか，熱いものを飲みたがる・舌苔は薄白で潤・脈は浮あるいは浮緊。

証候分析　風寒の邪が肌表を束縛するため，衛陽は鬱滞し，悪寒・発熱・無汗が現れる。清陽も広がることができなくなって絡脈が失調し，頭痛・四肢関節の重だるい痛みが現れる。風寒邪を上部から受けたために，肺気の宣発は失調し，鼻汁や鼻づまり・のどの痒み・咳嗽がみられる。寒邪は陰邪であるから口は渇かず，渇いても熱飲を好む。舌苔が薄白で潤であり，脈が浮緊であるのは表寒証の症状である。

治　法　辛温解表

方　薬　荊防敗毒散。

　本処方中の荊芥・防風・生姜は辛温性であり，散寒に働く。柴胡・薄荷は解表退熱に働く。川芎は活血散風に働き頭痛を治す。桔梗・枳殻・茯苓・甘草は宣肺理気・化痰止咳に働く。羌活・独活は祛風散寒に働き，除湿の作用も兼ね，四肢および全身の重だるい痛みを治すための要薬である。表寒の強いものには，麻黄や桂枝を加えて，辛温散寒の効力を強める。

2 風熱

症　状　発熱が比較的顕著・微かな悪風・発汗後も不快感が残る・頭部の脹痛・咳嗽・粘稠で黄色い痰・のどの乾燥・咽喉腫痛があるも

のもある・鼻汁・鼻づまり・口渇して水分を欲しがる・舌苔は薄白微黄・脈は浮数。

証候分析 風熱が表を侵し，熱が肌腠に鬱する。衛表は失調し，発熱や微かな悪風・発汗不良などの症状がみられる。風熱が上部を乱すために，頭部に脹痛が現れる。風熱の邪が気道を薫蒸するので，咽喉の乾燥や腫痛，口渇が現れ，鼻から濁った鼻汁が流れる。風熱邪が肺を犯すために，肺は清粛作用を失い，咳嗽や粘痰・黄痰を生じる。舌苔が白微黄，脈が浮数は，肺衛が風熱に侵された証である。

治 法 辛涼解表

方 薬 銀翹散，葱豉桔梗湯加減。

両方剤とも連翹・淡豆豉・薄荷・竹葉・桔梗・甘草を含み，疏表泄熱・軽宣肺気の効能をもつ。前方にはさらに金銀花・芦根・牛蒡子が用いられ，清熱解毒に重点が置かれており，荊芥の助力を得て疏表・解表の効果を現す。後方には葱白・山梔子が用いられ，清宣解表に重点が置かれている。頭部の脹痛が強い場合には，桑葉や菊花を加えて清利頭目をはかる。咳嗽や多痰には，浙貝母や前胡・杏仁を加えて化痰止咳をはかる。痰が粘稠で黄色を呈している場合には，黄芩・知母・栝楼皮を加えて痰熱を清化する。咽喉腫痛には，一枝黄花・土牛膝・玄参を加えて解毒利咽を施す。もし時行熱毒による症状が明らかであれば，大青葉や蒲公英・草河車などを加えて清熱解毒を施す。肺熱がもともと盛んな状態で，そこに風寒が外束すると，熱が寒に抑えられて煩熱・悪寒を生じ，あまり発汗しない・咳が激しく出て呼吸が切迫する・粘った痰が出る・しわがれ声などの症状が出現する。このようなときは石膏・麻黄を用いて肺熱を清宣する。風熱化燥・傷津の場合，あるいは秋季に温燥邪を感受した場合は，咳嗽，痰少，口・咽喉・唇・鼻の乾燥，苔薄舌質紅，少津などの燥の症状がみられるので，南沙参・天花粉・梨皮を用いて清肺潤燥を施すとよく，その際には辛温薬を配合してはならない。

3 暑湿

症 状 発熱・微かな悪風・あまり発汗しない・身体や四肢の重だるい疼痛・頭が眩んで重く脹痛がある・咳嗽・粘痰・鼻から濁った鼻汁が流れる・心煩・口渇して口中が粘るか，口渇するが多飲できない・胸悶・悪心・小便の量が少なく赤色を呈する・舌苔は薄黄で膩・脈は濡数。

証候分析 夏季の感冒は，季節的に暑邪を感受する。暑は湿を夾みやすいため，多くの場合，暑と湿を同様に重視しなくてはならない。暑湿は表を傷つけ，衛表は不和となるため，発熱・微かな悪風・あまり発汗しない・身体四肢の重だるい痛みなどが現れる。風暑が湿を夾んで清空を侵せば，頭が眩んで重くなり脹痛を生じる。暑熱が肺を侵せば，肺気不清となり，咳嗽・粘り気のある痰・濁った鼻汁などの症状が現れる。暑熱が体内に侵入すると津液を灼傷するため，心煩・口渇・小便の量が少なく赤色を呈するなどの症状が現れる。湿熱が中焦を阻害して，気機不利を起こすため，胸悶や悪心・口中が粘る・口渇するが多飲できないなどの症状が現れる。舌苔が薄黄膩，濡数脈は，暑熱夾湿証を表す。

治 法 清暑祛湿解表

方 薬 新加香薷飲加減。

本処方の効能は清暑化湿であり，夏季の暑湿感冒で発熱・熱感・心煩・発汗不良・胸悶などの症状に用いる。処方中，金銀花・連翹は清解暑熱に働き，香薷は発汗解表に働き，厚朴・白扁豆は化湿和中に働く。暑熱偏盛では黄連・青蒿を加え，必要に応じて鮮荷葉や鮮芦根なども用いて，清暑泄熱をはかる。湿困衛表では豆巻・藿香・佩蘭を加えて芳香化湿・宣表を施す。裏湿が重度の場合は蒼朮・白豆蔲・半夏・陳皮を加えて和中化湿をはかる。小便の量が少なく赤色を呈するときには，六一散や赤茯苓を加え清熱利湿をはかる。

[虚証]

虚体感冒になると，身体が虚弱で，衛気が堅固でなく抵抗力が弱いために，繰り返し邪を感受してしまうものであり，往々にして治癒しにくい特殊な変証になる。もしこのような場合に辛散の剤を使い，単純に祛邪しようとして強く発汗させると，正気をさらに傷つけてしまうことになる。したがって，治療に当たっては扶正達邪の法則により，疏散薬の中に正気を補う薬を適度に加えるようにする。

① 気虚感冒

気虚感冒は，素体が衛気不固の状態であるところに外から風寒邪を感受したものである。気虚によって邪気を排除する力がなく，容易に解消することができないため，悪寒の程度が比較的重く，発熱・無汗・倦怠感・咳嗽・喀痰ができないなどの症状を呈する。舌苔は淡白・脈は浮，無力。治療は益気解表を原則とし，処方は参蘇飲加減を用いる。処方中の人参・甘草・茯苓は補気し，祛邪を助ける。蘇葉・葛根・前胡は疏風解表に働く。半夏・枳殻・桔梗は宣理肺気・化痰止咳に働く。陳皮・木香は理気和中に働く。もし平素から表虚自汗があると風邪を感受しやすい。玉屏風散で益気固表を施し，感冒を予防する。

② 陰虚感冒

陰虚感冒は，素体が陰津虧損の状態であるところに外から風熱邪を感受したものである。津液不足のために，発汗により邪を追い出すことができない。その結果，発熱・微かな悪風や悪寒・あまり発汗しない・頭がクラクラする・心煩・口内乾燥・乾咳・痰が少ないなどの症状が現れる。舌は紅で少苔・脈は細数。治療は滋陰解表をはかり，加減葳蕤湯を加減して用いる。処方中の玉竹は滋陰傷津に働き，汗の源を補う。甘草・大棗は甘潤和中に働く。淡豆豉・薄荷・葱白・桔梗は疏表散邪に働く。白薇は清熱和陰に働く。口やのどの乾燥が明らかであれば，沙参や麦門冬を加えて養陰生津を施す。

本病の流行する時期には予防を重視し，予防薬を服用するとよい。冬と春は風寒の季節であり，貫衆・紫蘇・荊芥各10g，甘草3gを水煎し，煎剤を一度に服用し，3日間続ける。夏季は暑湿の季節であり，藿香・佩蘭各5g，薄荷2g（新鮮品を用いるときには使用量を適宜調整する）を湯液とし，飲料の代わりに飲む。もし邪毒が盛んで広範に流行しているときは，貫衆10g，板藍根（あるいは大青葉）12g，生甘草3gを煎じて日に1剤分を服用する。同時に防寒に留意し，気候の寒暖の差が大きいときには衣服を適切に調節し，冷たい雨には当たらないように気をつけ，過度の疲労を避ける。患者には公共の場所に出ていかないようにアドバイスし，伝染や流行を防ぐ。室内では食酢薫蒸法を用いて空気を消毒し，伝染を予防する。食酢は1m³あたり5〜10mlを用い，水で2〜3倍に薄め，加熱して毎日または隔日に約2時間薫蒸する。

治療期間中はよく看護・観察し，煎じ方および服薬の条件に注意し，特に煎じ薬は煎じすぎないよう気をつけ，温服する。服薬後は風に当たらないようにして，わずかに汗をかかせる。あるいは熱い粥を食べさせ，薬力を助ける。発汗は邪を外達できた証拠であり，無汗であれば邪気は解消されていない。発汗後は特に風を避け，再発を防ぐ。そして白湯を多めに飲み，適度に休息を取る。

通常，感冒は軽度の疾患に属し，適切な処置を行えば，比較的早く治癒させることができる。ただし老人や乳幼児，身体の虚弱な患者や時行感冒の重症者は，慎重に観察しなければならない。また特殊な状況にも注意し，伝変の発生やその他の疾病の夾雑を防止するようにする。

結語

感冒は，臨床でよくみられる疾病である。主な症状としては，鼻水・鼻づまり・くしゃみ・咳嗽・頭痛・悪寒・発熱・全身のだるさや不快感などがみられる。

人体の衛外機能の衰弱によって外界の変化に対応できないと，病因となる外感六淫や時行病毒が皮毛や口鼻から侵入し，肺衛を侵犯し，衛表不和となり感冒を発症する。

弁証では表実証に属するが，さらに症状や状態から病邪の性質を見極め，風寒・風熱・暑湿などを区別する。治療は解表発汗を主体とし，風寒には辛温，風熱には辛涼をそれぞれ用いる。暑湿を夾む場合には，清暑祛湿を施す。一般的には補斂の方薬は控えめにし，邪が留まってしまうのを避けなければならない。

寒熱に関してはしっかりと弁別を行い，治療を誤ってはならない。偏寒偏熱が不明瞭であれば，辛味平性の軽剤を与えるのがよい。表寒裏熱証の場合には解表清裏・宣肺泄熱をはかる。

時行感冒で伝染力が強く，症状が重い場合は，風熱証と弁証されることが多く，清熱解毒剤を多量に用いる。

併発病や夾雑症のある場合は，適宜考慮が必要である。例えば小児の感冒で驚証や食積を夾む場合は，熄風止痙や消食導滞の薬を配合するようにする。また，老人や乳幼児，および重症の患者では，伝変や化熱入裏などがみられることがある。このようなときは，温病との関連も考慮に入れなくてはならない。もし，もとから持病があったり，感冒によりそれが誘発されたりするようなことがあれば，標本・先後・軽重・主副の状況にもとづいて必要な治療を行い，場合によっては兼治を施すようにする。虚体感冒では，解表薬に補虚の薬を配合して，扶正達邪により治療を行うが，その際には症状から気虚と陰虚とを区別して適した治法をとる。

文献摘要

『傷寒論』太陽篇「太陽中風，陽浮而陰弱。陽浮者，熱自発，陰弱者，汗自出。嗇嗇悪寒，淅淅悪風，翕翕発熱，鼻鳴乾嘔者，桂枝湯主之」

『丹渓心法』中寒「傷風属肺者多，宜辛温或辛涼之剤散之」

『景岳全書』傷風「傷寒之病，本由外感。但邪甚而深者，遍伝経絡，即為傷寒，邪軽而浅者，止犯皮毛，即為傷風。皮毛為肺之合，上通於鼻，故其在外則為鼻塞声重，甚者并連少陽，陽明之経，而或為頭痛，或為憎寒発熱。其在内則多為咳嗽，甚則邪実在肺而為痰，為喘。有寒勝而受風者，身必無汗而多咳嗽。以陰邪閉鬱皮毛也。有熱勝而受風者，身必多汗，悪風而咳嗽，以陽邪開泄肌腠也。有気強者，雖見痰嗽，或五，六日，或十余日，肺気疏則頑痰利，風邪漸散而癒也。有気弱者，邪不易解，而痰嗽日甚，或延綿数月。風邪猶在，非用辛温必不散也。有以衰老受邪，而不慎起居，則祛邪未去，新邪継之，多致終身受其累，此治之尤不易也」

『類証治裁』傷風「其証悪風有汗。脈浮，頭痛，鼻塞声重，咳嗽痰多，或憎寒発熱。惟其人衛気有疏密，感冒有浅深，故見症有軽重。……凡体実者，春夏治以辛涼，秋冬治以辛温，解其肌表，風従汗散。体虚者，固其衛気，兼解風邪……如初起風兼寒，宜辛温発表，鬱久成熱，又宜辛涼疏解，忌初用寒涼，致外邪不得疏散，鬱熱不得発越，重傷肺気也」

『証治匯補』傷風「如虚人傷風，屢感屢発，形気病気倶虚者，又当補中，而佐以和解，倘専泥発散，恐脾気益虚，腠理益疏，邪乗虚入，病反増劇也」

[2] 咳嗽

　咳嗽は，肺系疾患の主要な証候の一つである。それぞれ，有音で無痰のものを咳，有痰で無音のものを嗽と呼ぶ。しかし，通常ほとんどの場合に痰・音は同時にみられ，区別することが困難なため，まとめて咳嗽と称する。

　『黄帝内経』の咳嗽に関する記述は，非常に詳しい。『素問』宣明五気篇に「五気の病理表現は……肺では咳となる（五気所病……肺為咳）」とあるほか，同・咳論篇では咳嗽は「皮毛が邪気を受け」ることで引き起こされるとし，さらに「五臓六腑はみな人に咳を起こさせうる。肺ばかりが原因ではない（五臓六腑皆令人咳，非独肺也）」とも論じている。これらは皆，外邪が肺を犯したり，臓腑の機能が失調したりして，病が肺に及べば，いずれも咳嗽を引き起こすことを強調している。後世の医学者たちも，この点に関してさらに深めて解釈を行っている。

　咳嗽の分類には，歴代にわたって非常に多くの名称が用いられている。『素問』咳論篇では，臓腑の名を用いて命名し，肺咳・心咳・肝咳・脾咳・腎咳などに分類して，それぞれの症状の特徴を説明している。『諸病源候論』咳嗽候には，十咳という呼び名が示されており，五臓咳のほかにも風咳・寒咳・久咳・胆咳・厥陰咳などの名称がみられる。明・張景岳は煩雑な分類を整理し，外感・内傷の二つに大別した。『景岳全書』咳嗽篇には「咳嗽の要はただ二証である。何をもって二証とするか。一つは外因，もう一つは内因である」と記されている。これによって咳嗽の弁証分類は簡素化され，臨床における実際の応用に即したものになった。

　咳嗽はそれだけで独立した証候であると同時に，肺系に生じる多くの疾病において現れる症状の一つでもある。本章で論じる範囲は，咳嗽を主症状とする病証に重点を置いているが，その他の疾病に伴う咳嗽についても，互いに参考にすることができる。このほか，咳が慢性化して喘息となったものや，肺気虚寒証や寒飲伏肺証などについては，「喘証」「痰飲」などの章を参照されたい。

病因病機

　咳嗽の病因は外感・内傷の二つに大別することができる。外感による咳嗽は六淫が肺系を侵襲することによって起こるものであり，内傷による咳嗽は臓腑機能の失調によって生じた内邪が，肺を侵すことにより起こるものである。邪気が外部から侵入したにせよ，あるいは体内において生じたにせよ，いずれも肺の宣発・粛降機能を失調させ，肺気を上方に逆行させて咳を引き起こすのである。以下に，それぞれについて解説する。

1 外感

　外邪である六淫が，肺系を侵襲するもの。多くは肺のもつ，外邪侵襲に対する防衛機能が減退・失調したために，寒暖の異常や気候の突然の変化に対応しきれなくなり，口・鼻，あるいは皮毛から六淫を感受したものである。『河間六書』咳嗽論にいう，「寒・暑・燥・湿・風・火の六気は，すべて人に咳嗽を起こさせる」とは，まさにこのことを表現したものである。季節ごとに四季を主る気が異なるため，病因となる人体が感受する外邪にも違いがみられる。風は六淫の筆頭であり，他の外邪も風邪につき従って人体に侵入すること

が多い。そのため，外感による咳嗽はその多くが風を先導役としており，その中に寒・熱・燥などの邪気が夾雑している。張景岳もその著書の中で「六気はいずれも人に咳を起こさせるが，その場合は風寒邪が主となる」と主張し，風邪に寒邪を夾んだものが多いと考えていた。

2 内傷

臓腑の機能失調によって生じた内邪が，肺系を侵犯する。これらは，他の臓腑の病変が肺に及んだ場合と，肺自身の病変による場合の二種類に分けられる。他臓から肺に波及する咳嗽には，次のようなものがある。①急激な感情の変化などによって，肝の暢やかに広がる性質が失われ，気が鬱して火邪となり，その火邪が経絡に沿って上方に逆行し，肺系が侵されることによるもの。②不適切な飲食，あるいは酒やタバコの過度な摂取により，肺・胃が熱を受けたことによるもの。③脂っこいものや辛いものの過剰摂取や，脾の運化機能の失調などにより，痰濁が生じ，それが上行して肺系を侵すことによるもの，などである。肺自体の病変による場合は，多くが肺系疾患の慢性化，あるいは肺が虚弱になり，気陰が損傷を受け，肺のもつ気を主る機能が失調して粛降をコントロールできなくなり，気逆を起こして咳を生じるものである。

以上からわかることは，外感・内傷のいずれも，肺系が病み，肺気が上方に逆行して引き起こされるということである。そのため，『景岳全書』咳嗽篇でも「咳の証は多様であるが，すべてが肺の病である」と論じている。肺は気を主り，呼吸を司り，上って気管・喉に連なり，鼻に開竅して，外には皮毛に合し，内には五臓の華蓋〔皇帝の羽織のこと。すべての臓器の上にかぶさっていることを表す〕となって，その気は百脈を貫いて他臓に通じている。寒熱に耐えられないため，「嬌臓〔か弱い臓〕」と称され，容易に内邪・外邪を受けて病を起こしやすい。

そして，病気になると宣発・粛降機能が失調し，肺気が上方に逆行して，咳嗽の症状が現れる。これについて『医学三字経』咳嗽篇では，「肺は臓腑の華蓋である。息を吐き出せば虚し，吸えば満ちる。もとからある正気のみを受けることができ，外来の客気には耐えられないため，客気に侵されると咳こみが起こる。また，臓腑の清気のみを受けることができ，臓腑の病の気には耐えられないため，病の気に侵されると咳こみが起こる」と記しており，また『医学心悟』でも「肺の体は金に属し，鐘に喩えられる。鐘は叩かなければ鳴らない。風・寒・暑・湿・燥・火の六淫が外から攻撃すると鳴り出し，また過労や房事過多，精神的ストレス，油っこい食物の摂取などによって生じた火邪が体内で肺を攻撃しても鳴り出す」と指摘している。これらは，内邪や外邪が肺を犯したことにより，肺臓が邪を体外へ排出しようとして起こる病理反応の一種が，咳嗽であることを示している。

外感咳嗽は，外邪が肺を犯して，肺気が詰まり滞ったために起こるものであり，実証に属する。このとき，すみやかに邪を体外へ排出することができなければ，病状はさらに変化し，風寒邪の場合は熱邪に，風熱邪の場合は燥邪に転化したり，肺の熱が津液を濃縮して痰（痰熱）を形成したりすることがある。

内傷咳嗽は，実邪と正虚の状態をともに備えていることが多い。この場合，病理的要素は「痰」と「火」が中心になる。ただし，痰には寒熱の区別があり，火には虚実の違いがある。痰は鬱すると火（熱）に変わることがあり，火は津液を焼灼して痰を生成することがある。他臓から肺へ波及する場合には，実邪によって正虚を招くことが多い。

例えば，肝火が肺を犯す場合には，気鬱から生じた火邪が肺系を損傷し，津液を消耗して痰を形成する。痰湿邪が肺を犯す場合には，ほとんどが脾の運化機能の失調によって，水穀を精微物質に変化させて肺を養うことができない。その結果，逆に痰濁が凝集し，肺に溜まって肺

気を塞ぐために，気が上方に逆行して咳を起こす。もしもこのような状態が長期化し，脾肺両虚となると，気が津液を変化させることができなくなり，痰濁はさらに生じやすくなる。これが「脾は痰を生み出す源，肺は痰を貯める器」といわれる所以である。この状態がさらに悪化して腎にまで及ぶようになると，咳から喘になっていく。また，例えば痰湿が肺系にこもっている状況で，外部から別の邪気を感受した場合には，それに触発されて痰湿が熱に変化し，痰熱咳嗽の症状が現れる。一方，肺自体の病変による咳嗽の場合は，その多くが虚が原因となって実証を招いているものである。例えば，肺陰が不足していると常に陰虚によって火邪が炎上し，津液を焼灼して痰を形成するため，肺は潤いを失い，気逆を起こして咳が出る。あるいは，肺気の虧虚によって粛降をコントロールできなくなり，気が津液を変化させることができないと，津液が凝集して痰を形成し，気逆を起こして咳が現れる。

外感咳嗽と内傷咳嗽は，互いに影響し合いながら病を引き起こす。それが長期化すると，邪実証から正虚証へと変わっていく。例えば，外感咳嗽が長期化し，治療し損ねると，邪気が肺気を傷つけ，さらに繰り返し外邪を受けやすくなり，たびたび咳の発作を起こすようになる。それによって肺気がさらに傷つくと，内傷咳嗽へと変化するのである。

また，肺系に病変があると，衛気による保護作用が十分に機能しないため，外邪による触発や悪化が起こりやすくなる。これは，特に気候が寒冷化する時節に顕著に現れる。長期化すると実から虚へと転化し，肺自体が虚弱化し気陰も消耗する。

このことからわかることは，咳嗽は外感・内傷に類別されるが，ときに両者の間には互いに因果関係が存在しうるということである。

弁証論治

咳嗽は，肺系のさまざまな疾患においてみられる主要症状であるだけでなく，他臓の病変が肺系に及んだ際にも現れる。この症状の特徴を詳細に分析することは，病理的性質を見極めるための重要な根拠となるだけでなく，関連する疾病を結びつけるための助けとなり，さらには弁証と弁病を結合させるという目的を達成することができる。

臨床においては，発症時間・周期・性質・音質・悪化要因などについて考慮しなければならない。例えば，時折咳嗽が起き，夜よりも日中によく咳きこみがみられ，咳は激しく音も重く，ときにのどのむず痒さを伴うような咳は，多くが風寒邪または風熱邪を感受することによって引き起こされたものである。もし，咳声がかすれ，急性で治りが早い場合は，風寒邪または風熱邪を感受したことによるものであり，進行が緩やかで長期化傾向のあるものは，陰虚または気虚によるものである。咳声が粗く，痰が絡んでいるように濁るものは，多くが風熱邪，あるいは痰熱が津液を損傷したために起こるものである。朝に咳嗽の症状の悪化がみられ，咳嗽が連発して音も重く濁り，痰を喀出すると症状が軽減する場合は，多くが痰湿または痰熱によるものである。午後から夕方にかけて咳嗽が悪化するか，あるいは夜間にときどき単発性の咳嗽がみられ，その音も短く軽い場合は，多くが肺燥陰虚証に属する。また，夜に横臥すると咳嗽の症状が悪化し，一定時間持続して止まず，息切れや喘鳴を伴うものは，慢性の咳嗽から喘証へと変化した虚寒証である。咳の音が低く力のない場合は，虚証に属しており，反対に大きくはっきりした音で力のあるものは，実証に属する。脂っこいもの・甘いものや生もの・冷たい飲食物で悪化する場合は，多くが痰湿証であり，またストレスや感情の変化で悪化するものは，気鬱により生じた火邪に起因する。疲労や冷えで悪化するものは，多くが痰湿・虚寒に属

する。

　これらと同時に，痰の色・性質・量・味などにも注意を払わなければならない。咳嗽に少量の痰を伴うものは，多くが燥熱・気火・陰虚に属する。痰が多いものは常に湿痰・痰熱・虚寒に属する。痰が白くて希薄なものは，風・寒に属しており，黄色く粘り気のあるものは熱に属する。痰が白くて粘り気のあるものは陰虚・燥熱に，希薄で透明かつ泡沫状の痰は，虚・寒に属する。血痰を吐く場合は，多くが肺熱あるいは陰虚であり，膿と血が混ざってみられるものは痰熱が瘀結して肺癰を形成したことの現れである。熱をもち，生臭い味や臭いがするものは痰熱によるものであり，甘い味のあるものは痰湿に属し，塩辛い味がするものは腎虚に属している。

　以上をまとめると，次のようになる。咳嗽の弁証はまず外感か内傷かを見極め，治療に当たっては邪気と正気の虚実を明確に区別しなければならない。外感咳嗽は急性であることが多く，発病が急で治癒も早く，肺衛表証が同時にみられることが多い。これは実証に属するものであり，治療は祛邪利肺をはかる。内傷咳嗽は多くが慢性化し，長期にわたって発作を繰り返すほか，他臓の病変を伴うことがあり，邪実正虚の傾向を現すものが多い。治療は祛邪止咳・扶正補虚を同時に行い，標と本とをともに治療して，虚実・主副を明確にしたうえで対処するようにしなければならない。

［外感］

1 風寒襲肺

主症状 咳嗽音が重く響く・呼吸が切迫する・のどの痒み・希薄で白い痰が咳とともに出るほか，常に鼻がつまる・透明な鼻水・頭痛・身体が重だるく痛い・悪寒・発熱・無汗などの表証を伴う。舌苔は薄白・脈は浮または浮緊。

証候分析 風寒邪が肺を襲い，肺気が塞がって宣発・通調できなくなるため，咳の音は重く，息切れがする。風寒邪を身体の上部に受け，肺竅が通じなくなるため，鼻づまり・鼻水・のどの違和感が現れる。寒邪が肺に充満し，気の津液を散布する作用が働かなくなり，津液が凝集して痰を形成するので，吐き出される痰は白くて希薄である。風寒邪が肌腠を束縛するので，頭痛・身体の重だるい痛み・発熱・無汗などの表寒証を伴う。舌苔は薄白・脈は浮または浮緊は，風寒邪が表に存在するときの特徴である。

治法 疏風散寒・宣肺止咳
方薬 三拗湯，止嗽散加減。

　両処方とも宣肺・止咳・化痰を行うことができる。前者は麻黄・杏仁・甘草を配合し，宣肺散寒を目的として，初期の風寒閉肺の症状に適用される。後者は紫苑・百部を用いて潤肺・止嗽を行い，荊芥・桔梗・甘草・陳皮を用いて祛風宣肺・化痰利咽を行う。白前は降気・祛痰の作用があるので，外感咳嗽が長期化して体表の邪気が排除しきれなかったり，あるいは治っても何度も再発し，のどの不快感や痰が切れにくいといった症状があったりするときに適用される。痰湿が混在し，咳とともに粘り気のある痰を吐く・胸悶感がある・舌苔が膩である場合には，半夏・厚朴・茯苓を加えて燥湿化痰をはかる。熱が寒に押しこめられ，咳の音がかすれる・喘息のように息切れする・痰は粘稠・口が渇く・イライラする，または身熱がみられるものには石膏・桑皮・黄芩を用いて解表・清裏をはかる。

2 風熱犯肺

主症状 激しい咳嗽が頻発する・呼吸が荒いかあるいは咳の音がかすれる・のどが乾燥して痛む・痰がすっきりと出ない・痰は黄色く粘り気がある・咳をすると汗が出るほか，黄色い鼻汁が出る・口が渇く・頭痛・四肢の痛み・悪風・身熱などの表証を伴う。舌苔は薄黄・脈は浮数または浮滑。

証候分析 肺が風熱邪に侵され，清粛機能が失調するために，咳をするとき息が荒くなる・音がかすれるなどの症状が現れる。肺熱によって津液が損傷され，口の渇き・のどの燥きや痛

みなどの症状が現れる。肺熱が内にこもって津液を焼灼し，痰を形成するため，痰が切れにくく，黄色く粘り気があり，また黄色い鼻汁が出る。風熱が表を犯したために，衛表が調和せず，発汗などの表熱証が現れる。舌苔の薄黄・脈の浮数は，いずれも風熱邪が体表に存在することを表す。

治　法　疏風清熱・宣肺化痰
方　薬　桑菊飲加減。

　本処方は疏風清熱・宣肺止咳に働く。処方中の桑葉・菊花・薄荷・連翹は辛涼解表作用を通じて風を疏け熱を清すものである。桔梗・杏仁・甘草・芦根は宣肺止咳・清熱生津に働く。さらに，前胡・牛蒡子を加えて宣肺作用を強めてもよい。肺熱内盛の場合には，黄芩・知母を加えて肺熱を清すとよい。のどの痛みや声のしわがれには，射干・赤芍・掛金灯を配合して清熱利咽をはかるとよい。熱が肺の津液を損傷してのどや口が乾き，舌質が紅色である場合には，南沙参・天花粉を加えて清熱生津をはかるとよい。夏の暑邪には六一散・鮮荷葉を加え，清解暑熱をはかるとよい。

3 風燥傷肺

主症状　乾咳・立て続けに咳こむ・のどがむず痒い・のどが乾いて痛む・唇や鼻の乾燥・痰はないか，あっても少量で粘稠で糸を引き，吐き出しにくくときに糸状に血が混じる・口が乾く。発病初期には，鼻づまり・頭痛・微かな悪寒・発熱などの表証を伴うことがある。舌苔は薄白または薄黄・舌質は紅乾少津・脈は浮数またはやや数。

証候分析　風燥邪が肺を侵したために，肺の清潤作用が失調し，頻繁に乾咳が出る。燥熱邪が津液を焼灼するため，咽喉・口・鼻は乾燥し，痰は粘って吐き出しにくい。燥熱邪が肺を傷つけ，肺絡を傷つけるため，痰に血が混じる。本証は秋に発生することが多く，燥邪と風熱邪を兼ねた温燥証である。風燥邪が外から侵入して生じた衛気不和により，表証が現れる。舌質の乾紅少津・脈の浮数は，いずれも燥熱証を表す。

治　法　疏風清肺・潤燥止咳
方　薬　桑杏湯加減。

　本処方は清宣涼潤の効能をもち，風燥邪によって津液が損傷され，乾咳が出て，痰が少なく，表証の症状を有するものに適用される。桑葉・豆豉は疏風解表，杏仁・浙貝母は化痰止咳，南沙参・梨皮・山梔子は生津潤燥清熱の働きをもつ。津液の損傷がひどい場合には，麦門冬・玉竹を加えて肺陰を滋養し，熱が強い場合には，石膏・知母を適宜加えて肺熱を清すとよい。痰に血が混じる場合には，白茅根を配して清熱止血をはかるとよい。

　このほかにも，燥証と風寒邪が同時にみられる涼燥証がある。症状としては，乾咳が出て，痰は少量もしくは無痰，のどや鼻の乾燥などがみられ，さらに悪寒・発熱・頭痛・無汗・舌苔は薄白で乾いているなどの症状も現れる。この場合，処方は温性であるが燥性が強くないもの，潤性であるが涼性が強くないものを原則とし，杏蘇散に紫苑・款冬花・百部などを加えたものを用いて，温潤止咳をはかるとよい。また，悪寒がひどく，無汗の場合には，荊芥・防風を配合して散寒解表をはかるとよい。

［内傷］

1 痰湿蘊肺

主症状　咳嗽発作が反復する・咳嗽音が低くて重く濁った音である・痰が多い・痰があるために咳嗽が誘発され，痰が出れば咳が治まる・痰は粘り気があるかあるいはゲル状の塊になる・痰の色は白いか灰色味を帯びる・早朝や食後に咳が出て痰が多くなる・甘いものや脂っこい食物で症状が悪化する・胸悶感・上腹部の痞え・悪心・嘔吐・摂食量の減少・倦怠感・ときどき泥状便が出る・舌苔は白膩・脈は濡滑。

証候分析　脾湿によって生じた痰が，上方にある肺を侵し，肺気を塞ぐために，咳嗽が起こって痰が多くなり，咳の音は重くて濁り，痰は粘るか濃厚になる。脾の運化の機能が正常に

働かないため，甘いものや脂っこいものを摂取すると，湿が痰に変化するのを助長し，湿痰が中焦を阻んで，胸悶感・上腹部の痞え・悪心・嘔吐などの症状が起こる。脾気虚弱のため，摂食量の減少・倦怠感・泥状便などの症状がみられる。舌苔白膩・脈の濡滑は痰湿内盛を表す。

|治　法| 健脾燥湿・化痰止咳
|方　薬| 二陳湯，三子養親湯加減。

　前者は半夏・茯苓で燥湿化痰，陳皮・甘草で理気和中を行う。ここにさらに蒼朮・厚朴を加えると，燥湿化痰の作用を増強することができる。咳とともに粘稠な痰が多く出る・胸悶感・上腹部の痞え・舌苔が膩などの症状を伴う証に適用される。後者は蘇子・白芥子・莱菔子を用いて降気・化痰・止咳を行うものである。痰濁が肺を塞いで，咳や痰が出る・胸満して呼吸が切迫する・舌苔濁膩などの証に適用される。寒痰の程度がひどく，痰が粘って白く泡状であり，寒がる場合には，乾姜・細辛を加えて温肺化痰をはかるとよい。長期の罹患により脾虚となり，精神疲労がみられる場合には，党参・白朮・炙甘草を加えて益気健脾をはかるとよい。病状が安定した後は，六君子丸を服用して保養するとよい。

2 痰熱鬱肺

|主症状| 咳嗽が荒く切迫している，またはのどに痰がからむ音がする・痰は多く，粘っているかまたは濃厚で黄色い・痰がすっきりと出ないか，あるいは熱をもっていて生臭かったり，血が混じったりする・胸部および肋間部が脹満する・咳をすると牽引痛が走る・顔面が紅潮する・身体に熱感がある・口渇し水を飲みたがる・舌苔は薄黄膩・舌質紅・脈滑数。

|証候分析| 痰熱が肺気を阻むため，肺の清粛機能が失調し，荒く切迫した咳が出るようになり，痰も多くなって粘り，色が黄色くすっきりと喀出できない。痰熱がこもって蒸し上げられるために，痰は生臭くなる。熱が肺絡を損傷することによって，胸肋部に脹痛を起こし，咳をすると牽引痛を生じたり，血痰を吐いたりする。また，肺熱が体内にこもると，身体に熱感を覚え，口渇して水分を欲する。舌苔薄黄膩・舌質紅・脈滑数は，すべて痰熱の証候である。

|治　法| 清熱・化痰・粛肺
|方　薬| 清金化痰湯加減。

　本処方は清熱化痰の効能をもち，咳嗽が切迫して胸満があり，痰が粘稠で黄色い場合に用いられる。処方中，桑白皮・黄芩・山梔子・知母は清泄肺熱に，貝母・栝楼・桔梗は清肺止咳に，麦門冬・橘紅・茯苓・甘草は養陰化痰にそれぞれ働く。痰が膿のように黄色かったり，生臭かったりする場合には，魚腥草・金蕎麦根・薏苡仁・冬瓜子を加えて清化痰熱をはかるとよい。胸満して咳が出て，痰がこみ上げ，便秘の症状のある場合には，葶藶子・風化硝を配合して瀉肺逐痰をはかるとよい。痰熱が津液を損傷している場合には，南沙参・天門冬・天花粉を加えて養陰生津をはかるとよい。

3 肝火犯肺

|主症状| 気が上逆して咳嗽がしばらく続く・咳こむ際に顔が紅潮する・のどが渇く・常に痰がのどに引っかかる感じがして吐き出しにくい・痰は少量で粘るかあるいは綿糸状を呈する・胸脇部の脹痛・咳こむときに牽引痛が走る・口が乾いて苦い。症状は精神状態によって変動する。舌苔薄黄かつ少津，脈弦数。

|証候分析| 肝気が鬱結して生じた火が，上方に逆行して肺を侮（あな）り，肺の粛降機能を失調させたことによって，気が逆行して咳が出る。肝火が炎上することから，咳こむと顔は紅潮し，口が苦くなり，のどが乾燥する。木火刑金〔肝が肺をこらしめること〕によって，津液は煮詰められて痰を生じ，その結果痰は粘り気を帯びるかあるいは綿糸状になり，喀出しにくい。肝脈は両脇に分布し，肺へ注いでいるため，肝肺の絡気不和によって胸脇部に脹痛が起こり，咳をすると牽引痛を生じる。舌苔は薄黄かつ少津・脈は弦数は，すべて肝火肺熱の現れである。

| 治　　法 | 清肺平肝・順気降火
| 方　　薬 | 加減瀉白散合黛蛤散。

　前者は清肺・順気・化痰に働く。桑白皮・地骨皮・知母・黄芩・甘草を用いて清熱瀉火をはかり、桔梗・青皮・陳皮を用いて化痰順気をはかる。後者は青黛・蛤殻を用いて清肝化痰をはかる。これら二処方を組み合わせることにより、気火は下降し、肺気の清粛機能が回復して、咳逆の症状もおのずと治まる。さらに、山梔子・牡丹皮を加えて清肝瀉火を、蘇子・竹筎・枇杷葉を加えて化痰降気を施してもよい。胸悶感と気逆の症状には、枳殻・旋覆花を加えて利肺降逆をはかるとよく、胸部に痛みのある場合には、鬱金・絲瓜絡を加えて理気和絡をはかるとよい。痰が粘って吐き出しにくい場合には、海浮石・貝母を加えて清熱化痰を施すとよく、火が鬱して津液を損傷したために起こったのどや口の乾燥や、咳が長期にわたって続いてよくならない場合には、沙参・麦門冬・天花粉・訶子を加えて養陰・生津・斂肺をはかるとよい。

4 肺陰虧耗

| 主症状 | 乾咳・短く切迫した咳嗽・痰は少量で粘り気があって白いか、あるいは血が混じったり、咳の音が徐々にかすれたりする・口やのどの乾燥・午後の潮熱・頬の紅潮・手掌と足底の熱感および心煩・盗汗・発病は緩慢である・日を追って瘦せていく・精神疲労・舌質紅かつ少苔・脈細数。

| 証候分析 | 肺陰が虧虚し、それによって生じた虚熱が体内を焼灼して、肺の潤降機能が失調するため、短く切迫した乾咳が出る。虚火が津液を煮詰めて痰を形成し、肺絡を損傷するので、痰は少なく粘り気があり、白色かあるいはときに血が混じる。陰虚で肺が燥き、津液が上方を潤すことができなくなるために、咳の音は徐々にかすれ、口やのども乾燥する。陰虚により内火が旺盛になり、午後の潮熱・手掌や足底の熱感と心煩・頬の紅潮・夜睡眠時の盗汗などの症状が現れる。また、陰精が全身を滋養できないために、身体が瘦せて精神疲労が顕著になる。舌質紅・脈細数はいずれも陰虚内熱の表れである。

| 治　　法 | 滋陰潤肺・止咳化痰
| 方　　薬 | 沙参麦冬湯加減。

　本処方は甘寒養陰・潤燥生津の効能をもつ。陰虚肺燥による、乾咳や痰の少ない咳に適用される。処方中の、沙参・麦門冬・天花粉・玉竹・百合は肺陰を滋養し、桑葉は肺熱を清散し、扁豆・甘草は甘緩和中する。川貝母・甜杏仁を加えると潤肺化痰に、桑白皮・地骨皮を加えると清肺瀉火に働く。咳が出て息切れするものには、五味子・訶子を加えて肺気を収斂させるとよい。潮熱があるものには、功労葉・銀柴胡・青蒿・鼈甲・胡黄連を適宜加えて虚熱を清す。盗汗がみられる場合には、烏梅・癟桃干〔樹についたまま干からびた桃の果実〕・浮小麦を加えて収斂止渋をはかる。黄色い痰が出る場合には、海蛤粉・知母・黄芩を加えて清熱化痰をはかる。痰に血が混じるものには牡丹皮・山梔子・藕節を加えて清熱止血をはかる。

　このほかにも、咳嗽治療に用いられる簡易処方や中成薬は数多くあるが、それらについても弁証を基礎とし、弁病を結合させて選択・使用すれば、治療効果を高めることができる。

　一般的に、外感咳嗽は病位が浅く治癒しやすい。ただし、燥と湿の二者は経過が長引きやすい。例えば湿邪が脾を苦しめ、それが長引くと脾虚を起こして痰を生じ、内傷の痰湿咳嗽に転化することになる。また、燥邪が肺の津液を傷つけ、病が長引くと肺陰の消耗をきたして、内傷の陰虚肺燥証の咳嗽を引き起こす。そのため、「燥咳はみな癆になる」という説を記している方剤書もある。内傷咳嗽は慢性化して発作を繰り返すことが多く、病位も比較的深いため、速効性のある治療を行うことは難しい。痰湿咳嗽を患う老年患者のなかには、発作を繰り返して慢性化し、肺・脾をともに傷つけ、痰飲や咳喘といった病証に進展する場合がある。このと

きの病理変化は，以下の二種類の転帰をたどる。一つは，陽気が日を追って衰え，病変が腎に及び，「肺気虚寒」の症状がみられる虚性咳喘となるもの。もう一つは，寒から転化して痰湿が生じ，気が津液を散布できなくなって，停留して飲に変わったために，本虚標実の「寒飲伏肺」証となるものである。これらの両証は，互いに関連性をもっている。肺虚咳嗽の場合は，発病初期の咳は軽微であるが，もしそこで治療の時期を逸したり，治療を誤ったりすると，日に日に症状が悪化し，労損証への一途をたどることになる。そのほかにも，本証に関しては，特に弁証と弁病の視点を結合させ，予後の転帰が順調であるか否かに注意を払わなければならない。

咳嗽の予防には，まず気候の変化に注意を払うことが大切であり，暖かくして寒さを防ぐことを心がけ，甘いもの・脂っこいもの・辛いもの・塩辛いものや，酒・タバコの摂取は控え，適宜トレーニングを行って基礎体力を向上し，免疫力を高めるよう務めるべきである。内傷咳嗽の寛解期には，「緩やかであればその本を治療する」の原則を守り，補虚固本に努めて根治をはかるようにする。

結語

咳嗽は肺系疾患の主要な証候の一つであり，外感・内傷の二種類がある。外感の場合は，六淫が肺を犯すことにより生じ，内傷の場合は，臓腑機能の失調によって，肺の宣発・粛降機能の失調を招き，肺気が上方に逆行して咳嗽が起こる。

弁証においては，外感か内傷かを区別しなければならない。外感による急性のものは邪実証であり，治療には祛邪利肺法を用いる。内傷による慢性病は，その多くが邪実正虚証であるので，その治療には祛邪止咳・扶正補虚法を用い，どちらを主とするか，それぞれに優先順位をつけて治療に当たらなければならない。

咳嗽の治療に当たっては，直接肺を治療するだけでなく，脾・肝・腎にも配慮して整体に対する治療を行わなければならない。外感咳嗽では，一般に収斂・固渋の治療によって邪を滞留させることを避け，因勢利導〔勢いに応じて有利に導く〕にもとづいて，肺気を宣発して通暢させれば咳嗽は自然と治癒する。一方，内傷咳嗽の場合は，宣発・発散の治療によって正気を損傷させることを避け，正気の調整・保護に重点を置いた治療を心がけるべきである。

以上をまとめると，次のようになる。咳嗽は人体が邪気を体外へ排出しようとして起こる病理反応の一種であるので，治療に当たっては単純に咳だけに注目してそれを止めようとするのではなく，病因分析にもとづいた処置を施さなければならない。通常は，咳嗽の程度によって病邪の軽重を推察できる。ただし一部の状況においては，正虚のために邪気を体外に排出することができず，咳は軽度であっても，病状はむしろ重篤な場合もあるので，一層の注意が必要である。

文献摘要

『活法機要』「咳謂無痰而有声，肺気傷而不清也。嗽謂無声而有痰，脾湿動而為痰也。咳嗽是有痰而有声，蓋因傷於肺気而咳，動於脾湿因咳而為嗽也」

『景岳全書』咳嗽「外感之邪多有余，若実中有虚，則宜兼補以散之。内傷之病多不足，若虚中挟実，亦当兼清以潤之」

『医学入門』咳嗽「新咳有痰者外感，随時解散。無痰者便是火熱，只宜清之。久咳有痰者燥脾化痰，無痰者，清金降火。蓋外感久則鬱熱，内傷久則火炎，俱宜開鬱潤燥。……苟不治本而浪用兜鈴，粟殻渋剤，反致纏綿」

『医宗必読』咳嗽「大抵治表者，薬不宜静，静則留連不解，変生他病，故忌寒涼収斂，如『五臓生成篇』所謂肺欲辛是也。治内者，薬不宜動，動則虚火不寧，燥痒愈甚，故忌辛香燥熱，如『宣明五気篇』所謂辛走気，気病無多食辛

是也」

『医約』咳嗽「咳嗽毋論内外寒熱，凡形気病気倶実者，宜散宜清，宜降痰，宜順気。若形気病気倶虚者，宜補宜調，或補中稍佐発散清火」

『医門法律』咳嗽門「凡邪盛咳頻，断不可用劫渋薬。咳久勢衰，其勢不鋭，方可渋之」

『証治匯補』咳嗽「肺居至高，主持諸気，体之至清至軽者也。外因六淫，内因七情，肺金受傷，咳嗽之病従茲作矣」

『医学三字経』咳嗽「『内経』云，『五臓六腑皆令人咳，非独肺也』『然肺為気之主』，諸気上逆干肺則嗆而咳，是咳嗽不止於肺，而亦不離乎肺也」

［3］肺痿

肺痿とは，肺葉が萎縮して機能しなくなり，肺臓の慢性虚損性疾患となるものを指している。臨床では，主症状として咳嗽とともに濁った唾や涎沫を吐き出す症状が現れる。『金匱要略心典』肺痿肺癰咳嗽上気病篇の注釈には，「痿は，萎である。草木が栄えず萎えるが如くである」と，明快な比喩を用いて字義を説明している。

本病は，『金匱要略』肺痿肺癰咳嗽上気病篇にはじめて記載されている。そこには「寸口脈が数で，患者は咳をし，口腔中にはかえって濁った唾液・涎沫があれば……肺痿の病である（寸口脈数，其人咳，口中反有濁唾涎沫者……為肺痿之病）」との指摘がある。歴代の医家の多くは，『金匱要略』を基礎にしてさらに解釈を発展させ，本証が肺虚不足の疾患であることを共通の認識とし，「肺が傷つくと痿を生じやすい」という見解をもっていた。『外台秘要』第十巻の肺痿門には，炙甘草湯が肺痿で涎や唾が多く，心中がムカムカして吐き気のある者を治療する例が挙げられている。後世の医家は虚熱肺痿の治療について，『金匱要略』肺痿篇の麦門冬湯や，喩嘉言の清燥救肺湯を使うことを主張し，『外台秘要方』をさらに補足している。

『金匱要略』の趣旨および後世の医家の認識にもとづくと，本病はほとんどの場合各種肺疾患によって肺が損傷を受けて，さらに痿へと進展したものであると考えられる。例えば，肺癰・肺痨・久嗽・喘・哮などの疾患が肺を損傷した場合，いずれも肺痿へと転化する可能性がある。『金匱要略』では肺痿と肺癰・咳嗽上気を一篇にまとめて論じている。そうすることによって互いを比較対照して識別することができるだけでなく，肺癰実熱証であっても治療過誤，あるいは膿胞が破潰した後に次第に正気が虚して邪気を清められず，その結果熱毒が上焦に集まって肺陰を燻すことによって，虚熱証の肺痿となりうることを示している。ほかにも，『外台秘要』咳嗽門では許仁則の論を引用し，「肺気の咳は長引くと肺痿を形成する。その症状としては，四季の気候・気温にかかわらず，昼夜を問わずたえず咳が出る・唾液は雪のように白い・細かい泡状で粘り気がある・息がゼイゼイして気逆を起こす・寒けを覚えたり熱さを感じたりする・周期的に発作が起こる・口唇や舌およびのどが乾燥してカラカラになるほか，ときに血を唾のように吐く・次第に痩せ衰えを自覚する・尿が赤味を帯びる・顔色が青白い・立毛するなどがみられる。これはまた蒸証になりうる」とあるのは，肺癆・長期の咳がさらに進行すると肺痿を形成することを説明するものである。ほかにも，内傷による長期の咳・喘証や哮証の反復発作なども，津液や気を損傷し，肺痿を形成することがある。

以上のことからわかるように，本章で論じる内容には，各種の肺疾患によって肺葉が萎縮して機能しなくなり，主症状として咳嗽とともに濁った唾や涎沫の吐出がみられる慢性虚損性疾患が含まれている。まさに清・江筆花が『筆花医鏡』虚労篇で，「肺が痿する場合，発病経過は異なっても，結局は労証となる」と述べている通りである。

病因病機

本病の原因は，肺燥津傷と肺気虚冷の二方面から考えることができるが，前者の方が主と

なっている。その機序は，肺虚のために津・気に対する滋養が不足することによるものである。

1 肺燥津傷

本証は肺に燥熱が存在するために，津液が大量に失われて引き起こされる。例えば，肺痿により咳嗽が長期化し，陰津を損傷して虚熱が体内で盛んになる・肺癰の熱毒が陰液を薫蒸して消耗させる・消渇のために津液が損傷される・熱病の邪熱が津液を損傷するなどの場合がある。あるいは，治療過誤（汗・吐・下法など）によっても津液が失われ，それによって熱が上焦を壅塞して肺津を蒸発させ，涎沫を生じさせる。また，肺が乾燥して陰液が極度に失われ，肺は潤いと栄養を失うために，徐々に枯れて萎える。『金匱要略』肺痿肺癰咳嗽上気病篇では，「熱が上焦にある場合は，咳嗽により肺痿となる。肺痿という病は，……あるときには発汗・あるときには嘔吐・あるときには消渇による小便頻数・あるときには便秘に峻下剤を用いて下痢を引き起こし，津液が多量に失われることによって引き起こされる（熱在上焦者因咳為肺痿，肺痿之病……，或従汗出，或従嘔吐，或従消渇，小便利数，或従便難，又被快薬下利，重亡津液，故得之）」と論じている。

2 肺気虚冷

内傷による長期にわたる咳嗽・喘証などのような，大病・慢性病を患った後では気が消耗し，陽気が損傷を受ける。あるいは，虚熱による肺痿が長期化すると，陰分の損傷が陽分にまで及び，肺虚に加えて寒気を有する状態となる。その結果，気は津液を化生できなくなって，津は涎となり，肺は潤いと栄養を失い，萎縮・衰弱して機能できなくなる。これは『金匱要略』に述べられている「肺中冷」に類するものである。

以上をまとめると，本病は肺虚により津液や気が不足し，肺自身の潤いと栄養が失われ，肺葉が萎縮したために起こるものであるといえ

る。ただし，発病機序の違いによって，虚熱証と虚寒証に分けられる。

虚熱肺痿は，一つは肺臓自体の疾患から転じて引き起こされ，もう一つは治療の手遅れや治療過誤，あるいは他臓の疾患の影響などによって引き起こされる。熱が上焦にあるため，津液を損傷し，陰虚となって内熱を生む。津液が枯れると肺は乾燥状態となって熱をもつため，清粛作用が働かなくなり，脾胃から上方に輸送される津液も熱によって転化し，煮詰められて涎沫となる。あるいは脾陰や胃液が損傷し，肺に上行して輸（おく）ることができなくなると，肺が潤いと栄養を失い，肺葉が萎縮する。

一方，虚寒肺痿は，肺気の虚弱化と冷えにより，脾・胃から上方に輸送された津液の温化と散布ができなくなり，聚まって涎沫を生じる。そのうえ治節の作用も働かなくなるため，上方が虚して下方を制することができず，膀胱の制約・拘束の機能が働かなくなって，尿失禁が起こる。『金匱要略心典』肺痿肺癰咳嗽上気病篇では「蓋肺は嬌臓であり，熱を受けると気が焼灼され，機能できなくなって痿となる。冷気を受けると，気は勢いを失い，同じく機能できなくなって痿となる。遺尿や頻尿は，肺が働かなくなって気化を行えないために，膀胱の制約作用が働かなくなって，津液が貯蔵されなくなって起こる」と述べ，肺が気化を主り，水の上源であることを示している。肺気虚により虚冷となると，津液の温化や固摂ができなくなる。さらに，気虚から津液不足をきたすと，それによって肺が潤いと栄養を失うことになり，肺葉が徐々に枯れて萎縮し，機能しなくなるのである。

類証鑑別

肺痿と肺癰は，いずれも肺臓の疾患に分類されるが，肺痿が咳とともに濁った唾液や涎沫を吐くことを主証候とするのに対して，肺癰は咳をすると胸が痛み，生臭い痰を吐き，はなはだ

しいと膿の混在した血を吐くことを主証候とする。両者はほとんどの場合，肺中に熱を有する証であるが，肺癰は実証に，肺痿は虚証に属する。肺癰の治療を誤ると，肺痿に転化することもある。

また，肺痿と肺癆の間にも，重症・軽症の相違および因果関係がある。肺癆の主証候は咳嗽・咳血・潮熱・盗汗などであり，末期になると肺痿の重症に転化することもある。

そのような理由から，肺痿は肺癰・肺癆との識別に注意を払うようにし，またそれらの相互関係についても理解しておく必要がある。それぞれ関連する章も，参照されたい。

弁証論治

肺痿の特徴は，咳とともに濁った唾液や涎沫を吐く点にある。臨床では咳嗽・あるいはまったく咳嗽をしないのにもかかわらず，濁った唾液や涎沫を吐くか唾が雪のように白い粘り気をもった細かな涎沫である・唾に血が混じることもある・呼吸が切迫して息切れする・ときとして寒けや熱感を伴う・身体が痩せる・皮毛に潤いがなくなる・めまい・精神疲労・顔に血色がなく青白いなどの症状がみられる。

また，病機の違いによって，弁証にも虚熱証と虚寒証の区別がある。『医門法律』肺痿肺癰門にも「肺痿は長きにわたって積み重なりすでに一日ではなく，寒熱も定まらず一様ではない」と記されている。一般には虚熱によるものが多くみられるが，ごく一部に長期化して気が損なわれることで，虚寒に転化する例もみられる。

治療は，補肺生津を大原則とする。虚熱証には生津清熱法を用いてその枯渇を潤し，虚寒証には温肺益気法を用いて涎沫を抑える。

1 虚熱

主症状 咳とともにやや粘り気のある濁った唾液や涎沫を吐き出す・咳とともに血痰を吐くこともある・咳の音がこもっている・はなはだしいと声が嗄れる・呼吸が切迫して息切れする・口やのどが渇く・午後の潮熱・身体が痩せる・皮毛に艶がなくなる・舌質紅かつ乾燥・脈虚数など。

証候分析 肺陰が消耗したために，虚火が体内で盛んになり，肺の粛降作用が影響を受けて失調すると，気が上方に逆行して咳こみが起こる。熱が津液を煮詰めて痰を形成することから，粘稠で濁った唾液や涎沫を吐き出す。燥熱が津液を損なうために，津液が上方を潤すことができず，咳の音のこもりや声の嗄れ・口やのどの渇きなどが現れる。陰虚によって内火が旺盛になって肺絡が傷つけられたために，午後の潮熱がみられたり痰に血が混じったりする。陰津が枯竭し，体内では臓腑に注ぐことができず，体外では身体や体毛を潤すことができなくなり，身体は痩せこけて皮膚や体毛は艶を失う。舌質紅かつ乾燥，脈虚数は，陰枯熱灼を表す。

治法 滋陰清熱・潤肺生津

方薬 麦門冬湯，清燥救肺湯加減。

前者は潤肺生津・降逆下気の効能をもち，咳嗽などの気逆症状・咽喉が乾燥する・痰が粘ってすっきりと吐き出せない場合に用いられる。

後者は養陰潤燥・清金降火の効能をもち，陰虚によって燥火が体内で盛んになったことにより，痰が少ない・乾咳・のどが痒い・気逆などの症状がみられる場合に用いられる。

処方中，麦門冬は滋陰潤燥に，人参は益気生津に，甘草・大棗・粳米は甘緩補中に働く。さらに半夏を配合し，下気降逆・止咳化痰をはかる。これは辛燥性の薬物を反佐薬として用いることで潤燥の働きを高めているのである。阿膠・胡麻仁は肺液を滋養し，石膏・枇杷葉は肺胃の熱を清すことができる。火邪の勢いが盛んで，虚火による煩躁・咳きこみ・嘔吐・しゃっくりがみられる場合には，大棗を去って竹筎・竹葉を加え，清熱・和胃・降逆をはかる。咳とともに粘稠で濁った痰を吐き出し，口が乾いて水を飲みたがる場合には，天花粉・知母・川貝母を加える。津液の損傷がひどい場合には，沙

参・玉竹を加えて肺津を滋養する。潮熱がみられる場合には，銀柴胡・地骨皮を加えて虚熱を清し，骨蒸を解消する。

2 虚寒

主症状 サラサラとした多量の涎沫を吐く・のどは渇かない・呼吸が浅く短い・めまい・精神疲労・脱力感・摂食量の減少・寒がる・頻尿または遺尿，舌質淡・脈虚弱。

証候分析 肺気が虚して虚冷となるために，気が津液を化生できなくなり，涎を生じ，多量の希薄な涎沫を吐き出す。陰虚火旺ではないので口は渇かない。肺虚のために気をコントロールすることができず，呼吸が浅くなる。脾肺の気が虚弱になるために，精神疲労と摂食量の減少がみられ，清陽を上昇させることができないためにめまいを起こし，陽気が外周を保護できないことによって寒がるようになる。また，上焦が虚弱なために下焦を統制することができなくなり，膀胱の制約機能が失調し，頻尿や遺尿を起こす。舌質淡・脈虚弱はいずれも気虚有寒の表れである。

治法 温肺益気

方薬 甘草乾姜湯または生姜甘草湯加減。

前者は甘・辛を併せて用いており，甘は滋液を，辛は散寒を目的としている。後者は主に補脾助肺・益気生津に働く。処方中には，脾経に作用して肺気を益する甘草が用いられており，甘味によって守りを固め津液を回復させる効果を狙っている。乾姜は肺脾を温める作用をもっており，気の働きを回復して津液の化生を正常化することで，水穀が正常に代謝されるようになるため，吐沫は自然に収まる。肺寒傾向が顕著でない場合には，乾姜を生姜に替えて辛散宣通をはかり，さらに人参・大棗を加えて甘温による補脾・益気生津をはかることもできる。ほかに，白朮・茯苓を加えて健脾の働きを強めてもよい。頻尿や涎沫が多い場合には煨益智を，呼吸の切迫や息切れには鍾乳石・五味子を加えることもできる。あるいは蛤蚧粉を頓服させてもよい。

以上のように，肺痿は主として肺臓の各種疾患の長期化によって引き起される疾患であり，内傷虚証に属する難治性の疾患であるため，時間をかけた治療で効果を狙うべきである。なかでも，口を開いたままハァハァと息切れする・のどが枯れる・声が出なくなる・喀血・皮膚がカサカサになるなどの症状がみられ，脈が沈渋かつ急もしくは細数で，脈動に力のない者は予後不良である。

結語

肺痿とは肺葉が萎縮して虚弱化し，機能しなくなる，肺部の慢性虚損性疾患である。臨床での主要な症状は，咳とともに濁った唾液や涎沫を吐き出すことである。

その発病機序は，主として熱邪が上焦にあるために，肺が乾燥して津液を損傷するか，あるいは肺気の気虚と虚冷により，気が津液を転化できなくなって津気が損なわれ，肺が潤いと栄養を失い，日を追うごとに肺葉が干からびて萎縮する。

弁証は，虚熱と虚寒の二種に分かれるが，その治療はどちらも補肺生津を大原則とする。虚熱証の場合には潤肺生津・清金降火を，虚寒証には温肺益気を原則として，それぞれ治療を行うべきである。

臨床では虚熱証が多くみられるが，病が長期化して気が損傷されると，虚寒証に転化することもある。治療に当たっては，常に津液の保護に注意を払い，脾・腎の調整を重視しなければならない。脾胃は後天の本であると同時に肺金の母であり，土を培うことは金を生み出すことに繋がる。腎は気の根元であり，摂納を司ることから，腎を温めることで，肺の納気作用を助け，上を補い下を制約することができる。けっして，燥熱性の薬物のむやみな投与によって火を助長して津液を損傷したり，苦寒滋膩性の薬

物によって胃を傷めたり，峻剤を用いて痰涎を祛逐することによって虚をさらに虚したりするような過ちを犯してはならない。

文献摘要

『金匱要略』肺痿肺癰咳嗽上気病「問曰，熱在上焦者，因咳為肺痿。肺痿之病，従何得之。師曰，或従汗出，或従嘔吐，或従消渇，小便利数，或従便難，又被快薬下利，重亡津液，故得之。寸口脈数，其人咳，口中反有濁唾涎沫者何。師曰，為肺痿之病。若口中辟辟燥，咳即胸中隠隠痛，脈反滑数，此為肺癰，咳唾膿血。脈数虚者為肺痿，数実者為肺癰」

『金匱要略』肺痿肺癰咳嗽上気病「肺痿吐涎沫而不咳者，其人不渇，必遺尿，小便数，所以然者，以上虚不能制下故也，此為肺中冷，必眩，多涎唾，甘草乾姜湯以温之，若服湯已渇者，属消渇」

『医門法律』肺痿肺癰門「肺痿者，其積漸已非一日，其寒熱不止一端，総由腎中津液不輸於肺，肺失所養，転枯転燥，然後成之……『金匱』治法，非不彰明，然混在肺癰一門，況難解其精義。大要緩而図之，生胃津，潤肺燥，下逆気，開積痰，止濁唾，補真気以通肺之小管，散火熱以複肺之清粛……凡治肺痿病，淹淹不振……故行峻法，大駆涎沫，図速効，反速斃，医之罪也」

『高注金匱要略』肺痿肺癰咳嗽上気病「虚則補其母，非温脾胃之中土以温肺金，無他法也，重用甘以守中之甘草，使之徑趨脾胃，佐以辛温之乾姜，是直従中土，昇其生金之化」

『証治匯補』咳嗽「久嗽肺虚，寒熱往来，皮毛枯燥，声音不清，或嗽血線，口中有濁唾涎沫，脈数而虚，為肺痿之病」

『臨証指南医案』肺痿門「肺痿一証，概属津枯液燥，多由汗下傷正所致。夫痿者，萎也，如草木之萎而不栄，為津亡而気竭也，然致痿之因，非止一端。『金匱』云，或従汗出，或従嘔吐，或従消渇，小便利数，或従便難，又被快薬下利，重亡津液，故令肺熱乾痿也。肺熱乾痿，則清粛之令不行，水精四布失度。脾気雖散津液上帰於肺，而肺不但不能自滋其乾，亦不能内曬陳於六腑，外輸精於皮毛也。其津液留貯胸中，得熱煎熬，変為涎沫，侵肺作咳，唾之不已。故乾者自乾，唾者自唾，愈唾愈乾，痿病成矣。『金匱』治法，貴得其精意。大意生胃津，潤肺燥，補真気，以通肺之小管，清火熱，以複肺之清粛。故『外台』用炙甘草湯，在於益肺気之虚，潤肺金之燥，『千金』用甘草湯及生姜甘草湯，用参甘以生津化熱，姜棗以宣上焦之気，使胸中之陽不滞，而陰火自熄也。及観先生之治肺痿，毎用甘緩理虚，或宗仲景甘薬理胃，虚則補母之義，可謂得仲景心法矣」

［4］肺癰

　　肺癰とは，肺葉に瘡を生じて膿瘍を形成する病証であり，内癰の一種である。『金匱要略心典』肺痿肺癰咳嗽上気病脈証治篇では，「癰とは壅の意であり，土気が押し寄せて通じぬ様をいうものであり，熱が聚まったために肺が爛れたものである」と解説している。臨床では，咳嗽・胸痛・発熱・生臭く汚濁した痰を吐く・はなはだしい場合は痰に膿血を伴うなどの症状を主な特徴とする。

　　本病の初出は，『金匱要略』肺痿肺癰咳嗽上気病篇である。この篇には「咳をし胸満して寒がり，脈が数で，のどが渇くが水は飲まず，ときどき汚れた生臭い唾液を吐き，長きにわたり粥状の膿を吐くものを，肺癰という」という記載があり，さらに「初期は治療しやすいが，膿瘍が形成されてからの治療は難しい」と予後の判断基準を示し，早期治療の重要性を強調するとともに，膿を形成したものは排膿し，まだ膿を形成していないものは瀉肺法を用いて治療するべきであることを示し，それぞれに適応処方を定めた。そして，後世の多くの医学者らは実践経験にもとづき，たえずこれに補充を加えてきた。例えば『備急千金要方』では，葦茎湯を用いた清熱排膿法を考案しているし，『張氏医通』肺癰では，「発症初期に攻法による積極的な治療をすべきである」と認識している。また『雑病源流犀燭』では，「清熱浄痰」を治療原則とすべきであることを強調している。『医門法律』では，「肺熱を清して肺気を救う」ことが重要であることを提唱している。『外科正宗』では，病機の変遷と証候表現にもとづき，発症まもない時期で病邪がまだ体表にある者には散風清肺法を，すでに裏熱が形成されている者には降火抑陰法を，膿を形成している者には平肺排膿法を，膿が破潰し正気が虚した者には補肺健脾法を施すべきであるといった治療原則を提案している。現代では，弁病施治の方面でも，さらに進んだ知見が得られている。

　　本病は，主として風熱火毒が肺を壅ぎ，熱が詰まって血瘀となり，蓄積した毒が膿となって癰を形成したものである。したがって，治療は清熱解毒・化瘀排膿を主法とする。

病因病機

　　肺癰の病因と発病機序について，『金匱要略』肺痿肺癰咳嗽上気病篇では，主として外因から立論し，本病の形成の原因を「風邪が皮毛を襲い，熱が血脈を損傷し，風邪が肺に宿る……熱が過度に盛んになると，血が凝滞し，それが蓄積して癰膿を形成する（風傷皮毛，熱傷血脈，風捨於肺……熱之所過，血為之凝滞，蓄結癰膿）」として認識している。『諸病源候論』肺癰候篇では，正虚は外邪が疾病を引き起こす重要な内因であることを強調し，「肺は気を主り，皮毛につながる。疲労は血・気を損傷し，それにより腠理は開く。風寒邪を感受すると，もとより気虚である場合，寒邪はその虚に乗じて肺を襲い，血を侵し，癰を醸成し，さらにそこに熱が絡んで盛んになって散らなくなると，血は腐敗して膿になる（肺主気候皮毛，労傷血気，腠理則開，而受風寒，其気虚者寒乗虚傷肺，寒搏於血，蘊結成癰，熱又加之，積熱不散，血敗為膿）」という説を提起している。後世には内因との関係についての認識がさらに進み，『外科精要』では「辛熱性のもの・焙ったもの・度

数の高い酒などを過量に摂取し，燥熱が肺を損傷して起こったものである」と考え，『張氏医通』肺癰篇では「あるいは湿熱性をもった痰涎や垢膩が，肺竅を蒸らして侵した場合も，この症状にいたりうる」と指摘している。

以下に，その概要を述べる。

1 感受風熱

多くは風熱邪を上焦に受け，それらが口・鼻や皮毛を通じて肺系を侵すか，あるいは風寒邪が肺を襲い，その邪が体表で速やかに発散されなかったために体内にこもって解消されなくなり，鬱して熱と化して発症したものである。これを『張氏医通』肺癰は，「肺癰とは，風寒を感受してその邪気が発散されずに肺に留まり，蓄積して熱と化したものである」としている。肺臓が邪熱を受けると，肺気の清粛機能が失調し，血・熱が聚まって壅ぐために発症する。

2 痰熱素盛

普段から，飲酒過多であったり，辛いもの・油もの・味の濃いものを際限なく摂取し続けたりした結果，湿や痰が濃縮されて熱化したり，もとからあった持病を基礎に，肺経と他臓の痰濁や瘀熱が長期にわたってこもり，肺を薫蒸するなどの原因により形成されたものである。

また，もともと痰熱蘊肺証が解消していない状態にさらに風熱邪を感受すると，内外の邪気が結合するため，さらに本病を引き起こしやすい。『医宗金鑑』外科心法要訣・肺癰篇は，この点について「本症は，肺臓に熱が溜まっているところに風邪を感受し，それが長期にわたって癰になるものである」と記している。

過労によって正気が虚弱になると，衛気による保護作用が失調して，外邪が侵襲しやすくなるが，もとから伏在していた痰熱が鬱蒸することも，発病にいたる重要な内的要素である。

発病機序の面では，病変部位は肺系であり，病理性質は邪気の盛んな実熱証候が主となる。邪熱が肺系に鬱すると，津液が濃縮されて痰となって肺絡をせき止め，その結果血が滞って瘀血を生じ，痰熱と瘀血が結びついて蓄積すると次第に癰をなす。血と肉は腐敗して化膿し，肺絡が損傷され，膿瘍は破れて外泄する。このような癰の形成および化膿の病理基礎となっているものは主として熱壅血瘀である。『医門法律』肺痿肺癰門篇では，すでにこれを「肺癰は有形の血に属す」といって指摘しており，『柳選四家医案』環渓草堂医案・欬喘門篇でも，「肺癰の病は，いずれも邪が肺絡をせき止めることにより起こる。これが長期にわたって続いて熱を生じ，蒸されて膿を形成するのである」と認識しており，「瘀熱」という病理概念をはっきりと強調している。

その病理の変化の過程は，病状の発展や邪正の消長に伴い，初期（表証期）・膿癰形成期・破潰期・回復期などの段階に分けられる。初期は，風熱邪が衛表を侵して肺に鬱し，肺と衛表が同時に病み，こもった熱が内側から蒸すように肺気を傷つけ，肺が清粛作用を失うため，悪寒・発熱・咳嗽などの肺衛表証が現れる。膿癰形成期は，邪熱が肺を壅ぎ，津液を濃縮して痰を形成し，気分の熱毒が血にまで及んで熱が血脈を傷つけ，血が凝滞して熱壅血瘀となり，それが時間を経て癰となる。その際，高熱・震え・咳嗽・気急・胸痛など，痰瘀熱毒蘊肺の証候が現れる。潰膿期は，痰熱と瘀血が肺絡を壅ぎ，血や肉など組織が腐敗して膿となり，肺絡を損傷して膿瘍が破れると，大量の生臭い膿痰や膿血痰が出る。回復期は，膿瘍が破れて体外に排泄されたあとに邪毒が徐々に尽きて病状は好転するが，肺の損傷によって正気が虚すため，邪去正虚・陰傷気耗の状態となり，その後次第に正気が回復してくると癰瘍も癒合する。もし膿瘍が破れたあとも膿毒を排出し切れず，邪が留まったままで，正気が虚すと，病が長引いて繰り返し発症してなかなか治らず，病勢はときに軽く，ときに重くなり慢性化する。『張氏医通』肺癰に，「肺癰が破潰したあと，膿痰は次第

に希薄になり，息切れも軽減するが，突然また生臭い痰が盛んに出るのは，余毒が残っていてまた発病したものである……頻発しても病勢が徐々に軽くなればそれは収束に向かっているものであるが，頻発して痰が次第にひどくなり，脈も疾脈に転じた場合には，最後には伏したままになる」と述べられている。

類証鑑別

　肺癰の初期は，風温ときわめて類似しているので，両者の鑑別に注意を払わなければならない。風温は急激に発症することが多く，発熱・咳嗽・煩渇を現し，ときに息切れや胸痛を伴うことを特徴としているため，肺癰の初期との鑑別はとても難しい。ただし，肺癰はガタガタと震えて濁痰を吐く症状が顕著であり，のどに生臭い味を感じる。風温は正しい治療を行えば気分の段階で治癒することが多い。全身の身熱が退かなかったり退いてもまた上昇するようなときは，肺癰の可能性を考慮すべきである。

　肺痿と肺癰の両者はどちらも肺部の疾患で，症状も似ているので『金匱要略』では一篇の中に並べて論じ，相互関係の理解と鑑別の助けとしている。具体的には肺痿も肺癰も肺の中に熱のある証であるが，肺癰は風熱犯肺により熱と血が阻まれ，凝縮して肺葉に瘡を生じ，発病は急激で病程は短く，身体はしっかりとしており羸痩はひどくない。咳をすると生臭い膿血を吐き，脈は数実である。一方，肺痿は気陰の虧損により虚熱が盛んになったり，肺気の虚冷のために肺葉が萎縮したりして働かないもので，病程は長く発病も緩やかで，見た目は虚していることが多く筋肉は痩せ衰え，咳とともに唾や涎沫を吐き，脈は数虚である。肺癰は実であるのに対し，肺痿は虚であるので，違いは明白である。また治療を誤ったり治療の機会を逃したりして肺癰が長引き，痰熱が上焦で壅結して肺陰を傷つけて，肺痿となることもある。『外科正宗』肺癰論には，「長期にわたる咳嗽のみられる労傷では，咳嗽をすると血痰を吐き，寒熱往来し，身体が痩せ細り，溜まった膿を吐き出し，声もかれてのどが痛むが，これらの証候は肺痿へと変化しうる」とあり，肺癰が肺痿に転じることを明確に指摘しており，これはすなわち病が浅いところから深いところへ，実から虚へと転じることを明示している。

弁証論治

　肺癰の診断に対して，古代から痰を検査する方法が提唱されていた。『医学入門』癰疽総論の中には，「咳嗽により生臭い膿血を吐き，水に入れると沈むもの」と記されており，『医灯続焔』肺癰脈証には「胸中がズキズキと痛み，咳嗽をすると臭い痰を吐き，その痰を水の中に吐かせて沈むものは癰膿，浮くものは痰である」と記載されている。

　患者に対して，味を試験することも診断の助けとなる。『張氏医通』肺癰には「肺癰の発病時，その真偽がわからないときには，生の大豆を搾って飲ませる。もしそれで生臭さがわからないときは，肺癰である」という記載があり，『紅炉点雪』肺痿肺癰にも「生豆を食べても臭く感じないもの」という記載がある。

　このほか，慢性化すると「爪が紫色になって彎曲」し，指先が太鼓のバチ状を呈することもある。

　本病は急に発病することが多く，突然悪寒や震えが現れて高熱を発し，特に午後になると熱が高くなる。咳嗽は胸痛を伴い，粘って濁った痰を吐く。十日前後で咳や痰の量が増え，痰は膿のようで生臭い臭味を帯びるか膿血が交じり合っており，ひどいものは大量に喀血する。膿血を大量に排出すると熱は下がって症状が軽減し，病状が好転すると数週間くらいの間に徐々に回復する。また，膿毒が去らず咳嗽が持続し，膿血臭のある痰を吐き，熱は微熱で汗をかき，身体が痩せていく者は慢性化している。

　肺癰の弁証はすべて実熱の証候に分類され，

熱毒が肺で瘀結して化膿し、癰を形成したものである。したがって発病は急で病程は短く、邪が盛んな実証である。臨床では病程の段階に応じて、初期（表証期）・成癰期・潰膿期・回復期に分けて弁証する。

治療は祛邪を原則とし、清熱解毒と化瘀排膿の方法を用い、まだ膿を形成していない者には清肺消癰を主に用い、すでに膿を形成している者には必ず排膿解毒を行わなければならない。具体的な処置については、病機の変化の各段階に応じて弁別して行い、優先順位を考慮して組み合わせるべきときもある。初期は清肺散邪をもって治療し、成癰期には清熱解毒・化瘀消癰を用い、潰膿期には排膿解毒を行わなければならない。回復期で陰傷気耗のみられる者には養陰益気を施し、慢性化して邪が留まり正虚になっている者には扶正祛邪を施すべきである。

［初期］

症　状　発熱と悪寒があり、咳嗽とともに白く粘った唾沫や痰を吐く。痰の量は少量から徐々に増加する。胸痛があり、咳をすると悪化し、呼吸不利となる。口や鼻は乾燥し、苔薄黄または薄白、脈浮数かつ滑。

証候分析　風熱に侵されて衛表不和となるため、悪寒と発熱を伴う表証が現れる。風熱が肺を犯すと肺気の宣発・粛降ができなくなり、咳嗽・胸痛・喀痰粘白が現れる。風熱を上焦に受けるため、口や鼻が乾燥する。風熱が表にあるので、苔薄黄、脈浮数滑となる。

治　法　清肺解表

方　薬　銀翹散加減。

本処方は辛涼解表の薬物からなり、疏散風熱・軽宣肺気の効能をもつ。金銀花・連翹・芦根・竹葉は疏風清熱の効能をもち、桔梗・甘草・牛蒡子は肺気を宣発して化痰止咳の作用を現す。荊芥・豆豉・薄荷は解表の効能をもち、表証の軽い者に適応する。内熱がひどい者には、生石膏・炒黄芩を加えて清肺をはかる。咳が激しく痰の多い者には杏仁・川貝母・前胡・桑皮・冬瓜子・枇杷葉を加える。胸痛があって呼吸が苦しい者には栝楼根・広鬱金を加える。

［成癰期］

症　状　高熱が持続して体温が非常に高くなり、ときに寒けがして震えを伴う。汗をかいて煩躁し、咳嗽して呼吸は切迫し、胸満して痛みを伴い、身体を動かすことが難しい。咳とともに濁った痰を吐くが、その痰は黄緑色を呈し、のどに生臭い味を感じる。口やのどは乾燥して苔黄膩、脈滑数。

証候分析　邪熱が表から裏に入って熱毒が内で盛んになり、正邪が争うために壮熱・震え・発汗・煩躁などの症状が現れる。熱毒が肺を壅ぎ、肺気は上逆し、肺絡不和となるために咳嗽・息切れ・胸痛が現れる。痰濁瘀熱が鬱蒸して癰を形成するので、黄濁痰を吐き、のどには生臭い味がある。熱が血分に入って津液を傷つけるため、口やのどは乾燥して渇くが水を多くは飲めない。痰熱が体内で盛んになっているため苔黄膩・脈滑数となる。

治　法　清肺・化瘀・消癰

方　薬　千金葦茎湯、如金解毒散加減。

前者は化痰泄熱に重点があり、通瘀・散結・消癰の効能を現す。後者は降火解毒によって清肺消癰する働きが強い。薏苡仁・冬瓜仁・桃仁・桔梗は化濁・行瘀・散結の効能をもち、甘草・芦根は清肺・解毒・消癰の効能をもつ。黄芩・黄連・山梔子は、清火瀉熱の効能を現す。さらに金銀花・紅藤・魚腥草・蒲公英・紫花地丁を加えれば、清熱解毒の効能を現す。黄色く粘稠な痰を吐く者には、桑白皮・栝楼・射干など清化の作用をもつ生薬を配合する。痰濁阻肺のため喘息を起こし、膿濁痰を多く吐き、横になれない者は、葶藶子を加えて瀉肺泄濁する。熱毒瘀結のために膿んで濁った痰を吐き、生臭さが著しい者は、犀黄丸を組み合わせて解毒化瘀をはかる。

[潰膿期]

症状 咳とともに大量の膿血痰か，異常に生臭いにおいを伴う粥状の痰を吐き，喀血することもある。胸中は煩満して痛み，ひどいものは喘息となって横たわれず，身熱が出て顔は赤く，のどが渇いて水を飲みたがる。苔黄膩・舌質紅・脈滑数または数実。

証候分析 組織が壊れて癰膿は内で潰れ，外へ向かって排泄されるので，突然大量の生臭い膿血痰を吐く。熱毒が瘀結して肺絡を損傷するため喀血し，膿毒が肺に溜まって肺気が不利となるので胸中は煩満して痛み，息切れする。熱毒によって体内が蒸されるために，身熱・顔面紅潮・煩渇・苔黄膩・舌質紅または絳・脈滑数または数実がみられる。

治法 排膿解毒

方薬 加味桔梗湯増減。

本処方は清肺化痰の効能をもち，壅いでいる膿を排出する。桔梗は排膿の主薬なので，用量は多いほうがよい。薏苡仁・貝母・橘紅は化痰・散結・排膿の効能をもち，金銀花・甘草は清熱解毒の効能を現し，白芨は涼血止血する。さらに魚腥草・野蕎麦根・敗醤草・黄芩を加えると清熱・解毒・排膿の効果が高まる。喀血する者には牡丹皮・山梔子・藕節・白茅根・三七などを加えて，涼血止血の作用を高める。煩渇する者には天花粉・知母を配合するとよい。津液の損傷が明らかで口が乾燥し，舌紅の者には，沙参・麦門冬を加える。気虚のために膿を出しきれない者には，生黄耆を加えて補気托毒をはかる。胸部が満脹して喘息を起こし横になれず，大便秘結して脈滑数有力の者は，桔梗白散を投与して膿を峻駆する。毎回0.6gを服用させて吐下法にて膿を出すが，もし下痢が止まらなければ冷水を1杯飲む。この処方の薬性はきわめて激しく，峻下逐膿の作用も強いので，一般に軽々しく用いるべきでなく，体質の弱い者には厳禁である。

[回復期]

症状 身熱は徐々に下がり，咳嗽も軽くなって，膿血を吐く量が少なくなり臭味も減る。痰は薄くサラサラになり，気力も出てきて食欲も増す。

あるいは，胸脇がシクシク痛み長時間横たわれず，息切れ・自汗・盗汗・微熱・午後潮熱・心煩・口やのどの乾燥などがみられ，顔色に艶がなく身体は痩せて元気がない。舌質紅または淡紅・苔薄・脈細または細数無力。

もしくは咳が出て膿血痰が長く続いて治らず，痰が一度はサラサラに薄くなるが，また濁って臭気を伴うものに逆戻りする。この場合，病状は軽くなったり重くなったりして慢性化してしまい，なかなか完治しない。

証候分析 膿が潰れて邪毒は去っているので，熱は下がり咳も軽くなり膿痰は日ごとに少なくなって希薄な痰に変わる。元気が出て食欲も増すが，肺絡が損傷して潰膿部が収斂しきれないため，胸脇がシクシク痛んで長く横たわれない。肺気虧虚のために息切れや自汗が現れる。肺陰が傷ついて虚熱が盛んになると，盗汗・微熱・潮熱・心煩・口乾を現す。正虚のため顔色に艶がなく，痩せてやつれて見える。気・陰ともに傷ついているので，舌質紅あるいは淡紅，脈細あるいは細数無力となる。邪が留まったまま正虚になると，膿毒を出し切れず，慢性化する。

治法 養陰補肺

方薬 沙参清肺湯，桔梗杏仁煎加減。

前者は益気養陰・清肺化痰の効能をもち，回復期の良方である。後者は養肺滋陰の効能のほか，膿毒を清する働きも兼ね備える。沙参・麦門冬・百合は滋陰潤肺に働く。太子参・黄耆は益気生肌に，象貝母・冬瓜子は清肺化痰に，阿膠・白芨は養陰止血に働き，桔梗・甘草は清熱解毒・排膿の効能を現す。微熱がある者には功労葉・青蒿・白薇・地骨皮を配合する。食欲不振で軟便の者は培土生金をはかるべきであるの

で，白朮・山薬・茯苓を配合する。咳とともに膿血を吐く者には白蘞を配合する。邪が留まって正虚となり，生臭く濁った痰を吐き，繰り返し長引いて時間が経っても痰がきれいにならないものは扶正祛邪するべきであり，さらに魚腥草・野蕎麦根・敗醤草を加えて排膿解毒をはかる。

本病を治療するための簡便方もまたたくさんあるので，ここにいくつか参考のために挙げる。

陳芥菜鹵：一回に茶碗半分を1日2～3回，煮詰めたものを服用する。または沸かした豆乳に溶かして膿が出尽くすまで服用する。

鮮薏苡根：適量をつき砕いて出た汁を煮詰め，1日3回服用する。または紅棗を加えてとろ火で煮詰めたものを服用する。臭気を伴う濁った膿痰を排出することができる。

鮮構樹根皮〔クワ科植物カジノキ〕：洗浄して切り刻み，500gに対して水2ℓ加え，1ℓになるまで煎じ詰める。1日3回に分けて服用し，1～2週間服用を続ける。回復したあと百日間は，辛いものや塩漬け，臭豆腐のような発酵食品を食べてはならない。

荷葉：適量を煎じて濃縮し，少量の白蜜を加えて服用する。

野蕎麦根茎：洗浄したのち日に当てて干し，ひげ根を取り除いて切り刻み，約250gに対して水または黄酒1250mℓを加え素焼きの壺に入れて笹で密封し，湯せんにしてとろ火で3時間煮て，上澄み部分の煎液が約1000mℓ〔〔生薬の煎液に対する重量比が〕25％）となるようにし，防腐剤を加えて保存する。成人は毎回30～40mℓを1日3回，小児は減量して用いる。一般には水を用いて煎じるが，発熱があり臭気のある痰があって切れにくく，慢性化しているものには酒を用いる。また野蕎麦根茎60gを煎じて1日1剤服用してもよいが，効果は劣る。

一般に本病は早期に診断してただちに治療を始めれば，成癰期においても部分的に病巣を消散でき，病状を軽くし治療期間を比較的短くすることができる。老人や小児，飲酒癖のある者がこの病にかかった場合には，正気が虚弱だったり肺に鬱熱をもっていたりするため，病状が慢性化しないよう努めなければならない。

潰膿期は病状が「順」となるか「逆」となるかの転換点である。①順証：膿が潰れたのち声がはっきりとしてよく響くようになり，膿血は薄くなって量も臭味も減る。飲食するとき味覚がはっきりしてくる。胸肋の痛みはわずかで熱は出ず，通常どおり座ったり寝転んだりでき，脈は緩滑となる。②逆証：膿が潰れたあと声が嗄れて力がなくなり，膿血は腐敗したような異常な臭気を放つ。呼吸が喘いで鼻翼呼吸となり胸痛を伴い，座っても横になっても落ち着かない。飲食の量が減って発熱が治まらず頬が紅色を呈し，爪は青紫色になって彎曲し，脈は短渋または弦急となる。これは肺葉腐敗を示す悪い兆候である。『張氏医通』肺癰には「喘鳴が止まらない・唇が反り返る・咳嗽とともに腐った塩辛のような色をした膿血を吐き出す・膿血は異様な臭いがする・正気は完全に衰弱し痛みを感じない・座ったままで横になれない・摂食困難・爪は紫色をし彎曲している・手は枯れた樹の皮のようにカサカサである・顔は赤く頬紅を塗ったようである・声はかすれて鼻翼呼吸しているなどの症状がみられる者は難治である」「肺癰の発病当初は，脈が数大であると好ましくなく，膿が潰れた後は短濇脈を忌む。脈が緩滑で顔色が白いものは生き，脈が弦急で顔が赤いものは死す」と記されている。

予防については，肺虚またはその他の慢性疾患の素因があるため，肺衛不固をきたして外邪を感受しやすい。よって寒暖を適度に保つように注意して規則正しい生活をし，邪を受けて発病しないよう心がけるようにする。さらに煙草や酒，辛いものや火で焼いた食べものを摂らないようにし，燥熱が肺を傷つけないように努める。発病してしまったら早めに治療し，膿を形成する前に消散させるようにするか，もしくは

[4] 肺癰

病状を軽くするよう努める。

　肺癰の患者の看護は，安静に寝かせて休養させるようにし，毎日体温や脈象の変化，咳嗽の状態，痰の色・質・量・臭いを観察して記録し，寒くならないように注意して保温に努め，再び外邪を受けることを防ぐ。潰膿期には肺の病変部位に応じて体位を調節するようにし，大量に喀血したときには血塊が気管を塞がないように相応の看護措置をとらなければならない。

　飲食はあっさりした菜食がよい。塩辛いものは好ましくなく，また味の濃いものや脂っこいものも控えるべきである。発熱している場合は半流動食を与えてもよく，みかん・梨・枇杷などの果物や大根などをたくさん摂らせる。これらはいずれも潤肺生津・化痰の作用をもつ。毎日薏苡仁粥を食べさせ鮮芦根の煎じ汁をお茶代わりに飲ませてもよい。唐辛子・葱・韮などすべての辛い刺激物を食べることを禁じ，スッポン・黄魚・エビ・蟹などの甲殻類も食してはならない。喫煙や飲酒は全面的にやめさせなければならない。

結語

　肺癰の特徴は，咳とともに大量の生臭い膿血痰を吐くことにある。病因は風熱が肺を犯すか，あるいは痰熱がもともと盛んなために熱が肺気を傷ることによって，津液を濃縮して痰を形成し，熱壅血瘀・肉腐血敗となり，化膿して癰を形成する。

　肺癰を弁証すると，病位は肺にあり実熱証候に属する。さらに病理変化の過程にもとづいて，初期（表証期）・成癰期・潰膿期・回復期に分けることができる。邪が留まって正虚となると，慢性化する。

　治療は清熱散結・解毒排膿が主になる。病期の違いにもとづいてそれぞれに合った治療法を選ばなければならない。膿を形成する前の段階では，清肺消癰の生薬を大量に用いて消散に努める。すでに膿を形成したものは解毒排膿しなければならず，「膿があれば必ず排す」の条件に従ってまずは排膿に重点を置き，膿毒が取り除かれたのちに補虚養肺をはかる。

　癰膿が潰れる時期は，蓄積した膿毒がまだ盛んで邪気も実しているので，膿毒を完全に取り除くことを軽視してはならない。膿毒が去れば正気は自ずと回復するが，補斂を施すのが早すぎるとかえって邪を助けて回復を遅らせてしまう。よって虚の特徴を具えていても，主客を見極めて処置を施さなければならない。回復期は邪衰正虚に属し，陰気が傷ついているので清養補肺を主とし扶正をもって托毒すべきであるが，余毒が残るのを防ぐために解毒排膿の生薬を佐薬として用いるべきである。膿が潰れてから一度は膿痰がきれいになったのに，再び濁って臭気を放つようになったり，生臭い膿血がいつまでも繰り返し出て軽快したり悪化したりするものは，邪が留まって正虚となり，膿毒が残存して虚実錯雑となって再発したり慢性化したりするので，特に解毒排毒を重視しなければならない。

　一般的に潰膿期は病状の進行の順・逆の転換点といえる。潰膿の段階で大量の咳血や喀血を起こすと，血塊が気道を塞ぐ危険があるので注意しなければならない。また気随血脱となって危険な状態に陥ることもあるので，「血証」の治療法に照らして相応の救急処置を施さなければならない。膿が潰れたのち胸腔に流れ込むのは重篤な悪い兆候である。このほか長い期間を経て慢性化し，手術適応症となったものには外科的処置を施さなければならない。

文献摘要

『金匱要略』肺痿肺癰咳嗽上気病「風傷皮毛，熱傷血脈。風舎於肺，其人則咳，口乾喘満，咽燥不渇，多唾濁沫，時時振寒。熱之所過，血為之凝滞，蓄結癰膿，吐如米粥，始萌可救，膿成則死」

『張氏医通』肺癰「肺癰危証。乗初起時，極力攻之，庶可救療。……慎不可用温補保肺薬，尤

忌発汗傷其肺気……若潰後大熱不止，時時悪寒，胸中隠痛，而喘汗面赤，坐臥不安，飲食無味，膿痰腥穢不已者難治，若喘鳴不休，唇反，咯吐膿血，色如敗鹵，瀚臭異常，正気大敗，而不知痛，坐不得臥，飲食難進，爪甲紫而帯弯，手掌如枯樹皮，面艶顴紅，声啞鼻煽者不治」

『医門法律』肺痿肺癰門「凡治肺癰病，以清肺熱，救肺気，俾其肺葉不致焦腐，其生乃全。故清一分肺熱，即存一分肺気，而清熱必須滌其壅塞，分殺其勢於大腸，令穢濁膿血日漸下移為妙」

『雑病源流犀燭』肺病源流「肺癰，肺熱極而成病也，其症痰中腥臭，或帯膿也，皆縁土虚金弱，不能生水，陰火爍金之敗症，故補脾亦是要着，而其治之法，如初起，咳嗽気急，胸中隠痛，吐膿痰，急平之，或咳吐膿痰，胸膈脹満，喘気，発熱，急清之，或病重不能臥，急安之，或已吐膿血，必以去膿補気為要。無論已成未成，総当清熱滌痰，使無留壅，自然易愈，凡患肺癰，手掌皮粗，気急脈数，顴紅鼻煽，不能飲食者，皆不治」

『類証治裁』肺癰「肺癰毒結有形之血，血結者排其毒」「肺癰由熱蒸肺竅，致咳吐臭痰，胸脇刺痛，呼吸不利，治在利気疏痰，降火排膿」

『柳選四家医案』環渓草堂医案・咳喘門「肺癰之病，皆因邪瘀阻於肺絡，久蘊生熱，蒸化成膿……初用疏瘀散邪瀉熱，可冀其不成膿也，継用通絡托膿，是不得散而托之，使速潰也，再用排膿泄熱解毒，是既潰而用清泄，使毒熱速化而外出也，終用清養補肺，是清化余熱，而使其生肌収口也」

[5] 哮証

　哮証とは，発作性の痰鳴気喘を主症状とする疾患である。発作時には喉中で音がし，呼吸は切迫して呼吸困難を呈し，ひどいものは喘息し横になることもできない。

　『黄帝内経』には哮証という名はないが「喘鳴」という記載がある。これは本病の発作の特徴と類似している。『素問』陰陽別論篇には「……発作を起こすと肺を薫し，喘鳴させる（……起則薫肺，使人喘鳴）」と記されており，『金匱要略』肺痿肺癰咳嗽上気病篇には「咳嗽をして気逆を起こし，喉の奥で蛙の鳴き声のような音のするものは，射干麻黄湯がこれを主る（咳而上気，喉中水鶏声，射干麻黄湯主之）」と記されているが，これは哮病の発作時の証治を指している。痰飲咳嗽病篇では病理的な見地から痰飲病の範疇に帰属して「伏飲」証と称し，「痰が膈上にあり，喘満して咳吐し，発作が起こると悪寒・発熱し，背部が痛み腰部がうずき，涙が出て，身体を激しく震わすようになる。これは伏飲によるものである（膈上病痰，満喘咳吐，発則寒熱，背痛腰疼，目泣自出，其人振振身瞤劇，必有伏飲）」と記述して哮証の発作時の典型症状を描出している。このあとに「呷嗽」「哮吼」「齁䶎」などの形象的な病名も見られる。朱丹渓ははじめて哮喘という病名を創出し，その病機はもっぱら痰にあることを明らかにし，発症していないものは主に正気を扶け，発症しているものは急いで邪気を攻めるという治療原則を提示した。明代の虞摶はさらに哮と喘の違いを明白にした。後世の医家は哮には必ず喘が伴うことを考慮して，一般に哮喘と称し，略して哮証とも呼ばれる。

　本篇で論じる哮証は，主に特定の発作性の疾病を指す。肺系またはその他の疾病が原因で引き起こされる気喘の症状は，喘証や肺脹などの病証範囲に分類すべきであるが，本章の弁証施治の内容を関連づけて参考にすることができるものもある。

病因病機

　哮証の発症は，肺中に伏在する宿痰に加えて，さらに外感・飲食・情志・労倦などの要素が重なって，痰が気道を阻み肺気を上逆させることによって起こる。

1 外邪侵襲

　外感の風寒または風熱の邪がすぐに表散せず，邪が肺を蘊んで肺気を阻むと，気が津液を分布できなくなって液が聚まって痰を生じる。『臨証指南医案』哮ではこのことを「宿病となった哮の病は，……寒が背兪から入り内で肺系と合し，宿邪が気を阻み痰を阻む」と記している。また花粉や煙・粉塵を吸入して肺気の宣降作用に影響が及ぶと，津液を凝集させて痰濁内蘊を生じ，哮証を引き起こす。

2 飲食不当

　生ものや冷たいものを食べすぎて寒飲が体内に留まったり，あるいは酸・鹹・甘の味の濃いものや油っこいものを好むことで，痰熱が生成されたり，アクの強い魚介類を食べすぎて脾の運化に異常をきたしたりして，飲食物が正常に消化されず痰濁が体内に発生したりすると，それらが肺に上り，肺気を壅いでも哮証を起こす。『医碥』喘哮には「哮とは……酸味や鹹味を摂りすぎることによって，その気が気管に滲透し，痰と合わさって結聚

する。ひとたび風寒に遇えば気は鬱し痰が壅いで発病する」と記されている。このため古代には「食哮」「魚腥哮」「鹵哮」「糖哮」「酢哮」などの呼び名があった。

③ 体虚病後

虚弱体質だったり，麻疹や百日咳などの病後で体力を消耗していたり，繰り返しカゼを引いたりして咳嗽が続き肺気を損傷すると，気が津液を化すことができなくなって痰飲が内生する。あるいは陰虚火盛のために熱が液を蒸して濃縮させると痰熱が固着する。虚弱体質の者は腎を主とし，病後に起こるものは肺を主とすることが多い。

上述のとおり，哮証の病理は痰が主である。痰が生成する原因は，肺が津液を散布できず，脾が精微を運輸できず，腎が水液を蒸化できなくなることにあり，それによって津液が凝集して痰が産生され，その痰が肺に伏在して発病の「夙根（潜在的原因）」となる。さらに，気候の突然の変化や不適切な飲食・情志失調・過労などの多種の誘因によって発作が引き起こされる。これらの誘因も互いに関連しているが，特に気候が重要な要素となる。『景岳全書』喘促には「喘には潜在的病因があり，寒気に遇うと発病するか，あるいは労に遇うと発する者を，哮喘という」と記され，『症因脈治』哮病には「哮病の原因は，痰飲が留伏し，病巣を形成し，体内に潜伏しているもので，感情の乱れ・飲食による損傷・季節の風寒の邪気が肌表を襲うことなどにより，哮喘の発作を起こす」と記されている。

発作期の基本的な病理変化は，まず「伏痰」が外感によって誘発され，痰が気に随って昇り，気は痰によって阻害されて互いに結びついて気道を塞ぎ，肺管狭窄をきたして気の通暢不利を起こす。肺気の宣降に異常を生じて停積している痰が刺激されるために，吼えるような痰鳴が生じて喘息を起こす。『証治匯補』哮病では「哮とは痰喘を長く患うとよく起こるもので，

内には気が壅塞し，外には季節はずれの邪気を感受し，膈には固着している痰があることが原因となり，これら三者が組み合わさり気道を塞ぐため，音を発する哮病となる」と記されている。さらに『医学実在易』哮証でも，「発作を起こすときは，肺俞の寒気と肺膜の濁痰が互いに依存し合い，気道を塞いで呼吸不利を起こす。そこで息を吸い込むと，その痰に触れて音を発する」と記されており，いずれも哮証の病位は主に肺系にあることを示している。発作時の病理背景は，痰阻気閉で邪実が主となるので，呼気のほうが苦しく，息を吐き出すと楽になる。病因が寒であるか，もしくは陽虚体質で寒痰を生じて発作するものは冷哮となり，病因が熱であるか，あるいは陽盛体質で熱痰を生じるものは熱哮となる。また『類証治裁』哮証にある「痰熱が体内で鬱し，風寒が外部から腠理を束縛」しているものは寒包熱証となる。

もし長期間発作を繰り返して，寒痰が脾腎の陽を傷つけたり，痰熱が肺腎の陰を耗灼すると，実から虚に転じることになり，平時でも肺・脾・腎などの臓気虚弱の症状が現れる。肺が虚して気を主ることができなくなり，さらに気が津液を化すことができないために，痰濁内蘊をきたして粛降をコントロールできなくなる。同時に衛外不固を起こすため，外邪による侵襲・誘発を受けやすくなる。脾虚のため水穀の精微を化生・上輸して肺を養うことができなくなると，逆に湿を集めて痰を生じ，それが肺に溜まって肺気の昇降に影響を与える。腎虚のため精気が欠乏すると正常に摂納することができなくなるため，陽虚水泛によって痰を生じたり，陰虚の虚火が津液を焼灼して痰を形成し，それが上がって肺を侵して肺気の出納に異常をきたす。この三臓は互いに影響し合うため，肺・脾・腎の気虚や陽虚，肺腎陰虚などの合併病を起こすこともある。間欠期には息切れや疲れやすさを感じ，常に軽度の哮症が現れて完全に症状が消失することは難しい。一度大きな発作を起こすと治りにくくなり，邪実と正虚の錯綜が

同時にみられ，肺腎両虚とともに痰濁も盛んになる。はなはだしいものは肺が心血の運行を治節できなくなり，命門の火は心を済けることができず，また心陽も衰えて「喘脱」という危篤状態を引き起こす。

類証鑑別

　金元時代以前は，哮証は喘証とともに喘促門に分類されていた。『医学正伝』哮喘において，哮と喘が別々の証に分けられた。その中には，「哮はその音から名付けられ，喘は息づかいをいうものである。喘促で喉から蛙の鳴き声のような音を発するものを哮といい，呼吸が切迫して続けて呼吸できないものを喘という」とある。『臨証指南医案』哮では喘証の病因は外邪によるものであるとし，「邪が散じれば喘は止み，再発しない。……もし根本に虧〔不足〕があり，腎虚により気逆が起こり，濁陰の気が上に衝き上げて喘となるものは，一二日の間に勢い必ず危篤となる。……もしそれが哮証ならば……邪は裏に伏在し肺兪に留まるので，頻発頻止の状態が長期間続く」と述べている。このような症状の特徴と再発の有無が両者の違いを説明している。以上のことをまとめると，次のようになる。哮は音を指し喉に必ず哮鳴を有する反復発作性の疾病である。喘は気息，つまり呼吸が切迫した呼吸困難を指しており，多種の急慢性疾病の中の一症状を指す。両者には類似点もあるがそれぞれ独自の特徴もある。必ず明確に区別しなければならない。

　ところで哮は必ず喘を兼ねるが，喘は哮を兼ねるとは限らない。哮病が長引いて日常的な痰喘に発展し，哮証が喘証の範疇に列せられることはある。

　このほか一部の慢性咳嗽が長期間繰り返し起こって咳喘や支飲となり，痰鳴気喘の症状を現すことがあるが，これは徐々に悪化して形成されるもので，病勢は軽くなったり重くなったりする。これに対して哮喘の反復間欠発作は突然発病して速やかに緩解し，哮吼の声は重いが咳は軽い。すべてに明らかな違いがあるので，臨床で識別するのは難しくない。

弁証論治

　哮証の特徴は発作性であることで，発症する時間は決まっていないが，夜間に現れることが多い。発症時は痰鳴音を伴い，呼吸困難を呈して横になることができない。病勢の軽重，発作の頻度，発作時間の長短は患者により違いがある。発作時間は短いものは数分間だが，数時間からひどいものでは数日間に及ぶものもある。一般的には発作が起こるのも緩解するのもどちらも迅速で，突然起こることが多く，あるいは前兆が現れるものもある。例えば鼻や喉の痒み・くしゃみ・鼻水・呼吸がスムーズでなくなる・胸中の不快感・げっぷ・嘔吐・情緒不安定などの症状である。続いて咽が塞がる感じがして胸悶感を覚え，軽い咳やむせこみが起こり，ひいては呼吸困難となり，呼気が長くなり喉の中に痰鳴音が現れ，痰は粘稠で量は少なく切れにくい。ひどいものは口を開けて肩を上下させ，目を見開いて呼吸をし，平臥することができず，座ったりうつぶせになったりすると楽になる。煩躁して落ち着かず顔色は蒼白で唇や爪は青紫を呈し，額から汗が滴り落ちたり悪寒・発熱を伴うこともある。粘り気のある大量の痰を咳とともに排出することができると，塞がった感じや胸悶感は和らぎ呼吸も徐々に楽になり，痰鳴も次第に減って正常に戻るか，あるいは疲れやすさや食欲不振を訴えることもある。病程が長引いて発作を繰り返すと身体虚弱になり，しばしば軽度の哮証を発症し，大発作を起こすと発作が長引いて治りにくくなる。

　弁証は邪実・正虚の分別に尽きるといえ，発作を起こしているものは邪実が主となり，まだ発作が起きていないものは正虚が主となる。邪実には寒痰と熱痰の区別がある。正虚は陰陽の偏虚を見極め，いずれの臓腑に属するのかを区

別し，肺・脾・腎の主客関係を判断しなければならない。治療は「発時治標，平時治本」の原則に従う。発作時は邪を攻め標を治し，祛痰利気をはかる。寒痰であれば温化宣肺し，熱痰であれば清化粛肺を施す。長期にわたって発作を繰り返し，発作時に正虚邪実となっているものは攻補兼顧すべきで，攻邪のみにこだわるべきではない。平時は扶正治本をはかり，陽気虚のものには温補，陰虚のものには滋養を施し，補肺・健脾・益腎などの方法を区別して選択し，発作の軽減あるいはコントロールに努める。寒熱虚実が錯雑しているものは，兼治を施すべきである。『景岳全書』喘促には「正気を扶ける場合は，陰陽を弁え，陰虚の者はその陰を補い，陽虚の者はその陽を補わなければならない。邪気を攻める場合はその程度を見分け，風を散じたり，寒を温めたり，痰火を清したりすべきである。だが，発病してすでに久しい者では，気が虚していないものはなく……もしそれに対して過度に攻法を用いれば，日をおかず悪化して危険な状態になることになる」と記されている。これは哮証の弁治の要領といってよく，臨床応用における準則である。

［発作期］

1 寒哮

症　状　呼吸は急促で喉の中で哮鳴音がし，胸膈に塞がったような満悶感があり，咳はひどくなく，痰は少なく吐き出しにくい。顔色はくすんで青みを帯び，口は渇かないもしくは熱いものを飲みたがる。冷えると発作しやすく寒がる傾向があり，舌苔白滑，脈弦緊または浮緊。

証候分析　肺に伏在する寒痰が外感に遇って発作が誘発され，痰が上昇して気を阻むので呼吸が切迫し哮鳴音が現れる。肺気は鬱閉して宣発できないため，胸膈に塞がったような満悶感を覚えるが，咳はひどくなく喀痰の量も少ない。体内は陰盛の状態なので陽気が宣達できず，顔色はくすんだ青色となり寒がる。病因は寒で内に鬱熱はないから，口は渇かず熱飲を好む。外寒によって内飲が誘発されるため，冷えると発作を起こす。舌苔白滑，脈弦緊または浮緊はいずれも寒が盛んなことを示す。

治　法　温肺散寒・化痰平喘

方　薬　射干麻黄湯。

　本処方中の射干・麻黄は宣肺平喘・豁痰利咽の効能をもち，乾姜・細辛・半夏は温肺・蠲飲・降逆の効能をもつ。紫苑・款冬花・甘草は化痰止咳の効能をもつ。五味子は肺気を収斂し，大棗は和中に働く。痰が湧いて喘逆し横になれないものには，葶藶子を加えて瀉肺浄痰をはかる。表寒裏飲で寒の症状が激しいものには，小青竜湯を用いることもできる。杏仁・蘇子・白前・橘皮などを配合して化痰利気をはかる。

　哮証のひどいものには厳重な観察のもと，紫金丹を用いて劫痰定喘を考えてみる。米粒大のものを毎回5〜10丸（150mgを超えてはならない），寝る前に冷ましたお茶で服用し，飲酒を禁じて5〜7日連服する。服薬期間中は副作用が起こっていないか厳重に観察する。もしさらに服薬を続ける必要があれば，数日間休薬したのちに服用を再開する。

　病が長引いて陰盛陽虚となり，発作が頻発して喉に鼾のような痰鳴があり，咳の音は低く，呼吸が浅く呼吸能が低下し，咳とともに希薄な痰が出て，顔色は蒼白で汗をかき手足が冷え，舌苔淡白，脈沈細のものは標本同治すべきであり，蘇子降気湯を用いて温陽補虚・降気化痰をはかる。さらに党参・胡桃肉・坎臍〔臍帯〕・紫石英・沈香・訶子などを配合してもよい。陽虚が明らかなものには，附子・補骨脂・鐘乳石などを加える。

2 熱哮

症　状　呼吸が荒く湧き出すような息をして呼吸困難を呈し，喉の中で吼えるような痰鳴音を発する。胸が拡張して高くあがって脇部が脹り，突然咳こみが連続して起き，痰は黄色または白濁した粘稠なもので切れにくい。煩悶し

て落ち着かず汗をかき，顔色は赤く，口が苦く口渇があり水を飲みたがる。悪寒はない。舌苔黄膩，舌質紅，脈滑数または弦滑。

[証候分析] 痰熱壅肺のために肺が清粛の働きを失って，肺気が上逆するために息が荒く呼吸困難となり，吼えるような痰鳴音が現れ，胸郭は拡張し突然咳こむ。熱が津液を濃縮して痰を生じるため痰と熱が固く結び付いており，痰は濁って粘稠で切れにくく，色は黄または白である。痰火鬱蒸のために煩悶・顔面紅潮・口が苦いといった症状がみられる。病因は熱であり，肺に伏在する寒はないので，悪寒せず口渇し水を飲みたがる。舌質紅・苔黄膩・脈滑数はいずれも痰熱内盛の表れである。

[治法] 清熱宣肺・化痰定喘
[方薬] 定喘湯。

本処方中の麻黄は宣肺定喘の効能をもち，黄芩・桑白皮は清熱粛肺の作用を，杏仁・半夏・款冬花・蘇子は化痰降逆の作用を現す。白果は肺気を収斂し，甘草は和中に働く。寒邪外束により肺熱内盛になっているものには，石膏を加えて解肌清裏をはかる。表寒がひどいものには桂枝・生姜を配合する。肺気壅実のために痰鳴して呼吸が苦しく横になれないものには，葶藶子・広地竜を加える。内熱壅盛で舌苔燥黄のものは，大黄・芒硝を用いて通腑をもって利肺する。黄色く粘り気があって絡みつくような痰を吐くものは，知母・海蛤粉・射干・魚腥草などを配合して清化の作用を強める。

病が長引いて，熱が盛んなために陰を損傷し，虚の中に実を夾み，呼吸が切迫して連続呼吸が困難になる・咳込み・痰の量は少なく粘り気がある・口やのどの乾燥・煩熱があって頬が赤くなる・舌紅少苔・脈細数がみられる者は，養陰清熱・斂肺化痰をはかる。この場合は麦門冬湯に沙参・冬虫夏草・五味子・川貝母・天花粉を加えて用いるとよい。腎虚気逆には地黄・当帰・山茱肉・胡桃肉・紫石英・訶子などを配合する。

哮証の発作が起こるときに痰気壅実が主で寒熱がどちらも顕著でなく，喘息のような咳が出て胸満する・横たわれずに座ったままでいる・痰涎が溢れ出て鋸を引いているような呼吸音が聞こえる・痰は粘って切れにくい・舌苔厚濁・脈滑実がみられる者は浄痰利竅・降気平喘をはかるべきである。三子養親湯に厚朴・半夏・光杏仁を加え，同時に皂莢丸を服用させる。必要があれば控涎丹を投与して，壅痰を瀉す。

慢性化して正虚になっている場合は，発作時でも邪は少なく虚に偏っている。肺腎両虧で痰濁が壅盛になっており，喘脱となって危険な兆候を現しているものは，喘証を参考にして弁証治療を行わなければならない。

[緩解期]

哮証が繰り返し頻発すると正気は必ず虚すので，緩解期には正気を補い，本から調治すべきである。体質や臓気の虚候の違いにもとづいて，肺・脾・腎に分別することから始める。

1 肺虚

[症状] 自汗があり風に当たるのを嫌い，カゼを引きやすい。気候の変化に伴って必ず発作が誘発され，発作を起こす前にはくしゃみ・鼻づまり・鼻水・息切れ・声が低くなる・軽度の哮鳴などがみられる。痰は薄くて白く，顔色は晄白，舌苔薄白，舌質淡，脈細弱または虚大。

[証候分析] 衛気が虚弱で腠理を充実させることができず，外邪に侵されやすいために，自汗し，風を畏れ，カゼを引きやすく，気候の変化によって発作が起こる。肺虚のため気を主ることができず，気が津を代謝することができないため，痰飲が肺を蘊いで息切れや声低が現れ，薄くて白い痰を吐く。顔色は晄白・舌淡苔白・脈象虚細はいずれも肺気虚弱の表れである。

[治法] 補肺固衛
[方薬] 玉屏風散。

本処方中の黄耆は益気固表の効能をもち，白朮は健脾補肺の効能をもつ。防風の祛風の作用は黄耆の実表固衛の働きを助ける。怕冷畏風が

明らかなものには桂枝・白芍・姜・大棗などを加えて営衛の調和をはかる。気陰両虚のため咳込み，痰は少ないが粘質で，口やのどが乾燥し舌質紅の者には，生脈散に北沙参・玉竹・黄耆などを加えて益気養陰する。

2 脾虚

| 症　　状 | 平素から食が細く上腹部に痞えがあり，便が軟らかかったり油っこいものを食べると下痢しやすく，不適切な飲食により発作が起きることが多い。倦怠感があり，呼吸が浅く呼吸能が低く，発声に力がなく，舌苔薄膩または白滑，舌質淡，脈細軟。

| 証候分析 | 脾虚のため正常に運化できないので，食は細く上腹部が痞え，大便は軟らかく，不適切な飲食によって発作が起きる。中気不足のため倦怠感があり呼吸は浅く，発声に力がない。舌苔薄膩または白滑，舌質淡，脈象細軟はいずれも脾虚気弱の表れである。

| 治　　法 | 健脾化痰
| 方　　薬 | 六君子湯加減。

本処方中の党参・白朮・茯苓・甘草は補気健脾の効能を現し，陳皮・半夏は理気化痰に働く。脾陽不振のため寒がって手足が冷え，水様便のみられるものには桂枝・乾姜を加えて温脾化飲をはかる。

3 腎虚

| 症　　状 | 平素から息切れして呼吸が切迫し，動くと悪化して吸気がスムーズでなく，動悸・めまい・耳鳴りを伴い，腰がだるく下半身に力が入らず，疲れると喘哮を起こしやすい。寒がる・四肢の冷え・自汗・顔色蒼白・舌苔淡白・舌質胖嫩・脈沈細がみられる場合と，両頬が赤くなる・煩熱・汗が出て手が粘る・舌質紅・少苔・脈細数がみられる場合がある。

| 証候分析 | 病が長引いて腎虚になり，摂納機能に異常をきたし，気が腎に戻れなくなる（気不帰元）ために息切れし，動くとさらに悪化し，吸気不利となる。精気が不足して十分に養うことができないために，めまい・耳鳴り・下半身に力が入らない・疲れると発作が起こるなどの症状が現れる。陽虚に属するものは外寒の症状がみられ，陰虚に属するものは内熱の症状を現す。

| 治　　法 | 補腎摂納
| 方　　薬 | 金匱腎気丸，あるいは七味都気丸（陰陽を弁別して加減する）。

前者は温腎助陽，後者は益腎納気の作用に重点が置かれている。陽虚が明らかなものには補骨脂・仙霊脾・鹿角片を加え，陰虚に対しては温補の薬剤を去り，麦門冬・当帰・亀板膠を配合する。腎虚のため納気できないものには胡桃肉・冬虫夏草・紫石英を加えたり，参蛤散を服用させる。また紫河車粉を常用させてもよい。

肺虚・脾虚・腎虚にはそれぞれ特徴があるが，臨床では複数が錯雑して現れることが多く，肺脾気虚・肺腎気虚・肺腎陰虚・脾腎陽虚などの証となって現れる。治療に当たっては主客を区別するだけでなく，必要に応じて兼治するようにする。

哮証でも発作していないときには平補肺腎の方剤でよいこともあり，党参・黄耆・五味子・胡桃肉・冬虫夏草・紫河車などを用いる。

哮証治療に用いられる簡便方は非常に多いが，必ず弁証施治の原則にもとづいて応用しなければならない。以下に簡単に紹介する。

曼陀羅葉：葉巻のように巻き，発作時に点火して煙を吸入すれば喘哮を緩解することができる。

地竜：炙ったのち乾燥し，粉末にしてカプセルに詰め，毎回3gを1日2回服用する。あるいは30％の地竜注射液を毎回2mℓ，1日1回筋肉注射する。熱哮に用いる。

玉涎丹：ナメクジ20匹と大貝母10gをともに砕いて丸剤とし，毎回1.5gを1日2回服用する。または活きたナメクジを砂糖水で溶かして服用する。熱哮を主治する。

皂角・白芥子：皂角15gを煎じた液に白芥子

30gを浸し，12時間おいたのち炙って乾燥させ，毎回1〜1.5gを1日3回，痰湧気逆の証の発作時に用いる。

僵蚕：5匹を生姜汁に浸したのち，日に当てて乾燥して瓦に載せて炙る。適量の細茶とともに粉末にして水で内服する。

貼付法（白芥子塗布法）：芥子・延胡索各20g，甘遂・細辛各10gを一緒に粉末にし，麝香0.6gを加えて均等に分け，夏季の三伏の間3回に分けて生姜汁でペースト状にしたものを肺兪・膏肓・百労などの経穴に1〜2時間貼付したのち剥がす。10日を1クールとする。

このほか針灸・割治*・埋線*などの治療法も，本病に対して一定の効果が認められており，総合して応用すれば治療効果を高めることができる。

*割治療法：体の一定部位の皮膚を切開して機械的刺激を加え，さらに少量の脂肪組織を摘出する治療方法。

*埋線療法：無菌操作下でカットグートを一定の穴位に埋め込む治療方法。

本病は非常に治りにくい病で常に発作を繰り返し，長引いて完治しにくい。ある一部の患者は，学童期・青少年期から成年期にいたると，腎気が盛んになり正気が充溢して，薬物治療の助けを借りて発作しなくなることもある。中年や老年，慢性病で身体が弱っている場合は腎気が徐々に衰え，発作の頻度が高くなって完治しなかったり，平時でも軽度の哮鳴気喘が現れるようになる。大きな発作を起こした後に治まらず，喘息が起きて胸郭が拡張して高くあがり，呼吸が切迫し，鼻翼呼吸や口を開けて肩で息をするようになり，汗が出て手足が冷え，顔色は青紫を呈し，はなはだしい場合は肢体に浮腫を起こしたり煩躁したりして意識が混濁する。この場合は，喘脱の危険な症状が現れているので救命処置を施し，「喘証」の章を参照して弁証治療する。

本病は予防を重視しなければならない。気候の影響に注意を払い，防寒保暖に努め外邪による誘発を防ぐ。喫煙を禁止し刺激性の気体や灰燼との接触を避ける。飲食では生もの，冷たいもの，油っこいもの，辛いもの，海鮮物などを慎み，薄味にして生痰の源を絶つ。過度の疲労や情志刺激が起こらないようにする。以上のように，発作を誘発する素因を避けて，発作の頻度を減らすよう努める。

結語

哮喘は発作性の痰鳴気喘の一種であり，気道に哮鳴音があり，呼吸が切迫して困難になることを特徴とする。病理素因は痰が主で，肺に伏在する痰が外感に遇うことにより誘発される。発作すると痰が気道を阻み，肺気が粛降できなくなる邪実の証である。長期にわたって繰り返し発作して気陰を耗損し，肺・脾・腎が徐々に虚し，平時には正虚症状が現れる。大発作のときは正虚と邪実が相互に錯雑している。弁治の原則は，発作の有無に応じて虚実を弁別して治療を施す。発作時は邪実が主となるので攻邪治標すべきであり，寒熱を分別して温化宣肺または清化粛肺を施し，慢性化して虚実夾雑になっているものは兼治する。平時は正虚を主とするので扶正治本すべきであり，陰陽を明らかにして臓器を弁別し，補肺・健脾・益腎などの治法を採用する。

臨床では寒熱の兼ね合いや転化，寒包熱証，寒痰化熱，寒から転化した熱証などの状況に注意しなければならない。邪実と正虚の錯雑についても理解しなければならない。病歴が長くない者の発作時は一般に邪実が主となるが，慢性化して虚証を兼ねる者では平時でも正虚が主となる。治療は病歴の長さや発作の有無にもとづいて，邪正の緩急，虚実の主客を弁別して処置を施す。平時は治本を重視し，肺・脾・腎の主客を区別して重点を把握したうえで，基本的な治療に兼治も加える。腎は先天の本であり五臓の根であるので，特に補腎に重点を置くべき

で，精気が充足すれば根本を固めることができる．

文献摘要

『諸病源候論』咳嗽病諸候・呷嗽候「呷嗽者……甚胸膈痰飲多者，嗽則気動於痰，上搏喉咽之間，痰気相撃，随嗽動息，呼呷有声」

『諸病源候論』気病諸候・上気喉中如水鶏鳴候「肺病令人上気，兼胸膈痰満，気機壅滞，喘息不調，致咽喉有声，如水鶏之鳴也」

『丹渓心法』哮喘「哮喘必用薄滋味，専主於痰」

『医学統旨』「哮証喘吼如水鶏之声，牽引背胸，気不得息，坐臥不安，或肺脹胸満，或悪寒肢冷，病者夙有此根，又因感寒作労気悩，一時爆発，軽者三五日而寧，重者半月或一月而愈，治法専以去痰為先，兼用解散」

『景岳全書』喘促「喘有夙根，遇寒即発，或遇労即発者，亦名哮喘。未発時以扶正気為主，既発時以攻邪気為主，扶正気者須弁陰陽，陰虚者補其陰，陽虚者補其陽。攻邪気者，須分微甚，或散其風，或温其寒，或清其痰火，然発久者，気無不虚，故於消散中宜酌加温補，或于温補中宜量加消散。此等証候，当眷眷以元気為念，必使元気漸充，庶可望其漸愈，若攻之太過，未有不致日甚而危者」

『時方妙用』哮証「哮喘之病，寒邪伏於肺臓，痰窠結於肺膜，内外相応，一遇風寒暑湿燥火六気之傷即発，傷酒傷食亦発，動怒動気亦発，労役房労亦発」

[6] 喘証

　喘証とは呼吸困難のことを指し，ひどいものでは口を開けて肩で息をしたり，鼻翼呼吸あるいは起坐呼吸がみられることを特徴とする。重症者は，毎回喘脱を起こす。また，多種の急・慢性疾患の過程で現れることもある。

　喘証に関しては『内経』に多くの記述が見られ，『霊枢』五閲五使篇では「肺が病になると喘息して鼻孔が広がる（故肺病者，喘息鼻張）」，『霊枢』本蔵篇では「肺が高ければ，気の逆上を招きやすく，喘息や肩で息をする，および咳嗽などの病がみられる（肺高則上気，肩息咳）」と記されている。喘証は肺を主とする病であることを提示し，さらに喘を起こす病因には外感だけでなく内傷もあることを認識している。『霊枢』五邪篇では「邪気が肺を侵すと，皮膚の痛み・悪寒・発熱・気が逆上して息苦しい・発汗・咳嗽が肩や背に響いて痛むなどの症状が現れる（邪在肺，則病皮膚痛，寒熱，上気喘，汗出，喘動肩背）」と記されており，『素問』挙痛論篇では「疲労すると喘息し発汗する（労則喘息汗出）」とある。『金匱要略』肺痿肺癰咳嗽上気病篇の「上気」とは，喘ぐように息を切らして横たわれない症候を指しており，その中には「喉中に水鶏〔クイナ〕の声のような音がする」の哮証と「咳して上気」する肺脹などの病が包括され，治療法も挙げられている。のちの金元代の医家は，内傷の諸因による喘証の弁証論治を充実させた。例えば『丹渓心法』喘では「六淫七情による刺激・満腹時に激しく動く・臓気不和などにより，呼吸の息が滑らかに宣発されないと喘息となって現れる。ほかにも，脾腎がともに虚している者・虚弱体質の者も喘息発作を起こしうる」と述べ，また『景岳全書』喘促では「実喘とは邪気が存在するものであり，邪気が実している。虚喘とは邪気の存在しないものであり，元気が虚している」と記しており，喘証を虚・実の二つに分類することが弁証論治の綱領であることを示している。『類証治裁』喘症では「外感による喘は肺を治療し，内傷による喘は腎を治療する」と認識している。ここに述べられている論点は，臨床実践において重要な意義をもつものである。

　喘証は多種の急慢性疾患と関連をもっており，肺系の疾病の主要証候の一つであるだけでなく，他の臓腑の病変が肺に影響した場合においても現れる。このため必要に応じて弁病を組み合わせるようにし，また関連する疾患について論じている章も相互に参照しながら，疾病の特徴を総合的に分析して，それぞれのケースの転帰や予後の違いを掌握するよう努めなければならない。

病因病機

　喘証の成因は数多くあるが，概括すれば外感か内傷のいずれかに含まれる。外感は六淫の侵襲により，内傷は飲食・情志・過度の性行為などによる過労・長患いなどにより病にいたる。病理的性質は虚実の二種に分かれる。邪があるものは実で，邪が肺を壅いで宣降のコントロールができなくなる。一方，邪のないものは虚に属し，肺が気を主ることができず，腎が摂納の働きを失うことによる。

1 外邪侵襲

　重ねて風寒の邪を感受してその邪が肺を襲い，体内で肺気が壅がれ外では皮毛が鬱閉さ

れ，肺衛が邪によって傷られるので肺気がスムーズに宣発できなくなるか，あるいは風熱の邪が肺を犯して肺気壅実となり，はなはだしいと熱が津液を濃縮して痰を形成し，肺の清粛作用のコントロールができなくなって肺気が上逆して喘を起こす。もし表寒が残っているのに体内で熱と化したり，あるいは元来肺熱が盛んな体質の上に寒邪外束となって熱を外へ出せなくなったりすると，寒邪によって熱が体内に閉じこめられて肺気が宣降できなくなり，気逆を起こし喘を発する。『景岳全書』喘促では「実喘の証は，邪気が肺で実していることによる。肺の実邪とは，風寒でなければ火邪でしかない」と述べている。

2 飲食不当

　油っこいものや甘いもの，生ものや冷たいものをむやみに食べたり，酒を好んだりして中焦を傷つけると，脾の運化に異常を生じて痰濁が内生し，それが肺に上って肺気を壅阻するため，昇降不利を起こして喘促となる。湿痰が長い時間鬱して熱と化したり，あるいは元来肺火が盛んな体質で，痰が熱を受けて痰と火がお互いに結びついたりすると，肺の清粛作用を阻害して肺気を上逆させる。『仁斎附遺方論』喘嗽には「邪気が潜伏し，凝結した涎が浮き上がり，息を吐くに吐けず，吸うに吸えず，気が逆上して呼吸が切迫する」と記されているが，これは痰濁壅盛による喘証について述べたものである。さらに再び外感が加わって誘発されるものには，痰濁とともに風寒や邪熱などの内外の邪が組み合わさった錯雑した状況が現れることもある。

3 情志不調

　いつも欲求不満などで気分がすっきりせず，思い煩って気結を起こし，肺気痺阻となって気機不利になったり，怒りが鬱して肝を傷って肝気が肺に上逆し，肺気が粛降できなくなって昇多降少となったりすると，気逆を起こして喘となる。これは『医学入門』喘でいう「驚き・憂いなどにより気鬱となり，引っ込み思案になって悶々とし，息をしようとすると鼻孔が開きゼイゼイとし，呼吸が切迫するが痰の音はしない者」に類するものを指している。

4 労欲・久病

　慢性病のため肺が弱まり咳で肺気を傷つけ，肺の気陰不足となり，肺気が主っている作用が働かなくなるため短気喘促を起こす。これを『証治準縄』喘では「肺が虚すると呼吸が浅くなり喘息症状を起こす」と述べている。慢性病が長引いて治癒せず病が肺から腎に及んだり，過度の性生活などによる過労から腎を傷つけたりすると，精気内奪となり肺の気陰が虧耗されてしまい，下って腎を守ることができず腎の真元が傷つけられる。その結果，根本不固となって腎気の摂納作用が働かず，上って肺に出て出多入少となり，逆気が溢れて喘となる。これを『医貫』喘では「真元(気)が損傷・消耗すると，腎気の駆け上がったものが喘息のように出る……気がその元に帰らないものである」と述べている。腎陽虚弱のため水が主る所をなくし凌心射肺(心を犯し，肺を撃つ)となり，肺気上逆・心陽不振となって喘を起こすものは，虚中夾実の証候に属する。このほか中気虚弱のため肺気が十分に養われず，気虚を生じて喘を起こすものもある。

　まとめると，喘証の発病機序は主に肺と腎によるといえる。肺は気を主り呼吸を司り，外では皮毛に合し，体内では五臓の華蓋となる。もし外邪の侵襲に遭ったり，他臓の病気が上犯すると，いずれも肺の宣降に異常をきたし，肺気が脹満して呼吸不利となり喘促を引き起こす。もし肺虚により肺が気を主ることができなくなっても，呼吸が浅くなって十分な呼吸ができなくなり，喘となる。腎は気の根であり肺と同じく気体の出納を司る。したがって，腎元不固のため摂納作用に異常をきたすと気は帰元できず，陰陽のバランスが崩れて肺で気逆を起こし

喘となる。ほかにも脾経の痰濁（痰飲）による中気虚弱や，肝気の逆乗も肺に影響を及ぼす。

喘証の病理の性質には，虚と実の二種類がある。実喘の病位は肺であり，外邪・痰濁・肝鬱気逆などにより，邪壅肺気・宣降不利をきたして生じる。一方，虚喘は肺と腎の両臓を考慮すべきであり，精気不足・気陰虧耗によって肺腎の出納作用に異常をきたしたものであるが，とりわけ気虚が主な原因である。病状が錯雑している者では上実下虚となることもある。ゆえに葉天士は『臨証指南医案』喘の中で「肺にあるものは実証，腎にあるものは虚証」と述べて，肺と腎の両臓に病理機序のポイントがあることを説明している。以上を一言で言えば，喘証は気機の昇降出納の異常によって起こるということができる。

本証が重篤な段階にいたると，肺腎がともに虚すだけでなく，孤陽欲脱〔陽のみが盛んになり，いまにも離脱する〕となって心に影響を及ぼすことが多い。心脈は上って肺を通り，肺気は心血の運行を管理・調節する働きをもっている。宗気は心肺を貫いて呼吸を行っている。腎脈は上って心を絡い，心腎は互いに助け合う。心陽の根は命門の火であり，心臓の陽気の盛衰は先天の腎気と後天の呼吸の気のどちらとも密接に関係している。したがって肺腎両虚になると心気・心陽の衰憊をきたし，血脈の拍動の力が弱まって血行に瘀滞を生じ，顔色や唇舌，爪などが青紫色を呈する。はなはだしいときは喘息と発汗により脱証を起こし，亡陽・亡陰の危篤状態となる。

類証鑑別

喘証と気短はどちらも呼吸の異常であるが，喘証の場合は呼吸困難・口を開けて肩で大きく息をする・重篤な場合は横たわることができなくなることが特徴である。気短の場合は息切れがみられ，呼吸は弱く浅く切迫するか，もしくは息切れがして呼吸能が低下するもので，喘に似た症状が現れるが無声で，肩で息をすることはなく，横になると楽に感じる。『証治匯補』喘病では「息が短く，呼吸がちぐはぐであり，吐く息が多く吸う息の少ないものを気短という。気短は息が弱々しく，喘息のような呼吸の荒さや切迫感とは違うものである」と記載されている。

弁証論治

喘証の弁証ではまず虚実を明らかにしなければならない。『景岳全書』喘促には「気喘の病は，その最たるものは危険な状態に及ぶ。治療のポイントをはずすと，命に関わる可能性が高いが，その診断に当たって，二証を見分ければよいにすぎない。すなわち二証とは，一つは実喘，もう一つは虚喘である」と記されている。実喘は呼吸が深くて長く，余裕があって吐き出すと楽になり，呼吸は荒く，高い音を発し，痰鳴咳嗽を伴い，脈は数で有力である。外感によるものは発病が急で病程が短く，表証を有することが多い。内傷によるものは病程が長いものが多く，発作を繰り返すが，表証を伴わない。虚喘は呼吸が短く切迫して続けることが困難で，深く吸うと楽になり，怯えて声は低く，痰鳴咳嗽を伴うことは少ない。脈は微弱または浮大中空で，病勢は緩慢でときに軽快したり悪化したりし，疲労により悪化する傾向がある。肺虚のものは疲れると喘を起こし，腎虚のものは安静にしていても呼吸が苦しく喘促となり，動くとさらに悪化する。心気虚衰になると喘息のため呼吸を続けられなくなる。実喘の治療は肺を主として祛邪利気を施し，寒・熱・痰を区別して温宣・清粛・化痰などの方法を用いる。虚喘の治療は肺と腎に対して行うが，特に腎に重点を置き培補摂納を施したうえで，それぞれの臓腑の病機にもとづいて補肺・納腎・益気・養陰などの方法を用いる。虚実が夾雑して上実下虚となっているものは，主客を明確にし標本を考慮して，適切な処置を施さなければならない。

[実喘]

1 風寒襲肺

症状 喘咳が出て呼吸が切迫し，胸部に脹悶感があり，痰の量が多く希薄で色は白い。頭痛・悪寒・発熱を伴うこともあり，口は渇かず無汗である。苔薄白滑，脈は浮緊。

証候分析 上から受けた風寒が体内で肺に合し，邪が実して気を壅いだために，肺気が宣発できず喘咳や気逆が起こり，胸部に悶脹感を覚える。寒邪が肺を傷り津液から痰を生じるので，痰の量は多く希薄で白い。風寒束表のために皮毛が閉じて，悪寒・頭痛・発熱・無汗などの表寒証を現す。苔薄白滑，脈浮緊も風寒が表にあることを示す。

治法 宣肺散寒

方薬 麻黄湯加減。

本処方中の麻黄・桂枝は宣肺・散寒・解表の効能をもち，杏仁・甘草は化痰利気の効能をもつ。寒痰阻肺により痰気不利となったものには，半夏・橘紅・蘇子・紫苑・白前などを加えるとよい。発汗しても喘が治まらないものには，桂枝加厚朴杏子湯を用いて和営衛・宣肺気をはかる。支飲のうえに外寒を感受して喘咳を起こし，痰液は希薄で泡沫が多いものには，小青竜湯を用いて発表温裏をはかる。

2 表寒裏熱

症状 喘逆上気し，胸が張った感じや痛みを覚え，息は荒く鼻翼呼吸となり，咳はすっきりと出ずに不快感を伴い，粘稠な痰を吐く。寒がる・身熱・煩悶・身痛を伴い，有汗もしくは無汗のこともある。口渇し，苔薄白または黄，舌質紅，脈浮数（滑）である。

証候分析 寒邪束表のために肺に鬱熱をもつ。もしくは表寒未解のまま体内で熱と化し，肺に鬱するため，肺気が上逆して喘逆する。息が荒く鼻翼呼吸となって，胸部に脹痛を覚え痰は粘稠で切れにくい。熱は寒によって体内に閉じこめられるので，寒がる・発熱・煩悶・身痛が現れる。苔薄白または黄，舌質紅，脈浮数は表寒と肺熱が夾雑していることを表す。

治法 宣肺泄熱

方薬 麻杏石甘湯加味。

本処方は生石膏を多量に用い，その辛寒の性質に麻黄を組み合わせて清裏達表・宣肺平喘の効能を発揮する。杏仁・甘草は化痰利気の効能をもつ。黄芩・桑白皮・栝楼を加えれば，その清熱化痰の効果を高めることができる。痰が多いものには，葶藶子・射干を加えてもよい。

3 痰熱鬱肺

症状 湧きあがるように咳こみ，胸部に脹痛を覚え，痰の量は多く粘稠で黄色く，血が混じることもある。胸中煩熱・身熱・発汗・口渇して冷飲を好む・顔面紅潮・のどの乾燥・赤色尿・便秘を伴うこともある。苔黄または膩，脈滑数。

証候分析 邪熱壅肺のため津液から痰を生じ，粛降が制御されなくなるので気が湧くように咳こみ，胸部に脹痛を感じる。痰は黄色く粘稠で，熱が肺絡を傷つけている場合は血痰を伴う。痰熱鬱蒸のために煩熱・渇飲・のどの乾燥・顔面紅潮などの症状が現れる。苔黄または膩，脈滑数はいずれも痰熱を示す。

治法 清泄痰熱

方薬 桑白皮湯加減。

本処方中の桑白皮・黄芩・黄連・山梔子は清瀉肺熱の効能をもち，貝母・杏仁・蘇子・半夏は降気化痰の効能をもつ。身熱が激しいものには石膏・知母を加え，痰が多く粘稠なものには海蛤粉を加える。口渇・のどの乾燥には天花粉を加え，横になれず痰が湧き，便秘するものには葶藶子・大黄・風化硝を加える。痰に生臭いにおいがあるものには魚腥草・冬瓜子・薏苡仁・芦根を配合する。

4 痰濁阻肺

症状 喘となるとき，胸に満悶感や塞がる感じを覚え，はなはだしい場合は胸に閉塞感

があり，顔を仰向けないと息ができない。痰は白くて多く粘膩で切れにくい。悪心・嘔吐や食欲不振を伴うこともあり，口は粘るが渇かず，苔厚膩かつ白，脈滑。

| 証候分析 | 中陽不運のため湿が集まって痰を形成し，痰濁が肺を壅ぐため肺気が正常に降りなくなるので，満悶感や塞がる感じを覚え顔を仰向けて呼吸し，痰は多く白色で粘膩である。痰湿が中焦を蘊ぐため肺胃不和となって，悪心・嘔吐・食欲不振・口中の粘つきが現れ，苔は厚膩で脈は滑となる。

| 治 法 | 化痰降気
| 方 薬 | 二陳湯合三子養親湯加減。

本処方中の半夏・陳皮・茯苓は化痰の効能をもち，蘇子・白芥子・莱菔子は化痰・下気・平喘の効能をもつ。蒼朮・厚朴などを加えると燥湿・理脾・行気して，化痰を助けることができる。

5 肺気鬱痺

| 症 状 | 情志の刺激により発作を誘発し，発作すると突然呼吸が促迫するが喉中の痰の音は顕著でなく，息が詰まって胸悶や胸痛を覚え，喉が塞がる感じがする。失眠や心悸を伴うこともある。苔薄，脈弦。

| 証候分析 | 怒りが鬱して肝を傷つけ，肝気が衝逆して肺を犯し，肺気が粛降できないため，喘促とともに息が詰まり喉が塞がる感じがする。肝肺の絡気不和となるため胸悶胸痛が現れる。心肝気鬱になれば失眠・心悸となり，脈は弦になる。

| 治 法 | 開鬱・降気・平喘
| 方 薬 | 五磨飲子加減。

本処方中の沈香・木香・檳榔・烏薬・枳殻・白酒などは開鬱・降気・平喘の効能を現す。心悸・不眠を伴うものには百合・合歓花・酸棗仁・遠志などを加えて寧心安神をはかる。加えて，患者の精神状態を良好に保つことにも努める。

[虚喘]

1 肺虚

| 症 状 | 喘促して息切れし，怯えて声は低く，喉に鼾のような音がする。咳の音は低弱で希薄な痰を吐き，自汗して風を畏れる。あるいは咳きこみ，痰は少ないが粘質で，煩熱があり口は乾燥し，咽喉不利，顔色が紅潮する。舌質淡紅または舌紅苔剝，脈軟弱または細数。

| 証候分析 | 肺虚のため気を主ることができないので呼吸が浅い喘促を起こし，音の低い力のない呼吸をし，喉に鼾のような音を発する。肺気が不足しているので咳の音は低弱である。気が津液を化さないため薄く白い痰を吐く。肺虚のため衛外不固となるので自汗し風を畏れる。舌質淡紅・脈軟弱は肺気虚弱の表れである。肺陰が不足している場合は虚火上炎のため咳きこみ，痰は少ないが粘質で，煩熱・咽喉不利・顔面紅潮が現れる。舌紅苔剝，脈細数は陰虚火旺の表れである。

| 治 法 | 補肺・益気・養陰
| 方 薬 | 生脈散合補肺湯加減。

本処方中の人参・黄耆は補肺益気の効能をもち，麦門冬・熟地黄は補陰の効能をもつ。五味子は肺気を収斂し，紫苑・桑白皮は化痰して肺気を清利する。寒痰内盛であれば鍾乳石・蘇子・款冬花を加えて温肺・化痰・定喘をはかる。肺陰虚の程度がはなはだしければ，沙参・玉竹・百合などを加えてもよい。

肺虚により喘となったもので病状が重篤なものは，常に腎虚を伴っているので，補腎納気の作用をもつ紫石英・胡桃肉などを配合する。中気虚弱のため脾肺同病となり，食が細くなり泥状便がみられ，腹中気墜の者は補脾養肺・益気昇陥を施し，補中益気湯を加減して用いる。

2 腎虚

| 症 状 | 喘促の症状が長引き，動くと症状が悪化し，呼気が多く吸気は少なくて呼吸を続けることができない。身体は痩せてやつれ，浮

腫を起こし，汗をかき手足が冷え，顔や唇は青紫を呈し，舌苔淡白または黒潤，脈微細または沈弱。あるいは咳きこむと顔が紅潮して煩躁し，口やのどが乾燥し，足は冷え，油のような汗をかき，舌紅少津，脈細数。

|証候分析| 病が慢性化して肺虚が腎まで及ぶと，腎気による摂納作用が働かなくなるために呼気が多く吸気が少なくなり，息が続かず動くと喘が悪化する。腎虚で精気を耗損しているので，身体は痩せてやつれて見える。腎陽が衰えているため衛外の陽が固められず汗をかく。陽気が外を温養することができないため，手足が冷え顔色は青い。陽虚によって気が水を化すことができないために浮腫を起こす。舌苔淡白・黒潤，脈微細・沈弱はいずれも腎陽衰弱を示す。真陰衰竭の場合は陰が陽を収斂できなくなって孤陽が上越し，気の摂納作用が失われるので喘急・顔面紅潮・のどの乾燥・煩躁・足冷・油汗をかく・舌紅少津・脈細数などの戴陽の現象が現れる。

|治　法| 補腎納気
|方　薬| 金匱腎気丸，参蛤散加減。

前者は温補腎陽，後者は納気帰腎の方剤である。衝気が上逆して臍下に動悸があり，気が少腹から上奔する者には紫石英・磁石・沈香などを加えて鎮納をはかる。腎陰虚であれば七味都気丸合生脈散で滋陰納気をはかる。戴陽症を兼ねるものには竜骨・牡蛎を加えて潜陽をはかる。症状が改善したのち，紫河車粉や紫衣胡桃肉を常用すれば，保養によい。本証は一般に陽気虚の場合が多いが，陰陽両虚や陰虚に偏っている場合は，主客のバランスを考慮して治療に当たらなければならない。

もし標実証を兼ねて，痰濁壅肺のために喘息を起こし多量の痰が出て，呼吸が切迫して胸悶し，苔膩がみられるものは「上実下虚」の症状なので，化痰降逆・温腎納気をはかるとよく，蘇子降気湯を用いる。陽虚のために停留する飲が心肺を上凌して喘咳や心悸を起こし，水邪が氾濫して肢体浮腫となって尿が減少し，舌質淡胖，脈沈細がみられる者には，真武湯に桂枝・黄耆・防已・葶藶子・万年青根を加えて温腎・益気・行水する。痰飲凌心により心陽不振をきたして血脈が瘀阻し，顔・唇・爪・舌質が青紫色を呈する者には，丹参・紅花・桃仁・川芎を配合して活血化瘀をはかる。

喘逆が激しく，口を開けて肩で息をして，鼻翼呼吸や起坐呼吸となったり，あるいは痰鳴を伴い激しく動悸し，煩躁不安が現れて顔や唇が青紫になり，さらに珠のような汗をかいて手足が冷え，脈が浮大かつ無根で，一瞬止まるか曖昧ではっきりしない場合は，肺気が尽きかけて心腎陽衰となった喘脱の危険な症状なので，急いで扶陽固脱して腎気を鎮摂しなければならない。黒錫丹や蛤蚧粉を参附湯で服用するとよい。内熱のために煩躁して口の乾燥・両頬の紅潮が現れ，汗をかいて手が粘る者は気陰ともに尽きているので，附子を去って麦門冬・西洋参・五味子などを加えて益気養陰をはかる。汗が多く気逆する者には竜骨・牡蛎を加えて斂汗固脱する。

一般に実喘は邪気の壅阻によるため，邪を取り除いて利気すれば治癒するので，治療は比較的に容易である。虚喘は気が衰えて摂納できない根本不固の状態なので，補ってもすぐに効果が現れるとは限らず，また外邪を感受しやすいので反復して発作が誘発され，喘息がひどくなって汗脱の状態にいたることが多く，治療は難しい。ただし実喘でも上気して身熱があり横になることができず，脈急数のものは重症である。虚喘で，さらに足が冷えて頭に珠のような脂汗をかき，喘息発作時に鼻翼が煽動し，身体を揺すって口を開けて肩で息をし，胸部を高くもたげ，顔は紅潮して煩躁して落ち着かず，目は真っ直ぐすわり，泥状便があり，脈浮大急促で無根の者は，上実下虚で陰陽が離ればなれになって孤陽が浮越し，衝気上逆となった喘脱の危険な状態である。したがって必ず救命措置を施し，慎重に対処しなければならない。

喘証の既応歴をもつ者はすべて，平時より風寒を避け飲食を節制し，飲酒・喫煙を禁じるべきである。情志によって発作するものは特に情志の安定に努め，不良な刺激を避けるようにし，身体を鍛え気功の鍛練をして根本を固めるようにする。

結語

喘証とは呼吸困難を呈し，はなはだしい場合は口を開けて肩で息をし，鼻翼呼吸や起坐呼吸を現す病証の一種で，重篤な場合は喘脱を起こす。外感六淫，あるいは飲食・情志による内傷が原因となったり，病が長引いて体虚となったりして起こる。病は主に肺・腎にあり，また肝・脾などの臓とも関連している。病理の性質には虚実の二種があり，実喘は邪気壅肺のため気が宣降できなくなるもので，祛邪利気をはかって治療する。虚喘は精気不足のため肺腎の出納に異常を生じるもので，培補摂納をはかって治療する。

臨床では寒熱の転化および両者の共存に注意しなければならない。例えば外寒内熱の者は解表清裏し，風寒化熱もしくは痰濁蘊肺のうえに風寒や邪熱を感受した者は，病状の転化に応じて処置しなければならず，兼証や夾証の状況に即して治療すべきである。繰り返し発作する過程では，邪気が実であっても正気はすでに虚となって，肺実腎虚である「上実下虚」証が現れる。それに対しては，上を疏泄・下を補益して，主客軽重を考慮しながら処置を施すようにする。虚喘には補肺すべきものと補腎すべきものの違いがあるが，多くは互いに関連しているのでその関係をよく考慮する必要があり，そのなかでも特に腎の治療を重視すべきである。同時に陰陽を明確に弁別しなければならず，陽虚は陽気を温養し，陰虚は真陰を滋填し，陰陽両虚ならば主客に応じて両者を考慮する。喘促が改善せず汗が出て手足が冷たくなり，顔色は青く手足がむくみ，煩躁して意識がもうろうとする心陽欲脱の者には，すぐに救命措置を施さなければならない。

文献摘要

『素問』至真要大論篇「諸気膹鬱，皆属於肺」

『素問』大奇論篇「肺之癰，喘而両胠満」

『素問』玉機真臓論篇「秋脈……不及則令人喘，呼吸少気而咳」

『霊枢』経脈「腎足少陰之脈，是動則病……喝喝而喘」

『素問』痺論篇「肺痺者，煩満喘而嘔。心痺者，脈不通，煩則心下鼓，暴上気而喘」

『素問』逆調論篇「不得臥臥則喘者，是水気之客也」

『丹渓心法』喘「肺以清陽上昇之気，居五臓之上，通栄衛，合陰陽，昇降往来，無過不及，六淫七情之所感傷，飽食動作，臓気不和，呼吸之息，不得宣暢而為喘急。亦有脾腎倶虚，体弱之人，皆能発喘。又或調摂失宜，為風寒暑湿邪気相干，則肺気脹満，発而為喘。又因痰気皆能令人発喘。治療之法，当究其源。如感邪気，則駆散之，気鬱即調順之，脾腎虚者温理之，又当於各類而求」

『景岳全書』喘促「実喘者，気長而有余。虚喘者，気短而不続。実喘者胸脹気粗，声高息湧，膨膨然若不能容，惟呼出為快也。虚喘者，慌張気怯，声低息短，惶惶然若気欲断，提之若不能昇，呑之若不相及，労動則甚，而惟急促似喘，但得引長一息為快也」

『仁斎附遺方論』喘嗽「有肺虚挟寒而喘者，有肺実夾熱而喘者，有水気乗肺而喘者……如是等類，皆当審証而主治之」

『医宗必読』喘「治実者攻之即効，無所難也。治虚者補之未必即効，須悠久成功，其間転折進退，良非易也。故弁証不可不急，而弁喘証為尤急也」

『諸証提綱』喘証「凡喘至於汗出如油，則為肺喘，而汗出発潤，則為肺絶……気壅上逆而喘，兼之直視譫語，脈促或伏，手足厥逆乃陰陽相背，為死証」

『羅氏会約医鏡』論喘・促・哮三証「三証相似，

而実不同。須清析方可調治。喘者，気急声高，張口抬肩，搖身擷肚，惟呼出一息為快。……促者，即経之所謂短気者也，呼吸雖急，而不能接続，似喘而無声，亦不抬肩，労動則甚，此腎経元気虚也……。哮者，其病似喘，但不如喘出気之多，而有呀呷之音……」

『医学衷中参西録』治喘息方「心有病可以累肺作喘，此説誠信而有証……由是言之，心累肺作喘之証，亦即腎虚不納之証也」

［7］肺脹

肺脹とは，各種の慢性の肺系疾患の発作が繰り返し起きて長引くことにより，肺気が脹満して収斂・下降できなくなる一種の病証である。臨床上みられる症状は，胸部の膨満感・塞がったような脹悶感・喘咳上気・多量の痰・煩躁・心悸などである。病程は長期間に及び，軽快と悪化を繰り返す。慢性化すると顔色はどす黒くなって唇や爪は青紫色を呈し，腹部は脹満して肢体浮腫を起こし，はなはだしければ喘脱などの危険な証候が現れる。

肺脹という病名は『霊枢』にはじめて記載がみられる。『霊枢』脹論篇では「肺脹の者は，虚満し，喘咳が現れる（肺脹者，虚満而喘咳）」と述べられ，『霊枢』経脈篇でも「肺，手の太陰の脈は……外邪に侵されて発病すれば，肺は膨膨として脹満し，喘咳を発する（手太陰之脈……是動則病肺脹満膨膨，而喘咳）」と記されている。『金匱要略』肺痿肺癰咳嗽上気病篇では本病の主症について「咳嗽して上気するのは，肺脹である。その患者が喘息発作を起こすと，両目が突出するかのようになる（咳而上気，此為肺脹，其人喘，目如脱状）」としている。このほか痰飲咳嗽病篇の中の支飲に関する記述に，その症状は「咳嗽・気逆して起坐呼吸をし，息切れがして横たわれず，外観は水腫のようである（咳逆倚息，短気不得臥，其形如腫）」とあるのが本病に類似している。また，『諸病源候論』咳逆短気候には肺脹の発病機序について，「肺虚が微寒により傷つけられると咳嗽となり，嗽のために気が肺間を環れば肺脹を起こす。肺脹になると気逆を起こす。肺がもともと虚し，気も不足しているところに，さらに邪気が乗じたために壅がれスムーズに宣発できなくなると，咳嗽・気逆し，呼吸は弱々しく切迫する」と記されている。後世の医書では本病を肺痿や肺癰の後に掲載しており，ときに痰飲・喘促・咳嗽などの章にも散見されるが，絶えず本病に対する認識を充実させながら発展してきた。例えば『丹渓心法』咳嗽篇では「肺脹で咳をし，右や左に寝返りをうっても眠ることができないのは，痰が瘀血を夾んで気に障害を与えて病となったものである」と述べ，病理は主に痰と瘀が素因となって肺気に障害を与えて起こすことを示している。『張氏医通』肺痿篇には「まさに肺脹には実証が多い」とあり，『証治匯補』咳嗽篇は肺脹について「気が散じて脹になるものは補肺するとよく，気逆して脹になるものは降気するのがよく，虚実の状況を踏まえて施治すべきである」と認識していることから，肺脹の弁証施治に当たっては，虚実の二つに分けるべきことがわかる。

本病は臨床でよくみられる老人性疾患であり，病理は複雑に変化するので，咳喘・痰飲（支飲・溢飲）なども相互に参照すべきである。また，心悸・水腫（喘腫）・喘厥などの病証との関連にも注意しなければならない。

病因病機

本病は，慢性病により肺虚となり，痰濁が貯留するため起こることが多く，さらに外邪を感受することで誘発され，病状が悪化する。

1 久病肺虚

内傷による久咳・支飲・喘哮・肺痿などの肺系の慢性疾患が，長引いて完治しないと痰濁が貯留し，気が肺間に留まる状態が長く続

くため肺虚となり発病する。
2 感受外邪

　　肺虚のため衛外不固となり，それに伴い外邪六淫に反復して侵襲されやすくなるので本病の発作を誘発し，病状は日増しに悪化する。病変はまず肺に存在し，続いて脾・腎に影響を与え，後期には心に及ぶ。肺は気を主り，鼻に開竅し，皮毛に合し，表を主り，外を衛る。したがって外邪は，口鼻や皮毛から侵入してまず肺を犯すことが多く，肺気の宣降不利を起こして上逆すると咳となり，昇降に異常が起こると喘となる。慢性化して肺虚になると主気の機能に異常をきたす。肺病が脾に及ぶと子は母の気を消耗するので，脾は正常に運化できなくなり肺脾両虚となる。また，肺虚が腎に及ぶと，肺は気を主ることができず，腎は納気できなくなる。そのために気喘は日増しに悪化して，吸入困難になって呼吸は切迫して持続することが難しくなり，動くとさらに悪化する。肺と心脈は互いに通じ，肺気は心臓の血脈の運行を補佐しているので，肺虚によって治節作用が働かなくなると，それが長引くとともに病は心に及ぶ。心陽の根は命門の真火にあるので，腎陽不振からさらに心腎陽衰にいたると，喘脱などの危険な兆候が現れる。

　　主要な病理素因である痰濁・水飲と血瘀とが互いに影響し合い，同時に発病することもある。痰の産生は，はじめのうちは肺気の鬱滞から脾の運化に影響が及び，津液を代謝できなくなるために起こり，時間を経るに従って，津が肺虚のために気化されず，脾虚のために輸送されず，腎虚のために蒸化されなくなって生じるようになり，その痰濁がさらに貯留して喘咳が持続して止まらなくなる。慢性化して痰から寒によって飲を生じると，さらに風寒邪を感受した場合に外寒内飲の証となる。風熱邪を感受したり痰鬱が熱と化すと，痰熱証が現れることもある。痰濁壅盛となって気道を塞いだり，肺虚のため清気を吸って濁気を呼くことができないと，清気が足りず濁気が余って濁邪が清気を障害し，痰が神竅を蒙いで煩躁・嗜眠・昏迷などの変証となる。痰熱内鬱のために熱が肝風を動かすと，筋肉のひきつりや震顫，ひどいときには痙攣を起こしたり，あるいは血を動かして出血したりする。

　　痰・飲・水・湿は同一の源に由来し，いずれも津液の停積によって形成されるもので，相互に転化することもある。陽虚陰盛となって，気が津を化すことができなくなると，痰が陰によって飲や水に変化する。飲が上焦に留まり肺に迫ると咳逆上気を起こし，凌心すると心悸や息切れを起こす。痰湿が中焦を阻害すると摂食量が減り悪心・嘔吐を生じ，腹部は脹満し泥状便になる。飲が皮膚に溢れると水腫を起こして尿が減少する。飲が胸脇や腹部に停留すると，懸飲や腹水などが現れる。

　　痰濁が肺を蘊いで病が慢性化し，病勢が深くなって肺気が鬱滞すると，肺気による心血の運行の管理・調節ができなくなり，心が主る各種の働きが過度になって心気や心陽の虚衰を起こす。血脈を推動する力がなくなるので心悸や結代脈がみられ，唇・舌・爪などは青紫を呈し，頸動脈の拍動が激しくなる。肺脾気虚のため気の摂血の機能が働かないと，咳血・吐血・便血などが現れる。心は血を主り肝は血を蔵し，また肝は疏泄を主るので，心・肝は調血の臓である。心脈に不調を生じると，肝臓の疏調がうまく働かなくなり，血は肝に鬱して脇下に瘀結し，癥積を生じる。

　　以上からわかるように，病理的要素は互いに影響し合い転化する。例えば，痰が寒により飲になったり，飲が肌表に溢れて水になったり，痰濁が長く留まって肺気の鬱滞を起こし心脈がスムーズでなくなるため血鬱から瘀を生じたりする。瘀が血脈を阻むと，「血利せざれば水となる」の状態となる。ただし一般には早期は痰濁が主となり，時間を経ると痰と瘀が同時に現れ，ついには痰濁・血瘀・水飲が交錯するよう

になる。

病理の性質は標実本虚に属するものが多いが，偏実・偏虚の違いがある。標実のものは急証のことが多い。邪を感受したものは邪実に偏り，平時は本虚に偏っている。早期は気虚か気陰両虚に属することが多く，肺から脾や腎に影響が及ぶ。後期には気虚が陽に及んで肺・腎・心の病になるか，または陰陽両虚となるが，純粋に陰虚のものはまれである。正虚と邪実は互いに因果をなしていることが多い。陽気が足りず衛外不固となると容易に外邪を感受するので，痰飲を除くことは難しくなる。証が陰虚に属するものは外邪や痰濁が熱に変化しやすいので，虚実の諸症状が常に交錯して現れ，頻繁に発作が起こり，ひどいものでは発作が持続して治まらなくなる。

類証鑑別

肺脹と哮証・喘証には，いずれも咳が出て上気・喘満を生じるという共通の主証がある。相違点をあげれば，肺脹は多種の肺系疾患が慢性化して発症するものであり，哮は反復発作性の単独で発症する疾病であり，喘は多くの急・慢性疾患にみられる一症状を指すものである。

三者の相互関係からみると，肺脹は喘証の範疇に分類することができ，哮や喘の病が長引いて発展して肺脹となることもある。このほか肺脹は外感によって誘発され，病状が悪化しているときには，痰飲病における「支飲」の証が現れることもある。これらについてはすべての関連する章を参照して，その同異を把握しておかなければならない。

弁証論治

肺脹の主要な症状は咳逆上気し，痰が多く，胸悶し，喘息は動くと悪化し，ひどいものは鼻翼を動かし口を開いて肩を上げて呼吸し，目は飛び出しそうなほど脹れて，煩躁して落ち着かない。病状は重いものも軽いものもあり，外邪を感受すると悪化して寒熱表証が現れる。重篤なものは動悸がみられ，顔や唇の色が青紫になり，肢体浮腫・吐血・便血・譫妄・嗜睡昏迷・痙攣・厥脱などの症状が現れる。

弁証はすべて標実本虚に属するが，偏実と偏虚の違いがある。一般に邪を感受しているときは邪実に偏り，平時は本虚に偏っている。偏実のものは風寒・風熱・痰濁（水飲）・痰熱を明確に区別し，偏虚のものは気（陽）虚・陰虚の性質の違いと，肺・心・腎・脾の病変の主客を区別しなければならない。治療は治標と治本の二方面に分けられる。標実のものは病邪の性質にもとづいて，祛邪宣肺（辛温または辛涼）・降気化痰（温化または清化）・温陽利水（通陽または淡滲）を分別して採用し，ひどいものには開竅・熄風・止血などの治法を施す。本虚のものは主として補養心肺・益腎健脾を施し，場合によっては気陰ともに調節したり，陰陽ともに考慮する。正気欲脱に進行したときは扶正固脱・救陰回陽しなければならない。

1 痰濁壅肺

症　状　咳嗽して痰は多く，色は白く粘膩であるか泡沫状を呈し，息切れ・喘息を起こし疲れると症状が顕著になる。風を畏れ汗をかきやすく，上腹部が痞えて食が細くなる。疲れやすくてだるく，舌質はやや淡，舌苔薄膩または濁膩，脈小滑。

証候分析　肺虚脾弱のために痰濁が内生し，上逆して肺を干すため咳嗽して白く粘膩な痰を多量に吐く。痰が寒のため飲と化すと，痰は泡沫状を呈する。肺気が虚弱なうえに気が痰に阻害されるため，息切れ・喘息を起こし，疲れると悪化する。肺虚のため衛表不固となるので，風を畏れ汗をかきやすい。肺の病が脾に及んで脾気虚弱になり，運化に異常をきたすと上腹部の痞え・摂食量低下・倦怠感が現れる。舌質偏淡・苔濁膩・脈小滑は肺脾気虚・痰濁内蘊の表れである。

| 治　法 | 化痰降気・健脾益肺
| 方　薬 | 蘇子降気湯，三子養親湯，六君子湯加減。

　前二者とも効能は降気・化痰・平喘であるが，蘇子降気湯は温の性質が強く，上実下虚の寒痰による喘咳に適応する。三子養親湯は降の性質が強く，痰濁が盛んで肺実による喘満がみられ，痰が多く粘膩性のものに適応する。六君子湯は健脾・燥湿・化痰の効能をもち，補の性質が強く，脾虚と痰湿を兼ねているものに適応し，病状が安定しているときの調整処方としても用いることができる。痰が多く胸満して横たわれないものには，葶藶子を加えて瀉肺祛痰をはかる。肺脾気虚のため汗をかきやすく，息切れ・だるさがみられ痰は多くないものには，党参・黄耆・白朮・甘草・茯苓を加えて，健脾益気・補肺固表をはかる。

　痰が寒によって飲となり，外感風寒により喘咳を誘発し，痰は多く粘白で泡沫状を呈する表寒裏飲の証には，小青竜湯をベースに，麻黄・桂枝・細辛・乾姜を増量して散寒化飲をはかる。飲が鬱して化熱し，煩躁して喘を起こし脈浮のものには，小青竜湯加石膏湯を用いて鬱熱を清する。

2 痰熱鬱肺

| 症　状 | 咳逆による喘息で呼吸は荒く，煩躁や胸満がみられ，痰は黄色または白色で，粘稠で切れにくい。あるいは発熱してわずかに悪寒を伴い，汗をかくが多くはなく，尿の色が濃く便は乾燥して口渇し，舌紅，舌苔黄または黄膩，辺尖紅，脈数あるいは滑数。

| 証候分析 | 痰濁が内蘊して化熱し，痰熱壅肺となるため，痰は黄色か粘白で切れにくい。肺熱が内鬱して清粛がコントロールできなくなり肺気が上逆するので，喘咳気逆して呼吸が荒く，煩躁・胸満・乾燥便・濃黄色尿が現れる。さらに外感を感受した風熱犯肺では，発熱してわずかに悪寒し，汗をかくが量は多くはないなどの表証がみられる。口渇・舌紅・苔黄または黄膩，脈数または滑数はいずれも痰熱内鬱の表れである。

| 治　法 | 清肺化痰・降逆平喘
| 方　薬 | 越婢加半夏湯，桑白皮湯加減。

　前者は宣肺泄熱の効能をもち，飲熱鬱肺と外感表邪があり，喘咳上気して目が飛び出しそうで，身熱があり脈浮大のものに適応する。後者は清肺化痰の効能をもち，痰熱壅肺により喘急胸満して，黄色い痰か白くて粘稠な痰を吐くものに適応する。痰熱内盛のため痰の粘り気が強く切れにくいものには，魚腥草・栝楼皮・海蛤粉・風化硝を加えて，清熱・滑痰・利肺をはかる。痰鳴を伴う喘息で横たわれないものには，射干・葶藶子を加えて瀉肺平喘をはかる。痰熱が津を傷つけて口乾舌燥がみられるものには，天花粉・知母・芦根を加えて生津潤燥をはかる。陰傷のため痰の量が減っているものは苦寒の薬味を減らし，沙参・麦門冬など養陰の生薬を加える。

3 痰蒙神竅

| 症　状 | 神志は恍惚となり，譫妄や煩躁不安，撮空理線*がみられ，魂の抜けたような表情で，嗜睡や昏迷をきたす。あるいは肝風内動を生じて肢体がピクピクしたり痙攣を起こしたりし，咳逆や喘促を発して痰は切れにくく，苔白膩または淡黄膩，舌質暗紅または淡紫，脈細滑数。

　*撮空理線：譫妄のとき目的なしに両手を伸ばして空をつかむような動作をし，同時に母指と示指を擦り合わせ，糸を撚るような仕草をすること

| 証候分析 | 痰が心竅を塞ぎ神の働きを蒙蔽するため，神志恍惚・譫妄・躁煩・撮空理線・嗜睡・昏迷が現れる。肝風内動のため筋肉がピクピクしたり痙攣を起こしたりする。肺虚痰蘊のため咳逆喘促を生じ痰は切れにくい。苔白膩または淡黄膩，脈細滑数は痰濁内蘊を示す。舌暗紅または淡紫は，心血瘀阻を表す。

| 治　法 | 滌痰・開竅・熄風

|方　薬| 滌痰湯加減。ほかに安宮牛黄丸または至宝丹。

　滌痰湯は滌痰開竅・熄風止痙の効能をもち，痰迷心竅・風痰内盛により意識が朦朧とし，嗜睡がみられ痰が多く肢体がピクピクするものに適応する。処方中の半夏・茯苓・橘紅・胆南星は滌痰熄風の効能をもち，竹筎・枳実は清熱・化痰・利膈の効能を現し，菖蒲は開竅化痰の効能をもつ。至宝丹および安宮牛黄丸は清心開竅の働きをもつ。痰熱内盛のため身熱・煩躁・譫語・神昏が現れ，苔黄舌紅の者には，葶藶子・天竺黄・竹瀝を加える。肝風内動のため痙攣するものには釣藤鈎・全蠍を加え，さらに羚羊角粉を別途服用させる。血瘀が明らかで唇や爪が青紫を呈するものには，丹参・紅花・桃仁を加えて活血通脈をはかる。皮膚や粘膜からの出血，喀血や便血があって出血の色が鮮やかな者には，水牛角・生地黄・牡丹皮・紫珠草などの清熱涼血の止血薬を配合する。

4 肺腎気虚

|症　状| 呼吸が浅く短く，続けることが困難で，声が低くて弱々しく，ひどいものは口を開いて肩を上げて呼吸し，横たわることができない。咳嗽とともに白い沫状の痰が出て，切れにくい。胸悶や動悸があり，寒がって汗をかき，舌は淡または暗紫色，脈は沈細数無力あるいは結代。

|証候分析| 肺腎両虚のために主気・納気ともにうまく働かなくなるので，呼吸は浅く短くなり，声は低く弱々しく，口を開いて肩で呼吸し横たわれない。寒飲伏肺・腎虚水泛のため，痰は白く沫状で切れにくい。肺の病が心に及んで心気虚弱となるため，動悸して寒がり，汗をかく。肺が治節の機能を失い，気が血を統率する働きを果たせなくなり，気滞血瘀となるため舌は淡か暗紫色を呈し，脈は沈細虚数または結代となる。

|治　法| 補肺納腎・降気平喘
|方　薬| 平喘固本湯，補肺湯加減。

　前者は補肺納腎・降気化痰の効能をもち，肺腎気虚のため痰を伴う喘咳のみられる者に用いられる。後者は補肺益気の効能をもち，肺気虚弱のため喘咳・息切れがして呼吸が十分にできない者に用いられる。処方中の党参（人参）・黄耆・炙甘草は補肺の効能を現し，冬虫夏草・熟地黄・胡桃肉・坎臍〔臍帯〕は益腎の効能をもつ。五味子は肺気を収斂し，霊磁石・沈香は納気帰元に働く。紫苑・款冬花・蘇子・法半夏・橘紅は化痰降気の効能をもつ。肺虚有寒のため寒がって舌質淡のものには，肉桂・乾姜・鐘乳石を加える。陰傷を兼ね微熱があり舌紅苔少のものには，麦門冬・玉竹・生地黄を加える。気虚のため瘀阻をきたし，頸部動脈の拍動が激しく，顔や唇の色が明らかに青紫になっているものには，当帰・丹参・蘇木を加えて活血通脈をはかる。喘脱の危険な状態となっている者には，急いで参附湯で蛤蚧粉か黒錫丹を服用させ，補気納腎・回陽固脱をはかる。病状が安定しているときには，皺肺丸を常用してもよい。

5 陽虚水泛

|症　状| 顔や下肢に浮腫を起こし，ひどいものは全身がむくみ，腹部は脹満して腹水を伴う。心悸があり喘咳し，透明で薄い痰を吐き，上腹部の痞えがあって食欲はなく，尿は少なく寒がりで顔や唇は青紫色を呈す。苔白滑，舌胖，舌質黯，脈沈細。

|証候分析| 肺・脾・腎の陽気が衰えて気が水を化すことができず，水邪が氾濫するので顔や肢体に浮腫を起こす。水飲が心肺を上凌するため，心悸・喘咳・薄く透明な痰の咯出がみられる。脾陽が虚衰して正常に運化することができないので，上腹部が痞え食欲がなくなる。寒水が体内で旺盛になっているため，寒がって尿量が減る。陽虚血瘀のため顔や唇は青紫色を呈し，舌質は暗となる。脈沈細，舌は胖，苔白滑は陽虚水停の表れである。

|治　法| 温腎健脾・化飲利水

方　薬　真武湯合五苓散加減。

　真武湯は温陽利水の効能をもち，脾腎陽虚による水腫に用いられる。五苓散は通陽利水の効能をもち，真武湯と組み合わせると利尿消腫の作用を高めることができる。処方中の附子・桂枝は温腎通陽の作用を，茯苓・白朮・猪苓・沢瀉・生姜は健脾利水の作用を現し，赤芍は活血化瘀の働きをもつ。水腫が激しいものには，沈香・黒白丑〔牽牛子〕・万年青根を加えて行気逐水をはかる。血瘀が激しく顔や唇は青紫を呈しチアノーゼが明らかなものには，沢蘭・紅花・北五加皮を加えて化瘀行水をはかる。

　予後と転帰は，体質・年齢・病程・治療の時期などのすべてに関係する。一般的に，本病は徐々に発症するもので，病程は緩やかで発作を繰り返し，完治することは難しい。『金匱要略』肺痿肺癰咳嗽上気病篇では，「上気し，顔面がむくみ，肩で呼吸し，脈が浮大なものは，治すことができない。もしさらに下痢をするようであれば，いっそう危険な状態である（上気面浮腫，肩息，其脈浮大，不治，又加利，尤甚）」と，『証治匯補』咳嗽門では「肺脹で気が詰まり，横臥することができず，喘息して鼻孔が煽動するものは難治である」と記されている。臨床では，特に老人の患者の場合，発病後すぐにコントロールを行わないと変証を起こしやすい。例えば気不摂血により泡沫状の血痰を吐いたり，吐血や便血を起こしたり，痰迷心竅や肝風内動のため譫妄昏迷・震顫・痙攣を起こしたりする。あるいは喘脱を起こして意識不明となり，汗をかいて四肢は冷たくなり，脈微でいまにも絶えようとしている者は，陰陽消亡の危篤の状態である。

　予防に関しては，原発病の治療を重視しなければならない。日頃から感冒にかからないようにし，内傷による咳嗽が長引いて慢性咳嗽とならないようにすることが予防の鍵である。病にかかったあとは特に保温に注意を払い，秋冬や季節の変わり目には外邪を感受しないようにしなければならない。発病したらすぐに治療し，こじれないようにする。平時には扶正固本の方薬を常用し，正気を増強して抵抗力を高め，酒やたばこを控えて辛いもの，冷たいもの，塩辛いもの，甘いものをみだりに食べすぎないようにする。水腫があるものは低塩または無塩の食事を摂らなければならない。

結語

　肺脹は多種の慢性の肺系疾病の後期において発症する。臨床では喘咳上気・胸悶脹満・動悸を主証とする。慢性化すると顔や唇は青紫を呈し，全身の浮腫が現れ，ひどいものは昏迷や抽搐を起こして喘脱などの危険な状態になる。その症状の現れ方によって，咳喘・痰飲・心悸・水腫・喘厥などの証との関連が考えられる。

　病因は，主として慢性病のため肺虚となることにあり，繰り返し外邪を感受することによって，病状が悪化する。病位は肺にあり，さらに脾・腎に影響して，後期には心に及ぶ。病理的には気虚や気陰両虚から陽虚に発展するものが多く，病の過程で痰・飲・瘀などの病理産物を形成する。標本虚実は常に交錯しているか，あるいは互いに影響し合っている。最終的に邪盛正虚となって，気不摂血や痰蒙神竅，もしくは喘脱などの重篤な変証となる。

　治療に当たっては，邪を感受しているときには邪実に偏り，平時には正虚に偏っているという違いにもとづいて，扶正と祛邪の方法を選択して用いなければならない。

　臨床では痰濁壅肺・痰熱鬱肺・痰蒙神竅・肺腎気虚・陽虚水泛の五つの証候が現れる。各証は常に互いに交錯・転化する。臨床では弁証の常規を掌握するだけでなく，交錯した症状にもとづいて臨機応変に治療を行う必要があり，そのなかでも痰蒙心竅・肺腎気虚・陽虚水泛といった特に危険なものは，処置のタイミングを失うと予後不良となる。

　高齢あるいは慢性疾患のために体虚となって

いる患者は，邪を感受すると病状が悪化するが，すでに正気が衰えて邪に抵抗する力がなくなっているため，正邪抗争の特徴がはっきり現れない。このため短期間のうちに咳喘が突然悪化し，痰の色が黄色に変わって舌質が紅に変わるものは，発熱や悪寒などの表証を認めなくても，外邪の存在を考慮する必要がある。痰の色・質・量などの変化に注意し，全身の状況と照らし合わせて，総合的に判断しなければならない。

文献摘要

『素問』大奇論篇「肺之壅，喘而両胠満」

『金匱要略』肺痿肺癰咳嗽上気「上気喘而躁者，属肺脹，欲作風水，発汗則愈」

『諸病源候論』上気鳴息候「肺主於気，邪乗於肺則肺脹，脹則肺管不利，不利則気道渋，故上気喘逆鳴息不通」

『丹渓心法』咳嗽「有嗽而肺脹壅遏不得眠者，難治」

『聖済総録』肺脹「其証気脹満，膨膨而咳喘」

『寿世保元』痰喘「肺脹喘満，膈高気急，両脇煽動，陥下作坑，両鼻竅張，悶乱嗽渇，声嗄不鳴，痰涎壅塞……」

『証治匯補』咳嗽「肺脹者，動則喘満，気急息重，或左或右，不得眠者是也。如痰挟瘀血礙気，宜養血以流動乎気，降火以清利其痰，用四物湯加桃仁，枳殻，陳皮，栝楼，竹瀝。又風寒鬱於肺中，不得発越，喘嗽脹悶者，宜発汗以祛邪，利肺以順気，用麻黄越婢加半夏湯，有停水不化，肺気不得下降者，其症水入即吐，宜四苓散加葶藶，桔梗，桑皮，石膏。有腎虚水枯，肺金不敢下降而脹者，其症乾咳煩冤，宜六味丸加麦冬，五味」

[8] 肺癆

　肺癆（はいろう）は，伝染性の慢性消耗性疾患である。肺の損傷によって起こるため，肺癆という。咳嗽・咳血・潮熱・盗汗・身体が次第に痩せる，などの症状が特徴的にみられる。これらの症状は軽い場合にはときどき現れるだけであるが，重篤になると相次いだり同時に現れたりする。

　本病の名称は歴代にわたって繁用されていたが統一されていなかったため，李中梓が「学ぶ者をあれこれ惑わせる」と述べたほどである。以下に簡単に紹介すると，まず本病には伝染性があることから，「屍疰（ししゅ）」「労疰（ろうしゅ）」「虫疰（ちゅうしゅ）」「毒疰（どくしゅ）」「伝屍（でんし）」などの名が付けられた。また，症状の特徴を表した名称として，『外台秘要』に「肺痿疾」「骨蒸」が，『儒門事親』に「労嗽」が，『太平聖恵方』に「急癆（きゅうろう）」などが登場する。『三因極一病証方論』になると「癆瘵（ろうさい）」という呼び名にほぼ定まり，『済生方』でもろもろの呼称が「癆瘵」に統一されるようになった。その後は清朝末期までそのまま用いられてきたが，現在は一般的に肺癆と呼ばれている。

　本病の臨床上の特徴は，早くも『内経』の中に述べられている。例えば『素問』玉機真蔵論篇には，「全身の主たる骨が軟弱無力になり，主たる筋肉も痩せこけて，胸中は気満し，喘息して呼吸困難になり，胸が痛み，その牽引痛が肩・背・項にまで走り，身体は熱をもち，筋肉は痩せてそげるように落ち，膕部も損傷し……肩は下に落ち込み（大骨枯槁，大肉陥下，胸中気満，喘息不便，内痛引肩項，身熱，脱肉破䐃……肩髄内消）」という記述がある。また『霊枢』玉版篇には，「咳が出て，身体も衰弱し，身体は熱をもち，脈は小かつ疾（咳，脱形，身熱，脈小以疾）」という一文が見られる。いずれも肺癆の主症状を生き生きと描写したものである。『金匱要略』の虚労病の中にも本病が含まれており，「腸鳴および，馬刀挟癭〔頸部や脇下に結節が生じるもの〕はすべて虚労のために起こったものである（若腸鳴，馬刀侠癭者皆為労得之）」と記されている。『中蔵経』伝屍では，本病が患者と直接接触することによって感染する病であると考えられており，「人は血気が衰弱したり，臓腑が虚して羸（よわ）ったりしていると……酒食によって……または病人の見舞いや葬儀への参列によって……この病死の気に鐘（あ）たると，感染して発病する」と記している。『肘後方』治屍注鬼注方には，「死後も病を近親者に伝え，一門を滅すこともある」と記されている。また『普済本事方』では，本病の病因が「肺虫」であることをはっきりと示しており，例えば諸虫飛屍鬼疰篇の中で「肺虫が肺葉の内にいて，人の肺系を蝕むために瘵疾となる。喀血して声がかすれる」と述べている。『備急千金要方』では，「屍疰」を肺臓病篇に入れて，病位が主に肺にあることを明確に示した。『外台秘要』虚労骨蒸方篇では，本病の臨床症状を詳しく観察し，「骨蒸は……朝起きたときには体が冷たいが，夜になると熱くなり，煩躁して安らかに眠れず，食べものも無味である……そのために身体がだんだんと痩せ，はじめに盗汗が現れて，その後は寒熱往来が起こり，次第に咳が出てくる。咳の後には顔色が白くなり，両頬に丸くて貨幣大の赤みがみられるようになる。その赤みは左を下にして寝ると右側に現れ，唇や口が非常に鮮やかな赤色になる」と記述しているほか，同書，灸骨蒸法図四首篇では，「腹中に塊があるか，あるいは頭の後ろの下方両側に小結節があり，

多いものでは五，六にもなる」いう記載も見られる。以上のように，本病の典型的な症状や進行過程，および兼証は，さまざまな書物の中で系統的に描写されてきた。宋代に近づくと，本病には伝染性という特徴があるという先人の認識にもとづき，「癆虫」「瘵虫」説が再び登場した。『仁斎直指方』には，「瘵疾を治すには，瘵虫を殺すべし」という論点が示されている。元の葛可久の『十薬神書』には十方が収載されているが，これは肺癆治療の専門書として中国に現存する最初のものである。また『丹渓心法』癆瘵では，「癆瘵は陰虚による」という説を提唱し，病理の重要性を説くとともに滋陰降火の治療大法を確立した。『医学入門』労瘵では，「潮・汗・咳嗽・または出血，あるいは遺精・遺泄は，軽重によって分かれる。軽症のときは六つの症状がまれに現れるだけであるが，重症になるとそれらが同時に現れる」と述べ，本病の主要な六症状について概要を示した。『医学正伝』労極では，殺虫と補虚の二大治療原則が確立された。

本篇では，主に「瘵虫」の感染によって起こる肺臓の消耗性疾患について述べる。

病因病機

肺癆の発病要因に関する歴代の医家の認識は概ね，主に以下の二つに分類することができる。一つは外因による感染，すなわち「瘵虫」が人体を侵す場合。もう一つは内傷である体質虚弱，すなわち気血不足や陰精の消耗がみられる場合である。病変が起こる主要な臓は肺であるが，脾腎に波及したり，はなはだしい場合には五臓にまで伝わることがある。病理的には，主に陰虚に属する。

1 「瘵虫」の感染

すでに晋代より，本病には伝染性があることが認識されていた。『肘後備急方』治屍注鬼注方の中には，「年月が経つと，次第に停滞し，死に至る，死後はまた病を近親者に伝染させ，ついには一門を滅す」という記載がある。また相互に感染する病であることから，「癆虫」「瘵虫」説も登場した。例えば『三因極一病証方論』癆瘵諸証では，「諸々の証は異なるけれども，その根底には虫がいることが多い」とはっきり述べている。すなわち瘵虫の伝染が本病を起こす唯一の要因であり，患者と直接接触することにより「瘵虫」が人体に侵入して発病するのである。例えば病人の見舞い，葬儀への参列，病人の看病，身内の者が患者と生活を共にするなどといったことが，感染の誘因であることを明確に指摘した。本病に対するこのような感覚的な認識は，ここ百年における病原菌の発見によって正しいことが証明されている。

2 正気の虚弱

先天的に虚弱体質である。後天的には酒色過度などのような生活面の不摂生，青年の早婚・憂いや思慮・過労または麻疹・外感病による慢性的な咳・妊娠出産後などのような大病や慢性病で治療が適切に行われないと，気血津液が消耗し，まず正気が失われて抵抗力が弱まる。このような虚があるとそれに乗じて「瘵虫」が人体に侵入する。『外台秘要』灸骨蒸法図では，「産婦や幼児の類は，伝注してさらに苦しむ」と述べ，小児の発育不良や，妊娠出産で体が衰弱している女性は最も感染しやすいと説明している。『明医雑著』癆瘵篇では，「男子は二十歳前後になると，性欲が過度になり，精血を消耗するため，必ず陰虚火動の病を生じる」と述べている。『古今医統』癆瘵門では，「人は平素から元気を養い，精血を大切にしていれば，瘵に感染することはない。欲情にまかせて性行為に走り，疲れを自覚しなければ，精血は内で消耗し，虚に乗じて邪気が外から侵入する」と述べ，「気虚・血瘵の者は，けっして癆瘵の患者の家を訪れてはならない，病人を見舞ったり，その葬儀に参列したりすると，衣服や食器を通じて，その虚に乗じて接触感染をする」と警告している。これは青年の早婚や不摂生などに

よる正気の虚が，発病の重要な内因になることを示したものである。そのほか貧困や栄養不良などによる正気の虚も，発病の重要な要因となる。例えば『理虚元鑑』虚症有六因篇では，「境遇によるものは……貧困による堪えがたい困窮」が本病の原因の一つであると指摘している。

このように内外双方の要因は互いに因果関係にあるが，発病の主要な鍵となるのは，内因である正気の虚である。なぜなら正気が旺盛であれば感染しても発病するとは限らないが，正気が不足していれば容易に発病するからである。同時に病の軽重は体内の正気の強弱にやはり密接に関係している。一方外因としての感染もまた発病のための重要な要因である。それは人体の気血を損なう直接的な原因であり，発病後の病変の発展規律を決定づけるものでもあって，他の病の特殊な要因とは異なる。例えば『古今医統』癆瘵門では「凡そこの諸虫は……弱った人に棲み着き……日が経つとついに癆瘵の証になる」と述べている。

「瘵虫」によって侵される病変部位は，主に肺である。肺は呼吸を主り，天から気を受け，清気を吸い濁気を吐く。もし肺臓自体が虚弱になり外邪を防衛する機能が弱くなったり，他臓器の病変によって肺気が損なわれて肺が虚すと，「瘵虫」が容易に肺を犯し，肺自体を侵蝕して発病にいたる。『証治匯補』伝屍癆篇では，「五臓のそれぞれに症がみられるが，結局はみな肺に帰する」と述べ，主な病位が肺であることをはっきりと示した。したがって臨床では，乾咳・のどの乾燥・痰中に血が混じる，喉中の炎症・声がかれるなど肺系の症状がよく現れる。そのため癆疾の中でも最もよくみられるのは肺癆である。

臓腑の間には相互に資生し制約する関係があるため，病理的な状況下でも，肺臓という局部の病変が他の臓器や整体に影響を与えることがある。そのため「その邪はめぐりめぐって，五臓に乗ずる」という言葉がある。なかでも脾腎両臓の関係は最も緊密であり，同時に心肝に波及する場合もある。

脾は肺の母である。肺が虚すと脾気を奪って自らを養うため，脾もまた虚す。脾虚になれば水穀を精微に化生し上部に輸送して肺を養うことができなくなるため，肺もまた虚すことになる。その結果，ついに肺脾同病にいたり，疲労・食欲不振・泥状便など脾虚の症状を伴うようになる。

腎は肺の子であるため，肺が虚すと腎は滋生の源を失う，あるいは腎虚により生じた相火が肺金を灼き，上昇して母である肺気を奪うため，肺腎両虚となる。その結果，骨蒸・潮熱・男性の失精・女性の月経不調など腎虚の症状が同時に現れるようになる。もし肺が虚して肝を制御することができなかったり，腎が虚して肝を養うことができないと，肝火が旺盛となって，上逆して肺を侮るので，せっかちで怒りっぽくなる・脇肋部のひきつれるような痛みなどの症状が現れる。もし肺虚に心火が乗じ，腎虚のために腎水が火を抑えることができないと，虚煩不眠・盗汗などの症状を伴うようになる。

病が長引き重篤になると，病は変化・進展して肺・脾・腎三臓同病が現れるようになる。すなわち肺病が腎に及び，腎が虚して肺気を納めることができなくなったり，あるいは脾虚が腎に及び，脾が精を化して腎を養うことができなくなるなど，後天の不足が先天に及ぶようになる。はなはだしい場合には肺虚により心の血脈の運行を調節する働きを助けることができなくなるため気虚血瘀が生じて，息切れ・喘鳴・呼吸促迫・動悸不安・唇が紫色になる・浮腫・四肢の冷えなどの症状が起こる。

本病は病理的には基本的に陰虚である。しかし気陰両虚になったり，はなはだしいときには陰の損傷が陽に及ぶ場合もある。肺は喜潤悪燥〔潤を喜み，燥を悪む〕の臓であり，肺自体が病を受けるとまず陰分が侵されて陰虚肺燥の症状が現れるようになり，「陰虚は，十のうち往々

にして八九，陽虚は十のうち一二」(『医門法律』虚労門）という割合で出現する。具体的にみれば，病状に軽重の違いがあり，かつ病変に進展段階の違いがあり，波及する臓器もいくつかにわたるため，病理もまたさまざまに変化している。一般的にはまず肺本体が損われて肺陰が損耗し，肺が滋潤を失うために肺陰虧損の症状が現れる。その後肺腎同病となり，あわせて心肝にも波及すると，陰虚火旺の症状が現れる。あるいは肺脾同病になることにより気陰両傷が現れる。後期になり肺・脾・腎三臓がともに虧損して陰の損傷が陽に及ぶようになると，陰陽両虚の重大な局面にいたる。

類証鑑別

『内経』や『金匱要略』では，肺癆を「虚労」「虚損」の範囲に加え，病が進展すると，患者の身体が日増しに痩せ衰え，回復できないほどに衰弱し，虚損証になると述べている。しかし肺癆は伝染性という特徴をもつ，独立した慢性的な伝染性疾患である。一方虚労病は内傷の虧損によるもので，さまざまな慢性疾患のときにみられる虚損の証候を総称したものである。両者の相違点を述べると，肺癆の病位は主に肺にあり，虚労は五臓がともに侵されるため主に腎にある。病理面では肺癆は主に陰虚であり，虚労は陰陽ともに侵される。しかし肺癆が後期になり，虚労の重篤な場合と同じ症状がみられるようになった場合には，「虚なる者は之を補う，損する者は之を益す」という原則に従って治療することもできる。

　肺癆と肺痿の両者にも，一定の関連性と相違点がある。肺痿は肺がさまざまな慢性疾患にかかった後期に現れる状態である。例えば肺癰・肺癆・慢性的な咳などでは肺葉が痿弱になって機能が低下し，肺痿となる。臨床では主に咳とともに濁唾涎沫を吐くという症状がみられる。一方肺癆は，咳嗽・咳血・潮熱・盗汗という症状が特徴的に現れる。『外台秘要』伝屍方には，「伝屍〔伝染する〕疾患……呼吸が切迫し咳をする者を肺痿という」という記述があり，肺癆が後期になると肺痿に移行する場合があることを述べている。しかし肺癆と肺痿はけっして同じではなく，両者には因果関係があることを明確にしておかなければならない。

弁証論治

　本病の臨床上の特徴は，咳嗽・咳血・潮熱・盗汗の四大主症状である。病が軽い場合には，必ずしもすべての症状が現れるわけではないが，重篤になるとほぼすべての症状が相前後して発症したり，合併して現れたりする。発病は多くは緩慢であるが，まれに突然発病したり急激に悪化したりする場合がある。証候や経過はそれぞれに異なるが，一般的には初期には軽く，やや咳嗽があり，疲労して力がなく，次第に痩せて食欲がなくなるという症状が現れる。ときには痰の中に少量の血糸が混ざり，続いて咳が激しくなり，少量の痰を伴う乾咳がみられることもある。あるいは黄色や白色の痰が多く，午後に発熱し，特に掌心に熱感があり，両頬が赤く艶がある・唇が紅い・口が渇いて水を多く飲むなどの症状が現れることもある。あるいは寒がり，ときどき咳血し，はなはだしい場合には大量に喀血する，盗汗・不眠・胸部悶痛・心煩・怒りっぽい，男性は夢遺失精，女性は月経不調または閉経などの症状もみられる。もし病が重篤であるにもかかわらず適切な治療を行わなければ，体の主要な骨がもろくなり肉が痩せ衰える・骨髄の損耗・毛髪が枯れて逆立つ・皮膚甲錯・呼吸が喘ぎ声がかれる・顔や唇が紫色になる・泥状便あるいは水様便・四肢あるいは全身の浮腫など，危険な兆候がみられるようになる。

　本病の弁証型には，病理の属性により陰陽に分けるもの，臓腑の病機により肺・脾・腎に分けるもの，病の軽重により初期・中期・末期に病期を分けるものなどがある。一般的には病理

の属性と臓腑の病機とを結びつけて証を弁別することが多い。すなわち陰虚・陰虚火旺・気虚の違いを区別し，さらに肺と脾・腎との関係を把握するのである。臨床では総じて肺陰虧損が多いが，さらに進行すると陰虚火旺や気陰耗傷になり，ついには陰陽両虚になる。病位は主に肺である。肺陰虚が主であるため常に腎に波及しやすく，同時に心肝にも波及すると陰虚火旺が現れる。また肺気も虚すため常に脾に波及しやすく，気陰耗傷にいたり長期化すると重篤になる。気虚から陽虚になると，腎にまで損傷が及び，陰陽両虚の症状が現れる。弁証の際には四大主症状の軽重や順序，病理面での特徴に留意し，そのほかの兼症も考慮に入れて，証を弁別しなければならない。

　治療に当たっては原則的に補虚培元と治癆殺虫を行い，体質の強弱に応じて治療の順序を決める。ただし最も必要なことは，補虚培元を重んじて正気を増強し，生体の抵抗力を高めることである。調正・補益すべき臓器は主に肺で，同時に臓腑の整体との関連性を考慮したり，脾腎を補ったりする必要がある。治療の大法は，病理面の特徴が「陰虚が中心」であることから，滋陰を主に行う。火旺があるときは降火をはかり，気虚・陽虚を合併しているときは，この点も同時に考慮する。殺虫は主にその病因に対しての治療を行う。例えば『医学正伝』労極では，「一つは，則ち其の虫を殺し，その根本を絶つ。もう一つは，その虚を補い，その真元を復元させる」という二大治則を示している。

1 肺陰虧損

症状　乾咳・コンコンと咳こむ・ときに痰中に鮮紅色の糸状や点状の血が混じる・午後の手足心熱・皮膚の乾燥・少量の盗汗・口やのどの乾燥・胸部の隠痛および悶痛・苔薄・舌辺尖質紅・脈細または細数。

証候分析　陰虚により肺が乾燥し，肺の滋潤が失われるために少量の痰・乾咳が現れる。肺絡を損傷するために痰中に血糸・血点が混じり，胸苦しくシクシクした痛みが起こる。陰虚内熱があると手心に灼熱感を伴う。肺陰が損傷されるため，口やのどに乾燥感が現れる。苔薄・舌質紅・脈細または細数。これらはみな陰虚の証候である。

治法　滋陰潤肺

方薬　月華丸加減。

　効能は，補虚殺虫・滋陰鎮咳・化痰止血である。本処方中の沙参・麦門冬・天門冬・生地黄・熟地黄は滋陰潤肺に働く。百部・獺肝・川貝母は潤肺止嗽に働くほか，殺虫の効果ももつ。阿膠・三七は止血和営の効果がある。茯苓・山薬は健脾補気により生化の源を助ける。別に玉竹・百合・羊乳など滋補肺陰の薬を加えたり，白芨を用いて補肺生肌止血をはかることもできる。痰中の血糸には仙鶴草・藕節・白茅根（花）・蛤粉炒阿膠など和絡止血の薬を用いる。微熱には銀柴胡・功労葉・地骨皮・青蒿など清熱除蒸の薬を斟酌して加える。同時に瓊玉膏を服用して滋陰潤肺をはかってもよい。

2 陰虚火旺

症状　咳こんでゼイゼイする・粘質で少量の痰，または黄色で濃い多量の痰を吐く・ときどき喀血する・血は鮮紅色・午後の潮熱や骨蒸・手掌と足底の熱感および心煩・頬が赤い・盗汗が多い・口渇・心煩・不眠・せっかちで怒りっぽい・胸脇部のひきつれるような痛み・男性では遺精・女性では月経不順・身体が次第に痩せる・舌質紅絳かつ乾燥・苔薄黄または剝・脈細数。

証候分析　肺病が腎に及ぶと肺腎の陰が損傷され，虚火が津液を焼灼して痰を生じる。それにより咳こんでゼイゼイする・粘痰や黄色の濃い痰が生じる。虚火が血絡を灼傷すると，喀血が反復して起こる，腎水が虧損して虚火が旺盛になると潮熱骨蒸が起こり，営陰が外に漏れると夜間に盗汗が生じる。肝と肺の絡脈が不和になると胸脇部にひきつれるような痛みが起こり，心肝の火が炎上すると心煩不眠・怒りっぽいなどの症状が現れる。また相火が旺盛になる

と夢遺・失精が起こる。衝任失養になると月経不調が起こり、陰精が消耗すると次第に痩せるなどの症状が現れる。舌絳苔黄または剥、脈細数。これらの諸症状は陰虚による燥熱が体内で旺盛であることを示している。

治法 滋陰降火

方薬 百合固金丸合秦艽鼈甲散加減。

本処方中の百合・麦門冬・玄参・生地黄・熟地黄は滋陰潤肺生津に、鼈甲・知母は滋陰清熱に、秦艽・柴胡（銀柴胡を用いる）・地骨皮・青蒿は清熱除蒸に、川貝母・百合は補肺止咳に働く。そのほか白芨・百部を加えて補肺止血殺虫をはかったり、亀板・阿膠・五味子を加えて滋腎養陰をはかることもできる。もし咳嗽があり粘痰や黄色で多量の痰がある場合には、桑白皮・馬兜鈴・魚腥草など清化痰熱の薬を斟酌して加える。咳血が止まらないときは、牡丹皮・山梔子・紫珠草・大黄炭・煅人中白など涼血止血の薬を加える。紫暗色の血塊が出て、胸痛を伴うときは、三七・血余炭・花蕊石・広鬱金など化痰和絡止血の薬を加える。盗汗が激しいときは烏梅・煅竜骨・癟桃干〔樹についたまま干からびた桃の果実〕・煅牡蛎・麻黄根・浮小麦など斂営止汗の薬を加える。失声、または声がれを伴うときは、訶子・鳳凰衣〔卵殻内側の薄膜〕・胡桃肉・白蜜を加えて肺腎を調えれば声が出るようになる。

3 気陰耗傷

症状 咳嗽無力・息切れ・声が小さい・痰中にときに血が混じる・血色は淡紅・午後の潮熱がみられるが、熱勢はそれほど激しくない・顔色晄白・頬が赤い・舌質嫩紅・舌辺に歯痕がある・苔薄・脈細弱で数。

証候分析 肺脾同病になると、気陰両傷となって清粛を失い、肺が気を主ることができなくなるため咳が起こる。また気が津液を化すことができなくなるため痰が生じる。肺虚で絡が損傷を受けると痰中に血が混じる。気虚のために外部の防衛をはかれなくなると陽が陰に陥入して、気虚身熱・風を嫌う、自汗がみられるようになる。陰虚により内熱・盗汗が、脾虚不健により食欲不振・泥状便が、気陰両傷により顔色が白い・頬が赤い・舌質嫩紅・脈細弱かつ数の症状が現れる。

治法 益気養陰

方薬 保真湯加減。

本処方は補気養陰の効能をもち、あわせて虚熱を清すことができる。処方中、党参・太子参・黄耆・白朮・茯苓・炙甘草は肺脾の気を補益する。天門冬・麦門冬・生地黄・熟地黄・当帰・白芍は育陰養営・塡補精血に、地骨皮・黄柏・知母は滋陰退熱に働く。また白芨・百部を加えて補肺殺虫をはかることもできる。咳嗽し薄い痰がみられるときは、紫苑・款冬花・蘇子など温潤止嗽の薬を加え、湿痰の症状を伴うときは、半夏・陳皮・茯苓を加える。咳血があるときは阿膠・仙鶴草・三七を斟酌して加え、補気薬を配合すれば、益気摂血の効果が高まる。骨蒸・盗汗があるときには、鼈甲・牡蛎・烏梅・銀柴胡など補陰配陽・清熱除蒸の薬を加える。泥状便・腹脹・食欲不振など脾虚の症状が明らかなときは、扁豆・薏苡仁・橘白・建蓮肉など甘淡健脾の薬を加える。この場合、地黄・麦門冬・阿膠など滋膩の品は避ける。

4 陰陽両虚

症状 咳逆・喘息・呼吸が弱々しく短い・痰中に血が混じる・血色は暗淡・潮熱・寒がる・自汗〔衛陽不固により、労働などの外的要因がなくても日中いつも発汗があるもの〕・盗汗・声がかれて出ない・顔面や四肢の浮腫・動悸不安・唇が紫色・四肢の冷え・明け方の不痢・口舌のびらん・筋肉が落ちる・男性の滑精および陽萎・女性の月経量が少ないあるいは続発性無月経・舌光質紅少津、または舌淡舌体胖で舌辺に歯痕を生じる・脈微細かつ数、または虚大無力。

証候分析 陰の損傷が陽に及ぶと、肺脾腎の三臓がともに損なわれる。肺虚気逆のために、喘咳・気道失潤・声がれが現れる。脾腎両虚の

ために浮腫・泄瀉がみられる。病が心に及ぶと動悸不安が現れたり唇が紫色になり，虚火上炎により口舌にびらんが生じる。衛気が虚すと寒がり・自汗が現れる。陰が損なわれることにより潮熱盗汗が起こる。精気が不足すると，体に栄養を与えたり衝任の源を養うことができなくなる。そのために女性では月経量少または続発性無月経，筋肉が落ちるなどの症状が現れる。命門の火が衰えるために，男性では滑精・陽萎が起こる。舌光質紅少津，または舌質淡・舌体胖・舌辺に歯痕，脈微細数・虚大などは，みな陰陽が同時に不足していることを示している。

| 治　　法 | 滋陰補陽 |

| 方　　薬 | 補天大造丸加減。|

　効能は温養精気・培補陰陽である。本処方中の人参・黄耆・山薬は肺脾の気を補う。枸杞子・亀板は陰精を養う。鹿角・紫河車は陽気を助ける。地黄は腎陰を滋す。そのほか麦門冬・阿膠・五味子・当帰・白芍を斟酌して加えると肺腎を滋養することができる。陰陽両虚証は気陰耗傷がさらに進んだ状態なので，前項を参照するとよい。ただ病が長引くと必ず腎にまで損傷が及んで，病がさらに深く重篤になるため，温養精気に留意して，根本を養わなければならない。もし腎虚により気逆し喘息が起こるときは，冬虫夏草・訶子・鍾乳石など摂納腎気の薬を配合する。動悸不安がみられるときは，紫石英・丹参を加え，方中の遠志とともに鎮心寧神をはかる。腎虚による明け方の不痢があるときは，煨肉豆蔻・補骨脂を加えて補火暖土をはかる。この場合，地黄・阿膠などの滋膩の品を用いてはならない。

　以上，弁証論治にもとづいた各種類型を紹介したが，さらに症状により以下の治療法を組み合わせることができる。

　①咳嗽　潤肺寧嗽法を用いる。処方は海蔵紫苑湯・加味百花膏。気虚に偏るものには補肺湯を与える。

　②咳血・喀血　補絡止血法を用いる。処方は白芨枇杷丸・補絡補管湯。瘀血がみられるものには，花蕊石・広鬱金・血余炭を加え，別に三七粉を服用させて，祛瘀止血をはかる。

　③潮熱・骨蒸　清熱除蒸法を用いる。処方は柴胡清骨散。もし気虚労熱に属するときには，甘温除熱の意味で黄耆鼈甲散を用い，固衛助陽・清熱養陰をはかる。

　④盗汗・自汗　和営斂汗法を用いる。処方は当帰六黄湯。気虚が明らかなときは，牡蛎散・玉屏風散を用いて補気実表・固営止汗をはかる。

　⑤泄瀉　培土生金法を用いて補脾助肺をはかる。処方は参苓白朮散。

　⑥遺精・月経不調　滋腎保肺法を用いて化源を養う。男子の遺精には，煅竜骨・煅牡蛎・金桜子・芡実・蓮鬚・魚鰾膠など固腎渋精の薬を斟酌して加える。女子の月経不調には，芍薬・丹参・牡丹皮・益母草を加え衝任を調える。

　このほか本病を治療するための単方，経験方は数多い。以下にそのいくつかを紹介する。

　白芨散（南京中医学院附院方）白芨・百部・牡蛎・炮山甲を等分にして粉末にする。症状が重いときには，百部を倍量にし，1回に3～5gを1日2～3回服用する。

　断亀片　摂亀，俗名は克蛇亀。焼いて炭にし，粉末にして錠剤にする。1錠0.5g。1回に4錠を1日3回服用する。

　羊胆　炙って乾燥させ，粉末にしてカプセルに充填する。1回1カプセルを1日3回服用する。

　葎草合剤　葎草1,500g，百部・白芨各500g，夏枯草250g，糖2,000gに水を繰り返し加え蒸留して，5,000gまで濃縮する。1日50mlずつを3回に分けて服用する。

　外治法　浄霊芝・白芥子各15g，生甘草6gを粉末にし，大蒜のすりおろし15gを加えてよく攪拌し，少量の酢を加える。それをガーゼの上に塗布し，頸椎から腰椎にい

たる背骨の両側1寸半のところに湿布する。約1〜2時間経って皮膚に灼熱感を感じるようになったら取り除く。7日に1回行う。(『理瀹駢文』原方には，白鴿糞 15g，麝香 0.3g が記載されている)

吸入法　大蒜 30〜35g を搗いて砕き，吸入器に入れ霧状にして吸入する。1週間に2回，1回に 30〜60 分吸入する。3カ月を1クールとする。

予後が良いか悪いかは，体質の強弱・病の軽重・治療が早いか遅いかに大いに関係がある。『肘後備急方』治屍注鬼注方では，「この証候に気がついたら，急いで治療しなければならない」と述べている。『明医雑著』労療では，「この病は早く治療すれば治りやすい。もし肌肉が消灼し，身体が重くいつも眠く床に就くようになり，沈・伏・細・数などの脈が現れるようになったものは，治療が難しい」と，早期治療の重要性を説いている。

一般的には病が軽く浅い部位にあり，発病してから日が浅く，早期に治療した場合には，健康を回復することができる。もし治療の時機を逸して病が長引き，全身に虚弱症状が目立つようになった場合には治療が難しい。すなわち極度に痩せる・皮膚甲錯・声がれ・下痢が止まらない・内熱が下がらない・したたるような汗が出る・浅紅色の喀血・喘息・息切れ・口を魚のようにすぼめて息をする・顔や四肢の浮腫・顔色が青暗色・脈小数疾がみられるときは，危険な兆候である。

予防と看護について，歴代の医家は，本病は治療よりも予防に重点を置くべきであると一貫して強調してきた。例えば元代上清紫庭追癆仙方は，病人が死んだ後は死体を火葬にするべきであり，人に感染して一門が滅ぶようなことがあってはならないと主張した。『古今医統』では，気虚で飢えている者は病人に近づかないこと，病人の見舞いや葬儀に参列した際に，虚に乗じて感染するのを避けなければならないと説き，同時に家族や医者に向けて予防措置や薬物による消毒方法を示した。すなわち患者に接触するときには，適切な食事を摂り飢えた状態でないこと，もし身体が虚しているときには，補薬を服用したり，安息香を身に着けたり，鼻に雄黄を塗っておくとよいと指示した。平素から元気を養い，精血を大切にしていれば，病を得たり人に感染させることはない。すなわち正気を強めることが伝染を予防するための重要な措置であるといえる。

もしすでに病に感染している場合には，いうまでもなく治療に専念しなければならない。しかしそれ以上に，酒色を慎しむ・規則正しい生活を送る・悩んだり怒ったりしない・思い患わない・寒すぎたり暑すぎたりしないようにするなど生活面での摂生を心掛けること，また太極拳や気功などの鍛練を適度に行うことが大切である。食養生には，スッポン・雌鶏・鴨・牛や羊の乳・蜂蜜を食べること，または「臓を以て臓を補う」という考えにより，豚や羊の肺を常食したり，白木耳・百合・山薬・梨・レンコン・枇杷の類を食べて補肺潤燥生津をはかるとよい。一方唐辛子・ネギ・ショウガなどのような辛くて刺激の強い食べ物は，火を動かして津液を損なうので避けるべきである。

結語

肺癆は伝染性で慢性の虚損疾患である。主に咳嗽・咳血・潮熱・盗汗・身体が次第に痩せるなどの症状がみられる。

原因は「癆虫」による感染であるが，発病するかどうかは，正気の強弱による。主たる病位は肺であるが，脾や腎などの臓にも関係がある。病理面では特徴的に陰虚がみられるが，進行すると陰虚火旺や気陰両虚になったり，さらに長引いて重篤になると陰の損傷が陽に及んで陰陽両虚が現れるようになる。臨床では前後してさまざまな証候類型が現れる。

治療は原則的に補虚培元・治癆殺虫を行い，扶正と祛邪のいずれを優先すべきであるかを考慮して適切に対応する。虚を補うときは肺に重点を置き，同時に脾と腎も補う。治療大法は主に滋陰である。火旺のときは清火を，気虚のときは補気を並行して行う。もし陰陽両虚があれば，滋陰補陽をはかる。このように四大主症状のどれが主要であるかを区別すれば，適切な随証施治を行うことができる。

　臨床では補脾助肺の治法を重点にして生化の源を助ける必要がある。この治法は肺脾気虚のものに用いるが，陰虚の場合でも甘寒滋陰と同時に，橘白・穀芽・山薬・干苡・扁豆などのような甘淡実脾の薬を併用する。そうすることによって脾胃の運化吸収力を高めることができるほか，滋陰薬がもつ純陰滋膩の性質が脾を損傷するのを防ぐことができる。ただ辛燥の薬物は，耗気劫液動血の恐れがあるため，用いるべきではない。虚中夾実という特殊な状態に対しては，補虚と同時に治実も忘れずに行う。すなわち陰虚火旺により津液が灼傷されて痰を生じ，痰熱内鬱があるときには，滋陰と同時に清化痰熱を行う。気虚により津液を化すことができず痰濁内生がみられるときには，肺脾の気を補益するとともに宣化痰湿をはかる。咳血が肺絡を阻滞し体内に蓄瘀を生じるときには，祛瘀止血をはかる。陰虚肺弱により外邪が虚に乗じて容易に侵入し，感冒などの外感症を起こしたときには，急いで益肺祛邪の治法を行う。

　本病では火旺の症状を伴うことがあるが，本質は陰虚なので，治療に際しては甘寒養陰を主に，清火を適宜佐として行う。たとえ肺火・痰熱が明らかであっても，清肺火・化痰熱の治法は一時的に用いるのみにして，病の恐れがあるときはすぐに中止しなければならない。薬の苦燥による傷陰，寒涼による脾胃の損傷を避けるため，苦寒薬を長期に大量に使用してはならない。

　一般的に本病の多くは慢性病に属するが，突然に発病して重病化する「急癆」「百日癆」という特殊な状況が現れたり，湿温・類瘧などに類似した証候が現れることもあるので，臨床では十分に注意し，早めに弁病をするように心掛け，治療を誤らないようにしなければならない。

文献摘要

『外台秘要』伝屍方「大都此病相克而生，先内伝毒気，周遍五臓，漸就羸痩，以至於死，死訖復易家親一人，故曰伝屍，亦名転注。以其初得，半臥半起，号曰殗殜，気急欬者，名曰肺痿疾，骨髄中熱，称為骨蒸，内伝五臓，名曰伏連，不解療者，乃至滅門」

『厳氏済生方』癆瘵論治「夫癆瘵一証，為人之大患，凡受此病者，伝変不一，積年痊易，甚至滅門，可勝嘆哉。大抵合而言之，曰伝屍，別而言之，曰骨蒸，殗滞，復連，屍疰，労疰，蠱疰，毒疰，熱疰，冷疰，食疰，鬼疰是也」

『明医雑著』癆瘵「男子二十前後，色欲過度，損傷精血必生陰虚火動之病，睡中盗汗，午後発熱，哈哈咳嗽，倦怠無力，飲食少進，甚則痰涎帯血，咯吐出血，或咳血，吐血，衄血，身熱，脈沈数，肌肉消痩，此名癆瘵。最重難治，軽者必用薬数十服，重者期以歳年。然必須病人愛命，堅心定志，絶房室，息妄想，戒悩怒，節飲食，以自培其根，否則雖服良薬，亦無用也，此病治之于早則易，若到肌肉消灼，沈困着床，脈沈伏細数，則難為矣」

[9] 痰飲

　痰飲とは，体内で水液の輸布や運化が失調し，水液がある部位に停滞して起こる一連の病証のことである。痰の字は古代には「淡」を用いた。淡は澹に通じ，水がサラサラと流れる様を形容している。飲は水のことである。したがって飲をまた「淡飲」，「流飲」ともいう。

　『内経』には早くから「積飲」という考えがあった。例えば『素問』六元正紀大論篇では，「太陰の気が至ると，水飲が溜まり，痞え・隔塞を生じる（太陰所至，為積飲否隔）」と述べ，『素問』至真要大論篇では，「湿が所勝の気を淫すと……人々は水飲の溜まる病を患う……（湿淫所盛……民病積飲……）」と述べて，痰飲の理論的基礎を打ち立てた。また『金匱要略』では，はじめて痰飲という病名を付け，それに関する専篇を設けて論じている。すなわち痰飲の概念には，広義と狭義とがあり，広義の痰飲はさまざまな飲を総称したもので，狭義の痰飲はその一類型である。狭義の痰飲は，水飲が停滞する部位の違いにより，痰飲・懸飲・溢飲・支飲の四つに分類される。また長期に停滞して去らないものを留飲，体内に潜んでときに現れるものを伏飲というが，これらは実際には上記の四つの飲の範疇に属する。脈証と治療については，非常に詳しく論じられており，後世の弁証論治の基礎となった。このような痰飲病の基礎のうえに，隋唐から金元にかけて痰の病理学説が次第に発展をとげ，「百病は痰を兼ねる」という論点が提唱されて，痰証と飲証とを区別するようになった。

　本篇では，『金匱要略』の痰飲病を中心に，四飲を含む飲証について論じる。痰証については総論で述べており，重複するためここでは触れないことにする。

病因病機

　飲証は，寒湿の感受・不適切な飲食，あるいは過労や過度の性生活により身体が損なわれて起こる。その結果，肺・脾・腎三臓の気化機能が失調し，水穀を精微に化して全身に輸布することができなくなり，津液が停留して痰飲となる。

1 外感寒湿

　湿冷の気候，雨に濡れたり水につかって仕事をするなど，日常的に湿気のあるところで生活すると，水湿の邪が衛表を侵襲し，まず衛外の陽気を損ない，肺気の宣発・散布を阻害する。そのため湿邪は肌肉に浸透し，表から裏へ波及すると，脾胃の気化機能を失調させて，水津の停滞を引き起こし，やがて飲を形成する。『素問』至真要大論篇に，「太陰の気が勝ると……独り勝れば湿気が内に鬱し……飲が体内に生じる（太陰之勝……独勝則湿気内鬱，……飲発於中）」と述べているのは，このような状況を指している。

2 不適切な飲食

　多量の湯茶を暴飲したり，暑い夏や飲酒の後で冷水をがぶ飲みしたり，あるいは生ものや冷たいものを過食したりすると，結果的に熱が原因で冷たいものを摂取してすぎて冷に犯されることになり，さらに冷と熱が結び付いて中陽を阻むため，脾の運化が失調し，湿が体内で生成されて津液が停滞し，飲となる。例えば『金匱要略』痰飲咳嗽病篇では「病人の飲水が多ければ，必ず暴喘して胸満する，食が少なく飲水が多ければ，水飲が心下

に停滞する……（夫病人飲水多，必暴喘満，凡食少飲多，水停心下……）」，『儒門事親』飲当去水温補転劇論には，「厳しい暑さによって津液が涸れたために，好んで冷たい水を飲み，口渇を止めようとすると，つい爽快になって過多となり，楽をして動かなければ，また留飲を生じる」という記述がある。

③ 過労・房事による損傷

過度の疲労や性生活，長患いなどにより身体が衰弱すると，脾腎の陽気まで阻害されて輸布・運化が失調し，水液が停滞して飲が形成される。もし体質虚弱で気の不足がある人の場合には，ひとたび水湿の邪に侵されると，さらに水液が停滞しやすくなり発病する。例えば『儒門事親』飲当去水温補転劇論では，「人が労役や遠くから来たために，疲労のあまり水を飲むと，脾胃の力が衰える」と述べているが，これもまた留飲を起こす要因である。

正常な生理状況では，水液の輸布と排泄は，主に三焦の作用に依拠している。三焦は全身の気化を主る内臓の外府であり，水穀の津液を運行させる通路であるため，気化が正常であれば水もまたぐる。もし三焦の気化が失調し，陽気が虚して水液が運ばれなくなると，必ず停滞して飲となる。したがって『聖済総録』痰飲統論では，「三焦は，水穀の道路，気の終始するところである。三焦が調和し，気脈が均等であれば，よく水液を宣通し，めぐって経に入り，化して血となり，全身を灌漑する。もし三焦の気が塞がれば，脈道は壅閉し，水飲は停積して，めぐりが悪くなり，聚まって痰飲を生じる」と述べているのである。

三焦の区分と所属する臓器との関係について述べると，肺は上焦に位置し，通調水道の作用がある。脾は中焦を主り，水穀の精微を運輸する。腎は下焦にあって，水液を蒸化し清濁を分けて排出する。飲食は胃で腐熟されると，水穀の精微は脾の転輸作用で上行し，肺の通調作用によって下降して，腎による蒸化・開閤の過程をたどり，これら三臓の共同作用によって水液の吸収・運行・排泄の全課程は完了する。『素問』経脈別論篇では，「飲が胃に入ると，精気が溢れて，上って脾に送られ，脾気は精を散じて，上って肺に帰し，水道を通調し，下って膀胱に注ぎ，水精は四方に散布し，五臓の経絡を並んでめぐる（飲入於胃，遊溢精気，上輸於脾，脾気散精，上帰於肺，通調水道，下輸膀胱，水精四布，五経并行）」と述べ，水液の運行は脾・肺・腎三臓と関係があることを示している。もし三臓の機能が失調すると，肺の通調作用が滞り，脾の転輸作用も無力となり，腎の蒸化作用が低下する。すなわち三者は互いに影響し合って水液の停滞を引き起こし，飲を形成するのである。その中でもまず中心になるのは，脾の運化の失調である。すなわち脾陽がひとたび虚すと，上部では精を輸布して肺を養うことができず，水穀の正常な運化が阻まれ，その結果痰飲を生じて肺を侵す。また下部では腎を助けて水を制することができず，かえって水寒の気が腎陽を損なう。そのため水液は中焦に停滞し，各所に溢れて，五臓に波及することになる。

本病は，病理的には総じて陽虚陰盛に属し，輸化機能が失調することによって虚証から実証となり，水液が停滞して発病する。まれに時邪と裏水とがあいまって，あるいは飲邪が長期間にわたって鬱積して熱と化し，飲熱相雑の証候が現れることもあるが例は少ない。本病はもともと中陽が虚し，臓気の不足があることが，発病の内在的な病理基礎である。水は陰類であるため，陽気でなければ運ぶことができない。したがってもし陽気が虚衰しているときは，気が津を化すことができず，陰邪が旺盛になって寒飲が内停する。

類証鑑別

痰・飲・水・湿の源は同じであり，いずれも津液が正常に気化されず，停滞することによっ

て形成される。しかし源は同じであってもそれぞれの流動性には違いがあり，相対的に異なる特徴をもつ。形質についていうと，飲は薄くサラサラしており，痰は濃く濁っている。また水は清らかな液であり，湿は粘り滞る性質がある。症状についていうと，飲の病は体内の局部に停滞することが多く，痰・湿の病はいたるところに及び，さまざまに変化する。また水の病は体表や全身に溢れる。病理の属性では，飲は主に寒が積聚して生じるのに対して，痰は熱により煮詰められて形成することが多い。水は陰類に属し，発病要因の違いにより，陽水・陰水の区別がある。湿は陰邪であるが，一定の形をしているのではなく，五気の変化組み合わせによって病を形成する。これらを総合すると，水・飲・痰・湿は源を同じくするものであり，一定の条件下で相互に転化し合うことがわかる。そのため歴代の医家はその著作中で，「積飲が散らなければ，よく痰に変ずる」「水が停まれば湿を生ずる」（『証治匯補』飲証），「痰は化して……水となる」（『証治匯補』痰証），「水が溢れ広がって痰となる」「飲は湿に因る」（『類証治裁』痰飲）などと論じ，これらの相互間の関連性と転変について示したのである。

病証に関しては，溢飲は水気病の類に属し，『医宗金鑑』や『金匱要略』痰飲咳嗽病篇では「溢飲は……いまの風水水腫である」と述べている。ただ溢飲の水が肌表に氾がり腫を形成する場合には，無汗・身体が重く痛むという症状がみられ，風水の水腫では，汗が出て風を畏れる表虚症がみられる。このように両者には同じような症状の中にも相違点がみられる。また支飲や伏飲は，肺脹・喘・哮などの病証とある程度関連性がある。肺脹が急に発病した段階において，支飲の証候が現れることがある。喘証の肺寒や痰濁でも，常に支飲の特徴が現れる。哮証の発作期は基本的に伏飲と同類であり，例えば陳修園は，膈上の伏飲を俗にいう哮喘であると考えていた。そこでこれらを相互に照らし合わせ，相違点を探すと，支飲・伏飲は病理面から付けられた名称で，肺脹・喘・哮は病証の特徴から付けられた名称であると理解できる。すなわち支飲・伏飲は肺脹・喘・哮のときにみられる一つの証候，あるいは病の一段階において現れるものである。肺脹病は肺系のさまざまな慢性疾患が長期化して蓄積されることによって起こり，喘はさまざまな急性慢性疾患のときにみられる重要な主症状である。また哮は反復発作を呈する一種の病である。このようにそれぞれの発生・進展・転帰には一定の区別がある。

弁証論治

痰飲を弁証するに当たっては，まず痰飲が停滞する部位により四種類の異なる証型に分類する。例えば胃腸に停留するものを「痰飲」，水が脇下に流れるものを「懸飲」，肢体に溢れるものを「溢飲」，胸肺部に張りつめるものを「支飲」という。また本病には陽虚陰盛・本虚標実という特徴がある。本虚とは陽気の不足，標実とは水飲の停留であり，急性・慢性を問わず，症状にもとづいて両者の軽重を弁別する必要がある。

治療は温化を原則とする。飲は陰邪であり，寒に遭うとすぐに聚まり，温まればたちまち動く。したがって『金匱要略』痰飲咳嗽病篇では，「痰飲を病む者には，温薬を用いて和すとよい（病痰飲者，当以温薬和之）」と述べている。またさらに標本緩急を区別し，表裏虚実の違いにもとづいて，水飲壅盛の者は飲を去り標を治療する，陽微気虚の者は温陽をはかって本を治療するなど，それぞれに応じた治療を行うべきであることを提案している。すなわち病が表にあるものは温散発汗し，裏にあるものは温化利水する。正虚のものは補い，邪実のものは攻める。もし邪実正虚に属するときは消と補を兼用し，飲熱相雑の者には温と涼とを併用する。『医門法律』痰飲留伏論には，虚実を分けて治療する方法が述べられている。臨床で飲病を弁証し治療する要領は次のとおりである。飲邪壅実の

ときは，攻逐・利水・発汗などの法に分けて治療を行い，因勢利導〔勢いに応じて有利に導く〕の考え方にもとづき飲邪を除く。陽虚飲微のときは，健脾温腎を中心に治療を行い，陽気を通じさせれば飲は自ずから去る。たとえ実証で飲邪が基本的に除かれた後でも，もし正気が虚していれば，引き続き健脾温腎の処方を用いて，その本を強固にする必要がある。

[痰飲]

本病はもともと脾虚があり，運化がうまく機能していないところに，不適切な飲食や外湿の邪が加わって，脾陽虚弱を引き起こした結果，飲が胃腸に停留して起こる。虚と実のどちらが主となるかの違いにより，以下の二つに分類することができる。

1 脾陽虚弱

症　状 胸脇支満・心下〔心窩部〕痞悶・胃中の振水音・心窩～腹部が温を好み冷を嫌う・背中が寒い・サラサラした痰涎を嘔吐する・水を飲むとすぐ吐く・口渇はあるが飲みたくない・動悸・息切れ・めまい・食欲不振あるいは泥状便・身体が次第に痩せる・舌苔白滑・脈弦細かつ滑。

証候分析 胃中に飲が停滞すると，胸脇部が張り，胸部の膨満感や心窩部の痞え，胃中の振水音が生じる。寒飲が体内に聚まるため，陽気が外へ到達できず，四肢や背部に冷感が生じる。水飲が上逆するため痰涎を吐くようになり，水を飲むとすぐに吐き出す。水が中焦に停滞して津液が上部に達しないので，口渇はあるが飲みたがらない。飲が心肺を凌すので動悸や息切れが生じる。水飲が中焦を阻むため清陽が上昇できずめまいが生じる。脾の運化が失調するため，食欲不振・泥状便が生じる。脾虚により水穀を精微に化して全身を養うことができないため，身体が次第に痩せていく。舌苔白滑・脈弦細滑は陽虚飲停の表れである。

治　法 温脾化飲

方　薬 苓桂朮甘湯合小半夏加茯苓湯。

前者は脾陽を温め，水飲を利する。胸脇支満に伴うめまい・息切れに用いられる。後者は和胃降逆に作用し，水が心下に停滞して起こる痞え・嘔吐・めまい・動悸に用いられる。方中の桂枝・甘草は通温化気に，白朮・茯苓は健脾滲湿に，半夏・生姜は和胃降逆に働く。もし頭が重くぼうっとなり目が眩む・小便不利の症状がみられるときは沢瀉・猪苓を加えて滲湿昇清をはかる。もし心窩部に冷痛があり，涎末を吐くときには，乾姜・呉茱萸・川椒目・肉桂など温中和胃の薬を適宜加える。もし心下脹満がみられるときは枳実を加えて痞を開く。

2 飲留胃腸

症　状 心下の堅満または痛み，大便は自利，下痢した後はかえって爽快感があるが，排便後も心下の堅満が続く。あるいは水が腸間を走りゴロゴロと音がする・腹満・便秘・口舌乾燥・舌苔膩・苔白または黄・脈沈弦あるいは伏。

証候分析 水飲が胃に停留するために，心下の堅満または痛みが起こる。水飲が下行するため下痢排便の後はかえって爽快である。飲は去ってもなかなか尽きずに新飲が再び積滞するため，排便後も心下は引き続き堅満する。飲邪は胃から腸へと下に向かって流れるため，ゴロゴロ音がする。飲が中焦に結ぶことにより腹満・便秘が起こる。飲鬱化熱により，口舌乾燥・苔黄がみられる。脈沈弦あるいは伏，舌苔白膩は水飲壅盛・陽気鬱遏を示す。

治　法 攻下逐飲

方　薬 甘遂半夏湯または已椒藶黄丸。

前者は攻守兼施，病勢に応じて有利に導くことができる処方であり，水飲が胃に停滞するものに用いる。方中の甘遂・半夏は逐飲降逆に働き，白芍・蜂蜜は酸甘緩中の性質により正気の損傷を防ぐ。また甘遂と甘草の相反する性質を用いることによって留飲を駆逐する。後者は苦辛宣泄で，前後分消〔小便から導水し，大便から逐水する〕の作用があり，水飲が腸に停留し，

飲鬱化熱の証がみられるときに用いる。方中の大黄・葶藶は，攻堅決壅・瀉下逐水に働く。防已・椒目は辛宣苦泄・導水利尿に働く。飲邪が上逆して胸満がみられる場合には，枳実・厚朴を加えて満を除く。ただいたずらに急いで攻逐しすぎると，正気を損傷する恐れがある。

［懸飲］

生まれつき身体が丈夫でない，あるいはもともと他の慢性疾患があるために肺衛が虚弱であると，時邪の外襲によって，肺が宣通の機能を失い，飲が胸脇に停滞して，絡気不和を引き起こす。もし飲阻気鬱になり慢性化すると，化火傷陰や耗損肺気にいたることもある。病の発生や発展の全過程では，次に述べるようなさまざまな証がみられる。

1 邪犯胸肺

症　状　寒熱往来・発熱に起伏があり汗が少ない，あるいは発熱があり悪寒がない・発汗しても熱が下がらない・咳嗽・少痰・呼吸促迫・胸脇部に刺痛があり呼吸時や身体をひねると疼痛が激しくなる・心下痞硬・乾嘔・口苦・のどの乾燥・舌苔薄白または黄・脈弦数。

証候分析　肺は胸中にあり，両脇は少陽経脈が分布し循行するところである。時邪の外襲を受けると，熱が胸肺に鬱して少陽の枢機が不和となり，寒熱往来・胸脇疼痛が現れる。肺熱内蘊により肺気失宣になると，身熱発汗・悪寒がない・咳があり呼吸促迫・少痰がみられる。熱が少陽に鬱すると，心下痞硬・乾嘔・口苦・のどの乾燥が起こる。舌苔薄白または黄・脈弦数。これらは肺衛が外邪を感受し，邪が上焦にあることによって起こる証候である。

治　法　和解宣利
方　薬　柴枳半夏湯加減。

本処方の効能は和解清熱・豁痰開結である。初期の寒熱往来・胸脇悶痛などの症状に用いる。方中の柴胡・黄芩は和解清熱に，栝楼・半夏は化痰開結に，枳殼・桔梗・赤芍は理気和絡に働く。咳逆・呼吸促迫や脇痛があるときは，白芥子・桑白皮を加える。心下痞硬・口苦・乾嘔があるときは，黄連を加え半夏・栝楼と合わせる。熱が盛んで発汗し，咳嗽して呼吸が荒いときは柴胡を除き，麻杏石甘湯とあわせて清熱宣肺化痰をはかる。もし寒熱が去らず，すでに胸脇に飲の停滞がみられるときは，飲停胸脇証の治療を同時に組み合わせて治療する。

2 飲停胸脇

症　状　咳唾引痛〔咳やつばを吐くときにひきつれる痛みを伴う〕・胸脇の痛みの程度は初期に較べて軽減するが，呼吸困難は悪化・咳逆と呼吸促迫により横になっていられないか，あるいは飲が停滞する側に傾けば横になれる・患側の肋間が脹満し，はなはだしくなると患側の胸郭が隆起する・舌苔薄白膩・脈沈弦あるいは弦滑。

証候分析　肺気が鬱滞すると，気が津液を輸布しなくなり，停滞して飲となる。飲と気の停滞により，脈絡も阻滞して，咳唾引痛が起こる。すでに生じた水飲によって気機の昇降が塞がれ麻痺するために，痛みはかえって軽減し喘息が悪化する。飲邪が昇って肺気に迫るため，咳逆して患者は横たわることができなくなる。飲が胸脇にあるため，胸肋が脹満隆起する。舌苔白・脈沈弦は，水が裏に集まって結合したために起こる証候である。

治　法　逐水祛飲
方　薬　十棗湯または控涎丹。

両者はともに攻逐水飲の剤である。前者は薬力が激しいので，体も証も実で積飲の量が多いものに用いる。甘遂・大戟・芫花を末にしたものを，大棗の煎液で服用するが，この場合は空腹時に頓用とする。後者は薬力が比較的穏やかで，反応がやや軽く，十棗湯から芫花を去り白芥子を加えて丸剤にしたものに近い。本方は，皮の内側でかつ膜の外側にある痰水を去り，宣肺理気の効能がある。薬量はいずれも少量から次第に増量し，3〜5日間続けて服用した後，

必要であれば2，3日休薬してから再び服用する。もし激しい嘔吐・腹痛・腹瀉がみられるときは，薬を減量もしくは停止し，同時に椒目栝楼湯を服用して瀉肺祛飲・降気化痰をはかる必要がある。この処方は，葶藶子・桑白皮によって瀉肺逐飲を，蘇子・栝楼皮・陳皮・半夏で降気化痰を，椒目・茯苓・生姜皮で利水導飲をする。痰濁偏盛により，胸部満悶・舌苔濁膩がみられるときは，薤白・杏仁を加える。もし水飲が長く停滞してなかなか去らず，胸脇支満・身体の虚弱・食欲不振がみられるときは，桂枝・白朮・甘草など通陽健脾化飲の薬を加え，峻烈な薬で再び攻めるようなことをしてはならない。もし絡気不和の証候がみられるときは，理気和絡の生薬を同時に配合して，行気とともに行水にも配慮する。

3 絡気不和

症　状 胸脇疼痛・胸悶し不快感がある・灼熱感のある胸痛，もしくは刺痛・呼吸が整わない・あるいは胸中にこもった不快な咳・はなはだしくなるとこれらの症状が遷延して慢性化する・曇天のときにより顕著に現れる・舌苔薄・質暗・脈弦。

証候分析 飲邪の鬱滞が長引くと，気機不利や脈絡痺阻が起こり，胸脇の疼痛や塞がるような不快感が現れる。気鬱化火になると灼けるような痛みが起こる。気滞血瘀では刺痛が長く持続して止まなくなる。脈弦・苔薄・質暗は気滞絡瘀の証候である。

治　法 理気和絡

方　薬 香附旋覆花湯加減。

　本処方の効能は理気化痰和絡である。処方中の旋覆花・蘇子・杏仁・半夏・薏苡仁・茯苓は降気化痰に，香附子・陳皮は理気解鬱に働く。痰気が鬱滞して，胸悶や苔膩がみられるときは，栝楼・枳殻を加える。久痛入絡にいたると痛みは刺すように感じられるので，当帰鬚・赤芍・桃仁・紅花・乳香・没薬を加える。水飲が除かれないときは，通草・路路通・冬瓜皮などを加える。

4 陰虚内熱

症　状 ときどきむせるような咳をする・少量の粘痰を喀出する。口やのどの乾燥・午後の潮熱・頬の赤み・心煩・手掌や足底の熱感および心煩・盗汗，または胸脇悶痛がある。病が長引き治りにくい，身体が痩せる。舌質偏紅，少苔，脈小数。

証候分析 飲阻気鬱・化熱傷陰・陰虚肺燥により，むせるような咳をする，痰は粘稠で少い，口やのどの乾燥が現れる。陰虚火旺により，潮熱・頬が赤くなる・心煩・盗汗・手足煩熱がみられる。脈絡不和では胸脇悶痛が起こる。病が長引くと正気が虚となり痩せる。舌紅少苔・脈小数は陰虚内熱の証候である。

治　法 滋陰清熱

方　薬 沙参麦冬湯・瀉白散加減。

　前者は清肺潤燥，養陰生津の働きがあり，乾咳・痰少・口乾・舌質紅に用いる。後者は，清肺降火の働きがあり，むせるような咳や皮膚に蒸すような熱感が生じる。方中の沙参・麦冬・玉竹・天花粉は，養陰生津に，桑白皮・地骨皮・甘草などは清肺降火に働く。潮熱には鼈甲・功労葉を加える。咳嗽には百部・川貝母を加える。胸脇悶痛には栝楼皮・枳殻・広鬱金・絲瓜絡を適宜加える。蓄積した液がまだ残っているときは，牡蛎・沢瀉を加える。気虚・疲労倦怠感・息切れ・汗をかきやすい・顔色晄白などの症状が同時にみられるときは，太子参・黄耆・五味子を適宜加える。本証では，病が遷延して労損にいたらないよう予防する必要がある。

［溢飲］

　外感風寒の邪を受けて玄府〔汗孔〕が閉塞すると，肺脾の輸布機能が失調し，水飲が四肢肌膚に溢れて，水寒相雑の病が起こる。もし飲鬱化熱になると，飲が体表に溢れ，熱が裏に鬱滞する証候が起こる。表裏ともに寒がみられるのは，もともと寒飲があり，さらに外寒の邪が表

を侵すためである。もし寒に触発されて支飲が生じ，身体に浮腫がみられるときは，溢飲とあわせて考慮する。表寒裏熱は，新たに発症した飲病にみられるので，風水表実証とあわせて考慮する。

症　状　身体が痛み重い，はなはだしい場合には，肢体の浮腫・悪寒・無汗，あるいは喘咳，白沫の痰が多い。胸悶・乾嘔・口渇はない・舌苔白・脈弦緊。

証候分析　水飲が四肢の体表部に溢れるため，身体が重く浮腫がみられる。風寒束表のため，悪寒があり汗が出ない。寒飲が内伏し，上逆して肺に迫ると，喘咳・白沫の痰が多い・胸悶・乾嘔がみられる。口は渇かない・苔白・脈弦緊は，表裏ともに寒がある証候である。

治　法　発表化飲

方　薬　小青竜湯加減。

　本処方は発表温裏の働きがあり，表寒裏飲の証に用いる。方中の麻黄・桂枝は解表散寒に，乾姜・細辛は温化寒飲に，半夏・甘草は化痰理気に働く。さらに佐薬として五味子・白芍を用いて，「散」に偏る処方の中に「収」の働きをもたせている。浮腫が明らかで尿量が少ないときは，茯苓・猪苓・沢瀉などを用いて利水祛飲をはかる。もし同時に発熱・煩躁・一部に黄苔も含む白色の舌苔がみられるときは，表寒外束とともに内に鬱熱があるためなので，石膏を用いて内熱を清する。寒象が顕著でないときは，乾姜・細辛を除く。処方を大青竜湯の方意に改めれば，発表清裏をはかることができる。

[支飲]

　寒邪を受けたり冷たいものを飲んだりすると，咳が長引いて喘となり，遷延し反復することによって肺が損傷を受ける。その結果，肺気は津を輸布することができず，陽虚不運のために飲邪が留伏し，胸膈部に張りつめて，上逆して肺に迫る。寒邪を感受した当初は邪実が主にみられるが，緩解期は正虚が中心となる。

1 寒飲伏肺

症　状　咳逆喘満して横になれない・白沫状の痰を大量に吐く・病は長引いて治りにくい・寒い気候のときは悪化する。はなはだしいときは顔や足の甲がむくむ。あるいは病はふだんは潜んでいるが，寒さに遭うと発症し，悪寒と発熱・背部痛・腰痛・涙が自然に出る・身体がピクピク動くなどの症状が現れる。舌苔白滑または白膩・脈弦緊。

証候分析　飲邪が上逆して肺を侵すと，肺気は下降することができず，喘咳して横になることができなくなる。津液は寒邪に遭うと，凝集して飲となるため，白沫状の痰が大量に出る。飲邪は肺に留まりやすいので病は慢性化して治りにくくなる。飲は陰邪であるため，寒によって誘発しやすい。水飲が溢れると顔や四肢に浮腫が生じる。伏飲が新たに寒によって触発されると，外寒束表の証候が現れる。飲邪が肺に迫ると，痰に阻まれて気が壅滞するために喘が激しくなり，涙が流れたり，身体がピクピク動いたりする。舌苔白滑または白膩，脈弦緊は寒飲内盛の証候である。

治　法　温肺化飲

方　薬　小青竜湯加減。

　本処方は温裏発表の働きがあり，支飲が寒に触発されて起こる表寒裏飲の証に用いる。方中の麻黄・桂枝・乾姜・細辛は温肺散寒に，半夏・甘草などは化痰利気に働く。佐薬として五味子・白芍を用いて，処方の散の作用の中に収の働きを加える。体質が虚していて表証が顕著でない者には，麻黄を用いて表を散ずるのはよくないので，苓甘五味姜辛湯に改めるほうがよい。もし飲が多くて寒が少なく，外に表証がみられず，痰が多い喘咳があり，息ができないほどであるときは，葶藶大棗瀉肺湯を用いて，瀉肺逐飲をはかる。粘膩性の痰が多く，胸満気逆し，苔濁がみられるときは，白芥子・莱菔子を加えて，豁痰降気をはかる。飲邪壅実で，咳逆喘急・胸痛・煩悶がみられるときは，十棗湯の方意に習い甘遂・大戟を配合して瀉すとよい。

もし邪実正虚で，飲鬱化熱となり，喘満胸悶・心下痞堅・煩渇・顔色が黄色く黒ずむ・苔黄膩・脈沈緊がみられるか，あるいは吐下法を使っても治らないときは，木防已湯を用いて行水散結・補虚清熱をはかる。水邪結実がみられるときは，石膏を去り茯苓・芒硝を加えて導水破結をはかる。もし痰飲が鬱して長引き痰熱となり，陰津まで損なわれたときは，喘咳・粘稠な痰を咯出する・口やのどの乾燥・舌紅少津・脈細滑数がみられるので，麦門冬湯加栝楼・川貝母・木防已・海蛤粉を用いて養肺生津・清化痰熱をはかるとよい。

2 脾腎陽虚

症　状　喘息が起こり動くと悪化する。息切れ，または咳をしてオドオドする・痰多・食欲不振・胸悶・寒がる・四肢の冷え・疲労倦怠感・小腹拘急不仁（下腹部の緊張，および感覚麻痺）・臍下悸・小便不利・足の甲の浮腫・あるいは涎沫を吐いてめまいがする・舌苔白潤または灰膩・舌質胖大・脈沈細かつ滑。

証候分析　病が長引き腎まで波及すると，腎不納気を引き起こして喘息・息切れがみられるようになる。症状は動くことによって悪化する。肺脾気虚により痰飲内蘊が起こると，咳をしてオドオドする，痰が多く，胸悶や食欲不振が現れる。腎陽虚弱により体を温養することができないため，四肢が冷えて寒がる。腎虚により気化が失われると，水飲が下焦に停滞して，小便不利・小腹拘急不仁，あるいは衝動により臍下悸が起こる。飲が外部に溢れると足に浮腫がみられる。飲が上逆すると涎沫を吐いてめまいが現れる。舌胖苔白・脈沈細で滑は陽虚飲聚の表れである。

治　法　温補脾腎により水飲を化す

方　薬　金匱腎気丸，苓桂朮甘湯加減。

　両者はいずれも温陽化飲の作用があるが，主治するところはそれぞれ異なり，前者は補腎に，後者は温脾に働く。処方中の附子・桂枝は助陽化飲に，淮山薬・白朮・炙甘草は補気健脾に，茯苓・沢瀉は利水祛飲に，熟地黄・山茱萸は補腎納気に働く。食欲がなく痰が多いときは，半夏・陳皮を加える。もし臍下悸があり，涎沫を吐き，めまいがみられるときは，飲邪上逆による虚中夾実の証候なので，まず五苓散を用いて化気行水をはかるとよい。

　『金匱要略』では，脈診にもとづいて痰飲病の予後を推断している。すなわち病が慢性化して正気が虚し，弱脈が現れたときは，脈と証が符合しているので病は治癒する。もし脈がかえって実大数になっているときは，正気が衰えているのに邪気は盛んなので，大変危険な兆候である。また脈が弦で数のときは治療が難しい。なぜなら飲は陰邪なので，脈は弦または沈のはずであり，もし弦で数ならば脈と証が相反するからである。以上，臨床上の参考になるであろう。

　痰飲病の病歴があるものは，平素から風寒湿冷の邪に遭わないように気をつけ，保温に留意する，あっさりした食べものを摂り，甘いもの・味が濃いもの・生ものや冷いものを食べないようにする，タバコや酒を慎み，適度な運動や労働をする，という点を心掛けていれば，発病を防ぐことができる。

結語

　痰飲は体内の水液を輸布し気化することができなくなり，ある部位に停滞して起こる一連の病証である。広義と狭義の違いがある。広義の痰飲はもろもろの飲の総称であり，狭義の痰飲はもろもろの飲の中の一類型である。

　主な発病機序は次のようなものである。すなわちもともと中陽が虚しているところに，さらに外感寒湿・飲食・過労や過度の性生活により損傷を受けると，三焦の気化が失調し，肺脾腎による津液の通調・転輸・蒸化作用が失われて，陽虚陰盛となり，水飲内停が起こる。

　弁証では，まず飲が停滞する部位により，痰

飲・懸飲・溢飲・支飲の四つに分類する。同時に体虚邪実の特徴を把握し，症状から標実と本虚の優先順位を区別する。

治療は原則的に温化を行う。痰飲は総じて陽虚陰盛・本虚標実の証に属するため，健脾・温腎を正治法とし，発汗・利水・攻逐を標治法として用いる。水飲が次第に去った後も，なお脾腎を温補して扶正固本をはかれば，水飲生成の源を絶つことができる。

文献摘要

『金匱要略』痰飲咳嗽病「問曰，夫飲有四，何謂也。師曰，有痰飲，有懸飲，有溢飲，有支飲。問曰，四飲何以為異。師曰，其人素盛今痩，水走腸間，瀝瀝有声，謂之痰飲。飲後水流在脇下，咳唾引痛，謂之懸飲。飲水流行，帰於四肢，当汗出而不汗出，身体疼重，謂之溢飲。咳逆倚息，短気不得臥，其形如腫，謂之支飲」

『儒門事親』飲当去水温補転劇論「此論飲之所得，其来有五。有憤鬱而得之者，有困乏而得之者，有思慮而得之者，有痛飲而得之者，有熱時傷冷而得之者，飲証雖多，無出於此」

『医門法律』痰飲門「金匱即従水精不四布，五経不并行之外，以言其患。……浅者在於躯殻之内，蔵府之外，……一由胃而下流於腸，一由胃而旁流於脇，一由胃而外出於四肢，一由胃而上入於胸膈。始先不覚，日積月累，水之精華，転為混濁，於是遂成痰飲。必先団聚於呼吸大気難到之処，故由腸而脇，而四肢，至漸漬於胸膈，其勢愈逆矣。痰飲之患，未有不従胃起者矣」

『景岳全書』痰飲「痰之与飲，雖曰同類，而実有不同也。蓋飲為水液之属，凡嘔吐清水及胸腹膨満，呑酸噯腐，渥渥有声等証，此皆水穀之余停積不行，是即所謂飲也。若痰有不同於飲者，飲清澈而痰稠濁。飲惟停積腸胃而痰則無処不到。水穀不化而停為飲者，其病全由脾胃。無処不到而化為痰者，凡五臓之傷皆能致之。故治此者，当知所弁，而不可不察其本也」

『類証治裁』痰飲「若夫腎陽虚，火不制水，水泛為痰，為飲逆上攻，故清而澈，治宜通陽泄湿，忌用膩品助陰。腎陰虚，火必爍金，火結為痰，為痰火上昇，故稠而濁，治宜滋陰清潤，忌用温品助燥」

［10］自汗・盗汗

　自汗・盗汗とは，陰陽が失調して腠理が堅固でなくなり，汗の排泄に異常をきたす病証である。外部の環境要因に関係なく，昼間しばしば発汗し，動くとさらに激しく汗が出るものを自汗という。また睡眠中に汗が出て，目が醒めると自然に止むものを盗汗という。

　『内経』では早くも，汗の生理と病理についてかなりの認識をもっていた。例えば汗液は血液が化生したものであり，心が主るものであることを示している。また生理的な発汗は，外界の気温と密接な関係があり，例えば『霊枢』五癃津液別篇では，「気候が暑く厚着をすれば腠理が開いて汗が出る……気候が寒ければ腠理が閉じるので，気湿が行らず，水が下って膀胱に留まり，溺と気になる（天暑衣厚則腠理開，故汗出……天寒則腠理閉，気湿不行，水下留於膀胱，則為溺与気）」と述べている。また『三因極一病証方論』自汗証治では，「睡眠か覚醒かにかかわらず，汗がジワジワと自然に出るものを，自汗という。あるいは睡眠中にひどく汗をかくものを盗汗，あるいは寝汗という。飲食や労役，重いものを背負って遠路を歩く，山に登ったり急に走ったりするなど，動くことよって汗が出るものは，自汗ではない」と，自汗・盗汗の鑑別について述べている。また他の疾患の過程で自汗が現れたときは，その病気の源に即して治療を行うべきであるとして，「癰節・腸癰・脚気・産褥などの病では，みな自汗が現れる。これを治療するには自汗の原因が本来の病の源にあることを推し量れば，混乱しないですむ」と述べている。朱丹渓は自汗・盗汗の病理属性について概括し，『丹渓心法』自汗篇に，「自汗は気虚・血虚・湿・陽虚・痰に属する」，同書盗汗篇に，「盗汗は血虚・陰虚に属する」と述べている。『景岳全書』汗証では，汗証を系統的に整理して，自汗は陽虚に属し，盗汗は陰虚に属するとしている。しかし同時に，「自汗，盗汗にはまたそれぞれ陰陽の証があり，自汗は必ず陽虚に属し，盗汗は必ず陰虚に属するとは言いきれない」とも認識していた。『臨証指南医案』汗には，「陽虚自汗の治療は，気を補い外を衛る。陰虚盗汗は，陰を補い内を営む」という記述がある。『医林改錯』血府逐瘀湯所治之症目では，「補気・固表・滋陰・降火の治法を用いて，服薬しても効果がなくかえって悪化するのは，血瘀もまた自汗・盗汗を引き起こすことを知らないからである。このような場合には，血府逐瘀湯を用いる」と述べ，血瘀が引き起こす自汗・盗汗の治療について補足説明をしている。

　自汗・盗汗は単独で現れることもあり，また他の疾患の過程において随伴症状として現れることもある。本章で論ずる自汗・盗汗は，前者に属する。他の疾患に伴って現れる場合は，原発疾患の治療を基礎にして，本章の弁証論治を参考にするとよい。

病因病機

　発汗は人体の生理現象である。炎天下にいる・厚着をする・熱いスープを飲む・興奮する・労働や疾走などの状況下では，発汗量が増加するが，これは正常な現象である。表邪を感受したときに発汗するのも，外邪を追い出す一種の方法である。外感病邪が表にあるときは，発汗により解表する必要があるからである。

　汗は心の液であり，精気より化すので，発汗

が過度にならないようにしなければならない。発汗量の増加が主症状である病理変化は，主に以下の原因によって起こる。

1 肺気不足

もともと身体が弱い・病後の体質虚弱・または咳喘を長く患うことにより，肺気が損耗する。肺と皮毛は表裏の関係にあるので，肺気が不足する人は肌表が疏鬆であり，表衛が堅固でなく腠理が開いているため，自汗が起こる。

2 営衛不和

体内の陰陽が旺盛または虚衰に偏っている，あるいは表虚の人はわずかに風邪を受けるだけで営衛不和を起こし，衛外の機能を失って発汗する。

3 陰虚火旺

煩労過度や亡血失精，あるいは邪熱耗陰により陰精が不足すると，虚火が内生して陰津を擾乱し収蔵していることができなくなり，外に漏れ出して汗となる。

4 邪熱鬱蒸

情志がのびやかでない・肝気鬱結・肝火偏旺，辛いものや味の濃いものを好んで食べる，もともと湿熱偏盛の体質であるなどの場合には，肝火や湿熱が内盛し，邪熱鬱蒸をきたして津液が外へ漏れ出し，発汗量が増加する。

類証鑑別

自汗・盗汗は，脱汗・戦汗・黄汗との違いを明確に鑑別しなければならない。脱汗は病状が危急の際に起こるもので，正気がまさに脱しようとし，陽が陰を留めておくことができずに，汗を大量に漏泄する。すなわち大汗が滴り落ちるようであったり，珠のような汗が出たりすると同時に，声が小さく息が浅い・元気がない・四肢厥冷・脈が微弱で絶えそう，または脈が散大無力などの症状がみられる。戦汗は急性熱病の過程で起こり，発熱煩渇や突然全身に悪寒戦慄が走るという症状に続いて，発汗がみられ

る。熱勢が次第に退けば，正気が邪気に抵抗している現れであり，正気が勝ち邪気が衰退すれば，病は好転に向かう。黄汗は，黄柏の汁のような黄色い汗が出て衣服に着色するという特徴があり，湿熱内蘊によるものが多い。

弁証論治

自汗・盗汗の弁証においては，陰陽虚実をきちんと弁別する必要がある。一般的に汗証は虚証に属するものが多い。自汗は気虚不固に属することが多く，盗汗は陰虚内熱に属することが多い。ただ肝火・湿熱などにより邪熱鬱蒸をきたした場合は，実証に属する。病程が長引いたり，病が重篤になったときは，陰陽虚実が錯雑した状況が現れる。自汗が長引くと陰を損ない，盗汗が長引くと陽を損なうため，気陰両虚または陰陽両虚の証が現れる。邪熱が鬱蒸した場合には，病の長期化により陰を損なうため，虚実両方を兼ねた虚実夾雑証が現れる。

治療原則は，虚証のときは益気養陰と固表斂汗をはかり，実証のときは清肝泄熱と化湿和営をはかる。虚実夾雑のときは虚実の優先順序に従い，適切に双方を考慮して治療する。また自汗・盗汗はいずれも腠理不固と津液外泄が共通の病変としてみられるので，麻黄根・浮小麦・糯稲根・五味子・癟桃干・牡蛎などの固渋の品を適宜加えることにより，止汗作用を強めることができる。

1 肺衛不固

症　状 汗が出て悪風する・少し動くだけでも汗が大量に出る・感冒にかかりやすい・身体がだるく力が入らない・顔色に艶がない・脈細弱・苔薄白。

証候分析 肺気が不足すると，肌表が疏鬆になって表衛不固が起こるため，汗が出でて悪風し，感冒にかかりやすくなる。動くと気が消耗して汗を留めることができなくなるため，発汗がますます激しくなる。顔色に艶がない・脈細

弱は気虚の表れである。

| 治　法 | 益気固表 |
| 方　薬 | 玉屛風散加味。 |

　本処方中の黄耆は益気固表止汗に働く。白朮は健脾除湿に働き，黄耆の益気固表の作用を助ける。佐薬として防風は表に走り，黄耆の固表の力を助ける。

　発汗が多いときは，浮小麦・糯稲根・牡蛎を加えて固表斂汗をはかる。気虚がはなはだしいときは，党参・黄精を加えて益気固摂をはかる。同時に陰虚がみられ，舌紅・脈細数のときは，麦門冬・五味子を加えて養陰斂汗をはかるとよい。

② 営衛不和

症　状	汗が出て悪風する・全身がだるい・寒かったり熱かったりする・あるいは半身や局部に発汗がみられる・脈緩・苔薄白。
証候分析	本証は体質虚弱・不眠・陰陽失調・表虚の者や，あるいはわずかに風邪を受けた患者に多くみられる。営衛の調和が失われ腠理が疎鬆になるため，汗が出て悪風し，全身がだるく，寒かったり熱かったりする。脈緩・苔薄白は営衛不和の表れである。
治　法	調和営衛
方　薬	桂枝湯加味。

　本処方中の桂枝は温経解肌に，白芍は和営斂陰に働く。両薬を配合すると，桂枝の散と白芍の収の働きにより営衛を調和することができる。生姜・大棗・甘草を配合すると，営衛を調和する作用を助ける。発汗が多いときは，竜骨・牡蛎を適宜加えて固渋斂汗をはかる。気虚が同時にみられるときは，黄耆を加えて益気固表をはかる。陽虚が同時にみられるときは，附子を加えて温陽斂汗をはかる。もし半身または局部に発汗がみられるときは，甘麦大棗湯を配合しその甘潤緩急の働きを用いて治療するとよい。

③ 陰虚火旺

症　状	睡眠時の盗汗，あるいは自汗がある・手掌と足底の熱感および心煩，あるいは午後の潮熱が同時にみられる。両頬の色は紅・口渇・舌紅少苔・脈細数。
証候分析	陰精が不足し虚火が内生して，熱が津液を外へ追い出すため，盗汗が生じる。虚熱内蒸により，手掌と足底の熱感および心煩・潮熱・頬が赤くなるといった症状が起こる。陰虚有熱で津液が不足するため，口渇が現れる。舌紅少苔・脈細数は陰虚火旺の表れである。
治　法	滋陰降火
方　薬	当帰六黄湯加減。

　本処方中の当帰・生地黄・熟地黄は滋陰養血に働く。すなわち「壮水の主　以て陽光を制す」のである。黄連・黄芩・黄柏は，苦寒清熱・瀉火堅陰に働く。黄耆は益気固表に働く。

　発汗が多いときは，牡蛎・浮小麦・糯稲根を加えて固渋斂汗をはかる。潮熱が激しいときは，秦艽・銀柴胡・白薇を加えて虚熱を清する。

　陰虚が中心で，火熱が激しくないときは，麦味地黄丸に改めて補益肺腎・滋陰清熱をはかるとよい。

④ 邪熱鬱蒸

症　状	蒸すように汗が出る・汗液は粘稠で衣服を黄染することもある・顔が赤く非常に熱い・煩躁・口苦・小便は深黄色・舌苔薄黄・脈象弦数。
証候分析	肝火亢盛あるいは湿熱内蒸のために，顔が熱い・煩躁・口苦・小便が深黄色といった症状が現れる。熱が津液を蒸して外へ追い出すため，発汗がみられる。舌苔薄黄・脈象弦数は内に積熱があることの表れである。
治　法	清肝泄熱・化湿和営
方　薬	竜胆瀉肝湯加減。

　本処方中の竜胆草・黄芩・山梔子・柴胡は清肝泄熱に，沢瀉・木通・車前子は清利湿熱に，当帰・生地黄は滋陰養血和営に働く。甘草は諸薬を調和し，瀉火清熱の働きがある。

　湿熱が内に蘊り，熱勢がそれほど盛んでないときは，四妙丸を用いることができる。方中の蒼朮・黄柏・薏苡仁は清熱除湿に働き，牛膝は

筋脈を通利する作用がある。

簡易方：

①黄耆15g，大棗5枚，浮小麦15gを煎じて服用する。気虚自汗を治療する。

②烏梅10枚，浮小麦15g，大棗5枚を煎じて服用する。陰虚盗汗を治療する。

③癟桃干15枚，紅棗10枚を煎じて服用する。盗汗を治療する。

発汗時には腠理が空虚になり外邪を感受しやすいため，風寒を避け感冒にかからないようにしなければならない。したがって発汗後はすみやかに汗をぬぐうこと，また発汗量が多いときは，常に下着を換えて清潔にしている必要がある。

自汗・盗汗が単独で現れたときは，予後は一般に良好である。一方，他の疾患の過程で自汗・盗汗を伴うときは，病状は比較的重いことが多い。この場合は原発疾患の好転と治癒をはからなければ，自汗・盗汗の軽減あるいは治癒は望めない。

結語

自汗・盗汗は人体の陰陽が旺盛になったり虚に偏ったりすることによって，腠理が堅固でなくなり，汗液の外泄に異常をきたして発症する。自汗は気虚不固に属することが多く，盗汗は陰虚内熱に属することが多い。ただし肝火や湿熱によって起こるときは，実証に属する。病が長引くと，気陰両虚・陰陽両虚および虚実錯雑の証が現れるようになる。主な治法は，益気固表・調和営衛・滋陰降火・清化湿熱である。弁証にもとづいて固渋斂汗の薬を適宜加えれば，治療効果が向上する。

文献摘要

『素問』宣明五気篇「五蔵化液，心為汗」

『素問』評熱病論篇「汗者，精気也」

『傷寒明理論』自汗「自汗之証，又有表裏之別焉，虚実之異焉」

『証治要訣』盗汗自汗「眠熟而汗出者，曰盗汗，又名寝汗。不分座臥而汗者，曰自汗。傷風・傷暑・傷寒・傷湿・痰嗽等自汗，已各載本門。其無病而常自汗出，与病後多汗，皆属表虚，衛気不固，栄血漏泄」

『医学正伝』汗証「其自汗者，無時而濈濈然出，動則為甚，属陽虚，胃気之所司也；盗汗者，寐中而通身如浴，覚来方知，属陰虚，営血之所主也。大抵自汗宜補陽調衛，盗汗宜補陰降火」

『景岳全書』汗証「収汗止汗之剤，如麻黄根・浮小麦・烏梅・北五味・小黒豆・竜骨・牡蛎之属，皆可随宜択用」

［11］血証

　血液が正常な通路を循環せずに，上部では口や鼻などの竅より溢れ，下部では前後二陰より漏れ，また肌膚より滲出する疾患を総称して血証という。

　『内経』では早くも，血の生理や病理についてかなり深く認識していた。関連する篇章では，血溢・血泄・衄血・咳血・嘔血・溺血・溲血・便血などの病証について記述し，さらに出血の原因や血証の予後の一部についても論じている。『金匱要略』驚悸吐衄下血胸満瘀血病には，瀉心湯・柏葉湯・黄土湯など吐血や便血を治療する方剤が記載されており，これらの方剤はいまでもなお用いられ続けている。『諸病源候論』血病諸候では，各種血証の病因病理について詳細に論じており，『備急千金要方』には，血証を治療するための良方がいくつも収載されている。犀角地黄湯は，『備急千金要方』吐血に記載されている方剤で，今日でも広く応用されている。『済生方』吐衄では，血証が「起こる理由は，激しい虚損，過度の飲酒，食べすぎによる満腹，辛熱のものの飲食，憂思や怒り」であり，血証の病機は熱が原因であることが多いと強調している。朱丹渓は陰虚が引き起こす出血について，『平治会萃』血属陰難成易虧論の中で次のように述べている。「陰気がひとたび虧傷して変化した証は，上部に妄行すれば吐衄となり，外部で衰え涸れれば虚労となり，下部へ妄行すれば便紅となる」。『医学正伝』血証では，各種の出血を「血証」と名付けて一つの概念に統一した。『先醒斎医学広筆記』吐血では，吐血の三つの主な治療法を提示して，血証の治療に重要な役割を果たした。『景岳全書』血証では，血証の内容を系統的に帰納し，出血を起こす病機を「火盛」と「気傷」の二つに大別した。『血証論』は血証を論じた専門書であり，各種の血証の病因病理や弁証施治について，非常に精緻に論じている。本書が示す止血・消瘀・寧血・補血という治血四法は，血証を始めから終わりまで一貫して治療するための大綱である。

　血証の範囲はかなり広く，出血が主症状である病証はみな本証に属する。本篇では内科でよくみられる，鼻衄・歯衄・咳血・吐血・便血・尿血・紫斑などの血証について論じることにする。

病因病機

　血は，水穀の精気より化生したものである。『霊枢』決気篇では，「中焦は気を受けて汁を取り，変化して赤いものを血という（中焦受気取汁，変化而赤，是謂血）」と述べている。血液は脾で化生し，肝に貯蔵され，心によって統括され，肺により輸布され，腎で精に化す。脈は血の府とも呼ばれる。血液は生成した後，脈中を休まず運行して全身に潤いと栄養を与える。さまざまな原因によって脈絡が損傷したり，血液が妄行したりすると，血液は脈外に溢れ出て血証を引き起こす。『景岳全書』血証では，血証の原因を次のように概括している。「したがって七情により火を動かすもの，七情により気を傷るもの，労倦色欲により火を動かすもの，労倦色欲により陰を損なうもの，あるいは外邪が解さずに熱が経に鬱する，あるいは飲食不節により胃中で火が動く，あるいは中気虚寒により収摂機能が衰えて下に注陥する，あるいは陰盛格陽となり火が源に帰らず上に氾濫するなどは，みな動血の原因である」。血証を起こす主

な原因として，以下の五つが考えられる。

1 外邪の感受

外邪の侵襲を受けると，脈絡が損傷して出血が起こる。その中でも熱邪を受けて起こるものが最も多い。例えば風・熱・燥などの外邪が肺を犯すと，衄血・咳血が起こる。

『臨証指南医案』吐血には，「外因について述べると，陽邪によるものが多い。これに犯される者は，もともと陰分が虚しているために，天の風熱燥火を受けやすいのである。陰邪によるものは，その中の一，二にすぎない」と記されている。湿熱の邪が腸道を侵すと便血が起こる。熱が下焦を侵すと尿血が起こる。『金匱要略』五臓風寒積聚病には，「熱が下焦にあれば，尿血となる（熱在下焦者，則尿血）」という記述がある。

2 過度の飲酒・辛辣厚味の多食

辛い刺激物や，味付けの濃いものを過食したり，多量に飲酒したりすると，主に以下の二つの病理変化を生じる。一つは湿熱が生じて内蘊し，血絡を薫灼して迫血妄行をきたし，衄血・吐血・便血などの症状を起こす。例えば『臨証指南医案』吐血には「酒熱が胃を犯す類は，みな助火動血を引き起こす」という記述がある。二つめは，脾胃が損なわれて，健運統摂の力を失い，血が脈外へ溢れ出て血証を引き起こす。

3 情志過極

情志が激しいと，体内で火が動き，気が逆上して迫血妄行をきたして血証を起こす。例えば鬱怒により肝を損なうと，肝気が横逆して胃を侵し，胃絡を損傷して吐血を起こす。『素問』挙痛論篇では「怒れば気が逆し，はなはだしければ嘔血する（怒則気逆，甚則嘔血）」と述べている。肝気が鬱結し肝火が肺を犯すと，血は火とともに上昇して衄血・咳血を引き起こす。

4 労倦過度

心は神明を主るので，精神的な疲労は心を傷る。脾は筋肉を主るので，肉体的な疲労は脾を傷る。腎は蔵精を主るので，過度の性生活は腎を傷る。したがってこのような過度の労倦は，心・脾・腎の気陰を損なうことになる。気が損なわれると気が不足して摂血できなくなり，血液が外へ溢れて衄血・吐血・便血・紫斑が現れる。陰が損なわれると陰虚火旺となり，迫血妄行をきたして衄血・尿血・紫斑が現れる。

5 長患い・熱病後

長患いまたは熱病で起こる血証には，主に以下の三つの機序がある。一つは陰津を傷耗し，陰虚火旺から迫血妄行をきたして出血を起こす。二つめは，正気を虧損して，気虚不摂をきたし，血が脈外へ溢れて出血を起こす。三つめは，長患いのために病が絡に侵入して血脈瘀阻をきたし，その結果血行が悪化して経をめぐることができなくなり出血が起こる。

以上のように血証を起こす原因にはいろいろあるが，共通の病理変化は火熱薫灼による迫血妄行と気虚不摂による血の外溢の二つにまとめることができる。『景岳全書』血証には，「血はもともと陰精なので，動かすのはよくない。もし動かせば病になる。血は営気を主るため，損なうのはよくない。もし損なえば病になる。動かすものの多くは火である。火が盛んになると血に迫って妄行を起こすからである。損なうものの多くは気である。気が損傷すると血は存在の拠り所を失うからである」という記述がある。火熱には実火と虚火の区別がある。外感風熱燥火・湿熱内蘊・肝鬱化火などはみな実火に属する。また陰虚火旺の火は虚火に属する。気虚の中にも気虚だけがみられる場合と，気の損傷が陽に及び陽気も同時に虚す場合とがある。証候の虚実では，火熱亢盛によって起こる場合は実証に属し，陰虚火旺や気虚不摂によって起こる場合は虚証に属する。実証と虚証ではそれぞれ病因・病理が異なるが，病の発展変化の過程では，常に実証から虚証への転化が起こる。

例えば初期に火盛気逆により迫血妄行が起こった場合でも，繰り返し出血した後には，陰血が虧損して虚火が内生するようになる。あるいは出血過多によって血が失われると，気も損なわれて，気虚陽衰による摂血不能が起こる。このようにある状況の下では，陰虚火旺や気虚不摂は出血を起こす病理的要因にもなり，また出血によってもたらされる結果にもなる。

そのほか出血の後に，血液がすでに経脈を離れているが，体外にはまだ排出されずに留まり蓄積して瘀血を形成すると，新血の生長や気血の正常な運行を阻害する。

弁証論治

血証を弁証するには，まず出血の部位や臓腑の病位を明らかにする必要がある。例えば同じ鼻衄であっても，臓腑の病位には肺・胃・肝の違いがある。したがって病歴や臨床症状をもとにこれらを識別し，次に実熱・陰虚・気虚の違いによって証候の虚実を明らかにしなければならない。

血証を治療する際には，血証の原因や損傷した臓腑の違いをもとに，証候の虚実や病状の軽重を考慮に入れて弁証施治を行う。『景岳全書』血証には「血証を治療するには，その要点を知らなければならない，血動の原因はただ火と気があるのみである。ゆえに火を観察するときは，ただその火があるかないかを明らかにし，気を観察するときは，ただ気が虚しているか実しているかを明らかにする。こうしてこの四者を知り血動の理由がわかれば，治血の法は自ずから明らかである」と記述している。また『明医雑著』労療では，「もしまず先に血証が現れたり，あるいは吐衄が激しい場合には，まず血の治療を優先すべきである」と述べている。以上をまとめると血証の治療は，火を治療する・気を治療する・血を治療するという三原則に帰納することができる。まず火の治療では，実火に対して清熱瀉火を，虚火に滋陰降火を行う。気

の治療では，実証に清気降気を，虚証に補気益気を行う。血の治療では，『血証論』吐血で述べているように「一分の血があれば，一分の命が保たれる」ので，状況を考慮して涼血止血・収斂止血・活血止血の方薬を加えるべきである。血証の中でも最も多いのは熱迫血行による場合なので，涼血止血薬を用いることが比較的多い。

以下に，各種の血証の弁証治療について述べる。

[鼻衄]

鼻中の出血を鼻衄といい，血証の中で最もよくみられる症状である。なかでも火熱により迫血妄行をきたして起こる場合が最も多く，特に肺熱・胃熱・肝火によるものが多い。また少数ではあるが，正気虧虚により血の統摂が失われて起こる場合もある。

1 熱邪犯肺

症　状 鼻の乾燥と出血・口やのどの乾燥・同時に身熱がある・咳嗽少痰などの症状を伴うこともある・舌質紅・苔薄・脈数。

証候分析 鼻は肺の竅である。肺の内部に熱が蓄積すると肺陰が損なわれ，血熱が妄行して上部の清竅に達するため，鼻の乾燥と出血が起こる。もし上部で風熱を感受し表衛が阻まれると，身熱や咽痛が起こる。熱邪が肺を犯すと，肺気不宣をきたして咳嗽少痰が現れる。口乾・舌紅・脈数は熱盛陰傷の表れである。

治　法 清泄肺熱・涼血止血

方　薬 桑菊飲加減。

本処方中の桑葉・菊花・薄荷・連翹は辛涼軽透・宣散風熱に，桔梗・杏仁・甘草は宣降肺気・利咽止咳に，芦根は清熱生津に働く。牡丹皮・白茅根・旱蓮草・側柏葉を加えて涼血止血をはかることもできる。肺熱が盛んで表証がみられないときは，薄荷・桔梗を除き，黄芩・山梔子を加えて清泄肺熱をはかる。肺陰の損傷が激しく口・鼻・のどの乾燥が顕著なときは，玄参・麦門冬・生地黄を加えて養陰潤肺をはかるとよい。

2 胃熱熾盛

症状 鼻出血・歯茎の出血を伴うこともある・血色は鮮紅・口渇があり水を飲みたがる・口の乾燥・口臭・煩躁・便秘・舌紅・苔黄・脈数。

証候分析 足陽明胃経脈は上って鼻頞に交わり、歯茎は陽明経脈が通過するところである。したがって胃火上炎により熱迫血行をきたすと、鮮紅色の鼻出血や歯茎の出血が起こる。胃火が胃津を消灼するので鼻の乾燥・口渇があり水を飲みたがる・便秘が起こる。胃熱擾心により煩躁が起こる。舌紅・苔黄・脈数は胃熱熾盛の表れである。

治法 清胃瀉火・涼血止血

方薬 玉女煎加減。

本処方中の石膏・知母は清胃瀉火に、地黄・麦門冬は養陰清熱に働く。牛膝には引血下行の作用がある。白茅根・大薊・小薊・藕節などの涼血止血薬を加えてもよい。熱勢が激しいときは、山梔子・牡丹皮・黄芩を加えて清熱瀉火をはかる。大便秘結には生大黄を加えて通腑瀉熱をはかる。陰の損傷がやや激しく、口渇・舌紅苔少・脈細数がみられるときは、天花粉・石斛・玉竹を加えて養胃生津をはかるとよい。

3 肝火上炎

症状 鼻出血・頭痛・めまい・耳鳴り・煩躁して怒りっぽい・両眼が赤くなる・口が苦い・舌紅・脈弦数。

証候分析 気鬱化火による火熱が血に迫り、上部の清竅から血を溢れさせるために、鼻出血が起こる。肝火上炎により、頭痛・めまい・耳鳴り・口が苦い・煩躁が起こる。肝は目に開竅するため、肝火上乗があると両眼が赤くなる。舌紅・脈弦数は肝経実火の表れである。

治法 清肝瀉火・涼血止血

方薬 竜胆瀉肝湯加減。

本処方中の竜胆草・柴胡・山梔子・黄芩は清肝瀉火に、木通・沢瀉・車前子は清利湿熱に、生地黄・当帰・甘草は滋陰養血に働く。配合には、瀉の中にも補・清の中にも養の配慮がなされている。白茅根・蒲黄・大薊・小薊・藕節などの涼血止血薬を適宜加えてもよい。もし陰液が損なわれて、口や鼻の乾燥・舌紅少津・脈細数がみられるときは、車前子・沢瀉・当帰を去り、玄参・麦門冬・女貞子・旱蓮草などを適宜加えて養陰清熱をはかるとよい。

4 気血虧虚

症状 鼻出血・歯茎や皮下の出血を伴うこともある・元気が出ない・顔色晄白・めまい・耳鳴り・動悸・安眠できない・舌質淡・脈細無力。

証候分析 気虚により血液を統摂できないと、鼻の出血が起こる。はなはだしい場合には歯茎や皮下の出血も起こる。気血虧虚により温煦濡養の作用が失われると、脳海が養われずめまいや耳鳴りが起こる。また心が養われないため動悸が起こり、四肢や全身が養われないので疲れやすく力が出なくなる。また血虚により顔面に栄養を送ることができないため顔色が白くなる。気血が不足して血脈が充たされないので、舌淡・脈細無力となる。

治法 補気摂血

方薬 帰脾湯加減。

本処方には補養気血・健脾養心および益気摂血の作用がある。仙鶴草・阿膠・茜草などを加えると、止血作用を高めることができる。

以上のようなさまざまな鼻出血を治療するには、煎薬を内服すると同時に、出血時に局部に以下の薬を用いれば、すみやかに止血をすることができる。①局部に雲南白薬を用いる。②脱脂綿に青黛の粉末をつけて鼻腔に詰める。③湿らせた綿棒に散剤(百草霜15g, 竜骨15g, 焼きミョウバン60gを合わせて細末にしたもの)をつけて鼻に詰める。

[歯衄]

歯茎の出血を歯衄という、また牙衄ともいう。陽明経脈は歯茎に入る。また歯は骨の余なので、歯衄は主に胃腸や腎の病変に関係がある。内科の範囲における歯衄は、主に以下の二

つの証候に分類できる。

1 胃火熾盛

|症　状| 歯茎に鮮紅色の出血がある・歯茎が赤く腫れて痛む・頭痛・口臭・舌紅・苔黄・脈洪数。

|証候分析| 上の歯茎は足陽明経に属し，下の歯茎は手陽明経に属する。胃火熾盛となり，陽明経脈に沿って上部を薫灼すると，歯茎が紅く腫れて疼痛が起こる。絡が損なわれて血が溢れると歯茎に出血が起こる。胃熱が上部を薫蒸するので，頭痛や口臭が現れる。熱が陽明に結ぶため大便が秘結する。苔黄・脈洪数は陽明熱盛の表れである。

|治　法| 清胃瀉火・涼血止血
|方　薬| 加味清胃散合瀉心湯加減。

前者に含まれる生地黄・牡丹皮・犀角（水牛角屑を用いてもよい）は清熱涼血に，黄連・連翹は清熱瀉火に，当帰・甘草は養血和中に働く。後者を合わせれば清胃瀉火の作用が増強する。白茅根・大薊・藕節を適宜加えれば涼血止血をはかることができる。

2 陰虚火旺

|症　状| 歯茎の出血・歯肉は淡紅色・熱や煩労によって誘発される・歯がグラグラと動く・舌紅苔少・脈細数。

|証候分析| 腎は骨を主り，歯は骨の余である。肝腎陰虧により相火が上部に浮くと熱迫血行をきたして，歯茎からの出血や歯のぐらつきが起こる。舌紅少苔・脈細数は陰虚火動の表れである。

|治　法| 滋陰降火・涼血止血
|方　薬| 滋水清肝飲合茜根散加減。

前者は補養肝腎・滋陰降火に，後者は涼血止血・滋陰養血に働く。したがって両者を配合して随証加減を行うとよい。

[咳血]

血は肺の内部より生じ，気道を経て咳嗽とともに出る。ときには痰の中に糸状の血が混じったり，痰と血とが混じり合って出たり，鮮紅色の血が泡沫とともに出たりする。これらを咳血という。また嗽血と称することもある。『丹渓心法』咳血には，「咳血とは，痰の中に血が混じるものを嗽出する」とあり，『症因脈治』嗽血論には「咳血はすなわち嗽血である」という一文がある。

咳血は総じて肺絡の損傷によって起こる。肺は嬌臓であり，また臓腑の華蓋でもあって，潤すことを好み，乾燥を嫌う，清らかであることを好み濁ることを嫌う。また寒熱に弱いという性質もある。したがって邪気が肺を犯すと，肺は清粛を失い咳嗽を起こす。また肺絡が損傷すると，血は脈外へ溢れて咳血となる。

1 燥熱傷肺

|症　状| のどの痒みと咳嗽・痰の中に血が混じる・口や鼻の乾燥・ときに身熱がある・舌紅・少津・苔薄黄・脈数。

|証候分析| 風熱燥邪を感受して肺が損傷を受けると，肺は清粛を失って肺絡を損なうため，のどの痒みと咳嗽が起こり，痰の中に血が混じる。燥熱により津液が損なわれると，口や鼻の乾燥が起こる。舌紅少津・苔薄黄・脈数は燥熱傷津の表れである。

|治　法| 清熱潤肺・寧絡止血
|方　薬| 桑杏湯加減。

本処方中の桑葉・山梔子・淡豆豉は清宣肺熱に，沙参・梨皮は養陰清熱に，杏仁・貝母は潤肺化痰止咳に働く。白茅根・藕節・茜草・側柏葉を加えれば涼血止血をはかることができる。発熱・頭痛・咳嗽・咽痛・脈浮数など外感風熱の表証が同時にみられるときは，金銀花・連翹・牛蒡子などの辛涼解表・清熱利咽の薬を適宜加えるとよい。津液の損傷が比較的激しいときは，麦門冬・玄参・天花粉を加えて養陰潤燥をはかるとよい。

2 肝火犯肺

|症　状| 咳嗽がひとしきり続く・痰の中に

血が混じる・あるいは鮮紅色の出血がある・胸脇脹痛・煩躁して怒りっぽい・口苦・舌質紅・苔薄黄・脈弦数。

証候分析 肝火が上逆して肺を犯すと, 肺は清粛を失い肺絡が損傷を受けるため, 咳嗽や咳血が起こる。肝の脈絡は胸脇まで及ぶので, 肝火が亢進して脈絡を壅滞させると, 胸脇の脹痛が起こる。肝火が上炎すると, 口に苦味が生じ煩躁して怒りっぽくなる。舌質紅・苔薄黄・脈弦数は肝火偏亢の表れである。

治法 清肝瀉肺・涼血止血

方薬 瀉白散合黛蛤散。

本処方中の桑白皮・地骨皮は清瀉肺熱に, 海蛤殻・甘草は清肺化痰に, 青黛は清肝涼血に働く。生地黄・旱蓮草・白茅根・大薊・小薊など涼血止血の薬を適宜加えることもできる。肝火が比較的激しく, めまい・目の充血・心煩・怒りっぽいという症状がみられるときは, 牡丹皮・山梔子・黄芩などの清肝瀉火の薬を加えるとよい。もし咳血の量が比較的多く, 鮮紅色の出血がみられるときは, 犀角地黄湯と一緒に三七粉を沖服すれば, 清熱瀉火・涼血止血をはかることができる。

3 陰虚肺熱

症状 咳嗽があり痰が少ない・痰の中に血が混じる・または繰り返し咳血が起こる・血色は鮮紅色・口やのどの乾燥・頬が赤くなる・潮熱盗汗・舌質紅・脈細数。

証候分析 陰虚肺熱により肺が清粛を失うと, 咳嗽が起こり痰は少ない。火熱が肺を灼焼し肺絡を損傷すると, 痰の中に血が混じり咳血を繰り返す。陰虚により津液が不足して上部を潤さなくなると, 口やのどの乾燥が起こる。陰虚火旺になると, 頬が赤くなる・潮熱・盗汗が起こる。舌紅・脈細数は陰虚有熱の表れである。

治法 滋陰潤肺・寧絡止血

方薬 百合固金丸加減。

本処方中の百合・麦門冬・玄参・生地黄・熟地黄は滋陰清熱・養肺生津に, 当帰・白芍は柔潤養血に, 貝母・甘草は粛肺化痰止咳に働く。桔梗には昇提の性質があり咳血に用いるのは好ましくないので, ここでは除くほうがよい。白芨・藕節・白茅根・茜草などの止血薬を加えたり十灰散を合わせれば, 涼血止血をはかることができる。咳血が反復したり出血量が多かったりするときは, 阿膠・三七を加えて養血止血をはかる。潮熱や頬が赤くなるといった症状があるときは, 青蒿・鼈甲・地骨皮・白薇などを加えて虚熱を清退する。盗汗があるときは, 糯稲根・浮小麦・五味子・牡蛎などの収斂固渋の薬を加える。

[吐血]

出血が胃より起こり, 嘔吐と一緒に紅または紫暗色の血を排出し, 食物の残渣が混じるものを, 吐血または嘔血という。『丹渓心法』吐血には,「嘔吐血は胃より出るものである」とあり,『医碥』吐血には,「吐血とはすなわち嘔血である。古くは声が出ないものを吐といい, 声が出るものを嘔として分けていたが, 必ずしもそうではない」と述べている。

吐血と咳血はいずれも口を経て出るため, 鑑別に気をつけなければならない。『症因脈治』吐血咳血総論には,「胃中より嘔出するものを吐血と名づける, 肺中より嗽出するものを咳血と名づける。吐血は陽明胃家の症であり, 咳血は太陰肺家の症である……咽中胃管より嘔出するものを吐血と名づけ, 喉中肺管より嗽出するものを咳血と名づければ, 経絡をはっきりと分けることができ, 治法が混同しない」と明快に論じている。一般的に咳血の血色は鮮紅色で, 常に泡沫状の痰涎が混じる。咳血が起こる前には, 咳嗽・のどの痒み・胸悶などの症状が現れる。比較的大量の咳血があった後は, 数日間痰の中に血が混じることがある。一方吐血の血は紫暗色で食物残渣が混じり, 吐血する前に心窩部の不快感や胃痛・悪心などがよくみられる。吐血後には痰の中に血が混じることはないが, 大便が黒色を呈することが多い。

1 胃熱壅盛

症状 心窩～腹部の脹悶感・はなはだしい場合には痛む・吐血の色は紅または紫暗・食物残渣が混じる・口臭・便秘または大便が黒色・舌紅・苔黄膩・脈滑数。

証候分析 胃中の積熱により胃が和降を失い気血不和になると、心窩～腹部が脹悶し、はなはだしい場合には痛みを生じる。熱が胃絡を損なうので、吐血の色は紅または紫暗色になる。胃は水穀の海であり、納穀を主る。その性質は通降を主るので、胃気が上逆すると食べものが混じった血を嘔する。胃熱が津液を消耗するので、大便秘結が起こる。血が糟粕とともに下ると、大便の色が黒くなる。舌紅・苔黄膩・脈滑数は内に積熱がある表れである。

治法 清胃瀉火・化瘀止血

方薬 瀉心湯合十灰散加減。

前者は黄芩・黄連・大黄からなり、苦寒瀉火の作用を有する。『血証論』吐血には、「方は瀉心と名づけるが、実は瀉胃である」という一文がある。後者には涼血止血とともに化瘀の作用があるため、出血を止めても、凝滞させて瘀を留めるという弊害がない。胃気が上逆して悪心嘔吐があるときには、代赭石・竹筎・旋覆花を加えて和胃降逆をはかるとよい。

2 肝火犯胃

症状 吐血は紅または紫暗色・口が苦い・脇痛・心煩・怒りっぽい・不眠多夢・舌質紅絳・脈弦数。

証候分析 肝火が横逆して胃を犯すと、胃絡を損傷して吐血が起こる。肝火上炎により、口が苦く脇痛があり、怒りっぽくなる。熱が心神を擾すため、心煩・不眠多夢が現れる。舌紅絳・脈弦数は肝火亢盛・耗傷胃陰の表れである。

治法 瀉肝清胃・涼血止血

方薬 竜胆瀉肝湯加減。

さらに白茅根・藕節・旱蓮草・茜草を加えてもよい。または十灰散を合方して涼血止血をはかることもできる。

3 気虚血溢

症状 吐血がダラダラと続いてなかなか止まらない・ときに軽くときに重い・血色は暗淡・元気が出ず疲れている・動悸・息切れ・面色蒼白・舌質淡・脈細弱。

証候分析 脾気虧虚により統摂が失われると、血液は外へ溢れる。そのため吐血がダラダラと続いて止まらなくなり、症状はときに軽くときに重くなり、血色は暗淡になる。このようにもともと脾気の虚衰があるところに、繰り返し出血が加わると、気と血が同時に失われて気血虧虚をきたし、心が養われず、動悸・息切れが起こる。血虚により血が顔面部に栄養を与えられなくなるため面色蒼白となる。舌質淡・脈細弱は気血虧虚の表れである。

治法 健脾益気・摂血

方薬 帰脾湯加減。

さらに仙鶴草・白芨・烏賊骨・炮姜炭など温経固渋止血の薬を適宜加えてもよい。もし気の損傷が陽に及んで脾胃虚寒となり、四肢の冷え・寒がる・泥状便などがみられるときは、柏葉湯に改め理中丸を合方するとよい。方中の側柏葉は涼血止血に、艾葉・炮姜炭は温経止血に、童便は化瘀止血に働く。理中湯は脾気を温補して摂血に働くため、両者を合わせれば温経止血の効果が増強する。もし大量の出血によって気と血が同時に失われ、面色蒼白・四肢厥冷・発汗・脈微が現れたときは、急いで独参湯を服用させて益気固脱をはかり、すぐに積極的な緊急処置を行わなければならない。

本病に対しては薬物治療のほかに適切な飲食、すなわち暴飲暴食を厳重に慎み、タバコや酒、辛い食べ物を摂らないようにすることを心がけ、あわせて精神面や生活面で調和のとれた生活を送るよう注意しなければならない。

［便血］

血が肛門から体外に漏れ出すこという。すなわち大便の前後に血が下る、あるいは単純に血だけが下る、あるいは糞便に混じって下る、こ

れらをみな便血という。『三因極一病証方論』便血証治では，「病人が大便をして血を下す，あるものは清らかで，あるものは濁る，あるものは鮮やかな色で，あるものは黒色である，あるものは大便の前に，あるものは大便の後に下す，またあるものは大便と一緒に下す……こられもまた妄行の類である，ゆえに便血という」という記述がある。

『金匱要略』では出血を遠血と近血とに分けている。『景岳全書』血証には，「血が大便の前に下るときは，出血は近いところにある，あるいは広腸にあり，あるいは肛門にある。血が大便の後で下るときは，出血は遠いところにある，あるいは小腸にあり，あるいは胃にある」という記述がある。しかし下血が排便の前であるか後であるかによって出血部位の遠近を区別することにはまったく根拠がない。しかも多くの場合には，血と大便とが混じって下るので，排便の前後を分けるのは困難である。一方便血の色は，出血部位が近いか遠いかを診断するうえで参考になる。一般的に便血が鮮紅色のときは近位にあり，紫暗色のときは遠位にある。古代の医家の中には，血色の清濁によって腸風・臓毒と名づける者もいた。『済生方』下痢では，「大便下血し，血が清らかで色が鮮やかなものは腸風である。濁で色暗のものは臓毒である」と述べている。

便血はみな，胃腸の脈絡が損傷を受けて起こる。臨床では腸道湿熱および脾胃虚寒の二つが主にみられる。

1 腸道湿熱

症　状 便血は鮮紅・大便不調または水様でゆるい・あるいは腹痛がある・口苦・苔黄膩・脈濡数。

証候分析 湿熱が腸道にこもり，腸道の脈絡が損傷されると便血が起こる。腸道の伝化機能が失調するため，大便が不調あるいは水っぽくゆるくなる。腸道の気機が阻滞すると腹痛が起こる。苔黄膩・脈濡数は体内に湿熱があることの表れである。

治　法 清化湿熱・涼血止血

方　薬 地楡散または槐角丸加減。

前者は地楡・茜草で涼血止血を，山梔子・黄芩・黄連で清熱燥湿・瀉火解毒を，茯苓で淡滲利湿をはかる。後者は槐角・地楡で涼血止血を，黄芩で清熱燥湿を，防風・枳殻・当帰で疏風利気活血をはかる。両者を比較すると，地楡散は清化湿熱の力が比較的強く，槐角丸は補気活血の作用も合わせもつので，適宜状況に応じて用いるとよい。

2 脾胃虚寒

症　状 便血は紫暗色・はなはだしいときは黒色・腹部がシクシク痛む・熱飲を好む・顔色に艶がない・元気がなく話すことが億劫・泥状便・舌質淡・脈細。

証候分析 脾胃虚寒や中気不足になると，脾の統血作用が無力となり，血が腸内に溢れて大便とともに下る。そのため血は紫暗色で，はなはだしいときは黒色になる。中焦の虚に寒が加わると，寒凝気滞となり，脾の健運が失われ，腹部がシクシク痛む・熱飲を好む・泥状便などの症状が現れる。脾胃虚寒に気血不足があると，顔色に艶がない・元気がなく話すことが億劫・舌淡・脈細が現れる。

治　法 健脾温中・養血止血

方　薬 黄土湯加減。

本処方中の灶心土は温中止血に，白朮・附子・甘草は温中健脾に，阿膠・地黄は養血止血に働く。黄芩は苦寒堅陰により反佐の作用をもつ。白芨・烏賊骨を加えれば収斂止血に，三七・花蕊石を加えれば活血止血に作用する。陽虚が比較的はなはだしく，寒がりや四肢の冷えがみられるときは，鹿角霜・炮姜・艾葉など温陽止血の薬を加えるとよい。

[尿血]

小便の中に血液が混じり，はなはだしい場合には血塊が混じる病症を尿血という。出血量の

違いにより小便の色は淡紅色・鮮紅色・茶褐色を呈する。

尿中に血が混じるものに，尿血と血淋の二つがある。臨床では排尿時に痛みを伴わない，または痛みがそれほどはっきりしないものを，尿血という。尿血にさらに小便がポタポタと漏れたり渋痛を伴ったりするものを血淋という。『丹渓心法』尿血には，「尿血，痛むものは淋であり，痛まないものは尿血である」と記されている。血淋については「淋証」の章で述べるので，ここでは尿血の弁証論治について論じる。

尿血の病位は腎および膀胱である。主な病機は熱傷脈絡および脾腎不固である。熱傷脈絡には実熱と虚熱の区別がある。また脾腎不固には，脾虚と腎虚の違いがある。

1 下焦熱盛

症　状 小便が黄赤色で灼熱感がある・尿血は鮮紅色・心煩・口渇・顔が赤い・口瘡・夜間の不安感・舌紅・脈数。

証候分析 熱邪が下焦で旺盛であるため，小便は黄赤色で灼熱感を伴う。脈絡が損傷を受けて，血が膀胱に滲出するため，尿血は鮮紅色を呈する。熱が心神を擾すため，心煩，夜間の不安感が現れる。火熱上炎により顔面の紅潮・口腔内に潰瘍が生じる。熱が津液を損なうため口渇がみられる。舌紅・脈数は熱証の表れである。

治　法 清熱瀉火・涼血止血

方　薬 小薊飲子加減。

本処方中の小薊・生地黄・藕節・蒲黄は涼血止血に，山梔子・木通・竹葉は清熱瀉火に，滑石・甘草は利水清熱，導熱下行に働く。当帰は養血活血に働く。これらを合わせて用いることにより清熱瀉火・涼血止血の効果が増強する。

2 腎虚火旺

症　状 小便の量が少なく赤っぽくて血が混じる・めまい・耳鳴り・元気が出ない・煩が赤くなる・潮熱・足腰がだるい・舌質紅・脈細数。

証候分析 腎陰虧虚により虚火が体内で熾んになり，脈絡を灼傷するため，小便の量が少なく赤っぽくて血が混じる。腎陰が欠乏し髄海が不足するため，めまい・耳鳴りが起こる。腎が虚して養われないため腰・膝がだるく感じられ，元気が出ない。虚火上炎により，頬の赤み・潮熱が現れる。舌質紅・脈細数は陰虚火旺の表れである。

治　法 滋陰降火・涼血止血

方　薬 知柏地黄丸加減。

本処方中の地黄丸は滋補腎陰に働き，「壮水の主　以て陽光を制す」効果を現す。知母・黄柏は滋陰降火に働く。旱蓮草・大薊・小薊・藕節・蒲黄など涼血止血の薬を加えてもよい。

3 脾不統血

症　状 長患いにより尿血が起こる・顔色に艶がない・身体がだるく力が出ない・息切れして声が小さい・または歯肉の出血や皮下出血を伴う・舌質淡・脈細弱。

証候分析 脾気虧虚により統血の力が失われると，血が経をめぐらず尿血が起こる。はなはだしいときには歯肉の出血・皮下出血が現れる。脾虚により運化が失調して，気血生化の源が不足すると，たくさん食べられない・身体がだるい・息切れして声が小さい・顔色に艶がないなどの症状が現れる。舌質淡・脈細弱は気血虧虚・脈絡不充の表れである。

治　法 補脾摂血

方　薬 帰脾湯加減。

熟地黄・阿膠・仙鶴草・槐花など養血止血の薬を加えてもよい。気虚下陥により下腹部の下垂感や張りが現れたときは，升麻・柴胡を加え，原方の中の人参・黄耆・白朮と合わせれば益気昇陽の効果を現すことができる。気虚下陥がみられるものには，補中益気湯加減を用いることもできる。

4 腎気不固

症　状 長患いにより尿血が起こる・血は淡紅色・めまい・耳鳴り・疲労困憊する・腰脊

がだるく感じられる・舌質淡・脈沈弱。
[証候分析] 過労または長患いが腎に波及すると，腎気不固をきたして封蔵機能を失うため，血が尿とともに漏れ出す。腎気虧虚により腎精が不足すると，全身を濡養することができなくなり，疲労困憊し・腰脊がだるくなり，めまい・耳鳴りが起こる。舌質淡・脈沈弱は腎気虚衰の表れである。
[治　法] 補益腎気・固摂止血
[方　薬] 無比山薬丸加減。

本処方中の熟地黄・山薬・山茱萸・淮牛膝は補腎益精に，肉蓯蓉・兎絲子・杜仲・巴戟天は温腎助陽に，茯苓は健脾に，五味子・赤石脂は益気固渋に働く。また仙鶴草・蒲黄・槐花・紫珠草などを加えて止血をはかることもできる。必要に応じてさらに牡蛎・金桜子・補骨脂など，固渋止血の薬を加えてもよい。腰脊にだるさがあり，寒がってオドオドするような感じがある場合には，鹿角片・狗脊など督脈を温補する薬を加えるとよい。

［紫斑］

血液が肌膚〔肌肉と皮膚〕の間に溢れ出し，皮膚に青紫色の斑点や斑塊が現れる病症を紫斑という。また肌衄や葡萄疫ということもある。『医宗金鑑』失血総括には，「皮膚の出血は肌衄という」とある。『医学入門』斑疹門には，「内傷による斑疹で，蚊に刺された迹のような軽い発疹が手足に多くみられ，初期に頭痛や身熱がないのは，胃の虚火が外に溢れ出ているのである」という記述がある。また『外科正宗』葡萄疫には，「四時不正の気を感受し，皮膚に鬱して発散しないと，大小の青紫色の斑点が現れる。もし色が葡萄のようで，身体や頭全体に斑がみられるときは……邪毒が胃に伝入すると，歯茎が出血し，長引くと人を虚証にして，斑は漸く退く」と述べている。

ここでは，主に内科雑病の範囲の紫斑について論述する。

1 血熱妄行

[症　状] 皮膚に青紫色の斑点または斑塊が現れる。あるいは鼻衄・歯衄・便血・尿血を伴う。発熱・口渇・便秘・舌紅・苔黄・脈弦数。
[証候分析] 熱が脈絡を塞ぐために，血が妄行して肌膝の間に出血し，青紫色の斑点や斑塊が現れる。熱毒がきわめて激しいときには，鼻・歯・腸・胃などの脈絡が損なわれるため，鼻衄・歯衄・便血・尿血を伴う。内熱が鬱蒸するため，発熱が現れる。熱が盛んになり津液を損傷するため，口渇や便秘が現れる。舌紅苔黄・脈弦数は実熱の表れである。
[治　法] 清熱解毒・涼血止血
[方　薬] 犀角地黄湯。

本処方中の犀角・地黄は清熱解毒・滋陰涼血に，牡丹皮・赤芍は清熱涼血・活血散瘀に働く。本方は血熱妄行の治療に通常用いる方剤で，たいへん有効である。十灰散を合わせて涼血止血をはかることもできる。

熱毒熾盛で発熱があり，広範囲に出血が現れるときは，本方に生石膏・竜胆草・紫草を加え，紫雪丹を冲服するとよい。熱が胃腸を壅塞して気血が鬱滞し，腹痛・便血が現れるときは，白芍・甘草・木香・地楡・槐花を加えて緩急止痛・涼血止血をはかる。邪熱が経絡を阻滞し，関節の腫痛を伴うときは，秦艽・木瓜・桑枝など舒経通絡の薬を適宜加える。

2 陰虚火旺

[症　状] 皮膚に青紫色の斑点や斑塊が出たり消えたりする・鼻出血や歯肉の出血，あるいは月経過多を伴う・頬が赤くなる・心煩・口渇・手掌や足底の熱感・あるいは潮熱・盗汗・舌質紅・苔少・脈細数。
[証候分析] 陰虚で火旺が起こると，火旺によってさらに陰が損なわれやすくなる。このような虚火が脈絡にまで損傷を与えると，皮下出血が現れたり他の部位に出血がみられるようになる。水が不足して火を抑制できないと，心火擾動となり心煩が起こる。火熱が津液を外へ追

い出すと盗汗となり，陰虚火旺により潮熱・盗汗がみられる。舌紅・苔少・脈細数は火旺により陰液が不足していることの表れである。

|治　　法| 滋陰降火・寧絡止血
|方　　薬| 茜根散加減。

本処方中の茜草根・側柏葉・黄芩は清熱涼血止血に，生地黄・阿膠は滋陰養血止血に，甘草は調中解毒に働く。陰虚が比較的はなはだしいときは，玄参・亀板・女貞子・旱蓮草などの養陰清熱の薬を適宜加える。本証候の中でも腎陰虧虚によるもので，火熱がそれほど激しくない，腰膝が重だるく力が入らない・めまい・元気がない・手掌や足底の熱感および心煩・舌紅少苔・脈沈細数がみられるときは，六味地黄丸を用いて滋補腎陰をはかり，茜草根・紫草・仙鶴草を加えて涼血止血をはかるとよい。

3 気不摂血

|症　　状| 長患いが治癒しない・繰り返し皮下出血が現れる・元気が出ない・めまい・面色蒼白または萎黄・食欲不振・舌質淡・脈細弱。

|証候分析| 気虚により摂血ができないと，出血が反復して長患いが治癒しない。気血が不足して筋脈や百骸（全身の骨格）が濡養されないと，元気が出ない・めまい・面色蒼白が現れる。脾虚により水穀を運化できないと，食欲不振になる。舌質淡・脈細弱は気血虧虚の表れである。

|治　　法| 補気摂血
|方　　薬| 帰脾湯加味。

状況に応じて仙鶴草・棕櫚炭・地楡・蒲黄・茜草根・紫草などの中から薬を選んで加味すれば，止血や化瘀消斑の作用を高めることができる。同時に腎気不足があり腰や膝がだるく力が入らないときは，山茱萸・兎絲子・続断を加えて腎気を補益するとよい。

以下に，いくつかの簡易方をあげる。
①紅棗20枚。煎じて棗とともに服す。常用することができる。
②大棗4分，藕節1分を，まず水で藕節を煮て，膠状になるまで煮詰め，さらに大棗を入れて一緒に煮る。毎日適量の大棗を食べる。
③連翹30gを水煎し，3回に分けて服用する。
④肌衄と同時に歯衄が比較的激しいときは，含嗽薬を合わせて用いるとよい。生石膏30g，黄柏15g，五倍子15g，児茶6gを濃く煎じた液でうがいをする。毎回5〜10分間。

血証の予後の善し悪しは，主に以下の三つの要因と関係がある。一つめは血証を起こす原因である。一般的に外感によるものは治りやすく，内傷によるものは治りにくい。新病は治りやすく，長患いは治りにくい。『症因脈治』嗽血論には，「外感による咳血で，肺を壅塞する者は治りやすい，内傷により肺を損なう者は治りにくい」という記述がある。二つめは出血量の多少との関係である。出血量が少ない者は病が軽く，出血量が多い者は病が重い。またはなはだしい場合には気が血とともに脱して危急で重篤な状態にいたる。三つめは兼症と関係がある。出血に発熱・咳喘・脈数などを伴うときは，一般に病状はやや重い。『丹渓心法』吐血には，「さまざまな血証をみると，身熱があり脈大の者は難治である。これは火邪が勝るからである。身涼で脈が静かな者は治りやすい。これは正気が回復しているからである」という記述がある。『景岳全書』血証にも，「およそ失血などの証で，身熱があり脈大の者は難治であり，身涼で脈が静かな者は治りやすい。もし喘咳が急迫して気が上逆し，脈が弦緊細数となり，発熱があり横臥していられないときは死にいたる」と記されている。

結語

血証は外感や内傷によるさまざまな原因によって起こるが，その基本病機は火熱薫灼と気虚不摂の二つに大別することができる。火熱には実火と虚火の違いがあり，気虚には気虚と，

気の損傷が陽にまで波及した場合とがある。証候の虚実では，火熱亢盛によって起こるものは実証で，陰虚火旺および気虚不摂によって起こるものは虚証である。血証の治療に際しては，主に治火・治気・治血という三つの基本原則をしっかりと把握することが大切である。それをもとに実火には清熱瀉火を，虚火には滋陰降火を行う。実証には清気降気を，虚証には補気益気を行う。また状況に応じて，涼血止血・収斂止血・活血止血の方薬を配合するとよい効果が得られる。

文献摘要

『霊枢』百病始生篇「陽絡傷則血外溢，血外溢則衄血；陰絡傷則血内溢，血内溢則後血」

『素問』六元正紀大論篇「不遠熱則熱至，不遠寒則寒至……熱至則……血溢血泄……之病生矣」

『素問』大奇論篇「脈至而搏，血衄身熱者死」

『金匱要略』驚悸吐衄下血胸満瘀血病「吐血不止者，柏葉湯主之」「下血，先便後血，此遠血也，黄土湯主之」「下血，先血後便，此近血也，赤小豆当帰散主之」

『三因極一病証方論』失血叙論「夫血猶水也，水由地中行，百川皆理，則無壅決之虞。血之周流於人身栄・経・府・兪，外不為四気所傷，内不為七情所鬱，自然順適，万一微爽節宜，必至壅閉，故血不得循経流注，栄養百脈，或泣，或散，或下而亡反，或逆而上溢，乃有吐・衄・便・利・汗・痰諸証生焉」

『済生方』吐衄「夫血之妄行也，未有不因熱之所発，蓋血得熱則淖溢，血気倶熱，血随気上，乃吐衄也」

『明医指掌』衄血「衄血，鼻中出血也」

『明医指掌』溺血「尿血者，小便血也。蓋心主血，通行経絡，循環臓腑。若得寒則凝渋，得熱則妄行。失其常道，則溢滲於脬，小便出血也」

『先醒斎医学広筆記』吐血「吐血三要法，宜行血不宜止血。血不行経絡者，気逆上壅也，行血則血循経絡，不止自止。止之則血凝，血凝則発熱悪食，病日痼矣。宜補肝不宜伐肝。経曰，五臓者，蔵精気而不瀉者也。肝為将軍之官，主蔵血。吐血者，肝失其職也。養肝則肝気平而血有所帰。伐之則肝虚不能蔵血，血愈不止矣。宜降気不宜降火。気有余即是火，気降即火降。火降則気不上昇，血随気行，無溢出上竅之患矣。降火必用寒涼之剤，反傷胃気，胃気傷則脾不能統血，血愈不能帰経矣」

『景岳全書』血証「血従歯縫牙齦中出者為歯衄。此手足陽明二経及足少陰腎家之病。蓋手陽明入下歯中，足陽明入上歯中，又腎主骨，歯者骨之所終也。此雖為歯病，然血出於経，則惟陽明為最」「便血之与腸澼，本非同類。蓋便血者，大便多実而血自下也。腸澼者，因瀉痢而見膿血，即痢疾也」

［12］心悸

　心悸には驚悸と怔忡とがある。いずれも病人が胸に動悸を感じたり，驚きや恐れで心が安らかでいられず，はなはだしい場合には自分でもコントロールができなくなる。一般に臨床では感情の起伏や過度の疲労によって突発的に起こる。また同時に不眠・健忘・めまい・耳鳴りなどの症状を伴うことが多い。

　『内経』には心悸（驚悸・怔忡）という類の病名は見当たらないが，類似の病証についてはすでに記述がある。『素問』挙痛論篇には，「何かに驚いたときには，心はやみくもに動悸がして頼る所がなくなり，精神も不安定となって帰る所がなく，思慮も定まらなくなる。そこで『驚くと気が乱れる』という（驚則心無所倚，神無所帰，慮無所定，故気乱矣）」記載がある。『素問』至真要大論篇の「心臓がせわしなく鼓動する（心澹澹大動）」や『霊枢』本神篇の「心が恐れおののいて安らかでない（心怵惕）」も心悸に似た症状を描写したものである。漢代になると張仲景が『金匱要略』や『傷寒論』の中で，悸および驚悸という病名を正式に使い始めた。同時にその病が，主に驚き・水飲・虚労および発汗後に邪を感受することなどにより誘発されると論じている。『金匱要略』驚悸吐衄下血胸満瘀血病篇には，驚悸の発病原因および審証求因の方法について，「寸口の脈が動で弱である，動は驚の表れであり，弱は悸の表れである（寸口脈動而弱，動即為驚，弱則為悸）」と詳しく述べている。また後世の医家は臨床での実践経験を系統的にまとめて，次のようにさらに詳しく説明した。「驚は外から来るものである。驚があると気が乱れるので，脈が動で安定しない。悸は体内でビクビク恐れることである。悸は中虚によって起こるので脈は弱で力が弱い」（『医宗金鑑』驚悸吐衄下血胸満瘀血病）。このように脈象を分析して，驚悸が起こる原因には必ず外部からの驚きと内部の虚とがあり，この内外が合わさって本証が誘発されると考えた。『済生方』では，驚悸について論ずるほかに，怔忡という病名を打ち出して，「怔忡とは，心血の不足である」と述べている。『済生方』怔忡論治には，怔忡の発病原因は，「真血が虚耗して，心帝が輔けを失うために，次第に怔忡を起こす」のであり，これ以外に「風寒暑湿に遭って，諸経が閉塞し」たり，「五飲が停蓄して，中脘〔中焦の心窩部〕を塞ぐ」ことも怔忡を誘発すると述べている。その後『丹渓心法』では，「これを虚と痰とに責む」という理論を打ち出して，血虚と痰火は怔忡を誘発する根本的な原因であることを示した。例えば『驚悸怔忡門』では，「怔忡は血虚である，怔忡が絶えず起こるのは，血が少ない者に多い。思慮によってすぐに動くのは，虚に属する。発作が現れたり止んだりするのは，痰が火によって動くからである」と指摘した。『医林改錯』心慌では，瘀血内阻も心悸怔忡を誘発すると述べている。

病因病機

　心悸は，心虚胆怯・心血不足・心陽衰弱・水飲内停・瘀血阻絡などの要因によって発症する。『雑病源流犀燭』怔忡源流には，「怔忡は心血が不足する病である……心血が失われると，神気が守られず，心中が空虚になり，鼓動が速まり不安感のある状態が絶えず続くようになる，これを怔忡という。あるいは陽気内虚や陰血内

耗，あるいは水飲が心下に停留して水気乗心をきたす……あるいは煩雑なことに心を労する……あるいは気鬱不宜により心動をきたす……これらはみな怔忡が起こる原因である」とある。臨床でよくみられる病因病機は，以下の六種類である。

① 心虚胆怯

平素から心虚胆怯の人は，突然大きな音を聞いたり，奇異なものを目にしたり，危険な目に遭ったりして，驚いたり恐れおののいたるすると，自分でコントロールができなくなり，ついには少し驚いただけでも心悸が止まらなくなる。『済生方』驚悸論治には，「驚悸は，心虚胆怯が引き起こすものである。また心は君主の官，神明これより出づ。胆は中正の官，決断これより出づる。したがって心気が穏やかになり，胆気が怯えなければ，決断や思慮をしっかりと行うことができる。あるいは何かが原因で大いに驚いたり，大きな音を聞いたり，ふだん目にしない物を見たり，高く険しいところを通ったりして，心神を驚かせると，気や涎が鬱滞して，ついに驚悸が起こる」という記述がある。このほかにも怒りが大きければ肝を傷り，恐れが大きければ腎を傷り，怒れば気が上逆し，恐れれば精を失うので，このようなときには下部では陰虚が，上部では火逆が起こり，心神が動揺して驚悸が起こるという説がある。もし痰熱内蘊があるところに鬱や怒りが加わると，胃が和降を失って痰火互結となり，痰火が上昇して心神を擾し，心悸を引き起こす。これは『丹渓心法』驚悸怔忡篇の中の「痰が火によって動く」という説である。

② 心血不足

心は血を主るので，心血が不足すると心悸・怔忡が起こる。『丹渓心法』驚悸怔忡篇では，「怔忡は，血虚である。怔忡が絶えず起こるのは，血が少ない者に多い」と述べている。すなわち陰血が虧損して心が養われないと，神を蔵することができず，神志の安寧が得られなくなるため本証が起こる。したがって長患いによる体質虚弱や失血過多があると，心悸が起こりやすくなる。もし思慮過度により心脾が損なわれると，心血を損耗するだけでなく，脾胃の生化の源にも影響が及び，ついには気血両虚をきたして心が養われなくなり，やはり心悸が起こる。

③ 陰虚火旺

長患いによる体質虚弱，過度な性生活や労働，頻繁な遺泄によって腎陰を損ない，発症する。あるいはもともと腎水が不足しているために，水が火を抑制できず，虚火が妄動し，上昇して心神を擾して起こる。『素問玄機原病式』火類には，「水が衰え火が盛んになると，火を擾して動かす。その結果心胸が躁しく動くものを怔忡という」という記載がある。

④ 心陽不振

大病や長患いの後で陽気が衰えると，心脈を温陽できなくなり心悸不安が起こる。これについては『傷寒明理論』悸篇の中で，「気虚の者は，体内の陽気が衰弱し，心下が空虚であるために，正気が内動して悸が起こる」と述べられている。

⑤ 水飲凌心

脾腎陽虚により水液の蒸化の力が弱いと，停留して飲となり，飲邪が上部を犯して，心陽を抑制するため，心悸が誘発される。これはすなわち『傷寒明理論』悸篇に，「飲の停滞がある者は，心下に水が停滞している。心は火を主り水を悪むが，すでに体内に水の停滞があるため，心は安らかでいられなくなり，悸が起こる」と述べているとおりである。

⑥ 瘀血阻絡

本証の原因は，一つには心陽不振により血液の運行がスムーズに行われないこと，もう一つは痺証の発展によるものである。『素問』痺論篇には，「脈痺が治らないうえに重ねて邪気を受けると，心に宿る」「心痺の症状は，血脈が通らなくなり，胸苦しくて心下部に鼓動を感じる」と記されている。また『医宗必

読』悸篇には，「鼓とは，太鼓を打つように跳動するものである」という解釈がある。このことから風寒湿邪が血脈を襲うと，体内では心が犯されて心脈痺阻が起こり，営血の運行が妨げられて，心悸怔忡が起こることがわかる。

類証鑑別

驚悸と怔忡は，病因の違い，病の軽重の違いによって区別する。『秘伝証治要訣及類方』怔忡篇には，「怔忡は……驚悸と同類のようであるが，実は同じではない」と記されている。怔忡は常に内因によって起こるもので，外部から驚かされるような誘因はなく，心中にビクビクする自覚があり，ちょっとした疲労でも誘発される。症状は徐々に現れるが，全身状態はやや悪く，病状もやや深く重い。これに対して驚悸は常に外因によって誘発され，偶然に外部からの刺激に遭ったり，驚きや恐れ，悩みや怒りといった感情によって誘発される。この場合の心悸は発生したり止んだりするもので，発症は急激であるが全身状態は割合に良好で，病状も軽く一時的である。『紅炉点雪』驚悸怔忡健忘篇では，「驚は，心がにわかに動いて安らかでいられないものである。悸は，心中が跳動して驚き恐れるものである。怔忡は，心中が躁動して安らかでいられず，まるで誰かが捕まえに来るかのようにビクビクするものである」と説明している。このことから驚悸と怔忡には，病因や病状の程度に明かな違いがあることがわかる。しかし，両者にはまた密接な関連性もある。一つは，驚悸は長引くと怔忡に発展することがあるという点である。『医学入門』驚悸怔忡健忘篇は，「怔忡は驚悸が長引いて起こる」と記している。もう一つは，怔忡の患者は外部から驚かされることによって心中が乱されやすく，それによって動悸が悪化するという点である。『石室秘録』内傷門・怔忡篇には，「怔忡の証は，心中が乱れて安らかでなく，心神が恍惚となり驚悸が止まらない」と記している。

弁証論治

臨床で弁証する際には，まず要点を把握しなければならない。そのためにはまず病人に自分でコントロールできないくらいの「心跳」「心慌」の症状があるかどうかを確認する。二つめは病状をもとに心悸の性質を区別する。すなわち実証か虚証か，心陽虚か心陰虚か，痰や瘀を夾んでいるのかどうかについて明らかにする。三つめは驚悸と怔忡の違いを把握する。驚悸の証は，臨床では常に何かに驚くことによって動悸が誘発される。はじめは外因によって起こり実証が多いが，内部の虚も要因として存在する。怔忡の証は，一般的な驚悸とは異なって虚証が多く，外部的な要因はない。常に動悸や胸部の不快感があり，発作が起こると心臓が飛び出すくらいにドキドキしてコントロールができなくなり，はなはだしい場合には突然心痛が起こる。驚悸が長引いて治らないと怔忡に発展することもある。このほかに虚中夾実の証もあるので，臨床で診察するときは詳しく弁別しなければならない。治療には，虚証に対しては主に養血安神を，心陽不足や陽虚飲逆に対しては，補養心気・温通心陽を行う。実証で瘀血が原因のときは，活血化瘀の治療を行う。また痰熱によって誘発されたときは，まず清熱化痰の治療から始めるほうがよい。もし慢性化して虚中有実となり，病状がやや複雑になった場合には，標本兼顧・攻補兼施の治療を行う。

1 心虚胆怯

症　状　心悸・恐れたり驚いたりしやすい・心が安らかでなく精神的に落ち着かない・眠りが浅く夢が多い・舌苔薄白で特に変化がない・脈象は動数または虚弦。

証候分析　驚くと気が乱れ，心神がコントロールできなくなり，心悸が起こる。心は神を蔵するので，心中がビクビクしていると，恐れたり驚いたりしやすく，心が安らかでいることができず落ち着かない・眠りが浅く夢が多い

などの症状が現れる。脈象が動数あるいは虚弦は，心神不安・気血逆乱の表れである。病状が比較的軽い場合は，症状が現れたり消えたりするが，重篤になると怔忡が起こり，安静でいられず，心が乱れて落ち着かず，自分でコントロールできなくなる。

| 治　　法 | 鎮驚定志・養心安神 |
| 方　　薬 | 安神定志丸加琥珀・磁石・硃砂。|

本処方中の竜歯・琥珀・磁石は鎮驚寧心に，硃砂・茯神・菖蒲・遠志は安神定志に，人参は補益心気に働く。

もし驚悸があり心胆虚怯のときは，炙甘草を加えて心気を補益する。心陰不足のときは，柏子仁・五味子・酸棗仁を加えて養心安神をはかり心気を収斂する。

もし心悸があって胸苦しく，驚きやすく痰が多い・食欲不振・悪心・舌苔黄膩・脈象滑数がみられるときは，痰熱内擾により胃が和降を失い，心神不安となる。この場合には黄連温胆湯を用いて痰熱を清せば，心は自ずと安寧となる。方中にさらに酸棗仁・遠志などを加えれば安神養心をはかることができる。

2 心血不足

症　　状	心悸・めまい・顔色に艶がない・倦怠無力・舌質淡紅・脈象細弱。
証候分析	心は血脈を主り，その華は面にあるため，血虚になると顔色に艶がなくなる。心血が不足すると，心を養うことができなくなり，心悸が起こる。心血虧損により脳に栄養を与えることができなくなると，めまいが起こる。血が不足すると気も虚すので倦怠無力になる。舌は心の苗であり，心は血脈を主るので，心血が不足すると，舌質淡紅・脈象細弱がみられるようになる。
治　　法	補血養心・益気安神
方　　薬	帰脾湯加減。

本処方中の当帰，竜眼肉は補養心血に働き，人参・黄耆・白朮・炙甘草は益気健脾作用によって生血の源を供給する。酸棗仁・茯神・遠志は安神定志に働き，さらに木香の行気の作用を用いて，補益しても滞らないように配慮している。

もし動悸があり脈の結代がみられるときは，気虚で血が少なく血が心を養わないためなので，炙甘草湯を用いて益気養血・滋陰復脈をはかるとよい。方中の炙甘草は甘温復脈に働き心気を利す。人参・大棗は補気益胃に，桂枝・生姜は辛温通陽に働く。地黄・阿膠・麦門冬・麻子仁を合わせると滋陰補血の効能を現し，心陰を養うことができる。これらの諸薬を配合すると気血が充満して，動悸や脈結代の症状が消失する。

もし熱病の後期で，損傷が心陰にまで及び心悸が起こるときは，生脈散を用いて益気養陰をはかるとよい。方中の人参は補益元気に，麦門冬は養陰に働き，五味子は耗散した心気を収斂させる。三薬を合わせることにより，益気養陰補心の効果が増大する。

3 陰虚火旺

症　　状	心悸不安・胸苦しくて眠れない・めまい・手掌と足底の熱感および心煩・耳鳴り・腰がだるい・舌質紅・少苔または無苔・脈象細数。
証候分析	腎陰が不足すると，水が火を抑制できず，上昇して心火の内動を抑えることができなくなるため，心神が擾動して心悸が起こり，胸苦しくなって安眠できなくなる。下部では陰の不足が起こり，腰がだるくなる。陽が上部を乱すので，めまい・耳鳴りが起こる。手掌と足底の熱感および心煩・舌質紅・脈細数は，いずれも陰虚火旺の表れである。
治　　法	滋陰清火・養心安神
方　　薬	天王補心丹または朱砂安神丸。

陰虚があっても火がそれほど旺盛でないときは，天王補心丹加減を用いる。本処方中の生地黄・玄参・麦門冬・天門冬は養陰清熱に，当帰・丹参は補血養心に，人参は補益心気に，朱砂・茯苓・遠志・酸棗仁・柏子仁は安養心神に働く。

五味子は心気が耗散するのを収斂し，桔梗は薬を上部に導いて，心気を通じさせる。

もし虚煩があり，口やのどの乾燥，口が苦いなどの熱象がやや著しいときには，朱砂安神丸を用いる。処方中の朱砂は重鎮安神に，当帰・生地黄は養血滋陰に，黄連は清熱瀉火に働く。諸薬を配合すると，心火を瀉す・心陰を養う・心血を補う・心神を寧んずるという四つの効果が現れるので，心神不安や煩躁心悸を治療する常用方薬として用いる。

もし陰虚火旺と同時に手掌や足底の熱感および心煩・夢遺・腰のだるさがみられるときは，陰虚により相火が妄動したためであるので，知柏地黄丸加減を用いて滋陰降火をはかる。

4 心陽不振

症　状　心悸不安・胸苦しく息切れがする・顔色が蒼白い・寒がる・四肢の冷え・舌質淡白・脈象は虚弱または沈細かつ数。

証候分析　長患いにより体質が虚弱になると，心陽を損ない心が温養されなくなるため，心悸不安が起こる。胸中の陽気が不足しているので，胸苦しさや息切れが現れる。心陽が衰えて，血液の運行が緩慢になるため，肢体は温煦されなくなり，寒がる・四肢の冷え・顔色が蒼白いという症状が現れる。舌質淡白・脈象の虚弱・あるいは沈細かつ数は，心陽不足・鼓動無力の表れである。

治　法　温補心陽・安神定悸

方　薬　桂枝甘草竜骨牡蛎湯加味。

本処方中の桂枝・甘草は温補心陽に，竜骨・牡蛎は安神定悸に働く。人参・附子を加えて温養益気をはかることもできる。

もし病状が重くなり，発汗・四肢の冷え・顔色が青く唇が紫色・呼吸困難があり横臥できないなどの症状があるときは，本方に人参と附子を加え，さらに黒錫丹を服用すれば，回陽救逆をはかることができる。

5 水飲凌心

症　状　心悸・めまい・胸〜心窩部の痞満・寒がる・四肢の冷え・小便量の減少・または下肢の浮腫・口渇があるが飲みたくない・悪心があり涎を吐く・舌苔白滑・脈象弦滑。

証候分析　水は陰邪であり，陽気の力によって気化する。したがって，もし陽虚により水の気化が衰えると水邪は体内で停滞し，上昇して心を犯すため，心悸が現れる。陽気が四肢に到達して肌表を充満することができないと，寒がる・四肢の冷えが起こる。飲邪が中焦の働きを阻み清陽が昇らなくなるため，めまいが現れる。気機不利により胸〜心窩部の痞満が起こる。もし気化の力が衰えて水液が内停すると，口渇があっても飲みたくない・小便量の減少・下肢の浮腫がみられるようになる。飲邪が上逆すると，悪心や涎を吐くといった症状が起こる。舌苔白滑・脈象弦滑は，水飲内停の表れである。

治　法　振奮心陽・化気行水

方　薬　苓桂朮甘湯加減。

本処方中の茯苓は淡滲利水に，桂枝・甘草は通陽化気に，白朮は健脾祛湿に働く。もし水飲が上逆して，悪心嘔吐がみられるときは，半夏・陳皮・生姜を加えて和胃降逆をはかる。

もし腎陽の虚衰により水を制御することができないと，水気が心を犯して心悸・喘咳が起こり，横臥できなくなる。小便不利や浮腫が比較的ひどいときには，真武湯加減を用いて，温陽行水をはかるとよい。まさに「離照当空・則陰霾自散〔強い太陽があるところでは，雲は自然と散っていく〕」のたとえの通りである。

6 心血瘀阻

症　状　心悸不安・胸悶・心痛がときどき起こる・または唇や爪が青紫色・舌質は紫暗色あるいは瘀斑・脈渋または結代。

証候分析　心は血脈を主るので，心脈が血瘀によって阻まれると，心は養われなくなり心悸不安が起こる。血瘀気滞により心陽が抑えられ

るため胸苦しくなる。心絡の攣急があると心痛が起こることもある。脈絡瘀阻により唇や爪が青紫色になる。舌質は紫暗色または瘀斑・脈は渋または結代、これらはいずれも瘀血蓄積・心陽阻遏の表れである。

| 治　法 | 活血化瘀・理気通絡 |
| 方　薬 | 桃仁紅花煎加減。 |

本処方中の桃仁・紅花・丹参・赤芍・川芎は活血化瘀に、延胡索・香附・青皮は理気通脈に、生地黄・当帰は養血和血に働く。桂枝・甘草を加えれば陽気を通じ、竜骨・牡蛎を加えれば心神を鎮めることができる。諸薬を配合すると心絡が通じるので、心悸や心痛が自然に消失する。

結語

以上を総合すると、心悸は臨床上それぞれ特徴のある以下の六つの型に分類することができる。心虚胆怯によって起こるときは、精神的な要因に関係があることが多く、常に驚いたり恐れたりしやすく、眠りが浅く夢が多いなどの症状が現れる。治療は鎮驚安神を主に行い、やや補益の品を佐薬として加える。心血不足によって起こるときは、顔色に艶がない・倦怠感・舌淡など心血気虚の症状がよくみられる。治療は益気養血を主に行い、安神定志の品を佐薬として少し用いる。陰虚火旺によって起こるときは、必ず心煩と舌の乾燥・舌紅無苔、脈象が細数など陰虚熱盛の症状が現れるので、滋陰養心を主に行う。心陽不足によって起こるときは、病状が比較的重いので、常に顔色が白く息切れがあり、寒がる・四肢の冷えなどが同時にみられる。この場合には補益心気・温通心陽を主に治療を行う。水飲凌心によって起こるときは、常にめまい・胸〜心窩部の痞満などの症状を伴うので、治療は温陽行水を行う。心血瘀阻によって起こるときは、常に心痛や脈渋がみられるので、治療は主に化瘀通絡を行う。臨床では詳細に弁別して随証施治を行うように心掛

ければ、治療の効果が得られるであろう。はじめて心悸が起こったときは、適切な治療をすみやかに行えば、比較的容易に回復することができる。しかし治療を怠ったり、誤まった治療を行ったりすると、病は軽度から重度へ、実証から虚証へと転じることになる。また老化による身体の衰えがあり、心病が腎に波及して真気虧損をきたしている場合には、治療は比較的難しく、回復もまた緩やかである。したがって心悸の発作の時間が長いか短いか、また服薬後の病状がどのような転帰をたどっているか、つまり好転しているのか悪化しているのかを把握することが非常に重要である。治療期間中は、精神的な刺激を極力避けて良好で安静な環境を保つこと、十分に休息をとり規則正しい生活をすること、辛い食べものを控えることなどが大切であり、回復のための有効な手段である。

文献摘要

『証治匯補』驚悸怔忡「人之所主者心，心之所養者血，心血一虚，神気失守，神去則舍空，舍空則鬱而停痰。痰居心位，此驚悸之所以肇端也」「有停飲水気乗心者，則胸中漉漉有声，虚気流動。水既上乗，心火悪之，故築築跳動，使人有怏怏之状，其脈偏弦」「有陽気内虚，心下空豁，状如驚悸，右脈大而無力者是也」「有陰気内虚，虚火妄動，心悸体痩，五心煩熱，面赤唇燥，左脈微弱，或虚大無力者是也」

『景岳全書』怔忡驚恐「怔忡之病，心胸築築振動，惶惶惕惕，無時得寧者是也。……此証惟陰虚労損之人乃有之，蓋陰虚於下，則宗気無根，而気不帰源，所以在上則浮撼於胸臆，在下則振動於臍旁，虚微者動亦微，虚甚者動亦甚」

『医学衷中参西録』論心病治法「有其驚悸恒発於夜間，毎当交睫於甫睡之時，其心中即驚悸而醒，此多因心下停有痰飲。心臓属火，痰飲属水，火畏水迫，故作驚悸也。宜清痰之薬与養心之薬並用。方用二陳湯加当帰・菖蒲・遠志煎湯送服硃砂細末三分，有熱者加玄参数銭，自能安枕穏睡而無驚悸矣」

［13］胸痺

　胸痺とは，胸部に胸苦しい痛みがある病証のことである。はなはだしい場合には胸痛が背部まで放散し，息切れや喘息が起こって横たわることができなくなる。軽い場合には胸部に塞がるような感じがあり呼吸が乱れるだけであるが，重い場合には胸痛が起こり，さらに重篤になると心痛が背部まで放散したり，背部の痛みが心まで届くように感じる。

　胸痺の臨床症状に関する最も古い記述は『内経』である。『霊枢』五邪篇には，「邪が心にあれば，心痛を病む（邪在心，則病心痛）」，『素問』蔵気法時論篇には，「心病の症状は，胸が痛み，胸前・肋骨の末端部が膨満し，脇の下が痛み，胸膺部・背部・肩甲骨の間が痛み，両腕の内側が痛む（心病者，胸中痛，脇支満，脇下痛，膺背肩甲間痛，両臂内痛）」という記述がある。また『霊枢』厥論篇にも「真心痛は，手足が青くなり関節まで達する。心痛が激しいときは，朝に発症すると夜に死に，夜に発症すると朝に死ぬ（真心痛，手足青至節，心痛甚，旦発夕死，夕発旦死）」と述べられている。このような真心痛とは胸痺の重篤な症状のことである。

　漢代の張仲景は『金匱要略』の中で胸痺という名称を正式に用いて，専門的に論述を展開した。例えば胸痺心痛短気病篇には，「胸痺の病は，喘息咳唾し，胸背が痛み，短気，寸口の脈は沈で遅，関上は小緊数，栝楼薤白白酒湯これを主る（胸痺之病，喘息咳唾，胸背痛，短気，寸口脈沈而遅，関上小緊数，栝楼薤白白酒湯主之）」「胸痺があり横臥できず，心痛が背に達する者は，栝楼薤白半夏湯これを主る（胸痺不得臥，心痛徹肺者，栝楼薤白半夏湯主之）」と述べられている。

　『聖済総録』胸痺門には，「胸痛は，胸痺痛の類の病である……胸膺両乳の間に刺痛があり，はなはだしいときは背胛に達したり，背骨に達したりする」

　明代になると，胸痺に対する認識がいっそう深まった。例えば『病因脈治』胸痛論には，「岐骨の上に痛みがあるものを胸痛という」「内傷による胸痛の原因は，七情六欲にあり，心火を動かして，肺金にまで損傷を及ぼす。あるいは気が怫鬱として上逆し，肺道に損傷を与えると，痰凝気結が起こる。あるいは辛熱のものを飲みすぎて上焦に損傷を与えると，血が体内に停留するため，胸苦しくなり胸痛が起こる」と記している。

　治療に関しては，すでに『内経』の中に針刺治療の穴位が示されている。方薬についてはまだ記述がないが，ただ『霊枢』五味篇に，「心病には薤を食べるとよい（心病宜食薤）」という記載がある。『金匱要略』では，宣痺通陽を主体に治療することを強調しており，本書に記載されている方剤は，今日でもなお臨床上で指導的意義をもつものである。『世医得効方』心痛門では，「急な心痛の発作を治療する」ために，蘇合香丸の芳香温通の方法を用いると述べている。また後世の医家は先人の経験をまとめて，さらに活血化瘀の治療方法を示した。例えば『証治準縄』諸痛門には，紅花・桃仁・降香・失笑散などを多めに用いて，死血による心痛を治療することを述べている。また，『時方歌括』には心腹の諸痛に丹参飲を用いることが，『医林改錯』には胸痺心痛に血府逐瘀湯を用いることが記されている。これらはみな胸痺の治療に対して大きな道筋をつけたといえよう。

病因病機

本病の発生は，寒邪の侵入，不適切な飲食，情志の失調，老化による体質虚弱などに関係があることが多い。病機には虚と実がある。実証は寒凝・気滞・血瘀・痰阻によって胸陽が損なわれ，心脈が阻滞することにより発症する。虚証は心脾肝腎の虧虚によって心脈が養われなくなり発症する。本病が発生し発展する過程では，まず実証が現れ，その後虚証に移行する場合がほとんどである。その逆に，虚証から実証にいたる場合もある。ただ臨床でよくみられるのは虚実夾雑証で，ときには実証が主体であったり，虚証が主体であったりする。以下に，本病の病因病機について述べる。

1 寒邪の侵入

もともと身体の陽気が衰弱し胸陽が不足しているときに，陰寒の邪が虚に乗じて侵入すると，寒凝気滞や胸陽痺阻となり胸痺が発症する。『医門法律』中寒門には，「胸痺心痛は，総じて陽気の不足に陰が乗じて起こる」とあり，『類証治裁』胸痺にも，「胸痺は胸中の陽気が微かになってめぐらなくなり，長引くと陰が陽位に乗じて，痺が結ぶ」と記されている。

2 不適切な飲食

飲食の不摂生，例えば脂っこいもの・甘いもの・生もの・冷たいものを過食したり，酒を飲みすぎたりすると，脾胃が損なわれて正常な運化機能を失う。その結果湿が聚まって痰となり，痰が脈絡を阻害して気滞血瘀を起こすので，胸陽が暢やかにめぐらず，胸痺が起こる。

3 情志の失調

憂思が脾を損なうと，脾が虚して気結となり津液の輸布を阻むために，湿が聚まって痰を形成する。鬱怒が肝を損なうと，肝の疏泄を阻害して肝鬱気滞を引き起こし，はなはだしい場合には気鬱化火をきたして津液を焼灼し，痰を形成する。原因が気滞と痰阻のいずれの場合でも，血液の運行が阻害されて脈絡がめぐらなくなり，気血瘀滞や痰瘀交阻が起こる。その結果，胸陽はめぐらず心脈痺阻となり「通じなければ痛む」ことから胸痺が起こる。

4 老化による虚弱

本病は中高年によくみられる。人は50歳を過ぎると，次第に腎気が衰え始める。腎陽が虚衰すると，五臓の陽気を鼓舞することができなくなり，心気不足や心陽不振が起こる。また腎陰が不足すると，五臓の陰を滋養することができなくなり，心陰内耗が起こる。心陰虧虚や心陽不振もまた気血の運行を失調させる。これらはいずれも本虚を基礎に標実を形成したもので，形成した気滞や血瘀が胸陽失運や心脈阻滞をきたして，胸痺を引き起こす。

以上の病因病機は，二つまたは三つが併存したり，交互に現れたりする。

病状がさらに進むと瘀血が心脈を閉塞して，心胸部が突然に激しく痛み，真心痛に発展する場合がある。もし心陽が阻まれ心気が不足すると，拍動が無力になり動悸や脈の結代が現れるようになる。もし心腎陽虚があると，水邪が氾濫して水飲が心肺を犯すため，咳喘・四肢の浮腫などが現れる。このような場合には，関連する各章を参照するとよい。

類証鑑別

本病は，懸飲・胃脘痛・真心痛などとの違いを鑑別する必要がある。

懸飲：懸飲による胸痛は胸痺に似ている。しかし胸痺は胸悶痛があり，痛みは左肩背または左上腕内側に放散する。発作は疲労や飽食，寒邪を受けたり激しい感情の変化があった後で突然に起こり，一時的で，休息や服薬によって緩解する。一方懸飲による胸脇の脹痛は持続的で，咳をしたり，体をひねったり，呼吸をしたときに悪化することが多い。また

肋間が膨満し，咳嗽・喀痰など肺系の証候を伴う。

胃脘痛：胸痺が典型的なものでない場合には，疼痛が心窩部に起こることがあるので胃脘痛と混同しやすい。しかし胃脘痛の多くは，げっぷ・しゃっくり・胃酸や薄くサラサラした涎を吐くなどの脾胃の証候を伴うので，鑑別は可能である。

真心痛：真心痛は胸痺がさらに進んだもので，心痛が激しく，はなはだしい場合には持続して止まらなくなり，発汗や四肢の冷え・顔面が白く唇が紫色になる・手足が関節まで青い・脈微細または結代など，危険な証候が現れる。

弁証論治

本病には，胸が詰まるような疼痛があり，はなはだしい場合には痛みが背部まで放散し，息切れや喘息が起こり横たわることができないという特徴がある。主な病位は心であるが，脾腎にも一定の関係がある。

一般的に胸痺は本虚標実証に属するので，弁証の際にはまず虚実を把握し，標本を明確に区別しなければならない。標実の場合には陰寒・痰濁・血瘀のいずれに属するかを考慮し，本虚の場合には陰陽気血のいずれが不足しているかを区別する。

治療原則は，まずその標を治療し，後でその本を考える，またまず祛邪から着手し，後で扶正を行う。また必要な場合には虚実標本の軽重を考慮に入れて，同時に治療を行うこともできる。祛邪の標治には活血化瘀・辛温通陽・泄濁豁痰を主体に行い，扶正固本には温陽補気・益気養陰・滋陰益腎の法を常用する。

1 心血瘀阻

症　状 胸部の刺痛が固定して移動せず，痛みは夜間に激しくなる。心悸があり安らかでいられないこともある・舌質紫暗・脈象沈渋。

証候分析 気鬱が長引くと，瘀血が内停し，脈絡が通じなくなるため胸部に刺痛が起こる。血脈の凝滞により痛む場所が固定して移動しない。血は陰に属し夜も陰に属するので，夜間に痛みが悪化する。瘀血の阻滞により心が養われなくなるため，心悸があり安らかでいることができない。舌質紫暗・脈象沈渋はいずれも瘀血内停の表れである。

治　法 活血化瘀・通絡止痛

方　薬 血府逐瘀湯加減。

本処方中の当帰・赤芍・川芎・桃仁・紅花などはみな活血祛瘀の品である。柴胡は疏肝に，枳殻は理気に働き，これらの上昇と下降の作用により気機を調整する。気は血を統率し，気がめぐれば血もめぐるという理由によりこれらの生薬を用いるのである。もし胸痛が激しいときは，降香・鬱金・延胡索を適宜加えれば，活血理気止痛の効果をはかることができる。

血瘀が軽い場合には，丹参飲を用いて治療することもできる。処方中の丹参には活血化瘀の作用があり，血瘀による痛みに効果がある。檀香は温中理気に働くので，心腹の諸痛を同時に治療することができる。砂仁は温胃暢中の働きがあり，胸中の鬱悶を疏散する。これら三薬を配合すれば，活血化瘀・理気止痛の効果を発揮することができる。

2 痰濁壅塞

症　状 胸が詰まるような苦悶感があり痛む・あるいは痛みが肩背に放散する・息切れ・喘息・肢体が重い・肥満・痰多・苔濁膩・脈滑。

証候分析 痰濁が停留して胸陽のめぐりを阻むため，胸が詰まるような苦悶感が現れ痛む。脈絡の阻滞により，痛みが肩背まで放散する。気機の阻滞により，息切れや喘息が現れる。脾は四肢を主るため，痰濁困脾が起こると，脾気は運ばれなくなり，身体に沈重感が現れる。肥満・痰多・苔濁膩・脈滑は，いずれも痰濁壅阻の表れである。

治　法 通陽泄濁・豁痰開結

| 方　薬 | 栝楼薤白半夏湯加味。

本処方中の栝楼は胸中の痰結を開き，半夏は化痰降逆に働く。薤白は辛温通陽・豁痰下気に働く。本方にさらに乾姜・陳皮・白蔲仁などを加えて通陽豁痰・温中理気をはかれば，治療効果がいっそう高まる。

臨床では痰濁と瘀血が同時にみられることがよくあるので，通陽豁痰と喀血化瘀の法を併用することが多い。この場合には痰濁と瘀血のいずれに偏っているかで治療の重点が異なる。

③ 陰寒凝滞

| 症　状 | 胸痛が背部まで放散し，寒を感受すると痛みが悪化する・胸悶感・息切れ・心悸・重篤な場合には喘息があり横臥できない・顔色が蒼白い・四肢厥冷・舌苔白・脈沈細。

| 証候分析 | 諸陽は胸中で気を受け取り背部へめぐるので，寒邪の侵入があると陽気は運ばれなくなり気機が阻滞する。そのため胸痛が背部まで放散し，寒を感受することによって痛みが激化する。胸陽が盛んでないと，気機が阻滞するので，胸苦しく息切れがあり，心悸が起こる。はなはだしい場合には喘息が起こり横になることができなくなる。陽気の不足により，顔色が蒼白い・四肢厥冷が現れる。舌苔白・脈沈細はいずれも陰寒凝滞・陽気不運の表れである。

| 治　法 | 辛温通陽・開痹散寒

| 方　薬 | 栝楼薤白白酒湯加枳実・桂枝・附子・丹参・檀香。

本処方中の桂枝・附子・薤白は辛温通陽・開痹散寒に，栝楼・枳実は化痰散結・泄満降逆に，檀香は理気温中に，丹参は活血通絡に働く。もし痰湿が盛んになり，胸痛と同時に咳唾痰涎がみられるときは，生姜・橘皮・茯苓・杏仁などを加えて行気化痰をはかるとよい。

もし心痛が背部まで放散したり背部の痛みが心まで届くなど，痛みが激化して止まらず，寒がりや四肢の冷え，喘息が起こり横になることができず，脈象沈緊の症状がみられるときは，陰寒極盛による胸痹の重篤な証候である。この場合には烏頭赤石脂丸と蘇合香丸を用いて，芳香温通をはることにより疼痛は消失する。処方中の蜀椒・乾姜は温中散寒に働き，附子・烏頭は心痛厥逆を除く。赤石脂はここでは心気を養うために用い，蘇合香丸と一緒に用いることによって開胸止痛をはかることができる。実際の臨床では附子と烏頭を同時に用いることは比較的少ないので，烏頭を除いて肉桂を加えれば治療効果を高めることができる。現在よく用いられる冠心蘇合丸は，蘇合香丸から作られた方剤である。

④ 心腎陰虚

| 症　状 | 胸苦しくて痛む・心悸・盗汗・心煩があり眠れない・腰や膝がだるい・耳鳴り・めまい・舌紅または紫斑・脈細やや数または細渋。

| 証候分析 | 病が長引き長期にわたって気血の運行が失調すると，瘀滞痹阻となり，胸悶と胸痛が現れる。五臓が潤養されないため心腎陰虚が起こる。心陰虚により心悸や盗汗・心煩不眠が現れる。また腎陰虚により耳鳴り・腰膝のだるさが現れる。腎水が肝木を潤すことができなくなるため，肝陽が偏亢して，めまいが現れる。舌紅または紫斑がみられる，脈細やや数または細渋は，いずれも陰血虧虚・心脈瘀阻の表れである。

| 治　法 | 滋陰益腎・養心安神

| 方　薬 | 左帰飲加減。

本処方中の熟地黄・山茱萸・枸杞子は滋陰益腎に，淮山薬・茯苓・甘草は健脾に働き生化の源を提供する。もし心陰が不足して心悸・盗汗・心煩不眠がみられるときは，麦門冬・五味子・柏子仁・酸棗仁などを加えて養心安神をはかる。特に麦門冬を重んじて用いるとよい。もし胸苦しくて痛みがあるときは，当帰・丹参・川芎・鬱金などを加えて養血通絡をはかる。もし陰虚陽亢によりめまい・舌や四肢の痺れ・顔面に熱感がみられるときは，製首烏・女貞子・鈎藤・生石決・生牡蛎・鼈甲などを適宜加えて，滋陰潜陽をはかるとよい。

5 気陰両虚

症状　胸苦しさやシクシクした痛みが現れたり消えたりする。心悸・息切れ・倦怠感・話をするのが億劫になる・顔色に艶がない・めまい・疲労により悪化する・舌偏紅または歯痕・脈細弱無力または結代。

証候分析　胸痺が長引くと気陰両虚が現れる。気虚になると血がめぐらず、陰虚になると脈絡不利となり、いずれも血の運行を妨げて気血の瘀滞を引き起こす。その結果、胸苦しさやシクシクした痛みが現れ、症状は現れたり消えたりする。心脈が養われないために心悸が起こり、気虚によって息切れ・倦怠感・話をするのが億劫になる・顔色に艶がないといった症状がみられる。陰虚陽亢があるとめまいが現れる。虚証なので疲労によって症状が悪化する。舌嫩紅または歯痕・脈細弱無力または結代は、いずれも気陰両虚の表れである。

治法　益気養陰・活血通絡
方薬　生脈散合人参養栄湯加減。

本処方中の人参・黄耆・白朮・茯苓・甘草は健脾益気をはかり気血の源の生化を助ける。麦門冬・地黄・当帰・白芍は滋養陰血に、遠志・五味子は養心安神に働く。もし胸苦しさや胸痛があれば、丹参・参三七・益母草・鬱金・五霊脂などを加えて活血通絡をはかる。脈の結代がみられるときは、気虚で血が少なく心を養うことができないためなので、炙甘草湯を合わせて益気養血・滋陰復脈をはかるとよい。

6 陽気虚衰

症状　胸苦しく息切れがある、はなはだしい場合には胸痛が背部まで放散する、心悸・発汗・寒がり・四肢の冷え・腰がだるい・体力がない・顔色が蒼白い・唇や爪が淡白または青紫・舌淡白または紫暗・脈沈細または沈微で絶えそうである。

証候分析　陽気虚衰により脾陽がめぐらないと、気機が阻まれ血行が瘀滞して、胸苦しさや息切れが起こる、はなはだしい場合には背部に放散するような胸痛が現れる。心陽不振によって心悸や発汗が現れ、腎陽虚衰によって寒がり、四肢の冷え・腰のだるさ・体力がないなどの症状が現れる。顔色が蒼白い・唇や爪が淡白または青紫・舌淡白または紫暗・脈沈細または沈微で絶えそうになる。これらはみな、陽気虚衰による瘀血内阻の表れである。

治法　益気温陽・活血通絡
方薬　参附湯合右帰飲加減。

本処方中の人参は大補元気に、附子・肉桂は温壮真陽に、熟地黄・山茱萸・枸杞子・杜仲は補益腎精に働く。もし顔色や唇や爪が青紫色で、発汗量が多く、四肢が厥冷し脈が沈微で絶えそうなときは、心陽が消え去ろうとする危険な兆候なので、紅参（あるいは別直参）や附子を用い、さらに竜骨・牡蛎を加えて、回陽救逆固脱をはからなければならない。もし陽気の損傷が陰に及び陰陽両虚にいたったときには、さらに麦門冬・五味子を加えて、温陽と滋陰を同時に行う。もし腎陽が虚衰して水を制御することができず、水気凌心をきたして、心悸や喘息が起こり横臥できない・小便量が少ない・肢体浮腫がみられる場合には、真武湯に漢防已・猪苓・車前子を加えて温陽利水をはかるとよい。

近年胸痺を治療するために、さまざまな種類の単方や成薬が創られており、いずれも一定の治療効果をあげている。すでに注射薬や噴霧剤、または膏薬などの剤型に改良されて臨床での治療に貢献しているものもある。その中から常用されているものを選び、以下に紹介する。

①冠心蘇合丸（蘇合香油・檀香・朱砂・氷片・青木香・乳香）疼痛時に1回に1粒を服用する。あるいは1日2〜3回服用。

②複方丹参注射液（1mℓ中に生薬の丹参・降香各2gを含有）筋肉注射の場合には1回に2mℓを、1日に1〜2回注射する。また静脈注射の場合には、2mℓを50%ブドウ糖20mℓに加えて静注する。あるいは4〜8mℓを5%のブドウ糖液250mℓに加えて点

滴する。
③毛冬青注射液（生薬8gまたはフラボン配糖体20mlを含有）1回に1本を筋肉注射する。1日1～2回。
④蘇氷滴丸（蘇合香脂・氷片）1回に2～3丸を服用，1日2回。
⑤栝楼片：1回に4片を服用，1日3回。

結語

　胸痺の臨床上の特徴は，胸部に胸苦しい痛みがあり，はなはだしい場合には痛みが背部に放散し，息切れや喘息があって静かに横になっていられないという点にある。病因は，寒邪の侵入・不適切な飲食・情志の失調・老化による体質虚弱などに関係がある。病位は心であるが脾腎にも関係している。病機は総じて本虚標実である。本虚は陰陽気血の虧虚であり，標実は陰寒・痰濁・血瘀が混じり合い，病を形成する。弁証の際には標本虚実を明確に区別し，実証のときには活血化瘀・辛温通陽・泄濁豁痰などの治法を用いて，標治を主体に治療する。一方，虚証のときには補養扶正を主体に治療し，滋陰益腎や益気養陽，あるいは温陽補気をはかる。ただ臨床では虚実夾雑証がみられることが多いので，虚実の軽重緩急を見極めて虚実同治を行い，有効な成薬を合わせて用いれば，良好な効果を得ることができる。

文献摘要

『素問』蔵気法時論篇「心病者，胸中痛，脇支満，脇下痛，膺背肩甲間痛，両臂内痛……」

『霊枢』厥病篇「真心痛，手足青至節，心痛甚，旦発夕死，夕発旦死」

『難経』六十難「其五臓気相干，名厥心痛……其痛甚，但在心，手足青者，即名真心痛。其真心痛者，旦発夕死，夕発旦死」

『金匱要略』胸痺心痛短気病「胸痺，心中痞気。気結在胸，胸満，脇下逆搶心，枳実薤白桂枝湯主之。人参湯亦主之」「心痛徹背，背痛徹心，烏頭赤石脂丸主之」

「胸痺之病，喘息咳唾，胸背痛，短気，寸口脈沈而遅，関上小緊数，栝楼薤白白酒湯主之」

「胸痺，不得臥，心痛徹背者，栝楼薤白半夏湯主之」

『類証治裁』胸痺篇「胸痺胸中陽微不運，久則陰乗陽位而為痺結也，其症胸満喘息，短気不利，痛引心背。由胸中陽気不舒，濁陰得以上逆，而阻其昇降，甚則気結咳唾，胸痛徹背。夫諸陽受気於胸中，必胸次空曠，而後清気転運，布息展舒，胸痺之脈，陽微陰弦，陽微知在上焦，陰弦則為心痛，以金匱，千金均以通陽主治也」

[14] 不寐

　不寐(ふび)は失眠あるいは「不得眠」「不得臥」「目不瞑」とも称し，日常的に正常な睡眠を得ることができないことを特徴とする病証である。不寐には軽重の違いがあり，軽度の場合には，入眠困難・睡眠中に覚醒しやすい・覚醒した後で再び眠れなくなる・眠ったり目覚めたりするなどの症状がみられる。また重篤な場合には，一晩中眠ることができなくなる。

　『素問』逆調論篇には早くも，「胃 和せざれば則ち臥して安からず（胃不和則臥不安）」という記載がある。『金匱要略』血痺虚労病には「虚労虚煩して眠るを得ず（虚労虚煩不得眠）」という論述もある。『景岳全書』不寐では，不寐の原因についてさらに踏み込んだ分析をしている。「不寐の証は，いろいろな病によって起こるが，ただ邪正の二字に尽きる。睡眠はもともと陰に属し，神が主る。したがって神が安らかであれば眠ることができ，神が安らかでなければ眠れない。安らかでない理由は，一つには邪気によって擾乱されるためであり，一つには営気が不足するからである。邪があるものは実証が多く，邪がないものはみな虚証である」。

病因病機

　不寐にはさまざまな原因があり，思慮労倦・内傷心脾・陽不交陰・心腎不交・陰虚火旺・肝陽擾動・心胆気虚および胃中不和などが心神に影響を及ぼして発症する。

1 思慮労倦・心脾損傷

　過労やストレスにより心が損なわれると陰血も損耗するため，神不守舎〔精神が蔵守されず，神志異常となる〕をきたして症状が起こる。また脾が損なわれると食欲が減少し生化の源が欠乏するため，営血が不足して心を濡養することができず，心神不安が起こる。『景岳全書』不寐には，「労倦思慮が太過であると，必ず血液の損耗を引き起こして，神魂を主ることができなくなり，眠れなくなる」と述べている。また『類証治裁』不寐にも，「思慮は脾を損ない脾血の虧損が何年も続くと眠れなくなる」と記されている。このことから心脾が不足して血虚が起こると，不寐が起こることがわかる。

2 陽不交陰・心腎不交

　もともと体質が虚弱な人や慢性病の人は，腎陰の不足により心を濡養することができず，腎水が心火を抑えられなくなるため，心陽が単独で上亢して不寐が起こる。あるいは五志が過剰になり，心火が盛んになると，下方の腎に交わることができずに心腎不交となり，心火亢盛による熱が神明を擾して神志不寧をきたし，不寐が起こる。これは『景岳全書』不寐に，「真陰精血が不足すると，陰陽が交わらなくなり，神がその室に安らかでいられなくなる」と述べているとおりである。

3 陰虚火旺・肝陽擾動

　情志による損傷を受けると，肝は条達を失い，気が鬱して暢やかにめぐらず，火が生じて上炎する。あるいは陰虚陽亢により心神が擾動すると，神は安寧を得られなくなり不寐が起こる。

4 心虚胆怯・心神不安

　心虚胆怯により決断力が失われると，物事に驚きやすくなり，心神不安が生じて，不寐が起こる。『沈氏尊生書』不寐には，「心胆が

ともに怯えると，物事に触れて驚きやすく，夢が多くてぼんやりし，虚煩があって眠れなくなる」と記されている。本証には，体質が虚弱でもともと心胆の虚があるために驚きや恐れを感じやすく，睡眠時に安らかでいられないケースと，激しく驚かされて緊張が続き，いつもビクビクし，次第に心虚胆怯となり不寐が起こるケースとがある。『類証治裁』不寐に，「驚や恐れは神を傷り，心が虚して安らかでいられない」と述べられているとおりである。しかし原因が虚であるか驚きであるかにかかわらず，両者は往々にして互いに原因にもなり，結果にもなる。

5 胃気不和・夜臥不安

飲食の不摂生により腸胃が損傷を受けると，宿食が停滞して痰熱を生じ，痰熱が中焦を壅遏し上部を擾動するために，胃気不和が起こり，安眠が得られなくなる。これは『素問』逆調論篇に，「胃 和せざれば則ち臥して安からず」と述べているとおりである。『張氏医通』不得臥では，その原因をさらに踏み込んで解明し，次のように述べている。すなわち「脈数滑有力で眠れない者は，中焦に宿食による痰火が生じているためである。これが『胃 和せざれば則ち臥して安からず』ということである」

以上を総合すると，不寐の原因にはいろいろあるが，総じて心脾肝腎や陰血不足に関係があり，その病理変化は陽盛陰衰・陰陽失交に属することがわかる。なぜなら血は水穀の精微より化生したものであり，心に上奉して心を滋養し，肝に貯蔵されて肝体を柔和にし，脾の統摂を受けて絶え間なく生化しているからである。このように適切なコントロールを受けることによって，血は精に化生して腎に内蔵され，腎精は上承して心を濡養し，心気は下降して腎に交わるため，神志は安らかでいることができる。もし激しい怒り・思慮・憂うつ・労倦などによって諸臓が損傷を受けると，精血が損なわれ，それ

らが互いに影響し合って頑固な不寐が起こる。したがって，不寐の証では特に虚証が多くみられる。

弁証論治

臨床で弁証する際には，まず次の点を明確にする必要がある。すなわち患者の主な特徴が，入眠困難であるのか，眠りが浅いのか，ときどき覚醒するのか，覚醒した後に再び眠れなくなるのか，一晩中眠れないのかについてはっきりさせる。次に虚実を区別する。虚証の多くは陰血不足によるもので心脾肝腎に関係がある。実証の多くは肝鬱化火や食滞痰濁，胃腑不和である。

治療は原則的に補虚瀉実と陰陽の調整を行う。すなわち虚証の場合にはその不足を補い，益気養血・滋補肝腎をはかる。実証の場合にはその余りを瀉し，消導和中・清化化痰をはかる。実証が長引くと気血が消耗して虚証に転ずるようになる。こうして虚実夾雑証が現れたときには，補瀉の治療を同時に行わなければならない。

[実証]

1 肝鬱化火

症　状 不眠・せっかちで怒りやすい・食欲がない・口渇して水を飲みたがる・目が赤い・口が苦い・小便が黄赤色・便秘・舌紅・苔黄・脈弦で数。

証候分析 本証は多くの場合，悩みや怒りによって肝が損なわれ，肝が条達を失って気鬱化火をきたし，火が心神を擾乱することによって発症する。肝気が胃を犯すと食欲がなくなる。肝鬱化火により肝火が胃に乗じると，胃熱が生じるため口渇があり水を飲みたがる。肝火が旺盛になるので，せっかちで怒りっぽくなる。火熱上擾により，目が赤くなり口の苦味が現れる。小便が黄赤色・便秘・舌紅・苔黄・脈弦で数は，すべて熱の表れである。

治　法 疏肝瀉熱・佐以安神

| 方　薬 | 竜胆瀉肝湯加味。

　本処方中の竜胆草・黄芩・山梔子は清肝瀉火に，沢瀉・木通・車前子は清利肝経湿熱に，当帰・生地黄は養血和肝に働く。柴胡は肝胆の気をのびやかにめぐらす。甘草は中を和す。朱砂・茯神・竜骨・牡蛎を加えれば鎮心安神をはかることができる。胸悶脇脹があり，よくためいきをつくときは，鬱金・香附子の類を加えて，疏肝解鬱をはかるとよい。

② 痰熱内擾

| 症　状 | 不眠・頭重・痰が多い・胸苦しい・食欲不振・げっぷ・胃酸がこみ上がる・悪心・心煩・口苦・めまい・苔膩で黄・脈滑数。

| 証候分析 | 本証は多くの場合，宿食の停滞により湿が蓄積して痰を生じ，痰から痰熱が生じて上部を擾乱するために発症する。宿食による痰湿が中焦を壅塞するため，胸苦しさが現れる。清陽が覆われるため頭重・めまいが起こる。痰食の停滞により気機不暢となり，胃が和降を失うため，食欲不振・げっぷあるいは悪心・嘔吐が現れる。苔膩で黄・脈滑数はいずれも痰熱・宿食内停の表れである。

| 治　法 | 化痰清熱・和中安神
| 方　薬 | 温胆湯加黄連・山梔子。

　本処方中の半夏・陳皮・竹筎・枳実は理気化痰・和胃降逆に，黄連・山梔子は清心降火に，茯苓は寧心安神に働く。もし心悸があり驚いたりビクビクしたりして安らかでいられないときには，さらに珍珠母・朱砂類の生薬を加えて鎮驚定志をはかる。もし痰食阻滞・胃中不和がみられるときは，半夏秫米湯加神麴・山楂・莱菔子を合わせて用いれば消導和中をはかることができる。

　痰熱が重く大便が通じないときは，礞石滾痰丸を用いて，降火瀉熱・逐痰安神をはかる。

[虚証]

① 陰虚火旺

| 症　状 | 心煩・不眠・心悸不安・めまい・耳鳴り・健忘・腰がだるい・夢遺・手掌と足底の熱感および心煩・口が乾燥し津液が少ない・舌紅・脈細数。

| 証候分析 | 腎陰が不足すると上部で心と交わることができなくなり，心肝火旺が起こる。火は炎上する性質があるので，虚熱が生じて神を擾乱するため，心煩不寐・心悸不安が起こる。腎精が不足し髄海が空虚になるため，めまい・耳鳴り・健忘が起こる。腰府が養われないため腰が重だるくなる。心腎不交・精関不固から夢遺が現れる。口が乾燥し津液が少ない・手掌と足底の熱感および心煩・舌紅・脈細数は，いずれも陰虚火旺の表れである。

| 治　法 | 滋陰降火・養心安神
| 方　薬 | 黄連阿膠湯，朱砂安神丸。

　両者はともに清熱安神の剤なので，証にもとづいて選択するとよい。黄連阿膠湯は滋陰清火に優れるので，心煩・不眠があるときに適する。もし陽気が上昇して顔が熱く微かに赤くなり，めまいや耳鳴りがみられるときは，牡蛎・亀板・磁石などの重鎮潜陽の薬を加えると，陽気の上昇が抑えられて陽が陰に入り，よく入眠できるようになり，治療効果が増強する。朱砂安神丸も黄連が主薬であり，方意が黄連阿膠湯に似ているので，丸剤にすると日常的に服用するのに便利である。さらに柏子仁や酸棗仁を加えれば養心安神に働くので，諸薬を合わせることによって，滋陰降火・養心安神の効果を高めることができる。

② 心脾両虚

| 症　状 | 夢が多く目覚めやすい・心悸・健忘・めまい・四肢がだるく元気がない・飲食に味がない・顔色に艶がない・舌淡・苔薄・脈細弱。

| 証候分析 | 心は血を主り脾は生血の源なので，心脾虧虚になると血が心を養えず神が本来居るべき所にいないという状態になる。そのため夢が多く目覚めやすくなり，健忘や心悸が現れる。気血が不足しているので脳を養えず，清陽が昇らなくなるため，めまいが起こる。血虚

により顔面に栄養がゆきわたらなくなるため，顔色に艶がなくなり舌色が淡くなる。脾の健運作用が失われるため，飲食に味がなくなる。気血の不足により，精神不振・四肢倦怠・脈細弱が現れる。

治法　補養心脾・以生気血
方薬　帰脾湯。

本処方中の人参・白朮・黄耆・甘草は補気健脾に，遠志・酸棗仁・茯神・竜眼肉は補心益脾・安神定志に，当帰は滋陰養血に働く。木香には行気舒脾の作用があるので，これを用いることによって補剤による停滞を防ぐ配慮がなされている。諸薬を合わせると，血が養われて心神が安らかになり，脾が健やかになって生化の源を供給することができる。もし心血が不足しているときには，熟地黄・白芍・阿膠を加えれば心血が養われる。不寐が比較的重いときは，五味子・柏子仁を適宜加えれば養心寧神の作用が増す。あるいは合歓花・夜交藤・竜骨・牡蛎を加えれば鎮静安神をはかることができる。心窩〜腹部の不快感や食欲不振・苔滑膩がみられるときは，半夏・陳皮・茯苓・厚朴などを加えれば健脾理気化痰をはかることができる。本証では，帰脾湯と養心湯の二方の加減方を一緒に用いることによって効果が得られることもある。

3 心胆気虚

症状　不眠・多夢・驚いて目覚めやすい・ビクビクして心悸がある・物事に遭遇して驚きやすい・息切れ・倦怠感・小便が清澄で量が多い・舌淡・脈弦細。

証候分析　心が虚すと心神不安が起こり，胆が虚すと驚きや恐れを感じやすくなる。そのため夢が多くなってよく目が覚め，心悸が起こり，驚きやすくなる。息切れ・倦怠感・小便が清澄で量が多いといった症状はみな気虚の表れであり，舌色淡・脈弦細は気血不足を示す。

治法　益気鎮驚・安神定志
方薬　安神定志丸。

本処方中の人参は主に益気に，竜歯は鎮驚に働く。茯苓・茯神・石菖蒲は補気益胆安神に働く。もし血虚陽浮により虚煩が生じて不寐が起こるときは，酸棗仁湯を用いる。処方中の酸棗仁は主に安神養肝に働き，川芎は血を調えて酸棗仁の養心の作用を助ける。茯苓は化痰寧心に働き，酸棗仁の安神作用を補助する。知母は清胆寧神に働く。病状が比較的重い場合には，二方を合わせて用いてもよい。

このほか病後に虚煩があり眠れない・身体が痩せてやつれる・顔色晄白・疲労しやすい・舌淡・脈細弱がみられる・あるいは老人で早朝に覚醒するが虚煩がみられないものは，気血不足の場合が多いので，一般的に帰脾湯を用いて養血安神をはかる。

病後で血虚肝熱があり眠れないときは，琥珀多寐丸を用いる。

もし心腎不交により虚陽上擾がみられるときは，交泰丸を用いる。本処方は主に黄連を用いて清火をはかり，反佐に温薬の肉桂を用いて心腎に働きかける。すなわち引火帰元の方意を表している。

結語

不寐の証は，情志による損傷を受けて発症することが多い。過労・慢性病による体質虚弱・五志過度・飲食の不摂生などはみな陰陽失交・陽不入陰を生じて不寐を起こす。臨床症状には軽重の違いがあり，軽度のときはただ眠りが浅いだけであるが，重篤になると一晩中眠れなくなる。弁証すると，虚証が最も多い。治療は薬物を用いる以外に，患者の精神的な要因にも配慮し，悩みや心配事を除いて情緒を安定させる必要がある。また睡眠前には喫煙をやめ，酒・濃い茶などを摂らないこと，毎日適度な肉体労働を行い，運動や鍛錬によって身体を強化すること，良い生活習慣を身に付けることなどが大切であり，気功治療を組み合わせるのもよい。以上はみな，不寐を予防し治療するための有効

な方法である。たんに薬物に依存するだけで，精神面の治療や生活面の調整を怠れば，往々にして治療効果に悪影響を及ぼすことになる。

【附】多寐

多寐は一般的にいう「嗜眠証」である。その特徴は昼夜を問わずいつも眠りたがり，声をかけると覚醒するが，すぐにまた眠ってしまうというものである。『霊枢』寒熱病篇には，「陽気が盛んなときは目をはっきりと見開くが，陰気が盛んなときは目を閉じて眠る（陽気盛則瞋目，陰気盛則瞑目）」という記載がある。すなわち多寐は病理上では主に陰盛陽虚によるもので，陽は動を主り陰は静を主ることから，陰が盛んであると多寐になるという説明である。後世の医家は多寐の証についてさらに踏み込んで論述している。例えば『脾胃論』肺之脾胃虚論では，「脾胃の虚があると怠惰になり眠りたがる」と記している。また『丹渓心法』中湿では，「脾胃が湿を受けると，体が重くて力が出ず，怠惰になり眠りたがる」と述べている。以上のことから多寐は主に脾虚湿勝によって引き起こされることがわかる。このほか，病後や高齢によって陽気虚弱や営血不足がある場合も，身体に力が入らなくなり多寐が起こることがある。ある種の熱病や慢性疾患の過程で嗜眠が現れることがあるが，これはいずれも病状が重篤である予兆なので，ここで論述する範囲から除く。次に多寐の証治について述べることにする。

1 湿勝

降雨で湿気が多い時季に多く発症する。また肥満体質の人によく現れる。胸苦しく食欲がない，身体が重く眠りたがる・苔白膩・脈多濡緩は，痰湿内困により脾陽が不振となって起こる。治療は平胃散を主方に用いて，燥湿健脾をはかる。方中の蒼朮は燥湿健脾に，厚朴は燥湿除満に，陳皮は理気化痰祛湿に，甘草・生姜・大棗は和中に働く。ほかに藿香・佩蘭・薏苡仁を加えれば芳香利湿をはかることができる。痰が多いものには，半夏・天南星など化痰降逆の薬を加えるとよい。

2 脾虚

中気が不足し脾が弱く運化機能が劣ると，食後にだるさが現れ眠くなる。一般的に舌脈には異常がみられない。治療は六君子湯を用いて益気健脾をはかり，さらに麦芽・神麯・山楂子を加えて消痰導滞をはかる。

3 陽虚

病後あるいは高齢の人で，疲れやすくたくさん食べられない・話すのが億劫・汗をかきやすい・寒がる・四肢の冷え・脈弱で嗜睡がみられるときは，陽気虚弱に属することが多いので，治療は温陽益気の法を用いる。中陽不足の場合には理中丸を用い，気虚下陥の場合には補中益気湯を用いる。

このほか熱病が治癒した後に，津気が回復してスヤスヤと安らかに眠り，気持ちよく目覚めることがあるが，これは多寐とは異なる。また多寐は，熱病の昏睡とは明らかに異なる。したがってこれらは本論の範囲から除外する。

【附】健忘

健忘は脳の機能低下によって記憶力が減退し，物忘れしやすくなる病証である。医籍中では，「喜忘」あるいは「善忘」と呼ばれている。健忘は生来の遅鈍や先天的不足がある場合とは異なる。歴代の医家は，本病は心・脾・腎に関係していると考えた。『医方集解』補養之剤には，「人の精と志は，みな腎に収蔵されている。そのため腎精が不足すると志気が衰えて，心に上通することができなくなるため，ぼんやりして忘れっぽくなる」という記述がある。また『三因極一病証方論』健忘証治には，「脾は意や思を主る。意とは往事を記憶することであり，思とは心の働きを兼ねている……今脾が病むと，意が舎るところが清らかでなくなるので，心神不寧となり，健忘が現れる。心力を尽くしても思量が来ないものはこれである……二者は通治す

る」と述べられている。このことから，本病は心脾不足や腎精虚衰によって起こりやすいことがわかる。心脾は血を主り，腎は精髄を主るので，思慮が過度になると心脾にまで損傷が及び，陰血が損耗する。また性生活の乱れにより精髄が損なわれると，脳が養われなくなり，健忘が起こる。高齢になり元気が衰えた場合にも健忘が現れることが多い。

健忘は不眠を伴うことが多く，両者は病因証治の面で密接な関係がある。治療の原則は，一般的に主に心血を養い，脾腎を補う。

1 思慮傷脾

精神的な疲労・たくさん食べられない・心悸・不眠・健忘などの症状が現れる。治療は，帰脾湯を用いて心脾を補養する。

2 腎精虧耗

腰がだるく力が入らない・はなはだしくなると滑精または早泄が現れる。陰虚のときは舌紅・脈細数がみられるので，六味地黄丸に酸棗仁・五味子・遠志・菖蒲の類を加えて用いる。陰陽両虚で，舌淡・脈沈細のときは，六味地黄丸に鹿角膠・肉蓯蓉・巴戟天・紫河車などを加えて用いる。

3 素体不足・労心過度

精神が恍惚として健忘が現れるときは，枕中丹を用いる。

老化に伴って元気が衰え，健忘が現れるのは生理的な現象なので，病気による健忘とは異なり，薬を用いて効果をあげるのは難しい。

文献摘要

『**素問**』逆調論篇「陽明者胃脈也，胃者，六腑之海，其気亦下行，陽明逆，不得従其道，故不得臥也。下経曰『胃不和則臥不安』，此之謂也」

『**景岳全書**』不寐「如痰如火，如寒気水気，如飲食忿怒之不寐者，此皆内邪滞逆之擾也……思慮労倦，驚恐憂疑，乃別無所累而常多不寐者，総属真陰精血之不足，陰陽不交，而神有不安其室耳」

『**景岳全書**』不寐引徐東皐曰「痰火擾乱，心神不寧，思慮過傷，火熾痰鬱而致不眠者多矣。有因腎水不足，真陰不昇，而心陽独亢者，亦不得眠……。有体気素盛偶為痰火所致，不得眠者，宜先用滾痰丸，次用安神丸清心凉膈之類。有体素弱，或因過労，或因病後，此為不足，宜用養血安神之類。凡病後及婦人産後不得眠者，此皆血気虚而心脾二臓不足，雖有痰火，亦不宜過於攻，治仍当以補養為君，或佐以清痰降火之薬」

『**類証治裁**』不寐「陽気自動而之静，則寐。陰気自静而之動，則寤。不寐者，病在陽不交陰也」

［15］厥証

　厥証は，突然の昏倒・人事不省・四肢厥冷を主症状とする病証である。軽い場合には意識不明の状態が比較的短時間で，少しずつ自然に覚醒し，半身不随・言語障害・顔面麻痺などの後遺症が残らない。重篤な場合には，昏倒したまま覚醒することなく死にいたる。したがって『類経』厥逆では，「厥とは，逆である。気が逆行すれば乱れる。そのため，急に眩暈がして倒れこみ，気脱・気絶を起こす。これを厥という……軽いときには次第に蘇生するが，重いときは死にいたる。危急の証候である」と述べている。

　厥証の記載が最も早いのは『内経』であり，この中では厥証に関する論述が数多く広範囲にわたって展開されている。それらを概括すると以下の二つに分類することができる。一つは，突然に昏倒して人事不省になるものをいう。例えば『素問』厥論篇には，「厥病には……場合によっては人を突然に人事不省にさせて，短いものは半日，長い場合には一日中も覚醒させない場合もある……（厥……或令人暴不知人，或至半日，遠至一日乃知人者……）」とある。また『素問』大奇論篇では「暴厥とは，急に目が眩んで人事不省となり，言葉が交わせなくなることである（暴厥者，不知与人言）」と考えられていた。もう一つは，身体や手足が逆冷することをいう。例えば『素問』厥論篇には「陽気が下の方から衰えてくると『寒厥』が発生する……寒厥の厥冷は，まず足の五指から上って膝に達する……（陽気衰於下，則為寒厥……寒厥之為寒也，必従五指而上於膝……）」という記述がある。また『金匱要略』や『傷寒論』の中で論じられている厥は，主に手足逆冷のことである。『傷寒明理論』厥には，「傷寒による厥は，何を根拠に診断したらよいだろうか。厥とは冷えることであり，特に四肢においてはなはだしい」という記述がある。『儒門事親』では，特別に厥証の専門の篇を設けて，手足逆冷の厥のほかに人事不省の厥についても論証し，後者を死厥・痰厥・酒厥・気厥・風厥などの証に分類している。例えば同書の「指風痺痿厥近世差互説」篇には「厥の症状は，手足や膝下の寒や熱として現れる……厥にはまた腹部が急に膨満して人事不省になるものがあり，ほかにも一日二日間ぼんやりとしか意識がない場合や，突然に気を失いまったくわけがわからなくなる場合がある……涎がありのこぎりを引くように音が咽喉の中に響くものを痰厥，手足がひきつるものを風厥，酔うことによって起こるものを酒厥，激しい怒りによって起こるものを気厥という……」という記述が見られる。その後，『医学入門』『医貫』『景岳全書』などでは，先人の経験の土台の上に臨床の実際を結合させて，厥証の理論をより系統的かつ完全で充実したものとした。すなわち厥を気・血・痰・食・暑・屍・酒・蛔などに分類することを提案し，これらを主な根拠にして弁証分型を行い，臨床で治療をするように導いた。

病因病機

　厥証は，主に気機が突然に逆乱して昇降の失調をきたし，気血の運行を妨げることによって発症する。そのため『素問』方盛衰論篇には，「気逆はすべて厥になる（逆皆為厥）」と述べられており，『景岳全書』厥逆にも，「厥逆の証候は……気血が衰え乱れることをいったものである」という記載がある。また気機の逆乱にも虚

実の違いがあり，気が旺盛であり余る者は，気の上衝に随って血も上逆し，ときには痰や食を夾み上部で壅滞するために，清竅が閉塞して厥証が起こる。一方，気虚で不足するものは，清陽が昇らず気が下陥して，血が上部へ達することができないために，精明が養われず厥証が起こる。具体的な病因は，以下の四つに分類することができる。

1 気厥

悩み・怒り・驚き・恐れなどの情志が過度になると，気機が逆乱して上部の心胸を塞ぎ，清竅を閉塞するために昏倒が起こる。またもともと元気がないところに，さらに悲しみや恐れに遭遇したり，過度に疲労したりすると，陽気が失われて気虚下陥が起こり，清陽が昇らなくなって，突然に昏厥が起こる。

2 血厥

もともと肝陽が旺盛であるところに激しい怒りが加わると，血が気に随って上逆し，気血が上部を閉塞するため，清竅不利となり，昏倒して人事不省となる。これは『素問』生気通天論篇に「激怒すると気は逆上し，血は上部に鬱積して，突然の昏厥を引き起こす。これを『薄厥』という（大怒則形気絶，而血菀於上，使人薄厥）」と述べられているものである。そのほか長患いによる血虚，産後や他の疾患で出血過多がみられるときにも，気は血に随って脱するため，昏厥が起こる。

3 痰厥

身体が豊満で気の不足があるものが，酒・乳製品・甘いもの・脂っこいものを好んで食べると，脾胃を損ない運化の失調をきたすため，湿が集まって痰を形成し，痰濁により気機不利が起こる。このようなときに悩みや怒りによって気が上逆しすると，痰も気に随って上昇して清竅を閉塞するため，突然に目が眩んで倒れ，昏厥が起こる。

4 食厥

飲食の不摂生があると，飲食物が体内に停滞して輸送・転化できなくなり，気機を阻むため，閉塞して昏厥が起こる。これは通常，児童によくみられる現象であるが，成人でも飽食の後で急に悩みや怒りに遭うと，気が食物とともに上逆して心窩部が食物でいっぱいになり，上下の交通が痞塞して気機を阻滞し，清竅を塞ぐために昏厥が起こる。

類証鑑別

厥証と中風・癇証・暑厥・蛔厥の諸証には，類似点や相違点がある。類似している点は，厥証・中風・癇証・暑厥では突然に意識不明が起こるという点である。また厥証と蛔厥では手足が厥冷するという同じ特徴がある。異なる点については，中風と癇証は各篇で詳しく述べているのでここでは省略する。暑厥は夏季の炎暑の季節に発症しやすく，激しい日射しに長くさらされたり，高温の部屋で長時間労働したりした場合によくみられる。この場合には暑邪の感受によって熱鬱気逆が起こり，気機を阻滞して清竅を閉塞することによって，突然に人事不省に陥る。また同時にめまい・頭痛・胸苦しい・身熱・顔面の紅潮を伴い，ときにはうわごとなどの症状も現れる。蛔厥は蛔虫が塊になって腸管を閉塞し，逆行して胃の中に入るために胃気が上逆し，胃壁を穿孔して胆管にまで進入するために，心窩～腹部に激痛が走る。押さえると堅い塊があり，はなはだしい場合には蛔虫を吐き，発汗があり四肢が冷える。蛔虫を嘔吐して四肢厥冷を伴うため，蛔厥と呼ばれる。したがって臨床ではこれらの相違点をもとに，本証との違いをよく見極めなければならない。

弁証論治

厥証が起こるには，常に明らかな誘因がある。したがって弁証の過程では，病歴についてきちんと理解することが重要である。例えば，気厥で虚証の場合は，平素から体質が虚弱であり，発症の前に過度の疲労や睡眠不足があった

り，空腹時に寒邪を受けたりすることが誘因となって起こる。血厥で虚証の場合には，失血と関係があり，通常大出血や月経過多により，あるいは分娩後に発症する。痰厥は脂っこくて甘いものを好んで食べたり，身体が豊満で湿盛の人に起こりやすい。食厥は暴飲暴食の後によく発症する。

　厥証の治療は，まず虚実を明らかにして，急いで治療を行う必要がある。実証の場合には，気が閉塞して呼吸が荒い・四肢が強直する・歯を食いしばるという症状があり，脈は沈実または沈伏である。一般的にはまず搐鼻散を用いてくしゃみをさせ，続いて蘇合香丸または玉枢丹を用いて開竅醒神をはかる。虚証の場合には，呼吸が微弱・口を開く・自汗がある・皮膚に冷感がある・四肢が冷えるという症状があり，脈は沈微細である。このようなときには，急いで参附湯を服用させて回陽固脱をはかる。もし顔色が白く呼吸が微弱で，発汗や発熱があり，舌紅・脈微細数がみられるときは，生脈散を用いて益気救陰をはかる必要がある。このほか針治療を組み合わせれば，覚醒を促すことができる。覚醒した後は，気・血・痰・食の諸厥を弁別して治療を進めるとよい。

［気厥］

1 実証

症　状 突然の昏倒・人事不省・歯を食いしばり手を握りしめる・呼吸が荒い・あるいは四肢厥冷・苔薄白・脈伏または沈弦。

証候分析 肝気が暢やかでないと，気機が逆乱して，心胸を遮り，清竅を塞ぐ。そのため突然に昏倒して人事不省となり，歯を食いしばり手を握りしめるといった症状が起こる。また肝気が上逆すると，気機が閉塞して肺気不宣を起こすため，呼吸が荒くなる。陽気が鬱して外部にめぐらなくなるため，四肢が厥冷する。気が内部に閉ざされるため，脈伏となり，肝気が鬱滞して暢やかでなくなるため，沈弦の脈象がみられる。

治　法 順気開鬱
方　薬 五磨飲子加減。

　本処方中の沈香・烏薬は降気調肝に，檳榔・枳実・木香は行気破滞に働く。また白豆蔲・檀香・丁香・藿香などを加えれば，理気寛胸をはかることができる。

　もし肝陽が旺盛になり，めまい・頭痛・顔面の紅潮といった症状がみられるときは，鉤藤・石決明・磁石などを加えて平肝潜陽をはかるとよい。もし覚醒した後で，異常に泣いたり笑ったりして安眠できない場合には，茯神・遠志・酸棗仁などを加えて安心寧志をはかる。もしのどがゴロゴロして痰が多く，気が塞がる場合には，胆南星・貝母・橘紅・竹瀝などを加えれば，滌痰清熱をはかることができる。

　本証は精神的な刺激により反復して発作が起こるため，平時には逍遙散を服用して理気達鬱・調和肝脾をはかれば，再発を予防することができる。

2 虚証

症　状 めまいがして昏倒する・面色蒼白・呼吸微弱・発汗四肢の冷え・舌質淡・脈沈微。

証候分析 もともと元気がないところに，悲しみや恐れの感情に襲われたり，過度に疲労したりすると，一時的に気機の働きが衰え，中気が下陥し，清陽が昇らなくなる。そのためめまいが起こって昏倒し，面色蒼白となり，呼吸が弱くなる。陽気が虚衰して温通しにくくなるため，四肢の冷えが現れる。衛外不固により，発汗が起こる。舌質淡・脈沈微は正気不足の表れである。

治　法 補気回陽
方　薬 四味回陽飲加減。

　本処方中の人参は補気に，附子・炮姜は回陽に，甘草は和中に働く。もし表虚自汗があるときは，黄耆・白朮などを加えて益気固表をはかる。発汗が止まらないときは，竜骨・牡蠣などを加えて固渋止汗をはかる。食欲不振がみられ，咳嗽があり痰が多いときは，白朮・茯苓・

陳皮・半夏などを加えて健脾化痰をはかる。心悸不寧がみられるときは，遠志・酸棗仁などを加えて養心安神をはかるとよい。

　本証も発作が反復しやすいので，平時には香砂六君子丸を服用して健脾益気和中をはかれば，再発を予防することができる。また養心寧神・甘潤緩急の作用がある甘麦大棗湯を香砂六君子丸に合わせて用いれば，心脾を同時に調えることができるので，治療効果がいっそう向上する。また，あわせて神傷気厥の厥証を治療することもできる。四味回陽飲は厥脱の重証に用いるが，弁証するときには慎重を期さなければならない。

[血厥]

1 実証

症　　状　突然の昏倒・人事不省・歯を食いしばる・面赤唇紫・舌紅・脈は沈弦が多い。

証候分析　激しい怒りがあると，肝気が上逆し，血が気とともに上昇して，神明を覆い清竅を閉塞するため，突然に昏倒し人事不省となって歯を食いしばるようになる。顔が赤く唇が紫色・舌紅・脈沈弦。これらはみな，気逆によって血が上部に鬱積したことの表れである。

治　　法　活血順気

方　　薬　主として通瘀煎。

　本処方中の当帰尾・紅花・山楂子は活血散瘀に，烏薬・青皮・木香・香附などは順気解鬱に働く。もし急にイライラして怒りっぽくなり，眠りが浅く夢が多いときは，鉤藤・石決明・竜胆草・牡丹皮・遠志・菖蒲などを加えれば平肝潜陽・清肝寧神をはかることができる。もし肝陽がまだ平穏にならず，めまい・頭痛がみられるときは，菊花・珍珠母・枸杞子などを加えて，育陰潜陽をはかればよい。

2 虚証

症　　状　突然の意識不明・顔色蒼白・唇に生気がない・四肢の震え・目がくぼむ口に締まりがない・自汗・皮膚の冷感・呼吸微弱・舌質淡・脈芤または細数無力。

証候分析　失血過多のために血虚となり上部を濡養できなくなると，突然に意識を失い，顔色蒼白・口唇の色がさえないといった症状が現れる。気血が四肢の末端にめぐらず，筋が養われなくなるため，四肢に震えが起こる。営陰が体内で衰え，正気不固となるため，目がくぼむ・口に締まりがない・自汗・皮膚の冷感・呼吸微弱が起こる。舌淡・脈細数無力は，血が過剰に失われて陰が損なわれたことを示す。

治　　法　補養気血。

方　　薬　急いで独参湯を一気に服用させ，引き続き人参養栄湯を服用させる。

　血脱には必ず益気をはかる必要があるため，本処方では人参・黄耆を主薬として用い，佐として当帰・熟地黄を用いて養血をはかり，白芍・五味子を用いて陰を収斂させる。もし出血が止まらないときは，仙鶴草・藕節・側柏葉を加えて止血をはかる。もし自汗や皮膚に冷感があり，呼吸が微弱のときは，附子・乾姜などを用いて温陽をはかる。もし心悸があり眠りが浅いときは，竜眼肉・遠志・酸棗仁などを加えて養心安神をはかる。もし口乾があり津液が少ない場合には，麦門冬・玉竹・北沙参などを加えて養胃生津をはかるとよい。

[痰厥]

症　　状　突然の意識不明・喉中に痰の音がする・涎沫を嘔吐する・呼吸が荒い・苔白膩・脈沈滑。

証候分析　平素から湿痰が多いところに，悩みや怒りによって気が上逆すると，痰は気とともに上昇して，清竅を閉塞するため，突然に目が眩んで倒れる。痰が気道を塞ぎ，痰と気がぶつかると，喉中に痰の音がして，涎沫を嘔吐するようになる。痰濁阻滞により気機不利となるため，胸苦しく呼吸が荒くなる。苔白膩・脈沈滑は，痰濁内阻の表れである。

治　　法　行気豁痰

方　　薬　主として導痰湯。

本処方中の陳皮・枳実は理気降逆に，半夏・天南星・茯苓は燥湿祛痰に働く。もし痰気壅盛であれば，蘇子・白芥子を加えて化痰降気をはかる。痰湿化熱により，口乾・便秘・苔黄膩・脈滑数がみられるときは，黄芩・山梔子・竹茹・栝楼仁などを用いて清熱降火をはかるか，または礞石滾痰丸を用いて豁痰清熱降火をはかる。

[食厥]

症　状　暴飲暴食の後で，突然に意識を失う・呼吸が窒息する・心窩〜腹部の脹満・苔厚膩・脈滑実。

証候分析　暴飲多食したところに，さらに悩みや怒りが加わると，食物が上腹部に停滞する。そのため胃気が下降せずに上逆して，清竅を閉塞し，突然に意識を失う。胃府の濁気が胸中を塞ぐと肺気不利をきたすため，呼吸が苦しくなる。食の停滞とともに気も滞るため，心窩〜腹部が脹満する。苔厚膩・脈滑実は，食滞不消・濁気不降の表れである。

治　法　和中消導

方　薬　発症が食後からあまり時間が経過していなければ，まず塩湯（濃い食塩水）を用いて嘔吐させ，実邪を除く。その後，神朮散合保和丸加減。

本処方中の山楂子・神麹・莱菔子は消導に，藿香・蒼朮・厚朴・砂仁などは理気化濁に，半夏・陳皮・茯苓は和胃化湿に働く。もし腹脹があり大便不通のときは，小承気湯を用いて導滞下行をはかるとよい。

結語

厥証は，主として突然に昏倒して人事不省となり，ときには四肢厥冷が現れる病証である。臨床では，気・血・痰・食の四つの厥がある。気厥と血厥は，特に虚実を詳しく弁別する必要がある。両者は実証の場合には，身体ががっしりしている・情志によって誘発されやすい・発作が起こると突然に意識を失う・歯を食いしば

る・脈沈弦など，類似の症状が現れる。ただ気厥の実証は，肝気上逆により誘発されるため，情緒の変化や発作の反復，覚醒の後で異常に泣いたり笑ったりするなどの特徴的な症状がみられる。したがって，治療は順気解鬱を行う。また血厥の実証は，肝気が上逆し，血が気とともに上昇することによって発症するため，平素から陽亢の症状がある人に対しては，活血順気の治療を行うとよい。気厥虚証は，元気がもともと虚している人に多く，さらに驚きや恐れ・過労・飢餓・不眠などが加わると，一時的に気機がめぐらず，清陽が昇らなくなって発症する。この場合には益気回陽の治療を行う。血厥虚証は，失血がある人に多く，血虚により上部が栄養を受けることができなくなって発症するため，治療は補気養血をはかる。痰厥，すなわち痰気交阻の場合には，痰によって上部の清竅が塞がれて発症するので，治療は行気豁痰をはかる。食厥は，気と食物とが混じり合い，気機が膈を痞塞することによって起こるため，治療は消導和中を行う。しかし，実際に食厥がみられることは比較的まれである。

文献摘要

『霊枢』五乱篇「乱於臂脛，則為四厥。乱於頭，則為厥逆，頭重眩僕」

『医学綱目』癲癇「凡癲癇及中風・中寒・中暑・中湿・気厥・屍厥，而昏眩倒仆，不省人事者，皆由邪気逆上陽分，而乱於頭中也……邪気逆上則頭中気乱，頭中気乱則脈道閉塞，孔竅不通，故耳不聞声，目不識人，而昏眩無知，仆倒於地也」

『証治準縄』諸中門「中食之証，忽然厥逆昏迷，口不能言，肢不能挙，状似中風，皆因飲食過傷，酔飽之後，或感風寒，或着気悩，以致填塞胸中，胃気有所不行，陰陽痞隔，昇降不通，此内傷之至重者」

『景岳全書』厥逆「気厥之証有二，以気虚気実皆能厥也。気虚卒倒者，必其形気索然，色清白，身微冷，脈微弱，此気脱証也。……気実而厥

者，其形気憤然勃然，脈沈弦而滑，胸膈喘満，此気逆証也」「血厥之証有二，以血脱血逆皆能厥也。血脱者如大崩大吐或産血尽脱，則気亦随之而脱，故致卒仆暴死……血逆者，即経所云，血之与気併走於上之謂」

『石室秘録』厥証「人有忽然厥，口不能言，眼閉手撒，喉中作酣声，痰気甚盛，有一日即死者，有二，三日而死者，此厥多犯神明，然亦因素有痰気而発也」

『張氏医通』厥「今人多不知厥証，而皆指為中風也。夫中風者，病多経絡之受傷。厥逆者，直因精気之内奪。表裏虚実，病情当弁，名義不正，無怪其以風治厥也」

[16] 鬱証

　鬱証は情志が暢やかでなく，気機が鬱滞することによって起こる病証である。主に，精神的抑うつ・情緒不安定・胸肋脹満・よく怒ったり泣いたりする・咽中が異物で塞がれたような感じがある・不眠など，さまざまな複雑な症状を呈する。元の王安道は『医経溯洄集』五鬱論の中で，「およそ病が起こるのは，鬱によることが多い。鬱とは滞って通じないという意味である」と述べている。『丹渓心法』六鬱には，「気血が調和していれば，万病は生ずることがない。ひとたび抑鬱があると，諸病が生じる。ゆえに人身の諸病はその多くが鬱より生ずるといえる」という記載がある。このことから，情志が異常に不安定になると気機が鬱滞し，気鬱が長引いて治らないと，病は気から血へ及ぶので，それが発端となってさまざまな症状が起こることがわかる。そのため「六鬱」という説が提唱されるようになった。六鬱とはすなわち気鬱・血鬱・痰鬱・湿鬱・熱鬱・食鬱のことで，その中でもまず気鬱が先にあり，その後で湿・痰・熱・血・食などの鬱が形成されると考えられた。『景岳全書』鬱証には，五気の鬱は病が発端となって鬱が生じ，情志の鬱は鬱が発端となって病が起こるというように，この両者には違いがある，と述べられている。本篇では情志が抑鬱し，特に気鬱が主に現れる場合の病機と証治について，重点的に論じることにする。

病因病機

　鬱証は，情志が損なわれて肝気が鬱結し，五臓の気機が次第に調和を失って発症する。主に肝・脾・心の三臓が損傷を受け，気血が失調することによって病が起こる。以下に，その病機を述べる。

1 肝気鬱結

　抑うつや怒りがあると，肝は条達を失い，気の疏泄が阻まれて，肝気鬱結が起こる。気鬱が長引くと火に変化し，気滞もまた血瘀を引き起こす。もし肝鬱が脾に波及したり，あるいは思慮が除かれず，過労によって脾を損なったりすると，脾の健運が失われ，湿がこもって痰を生じるために，気滞痰鬱が起こる。もし湿濁が停留して，食滞が除かれなかったり，痰湿化熱がみられたりするときは，湿鬱・食鬱・熱鬱などの証に発展する可能性がある。

2 憂鬱傷神

　精神的ストレスにより肝が鬱して脾を抑制すると，心気の損傷や営血の損耗を招くため，心は養われず，神は蔵される場を失うようになる。いわゆる憂鬱傷神によって，心神不安が起こるのである。すなわち『霊枢』口問篇に，「悲・哀・愁・憂があると心が激しく動き，心が動くと五臓六腑はみな動かされる」と記されているとおりである。もし鬱が長引いて脾を損なうと，食事量が減少して，化生の源が不足するため，気血の不足を引き起こして，心脾両虚となる。鬱が長引いて火が生じると，陰血を損なうようになり，さらに腎まで波及すると，陰虚火旺が起こる。このようにして，次第にさまざまな虚損の証候が現れるようになる。

　総じて鬱証は，鬱怒・思慮・悲哀・憂愁の七情により，肝の疏泄や脾の運化の失調が起こ

り，心神が平常でなくなり，臓腑陰陽気血が失調して発症する。初期で気滞とともに湿痰・食積・熱鬱がみられるときは，実証に属することが多い。病の慢性化により，気病が血病に及んだり，実証から虚証に転じたりして，久鬱傷神・心脾両虚・陰虚火旺などがみられるようになったときは，いずれも虚証に属する。

弁証論治

　鬱証は，情志を損ない気分が鬱屈したときにはじめて発症する。臨床では，憂うつ感があり気が暢やかにならない，元気が出ない・胸悶脇痛・よくため息をつく・食欲不振などの症状がみられる。『素問』六元正紀大論篇には，「木気が鬱屈した場合は，それを暢やかに疏通させる（木鬱達之）」とある。『証治匯補』鬱証では，「鬱病は多いけれども，みな気がめぐらないのが原因である。したがって，まず順気の法を優先させなければならない」ということが提唱されている。『医方論』越鞠丸ではまた，「鬱病は必ずまず先に気を病む。気が通うようになれば，鬱はどこに生まれようか」と述べられている。したがって気機を疏通させることが，鬱証に対する総合的な治療原則である。また病状の進展や他の病気への発展を防ぐために，早めに気機の疏通をはかることが大変に重要である。臨床で治療する際には虚実を明らかにし，実証のときは主に舒肝理気を行い，病状に応じて行血・化痰・利湿・清熱・消食の剤をそれぞれ配合する。また虚証のときは，益気血・扶正の治療を行うとよい。これらの点について，以下に分類して述べることにする。

［実証］

1 肝気鬱結

　症　状　精神抑うつ・情緒不安定・よくため息をつく・胸脇に脹痛があり痛む場所が一定しない・心窩部が苦しくげっぷが出る・腹脹・食欲不振・または嘔吐・大便不調・月経が来潮しない・苔薄膩・脈弦。

　証候分析　情志を損なうと肝の条達を阻むために，精神の抑うつや情緒不安定が起こる。厥陰肝経は少腹を循り，胃を挟んで胸脇に伸びるため，肝気鬱滞によって気機がめぐらなくなると，気滞血瘀や肝絡の失調が起こり，腹脹・胸悶・脇痛，月経が来潮しないなどの症状が現れる。肝気が胃を犯すと胃が和降を失うために，心窩部が苦しくげっぷが出る・食欲不振・嘔吐がみられるようになる。肝気が脾に乗じると，腹脹・大便不調が起こる。苔薄膩・脈弦は肝胃不和の表れである。

　治　法　疏肝理気解鬱

　方　薬　柴胡疏肝散加減。

　本処方中の柴胡・枳殻・香附子は疏肝行気解鬱に，陳皮は理気和中に，川芎・芍薬・甘草は活血化瘀止痛に働く。鬱金・青皮を加えれば解鬱の効果を高めることができる。五鬱の病は，まず肝気鬱結より起こるので，煎じ薬を服用すると同時に，越鞠丸を服用すれば行気解鬱をはかることができる。気がめぐれば血もまためぐるので，気が暢やかになれば，痰・火・湿・食の諸鬱はおのずから消失する。もしげっぷが頻繁に出て，胸～心窩部がすっきりしないときは，旋覆花・代赭石・陳皮を適宜加えれば平肝降逆をはかることができる。食滞による腹脹が同時にみられるときは，神麹・山楂子・鶏内金を加えて消食化滞をはかる。また胸脇の脹痛が固定した部位にあったり，月経が来潮せず，脈が弦渋のときは，気滞血瘀の表れなので，当帰・丹参・桃仁・紅花などを加えて活血化瘀をはかるとよい。

2 気鬱化火

　症　状　イライラして怒りっぽい・胸悶脇脹・胸やけして胃酸がこみ上がる・口の乾燥と苦み・大便秘結・または頭痛・目が赤い・耳鳴り・舌質紅・苔黄・脈弦数。

　証候分析　気鬱化火になると，火は炎上する性質があり肝脈に沿って上行するため，頭痛・

目が赤い・耳鳴りが現れる。肝火犯胃により胃腸に熱がこもると，口の乾燥と苦み・大便秘結が現れる。せっかちで怒りやすい性格・舌紅・苔黄・脈弦数は，いずれも肝火有余の表れである。

| 治　　法 | 清肝瀉火・解鬱和胃 |
| 方　　薬 | 丹梔逍遙散合左金丸。 |

前者は疏肝解鬱清熱に，後者は瀉肝和胃に働く。もし口が苦い・苔黄・大便秘結がみられるときは，竜胆草・大黄を加えて瀉火通便をはかるとよい。

③ 気滞痰鬱

| 症　　状 | 咽中に物が痞えているような不快感があり，吐こうとしても吐き出せず，飲み込もうとしても飲み込むことができない・胸に閉塞感があり脇痛を伴うことがある・苔白膩・脈弦滑。 |

| 証候分析 | 肝鬱乗脾が起こると，脾が健運を失い，湿痰が生じて痰気が胸膈の上に鬱結する。そのため咽中に物が痞えているような不快感があり，吐こうとしても吐き出すことができず，飲み込もうとしても飲み込むことができない。これを梅核気ともいう。気が暢やかにめぐらないため胸に閉塞感が生じる。脇は肝経が循行するところなので，経絡が鬱滞すると，脇痛が起こる。苔白膩・脈弦滑は肝鬱が痰湿を夾んでいることの表れである。 |

| 治　　法 | 化痰利気解鬱 |
| 方　　薬 | 半夏厚朴湯加減。 |

本処方中の半夏・厚朴・茯苓は降逆化痰に，紫蘇・生姜は利気散結に働く。製香附子・枳殻・仏手・旋覆花・代赭石などを適宜加えれば，理気開鬱・化痰降逆の効果が増強する。もし嘔吐悪心・口が苦い・苔黄膩が同時にみられるときは，痰熱証に属するので，温胆湯に黄芩・貝母・栝楼皮などを加えて化痰清熱をはかれば，気機をめぐらすことができる。

[虚証]

① 憂鬱傷神

| 症　　状 | 精神の恍惚・心神不安・悲しみ憂い，よく泣く・ときどきあくびをする・舌質淡・苔薄白・脈弦細。 |

| 証候分析 | 憂うつが去らないと，心気が損傷して営血が次第に不足し，心神が養われなくなり，精神の恍惚・心神不安などの症状が現れる。これは『金匱要略』でいう「臓躁」証で，女子に多発する。舌質淡・苔薄白・脈弦細は気鬱血虚の表れである。 |

| 治　　法 | 養心安神 |
| 方　　薬 | 甘麦大棗湯加味。 |

本処方中の甘草は，緩急・養心潤燥の作用があり，心気を益し心神を安らかにする。柏子仁・酸棗仁・茯神・合歓花などを加えれば，薬力を高めることができる。

② 心脾両虚

| 症　　状 | よく思いわずらい考えごとを好む。心悸・憶病・眠りが浅い・健忘・顔色に艶がない・めまい・元気が出ない・食欲不振・舌質淡・脈細弱。 |

| 証候分析 | 思いわずらい心を労すると，心脾両虚を引き起こして心が養われなくなるため，心悸・憶病になる・眠りが浅い・健忘などが現れる。脾胃は気血生化の源なので，脾の健運が損なわれると，飲食量が減少して，顔色に艶がない・頭がフラフラする・元気が出ない・舌質淡・脈細弱などが現れる。 |

| 治　　法 | 健脾養心・益気補血 |
| 方　　薬 | 帰脾湯加減。 |

本処方は四君子湯と当帰補血湯加味からなる。四君子湯は補気健脾に働く。脾胃は後天の気血を化生する源なので，脾胃が強健であれば，気血はおのずから生じる。当帰・黄耆は補気生血に，酸棗仁・遠志・竜眼肉は補心益脾・安神定志に働く。木香は理気醒脾の作用があるため，これを加えることによって，補剤による停滞を防ぐよう配慮されている。またあわせて鬱金・合歓花などを適宜加えれば，解鬱安神をはかることができる。ただ全体的に見るとやはり主体は補気健脾であり，陽が生ずれば陰も生

じ，補気によって血を生み，結果的に心を養うことができる方意になっている。

3 陰虚火旺

症状 めまい・心悸・眠りが浅い・心煩があり怒りっぽい・または遺精があり腰がだるい・月経不順・舌質紅・脈弦細で数。

証候分析 臓陰が不足すると営血が損なわれ，陰の不足によって虚陽上浮が起こるため，めまいが生じて怒りっぽくなる。陰血の不足により心神が養われず，また陰虚によって虚熱が生じる。虚熱が神を擾すため，心悸があり眠りが浅くなり，煩躁が現れる。腎陰の不足により腰府が養われないと腰がだるくなる。陰虚火旺により精室を擾動すると，精関不固となり遺精がみられるようになる。肝腎が養われず，衝任不調が起こると月経不順が現れる。舌質紅・脈弦細数は，みな陰虚有火を示す。

治法 滋陰清熱・鎮心安神

方薬 滋水清肝飲加減。

本処方は六味地黄丸で滋陰補腎・壮水制火をはかり，柴胡・山梔子・牡丹皮で肝火を清泄する。珍珠母・磁石・生鉄落などの重鎮安神の薬を加えることもある。腰がだるく遺精があり，力が出ないものには，亀板・知母・杜仲・牡蛎などを加えて益腎固精をはかる。月経不調には香附子・益母草を加えて理気解鬱・調経をはかるとよい。

結語

鬱証は情志が暢やかでなく，気機が鬱滞することによって起こる一連の病証である。長引くと心気営血を損ない，心神不安や臓腑陰陽の失調を招くようになる。

鬱証は虚証と実証の二つに大別することができる。初期は実証が多いため，理気を主に行う。長引くと虚証が多くなるため，養血滋陰・益気扶正を主に行う。理気薬は香燥性のものが多いので，病が慢性化して陰血が損なわれているときは慎重に用いる必要がある。香橼・仏手などは性が和平であり，理気によって陰を損なうことがないため，新病・慢性病いずれの場合でも用いることができる。

本証においては，上記の薬物を用いて治療する以外に，精神面の治療を行うことがきわめて重要である。『臨証指南医案』鬱証に，「鬱症が起こるのは，すべて病人の感情が変化しやすいためである」と述べているとおりである。したがって医者は，病人の苦しみに目を向け，精神面での働きかけを行うこと，病人の積極性を引き出し，客観的に事物を正しく見て心配事を取り除くこと，それにより楽観主義的な精神と疾病を乗り越える自信をうち立てることが必要であり，そのことによって治療効果はいっそう向上するであろう。またさらに気功や太極拳などの治療を組み合わせれば，効果は倍増する。もしそうしない場合には鬱屈は除かれず，いたずらに治療に頼っても著しい効果は望めないであろう。

文献摘要

『素問』六元正紀大論篇「木鬱達之，火鬱発之，土鬱奪之，金鬱泄之，水鬱折之」

『丹渓心法』六鬱「気血衝和，百病不生，一有怫鬱，諸病生焉。故人身諸病，多生於鬱……戴云。鬱者，結聚而不得発越也，当昇者不得昇，当降者不得降，当変化者不得変化也。此為伝化失常，六鬱之病見矣」

『景岳全書』鬱証「凡五気之鬱，則諸病皆有，此因病而鬱也。至若情志之鬱，則総由乎心，此因鬱而病也」

『臨証指南医案』鬱証「鬱則気滞，気滞久則必化熱，熱鬱則津液耗而不流，昇降之機失度，初傷気分，久延血分，延及鬱労沈疴。故先生用薬大旨，毎以苦辛涼潤宜通，不投燥熱斂渋呆補，此其治療之大法也」

[17] 癲狂

　癲と狂はいずれも精神に異常をきたす疾患である。癲証は口数が少なく言動が鈍く、言葉に脈絡がなく、静かな一方でよく喜びの感情を表すという特徴がある。狂証は騒がしくて落ち着きがなく、いらだち、むやみに人を殴り罵り、よく動き回り怒りっぽいという特徴がある。ただ両者は症状の上ではっきりと区別することはできず、また相互に転化もするので、通常癲狂と並び称している。本証は、青壮年に多発する疾患である。

　本証は早くも『内経』の中に記載があり、病因病機や治療について比較的系統的に記述されている。例えば『素問』至真要大論篇には、「おおよそ落ち着きを失ったり、発狂して常軌を失うのは、すべて火気に関連している（諸躁狂越、皆属於火）」と記されている。また『素問』病能論篇には、「むやみに怒り狂う症状があるが、これはどうして起こるのだろうか。岐伯は、陽気が過剰なためだと答えた。……治療はどうするのか。岐伯は、飲食を減らせば、発作はすぐ止まる。……そのほかに患者に生鉄落飲を飲ませよと答えた（有病狂怒者、此病安生。岐伯曰生於陽也。……治之奈何、岐伯曰、奪其食即已。……使之服以生鉄落為飲）」という内容がある。このように『内経』には、癲狂証の病因や治法、処方についての詳細な記述が見られる。『難経』にいたると、癲と狂のそれぞれの臨床症状について詳述されるようになった。例えば『難経』五十九難では、「狂と癲の病はどのようにして区別するのか。狂病の発作時には、睡眠も少なく、空腹感もなく、自らを賢者とし、自らを知恵者とし、高貴な者とし謙虚さがなく、やたらに笑い歌い、休むことなくよく動き回るという症状がある。癲病の発作時には、不快な気持ちになり、躓き倒れ、目は一カ所を直視するという症状がある（狂癲之病、何以別之。然、狂疾之始発、少臥而不飢、自高賢也、自弁智也、自倨貴也、妄笑好歌楽、妄行不休是也。癲疾始発、意不楽、僵仆直視）」と記されている。

　金元時代の『河間六書』狂越には、「心火が旺盛で、腎陽が衰弱すると、感情が乱れ精神が錯乱する」という記述がある。『丹渓心法』癲狂篇では、「癲は陰に属し、狂は陽に属し……大部分は痰が心胸の間に結ぶことによって起こる」という考えを示し、癲狂は「痰」と密接な関係があるという理論が提唱された。この理論は当時の人々に多大な影響を与えたばかりか、後世になって吐法を用いて本証を治療するに際しての理論的基礎となった。秦漢から金元にいたる時代には、癲狂証の臨床症状についての認識は基本的に一致している。すなわち癲・狂・癇・五癇・風癇という呼称があったものの、終始明確に分けられていたわけではなく、しばしば癲と狂と癇が並称されたり、混同されていた。明代になると、王肯堂が本証を詳細に区別し、癲狂と癇の違いについて見解を述べるようになった。例えば『証治準縄』癲狂癇総論には、次のような記述がある。「癲を病む者は、狂うか愚かなるかし、歌ったり笑ったりし、悲しんだり泣いたりし、酔っているか痴呆であるかのようである。言葉もつじつまが合わず、不潔か清潔かの区別がつかず、何年経っても治らない」「狂を病む者は、発病したときには狂暴で、あたかも傷寒陽明実証が亢進して狂を発したような状態であり、親しい者と疎遠な者とを問わず罵詈雑言を吐き、程度によっては、高い所に登っ

て歌ったり，衣服を脱いで走し出したり，垣根を越えて屋根に登ったりして，力で抑えこむことができないほどであったり，また見たこともないことについて人に話をしたりする」「癇病は，発病すると人事不省となり，目が眩んで高い所も低い所も関係なく倒れ伏す。程度によっては，筋肉が激しく痙攣して，目は上を視て，口や舌を歪ませたり，動物ような声をあげたりする」。本病に対する以上のような認識は，後世の医家が弁証治療をするときの正確な指針となった。

病因病機

癲狂証の病因病機は，主に陰陽失調・七情内傷・痰気上擾・気血凝滞である。

1 陰陽失調

歴代の医家は，陰陽の盛衰が癲狂証の主な要因であると考えた。例えば『素問』生気通天論篇には，「もし陰が陽に勝てなければ，脈の流れは急迫し，発狂する（陰不勝其陽，則脈薄疾，并乃狂）」と述べられており，『素問』宣明五気論篇には，「邪気が陽分に入ると狂となる。邪気が陰分に入ると痺症になる。邪気が陽分に侵入して打ちかかると，癲病を引き起こす（邪入於陽則狂，邪入於陰則痺，搏陽則為癲疾）」という記述がある。また『難経』二十難には，「尺寸脈ともに陽の者は狂証になり，陰の者は癲証になる（重陽者狂，重陰者癲）」，『諸病源候論』風狂病候には，「気が陽に重なれば，狂証が発症する（気并於陽則為狂発）」と記されている。すなわち生体の陰陽の平衡が失調し，互いに結び付いていられなくなると，下部では陰虚が，上部では陽亢が起こるために，心神が擾乱し神明が逆乱して癲狂を発症する。

2 情志抑鬱

悩み・怒り・驚き・恐れの情志は肝腎を損傷する。異常に喜んだり怒ったりすると，心陰が損なわれる。肝腎の陰液が不足した場合には，木が濡潤されず，鬱屈して暢やかでなくなるために，ものを言わなくなってぼんやりしたり，話に脈絡がなくなったりする。また心陰が不足した場合には，心火が急に燃え上がるために，わけのわからないことを口走り，絶え間なく罵詈雑言を吐き，垣根を乗り越えたり屋根に登ったりするようになる。また望みが遂げられず，過度に思慮すると，心脾を損傷する。心虚になると神が損なわれ，脾虚になると気血の生化が阻まれるために，心神が養われず，神を主ることができなくなる。また脾胃の陰が損傷を受けると，胃熱熾盛となり，心肝の火が上部を擾乱して，神明が逆乱する。このような病機はすべて癲狂を引き起こす要因である。『景岳全書』癲狂痴呆には，「狂病は火によって起こることが多い。これは謀りごとがうまくいかなかったり，思慮のために気が鬱結し，ストレスが解消されなかったり，怒りの発散場所がなかったりしたために，肝胆の気逆が起こる」という記述がある。これらはいずれも情志について述べたものである。

3 痰気上擾

痰気が上昇して清竅を擾乱すると，心神が覆い阻まれ，神志が逆乱する。そのため狂躁不安となり，歌ったり笑ったり罵詈雑言を吐いたり，垣根を乗り越え屋根に登るなど，癲狂の症状が現れる。『証治要訣』癲狂には，「癲狂は七情の鬱滞により生じた痰涎が心竅を塞ぐことによって起こる」という記述がある。『臨証指南医案』癲癇には，「狂は大いに驚いたり恐れたりすることによって起こる。病位は肝・胆・胃経であり，三陽が合わさって上昇することから，火が盛んに燃え上がって痰が溢れ，心竅が閉塞される。癲は憂うつが積もることによって起こる。病位は心・脾・胞絡にあり，三陰が覆われて暢やかにならない。気が鬱滞すると痰が心竅を阻み，神志が乱れる」と記されている。

4 気血凝滞

脳気と臓腑の気が交わらないと狂が起こる。清の『医林改錯』癲狂夢醒湯には，「癲狂の症状は，絶え間なく哭き笑い，罵詈雑言を吐き，歌を歌い，身内も他人も区別がつかずに悪態をつく。これは気血が凝滞し，脳気と臓腑の気が交わらないためで，あたかも夢を見ているような状態にある」と述べている。

このほか癲狂証は，生来の素質や体質の強弱に密接な関係がある。もし体質が生まれつき充実していて壮健であり，陰陽が平衡していれば，七情の刺激を受けたり，一時的な情志の失調があっただけでは，病にいたることはない。しかしこれに反して，驚き・悲しみ・恐れに遭遇したり，思いが遂げられないことがあると，往々にして七情内傷を引き起こし，陰陽が失調して発病することがある。このような先天的な不足がある場合には，往々にして家族性をもつために，癲狂証の患者の家族に似たような病歴がみられることがある。

類証鑑別

癲と狂は，いずれも精神異常に属するという共通点がある。ただ癲は静的で狂は動的であり，癲はよく喜び狂は怒りっぽいという相違点がある。

一方，癲証は平常は普通の人と変わらないが，発作が起こると目が眩んで地上に倒れ，人事不省に陥るという特徴がある。

弁証論治

癲狂証の主な病因病機は気鬱痰火と陰陽失調であり，病変の部位は肝・胆・心・脾である。臨床ではまず癲証と狂証の違いを区別する必要がある。癲証は，精神抑うつ・口数が少なくぼうっとしている・ブツブツ独り言を言う，などの症状がみられる。治療は，疏肝理気・化痰開竅および養血安神・補養心脾を主に行う。狂証は，暴れたり罵ったりして騒がしく，狂躁状態となり落ち着かないという症状がみられる。治療は，鎮心袪痰・清肝瀉火，あるいは滋陰降火・安神定志を主に行う。両者は臨床症状に違いがあるものの，明確に区別できるわけではなく，癲証が狂証に転化したり，狂証が長引いて癲証に転化する場合が往々にしてみられる。癲狂証の初期には実証が多いため，清熱滌痰・疏肝理気，あるいは安神定志を主に治療を行う。もし病が長期化して治らず，正気が次第に衰えていく場合には，気血陰陽の虧損の違いにもとづいて，健脾益気・滋陰養血などの治法を行い，これに対処する。もし瘀血内阻がみられる場合には，活血化瘀をはかるとよい。

［癲］

1 痰気鬱結

症　状 精神抑うつ・表情が乏しい・ぼうっとしている・言葉に脈絡がない・あるいはブツブツ独り言を言う・異常に喜んだり怒ったりする・食欲不振・舌苔膩・脈弦滑。

証候分析 思慮過度で思いが遂げられないと，肝気鬱結が起こり，脾気が昇らず気が鬱して痰が結び神明が覆われるために，表情が乏しくなる・ぼうっとするなど，さまざまな精神異常の証候が現れる。痰濁中阻により食欲が減退する。舌苔膩・脈弦滑。

治　法 理気解鬱・化痰開竅

方　薬 順気導痰湯加遠志・鬱金・菖蒲など。

本処方中の半夏・陳皮・胆南星・茯苓は利気化痰に，香附子・木香・菖蒲などは解鬱開竅に働く。はなはだしい場合には控涎丹を用いて胸膈の痰濁を除く。もし痰濁壅盛により，胸膈が苦しく，口中に痰涎が多く，脈が滑大有力で，体格がしっかりしているものには，一時的に三聖散を用いて吐法を行えば，痰涎を取り除くことができる。ただ本方の薬性は非常に激しいので慎重に用いなければならない。吐法を行った後は，心身ともに消耗しているので，適切な食

事を摂取することによって体調を調える必要がある。もし精神がぼんやりして表情に乏しく，言語が錯乱し，目を見開き，舌苔白膩のときは，痰迷心竅証なので，豁痰宣竅・理気散結の治法を行う。この場合には，まず蘇合香丸を用いて芳香開竅をはかった後，引き続き四七湯加陳胆星・鬱金・菖蒲・遠志などを用いて化痰行気をはかる。もし不眠があり驚きやすく，躁煩不安があり，舌紅苔黄・脈滑数などがみられるときは，痰気が鬱して化熱し，痰熱が交わって心神をみだ擾すためなので，温胆湯加黄連合白金丸を用いて，清熱化痰をはかる。また意識がはっきりせず，精神が混乱したときは，至宝丹を用いて清心開竅をはかる。もし大きな声で騒いだり，物を破壊したりするような症状が次第にみられるときは，火が旺盛になって狂が現れ始めた兆しなので，狂証の論治に従って治療する。

2 心脾両虚

症　状　意識がぼんやりする・行動や言動に脈絡がなく意味不明な魂夢顚倒の状態である。心悸・驚きやすい・よく悲しみ哭く・身体が疲れる・食欲が衰える・舌色淡・脈細無力。

証候分析　癲病が長引くと，心血を損ない心神が養なわれないため，心悸が起こり驚きやすくなる・精神がぼんやりする・よく悲しみ哭くなどの症状が現れる。血が減少し気が衰え，脾の健運が失われるために，食事量が減少して，身体に力が入らなくなる。舌色淡・脈細無力はいずれも心脾両虧・気血両虚の表れである。

治　法　健脾養心・益気安神

方　薬　主として養心湯。

本処方中の人参・黄耆・甘草は脾気を補う。川芎・当帰は心血を養う。茯苓・遠志・柏子仁・酸棗仁・五味子は心神を安んずる。さらに肉桂を加えれば薬を心に引き入れて，養心安神の効果をあげることができる。また甘麦大棗湯と合方することもできる。方中の甘草は緩急に，淮小麦・大棗は養心潤燥に働くため，本処方は癲証で悲しみ哭き，精神がぼんやりする症状があ

るときに常用される良方である。

[狂]

1 痰火上擾

症　状　急激に発症し，まず初期にはせっかちでイライラする・頭痛・不眠・怒ったような目で見据える・顔や目が赤くなるなどの症状がみられる。そして突然に狂乱してわけがわからなくなり，垣根を乗り越えたり屋根に登ったりする・罵詈雑言を吐く・身内も他人も区別がつかない・物を壊して人を傷つける・普通以上に気力が出る・食事も摂らず眠らなくなる。舌質紅絳・苔多黄膩・脈象弦大滑数。

証候分析　激しい怒りは肝を損ない，肝火が急激に広がると，陽明痰熱を動かして，上部で神明を擾わす。そのため，せっかちでイライラしたり，頭痛や不眠が現れる。清竅を閉塞するため，狂乱してわけがわからなくなり，罵詈雑言を吐き，身内と他人の区別がつかなくなる。四肢は諸陽の本であり，陽気が旺盛であると四肢が充実するため，高いところに登ったり，気力が普通以上に出たりする。肝火が急に旺盛になると，上昇して清竅を擾すため，頭痛や顔面紅潮・目の赤みが現れる。舌絳苔黄・脈弦大滑数は，いずれも痰火壅盛・陽気が単独で旺盛になる表れである。火は陽に属し，陽は動を主るために，本証は急激に発病して，狂暴な状態が続く。

治　法　鎮心滌痰・瀉肝清火

方　薬　主として生鉄落飲。

本処方中の生鉄落は重鎮降逆に，胆南星・貝母・橘紅などは清滌痰濁に，菖蒲・遠志・茯神・朱砂は宣竅安神に，麦門冬・天門冬・玄参・連翹は養陰清熱に働く。もし痰火壅盛となり舌苔黄膩がはなはだしいときは，同時に礞石滾痰丸を用いて瀉火逐痰をはかり，さらに安宮牛黄丸を用いて清心開竅をはかれば良い効果が得られる。脈が弦実で，肝胆の火が盛んなときは，当帰竜薈丸を用いて瀉肝清火をはかるとよい。

もし陽明熱盛に属し，大便秘結・舌苔黄糙・

脈実大がみられるときは，加減承気湯を用いて穢濁を除き，胃腸の実火を清泄する。口渇があり水を飲みたがるときは，石膏・知母を加えて清熱をはかる。はなはだしい場合には竜虎丸を適宜用いて，痰火を奪い取る。ただし本方を服用した後は，嘔吐や下痢が起こりやすいため，胃腸を損なわないよう，服用は一時的にして，多用を避けなければならない。もし意識が比較的はっきりしていて，痰熱がまだ残っており，心煩不眠があるときは，温胆湯合朱砂安神丸を用いて化痰安神をはかる。もし火の勢いが次第に衰え，痰濁がまだ残っていて，意識がはっきりせず，症状が癲証に似ているときは，癲証の論治にもとづいて治療を行うとよい。

2 火盛傷陰

症　状　狂病が長引いて病勢が次第に衰えているが，なお疲労した様子がある・言葉が多くて驚きやすい・ときどき煩躁がみられる・痩せていて顔が赤い・舌質紅・脈細数。

証候分析　狂病が長引いて治癒しないと，気陰を損なう。気が不足すると，狂の勢いが次第に衰え，また疲れ果てる。陰が不足すると，心火を抑制することができず，虚火上炎をきたすために，煩躁・羸痩・顔が赤い・舌紅がみられるようになる。心神が養われず，さらに虚火による擾乱を受けると，多言になり驚きやすくなる。脈細数もまた，陰虚有熱の表れである。

治　法　滋陰降火・安神定志

方　薬　二陰煎。

本処方中の生地黄・麦門冬・玄参は養陰清熱に，黄連・木通・竹葉・灯芯は泄熱清心安神に，茯神・酸棗仁・甘草は養心安神に働く。また『千金方』定志丸と合わせれば治療効果を助けることができる。

このほか癲狂の二証には，常に瘀血内阻がみられるので，上述した癲狂の症状の外に，顔色が暗い・舌質紫暗・舌下脈絡瘀阻・脈象沈渋などが現れる。治療は活血化瘀法を行い，血府逐瘀湯または癲狂夢醒湯加減を用いる。当帰・赤芍・桃仁・紅花・川芎・柴胡などの生薬を選んで用いてもよい。

結語

癲証と狂証は，いずれも精神異常の疾患に属する。主な病因病機は，陰陽失調・情志抑鬱・痰気上擾・気血凝滞である。病位は，肝・胆・心・脾である。癲証は，口数が少なくぼんやりする・ブツブツ独り言を言う・静かで喜びの感情が多いなどの症状がみられる。治療には，疏肝理気・化痰開竅，および補養心脾などの治法を用いる。狂証には，騒がしくて落ち着かない・暴れたり罵ったりする・よく動いて怒りっぽいという症状がある。治療には，鎮心豁痰・清肝瀉火，および安神定志などの治法を用いる。癲狂の二つの証は，常に気血の凝滞に関係があるので，証候の違いにもとづいて，活血化瘀の薬を適宜加えるとよい。

本病に対しては上記のような薬物治療のほかに，規則正しい生活を送ること，穏やかな精神状態でいること，必要な安全保護対策を講じて危険な事故が起こらないように予防をすることなどが必要である。

文献摘要

『素問』陽明脈解篇「陽明者……病甚則棄衣而走，登高而歌，或至不食数日，逾垣上屋，所上之処，皆非素所能也」

『素問』脈要精微論篇「衣被不斂，言語善悪，不避親疎者，此神明之乱也」

『医家四要』病機約論・癲狂者審陰陽之邪并「癲疾始発，志意不楽，甚則精神痴呆，言語無倫，而睡於平時，乃邪開於陰也。狂疾始発，多怒不臥，甚則凶狂欲殺，目直罵詈，不識親疏，乃邪併於陽也。故経曰『重陰者癲。重陽者狂』。蓋癲之為病，多因謀為不遂而得，宜以安神定志丸治之，狂之為病，多因痰火結聚而得，宜以生鉄落飲主之」

『証治匯補』癲狂「二症之因，或大怒而動肝火，或大驚而動心火，或痰為火昇，昇而不降，壅塞心竅，神明不得出入，主宰失其号令，心反為痰火所役。一時発越，逾垣上屋，持刀殺人，裸体罵詈，不避親疏，飛奔疾走，涉水如陸，此肝気太旺，木来乗心，名之曰狂，又謂之大癲。法当抑肝鎮心，降竜丹主之。若撫掌大笑，言出不倫，左顧右盼，如見神霊，片時正性復明，深為報悔，少頃態状如故者。此膈上頑痰，泛濫洋溢，塞其道路，心為之碍。痰少降則正性復明，痰復昇則又挙発，名之曰癲。法当利肺安心，安神滾痰丸主之」

[18] 癇証

　癇証(かんしょう)は，発作的に精神に異常をきたす疾患で，別名を「癲癇」，あるいは「羊癇風」ともいう。特徴は，発作的に意識がぼうっとなり，はなはだしい場合には突然に昏倒して人事不省に陥る，口から涎を流し，両眼は上視し，四肢が痙攣し，ときには豚や羊のような叫び声をあげ，しばらくすると覚醒するなどの症状がある。

　『内経』の中に述べられている「巓疾」には本証が含まれる。『素問』奇病論篇では，「生まれつき癲癇を病む人がいる……これは子供が母親の胎内にいたときに，その母が非常に大きなショックを受けて，気が逆上して下らなくなり，精気も発散できなくなったために，子供は生まれながらにして癲癇病となったものである（人生而有病巓疾者……此得之在母腹中時，其母有所大驚，気上而不下，精気并居，故令子発為巓疾也）」と述べ，本証の発生には先天的な要因があることを明確に示した。後世の多くの医家は，本証はさまざまな要因によって「臓気が穏やかでない」状態を招き，「痰涎が大量に集積して気の道を塞いで」発症すると考えた。例えば『三因極一病証方論』癲癇叙論篇には，「癲癇の病は，すべて驚きにより，臓気が平穏でなくなり，鬱滞し涎を生じて，諸経を閉塞させ，逆行を生じて発病する。または母の胎内で母体のショックの影響を受けたり，幼年期に風・寒・暑・湿を感受したり，飲食の不摂生があったりすると，臓気の気逆となって現れる」という記載がある。また『丹渓心法』癇篇でも，本証の発生は「すべてが痰・涎の集積や詰まりによって心竅を迷悶せしめたものである」と指摘している。

　癇証の臨床症状は，歴代にわたって的確に描写されてきた。例えば『古今医鑑』五癇篇には，「発病すると，突然倒れこみ，口・舌や眼が歪み，手足は痙攣し，背筋はつっぱり，口から涎を流し，獣のような声をあげるが，すぐに蘇生する」という記載がある。癇証の分類は，古くから五癇という区別があり，また風癇・驚癇・食癇という分類もあるが，臨床面での応用価値はそれほど高くはない。

病因病機

　本証が形成される要因には，七情の失調・先天的な要因・脳部の外傷・飲食の不摂生・過度の疲労がある。さらに他病を罹った後に臓腑失調・痰濁阻滞・気機逆乱・風陽内動が起こって発症するが，この中でも痰邪によるものが最も重要である。『医学綱目』癲癇篇には「癲癇は，痰邪が逆上することによって起こる」という記述があるが，それはこのことを述べているのである。

1 七情の失調

　主として驚きや恐れによって発症する。『素問』挙痛論篇には，「恐れれば気は下降する（恐則気下）」「驚けば気は乱れる（驚則気乱）」という記載がある。突然に非常に激しく驚いたり恐れたりすると，気機の逆乱を引き起こし，やがて臓腑を損傷するようになる。肝腎を損なうと，陰が陽を制御することができなくなるため，熱や風を生ずる。脾胃を損なうと，精微の輸布が阻まれるため，痰濁が内停する。このように臓腑の失調が長引いた場合に，ひとたび何かの誘因に遭遇すると，痰濁が気とともに上逆したり，火ととも

に炎上したり，風とともに動いたりして，心神の清竅を覆い塞ぎ，癇証が起こる。

小児は臓腑が弱々しく，元気がまだ充実しておらず，神気がひ弱であり，あるいはもともと風痰がこもっていたりすると，驚きや恐れが原因となって容易に本証を発症する。したがって『景岳全書』癲狂痴呆篇には，小児の癇証は，「胎児の頃から病を受ける者もおり，生後に精神的ショックを受けて発病する者もいる。小児は意識を支配する気が弱いので，極度な驚きを受けると，肝胆系が気を奪われ，意識もその居所を守ることができなくなる。意識の居所が空虚になると，正気を主れなくなるため，痰邪が災いを起こすようになる」と記されているのである。

② 先天的な要因

癇証が幼年期より発症した者は，先天的な要因と密接な関係がある。いわゆる「病は胎気より得た」のである。先人の多くは，「母の胎内にいるときに，その母が大きなショックを受けた」ために本証が起こると考えた。もし母体が突然に驚いたり恐れたりすると，気機の逆乱を引き起こし，一方で腎精の虧損も引き起こす。いわゆる「恐れれば則ち精が退く」という状態が起こるのである。こうして母体の精気が損なわれると，必ず胎児の発育や出産に異常をきたして，生後に癇証が現れやすくなる。

③ 脳部の外傷

転んだり物にぶつかったりする，あるいは出産時に難産であると，頭部に損傷を受ける。『本草綱目』によれば，「脳は元神の府」であり，『本草備要』では，「人の記憶はすべて脳の中にある」と考えられていた。そのため外傷を受けると，神志が逆乱して人事不省となり，気血が瘀滞して脈絡が不和となるため，肢体が痙攣してついに癲癇を発病する。

このほか六淫の邪の侵襲，あるいは飲食の失調や他病の罹患によって，臓腑を損なうと，体内に積痰が生じる。したがってひとたび過労が溜ったり，生活に節度がなかったりすると，気機が逆乱して積痰を動かし，痰濁が上部を擾すため，心竅が閉塞し，経絡を壅塞して癇証が起こる。

以上を総合すると，癇証の主な病理基礎は，肝・脾・腎の損傷であり，発作を引き起こす基本的な病理要因は，風陽痰濁が心竅を塞ぎ，経絡に流竄することであることがわかる。

癇証が長引いて治らない場合は，必ず臓腑が徐々に虚となり，痰濁がますます深まり，頑痰を形成するようになる。一方で痰濁が除かれないと，癇証が再発して痼疾〔長期にわたって治癒しない慢性病〕となる。

類証鑑別

本証と中風や厥証には，突然の昏倒・人事不省という共通の主症状がある。

相違点としては，本証には，口から涎を流す・両目の上視・四肢の痙攣・ときに豚や羊の鳴き声のような声を発する，などの症状が常にみられることがあげられる。臨床上の区別は，それほど難しくはない。

弁証論治

癇証には比較的典型的な証候がみられるが，病状はそれぞれの場合によって異なる。例えば発作の持続時間には長短があり，数秒から数分，数時間にいたるものまである。また発作の間隔にも長短があり，毎日発作があってさらに一日に数回起こるものから，数日に一回起こるもの，長い場合には数年に一回起こるものなどがある。また発作の程度には軽重の違いがあり，軽い場合には，ぼんやりしてわけがわからず，目も耳も反応せず，動くことも声を出すこともせず，蒼白い顔色になるだけで，痙攣は起こらない。もしくは患者は突然活動を止めて，手中の物を落したり，あるいは頭を突然に前傾

させたり急に持ち上げたり，あるいはしばらくの間白眼をむいたり両眼を上視させたりするが，数秒または数分後には回復して，発作中のことはまったく覚えていない。重篤な場合になると，発作が急激に起こり，叫び声をあげて卒倒し，痙攣を起こして涎を流し，小便を漏らして人事不省に陥る。覚醒した後は，発作の記憶が一切なく，頭がフラフラして力が出ないなどの症状が常に残る。本証が軽症になるか重症になるかは，痰濁の深浅や正気の盛衰に関係がある。一般的には，病の初期は正気がまだ衰えていず，痰濁も重くないので，発作の持続時間が短く，間隔も長めである。しかし発作が反復して起こった場合には，正気が次第に衰えて痰濁が除かれにくくなるため，発作がますます頻繁に起こり，その結果正気がさらに衰えるようになる。このような因果関係が続くと，病はますます重篤化する。したがって治療においては，病の標本虚実を明確に区別する必要がある。発作が頻繁に起こる場合は標の治療を主体にして，豁痰順気・熄風開竅定癇に重点を置く。平時には本の治療を重視して，健脾化痰・補益肝心・養心安神をはかる。さらに精神的なバランスや，飲食に気を配り，過労しすぎないことも大切である。本証のさまざまな証治について，以下に述べることにする。

1 風痰閉阻

症　状　発作が起こる前は，いつもめまい・胸苦しい・力が萎えるなどの症状が現れる（明確な前兆がない場合もある）。発作が起こると突然に昏倒して人事不省となり，痙攣が起こり，涎を流し，ときには鋭い叫び声をあげたり二便を失禁したりすることもある。また人事不省の時間が短かったり，意識がぼんやりするだけで痙攣が起こらない場合もある。舌苔白膩・脈は弦滑が多い。

証候分析　めまい，頭がぼんやりする・胸苦しい・力が出ない，などの症状は，みな風痰上逆の前駆症状である。肝風が内動して痰が風とともに動き，風痰閉阻により心神が覆い塞がれると，癇証の発作が起こる。肝鬱があると脾が健運できなくなって痰濁が内生し，風痰が上に溢れて涎沫を吐くようになる。苔白膩・脈弦滑はいずれも肝風夾痰濁の表れである。

治　法　滌痰熄風・開竅定癇

方　薬　定癇丸を主方とする。

竹瀝・菖蒲・胆南星・半夏などを用いて豁痰開竅をはかる。天麻・全蝎・僵蚕は平肝熄風鎮痙に，琥珀・朱砂・茯神・遠志は鎮心安神に働く。

2 痰火内盛

症　状　発作が起こると昏倒して痙攣が起こり，涎を流す・ときには叫び声をあげることもある・平素はセカセカして落ち着きがない・心煩不眠・痰を吐き不快感がある・口乾口苦・便秘・舌紅苔黄膩・脈弦滑数。

証候分析　肝火が旺盛となり，火が動いて風を生じると津液を煮詰めて痰を生じる。風が動くことにより痰が上昇すると，心竅を阻塞するため，昏倒や痙攣が起こり涎を吐くようになる。肝気が暢やかでないので，せっかちでイライラしやすくなる。火が心神を擾わすため，心煩や不眠が起こる。舌紅苔黄膩・脈弦滑数は，いずれも肝火痰熱偏盛の表れである。

治　法　清肝瀉火・化痰開竅

方　薬　竜胆瀉肝湯合滌痰湯加減。

前方は竜胆草・木通・生地黄などを用いて主に瀉肝清熱をはかる。後方は半夏・天南星・枳実・菖蒲などを用いて主に滌痰開竅をはかる。石決明・鈎藤・竹瀝・地竜などを加えれば，平肝熄風・化痰定癇の効果を増強することができる。もし痰火壅実となり，大便が秘結するときは，竹瀝達痰丸を用いて豁痰瀉火通腑をはかるとよい。

3 心腎虧虚

症　状　癲癇の発作が長引くと，健忘・心悸・めまい・腰膝のだるさ・疲れやすく元気がでないといった症状が現れる。苔薄膩・脈細弱。

証候分析 癲癇の発作が反復し，長引いて治らないと，心血不足や腎気虧虚が起こるため，健忘・心悸・めまい・腰膝のだるさが現れる。精気の不足により，疲れやすく力がでなくなり，細弱の脈象が現れる。

治法 補益心腎・健脾化痰

方薬 大補元煎，六君子湯加減。

前者は，熟地黄・山薬・山茱肉・枸杞子・当帰・杜仲を用いて補養肝腎をはかり，人参・甘草を用いて補益心気をはかる。後者は，益気健脾化痰に重きを置く。本処方に菖蒲・遠志を加えれば，安神宣竅をはかることができる。主に腎虚に偏るものには，河車大造丸を用いて治療することができる。もし癇証が長引いて治らず，ぼんやりする・恐れる・抑うつ・焦慮がみられるときには，甘麦大棗湯を合方して，その甘味によって緩急をはかれば，養心潤燥の効果が現れる。

以上に癲癇のさまざまな証型について述べたが，弁証にもとづいたこれらの処方の中に，全蝎・蜈蚣などの虫類の生薬を加えて熄風解痙鎮癇をはかれば，治療効果をいっそう向上させることができる。一般的にはこれらの薬物は細末にして，1回に1～1.5gを1日2回服用するのがよい。もし全蝎と蜈蚣を併用する場合には，それぞれ0.5～1gを1日2回服用する。小児の場合は適宜服用量を減らす。癲癇は常に気血の瘀滞と関係があり，特に外傷によって本病が起こる場合が最もよくみられる。したがって丹参・紅花・桃仁・川芎など活血化瘀の生薬を配合すると良い効果が得られる。

結語

癇証は，突然の驚きや恐れ，先天的な体質虚弱，転んだり物にぶつかったりすることなどが原因で，風痰閉阻・痰火内盛・心腎虧虚・気血瘀滞を引き起こし，癲癇を誘発する病証である。

癇証の治療は，その標本緩急によって異なる。まず発作時には，標の治療を行って発作をコントロールすることが急務である。治療は病状にもとづき，豁痰順気・平肝熄風・通絡鎮痙・寧心安神定驚・清肝瀉火などの治法から選択して行う。発作が急激で煎薬の内服では間に合わないときは，まず針刺治療によって覚醒を促し，覚醒した後に煎剤を服用させるのがよい。間歇期には本の治療に重きを置いて臓腑を調える，あるいは除痰・清熱・平肝・通絡・寧心などの諸法を補助的に行って標本同治をはかる。間歇期が長い場合には，丸剤を用いて病をゆっくりと根治に導き再発の防止をはかるのがよい。

癇証の治療では，生活面のコントロールがたいへん重要である。患者は過労や精神的刺激を避け，気持ちを暢やかに保つなど，できる限り発病の誘因を取り除くことが必要である。羊肉や酒など燥熱の品は，癇証を誘発しやすいので，禁じなければならない。また事故の恐れがあるため，車の運転・高所や水上での作業・自転車に乗るといったことは適さない。発作時には義歯を取り除いて舌を保護する必要がある。長時間意識が戻らないときは，口腔の衛生状態や痰の排出に特に留意しなければならない。

文献摘要

『古今医鑑』五癇「夫癇者有五等，而類五畜，以応五臓。発則卒然倒仆，口眼相引，手足搐搦，背脊強直，口吐涎沫，声類畜叫，食傾乃蘇，原其所由，或因七情之気鬱結，或為六淫之邪所干，或因受大驚恐，神気不守，或自幼受驚，感触而成，皆是痰迷心竅，如痴如愚。治之不須分五，倶宜豁痰順気，清火平肝」

『寿世保元』癇証「蓋癇疾之原，得之驚，或在母腹之時，或在有生之後，必因驚恐而致疾。蓋恐則気下，驚則気乱，恐気帰腎，驚気帰心。并於心腎，則肝脾独虚，肝虚則生風，脾虚則生痰，蓄極而通，其発也暴，故令風痰上湧而癇作矣」

『証治準縄』癲狂癇総論「癇病発則昏不知人，眩仆倒地，不省高下，甚至瘈瘲抽掣，目上視，

或口眼喎斜，或口作六畜之声」

『証治準縄』癇篇「癇病与卒中痙病相同，但癇病仆時口中作声，将醒時吐涎沫，醒後又復発，有連日発者，有一日三，五発者。中風中寒中暑之類則仆時無声，醒時無涎沫，醒後不復再発。痙病雖亦時発時止，然身強直反張如弓，不如癇之身軟，或如猪犬牛羊之鳴也」

『臨証指南医案』癲癇「癇病或由驚恐，或由飲食不節，或由母腹中受驚，以致内臟不平，経久失調，一触積痰，厥気内風，猝焉暴逆，莫能禁止，待其気反然後已」

『劉恵民医案選』癲癇「本病機理可概括為臟腑機能失調，陰陽昇降失職，以致風・痰・火・気四者交雑，但以臟腑病変為主，与肝脾心腎関聯密切。如肝腎陰虚，水不涵木，木旺化火，熱極生風，肝風内動，出現肢体抽搐，角弓反張。若脾虚不能運化，津液水湿積聚成痰，痰迷心竅，則出現神不守舍，意識喪失」

[19] 胃痛

　胃痛は胃脘痛（いかんつう）ともいい，主な症状は上腹部の心窩付近に常に疼痛が現れる。『素問』六元正紀大論篇には「抑えつけられた木気が報復を起こすときには……そこで人が発病すると胃脘が心に当たって痛む（木鬱之発……故民病胃脘当心而痛）」，『霊枢』邪気臓腑病形篇には「胃を病む者は，腹部が脹り，胃脘が心に当たって痛む（胃病者．腹䐜脹．胃脘当心而痛）」，『外台秘要』心痛方には「足の陽明は胃の経である。気が虚すと上逆して心に乗じて痛みが起こる。すると腹脹が心に連なり激しい痛みとなる。これを胃心痛という」と，それぞれ記載がある。ここでいう心痛は，すべて胃脘痛のことを指している。『傷寒論』の中の，「心下痞，之を按ずれば濡」，あるいは「心下痞，之を按ずれば痛」などの心下は，すべて胃部のことを指している。古方には心痛の考え方が九種類あるが，その多くは胃痛について述べたものである。このように古代の文献では心痛について，胃脘痛に属するものと心経本体の病変のものとを混同して論じていた。後世の医家になると，それぞれの実践経験をもとに，胃痛と心痛とを明確に区別している。『証治準縄』心痛胃脘痛編には，「朱丹渓に尋ねたことがある。痛とは胃脘痛のことではないのか？ 答えて言うには，心と胃はそれぞれ一つの臓であり，病の形も同じではない。胃脘痛が起こるところが心下であるので，心に当たって痛むといわれるだけである。どうして胃脘痛が心痛であろうか」という記述があり，『医学正伝』胃脘痛でも「古方の九種類の心痛は……その由来を明らかにしている。しかし，それはみな胃脘部にあるのであって，心からくるものではない」と明解に述べている。

病因病機

　胃痛によくみられる原因として，寒邪客胃・飲食傷胃・肝気犯胃・脾胃虚弱などがあげられる。

1 寒邪客胃

　外感寒邪が胃に侵入すると，寒は収引を主るので，胃気不和を起こして痛みを生じる。『素問』挙痛論篇には，「寒邪が腸胃の間，膜原の下に侵入すると，血が滞り散布されないため，小さな絡脈が痙攣を起こし，痛みが起こる（寒邪客於腸胃之間，膜原之下，血不得散，小絡引急，故痛）」という記載がある。

2 飲食傷胃

　飲食の不摂生や，極端な飽食あるいは飢餓があると，胃の和降の作用が失調する。『素問』痺論篇には，「飲食の量が増えれば，腸胃が損なわれる（飲食自倍．腸胃乃傷）」とあり，『医学正伝』胃脘痛編では，「発病の原因は，多くの場合口や腹を思うままに満足させたり，辛味・酸味のものを好んで食べたり，熱い酒や煮物を好き放題に摂取したり，また逆に寒涼性のもの・生ものを摂取したりしたことによって，日夜身体を損ない，それが積み重なることによって……胃脘に疼痛が起こる」と説明している。

3 肝気犯胃

　肝は剛臓で，その性質は条達を喜び，疏泄を主る。もし憂い・思い・悩み・怒りがあると，気が鬱して肝を損傷する。肝木の疏泄が失調すると，横逆して胃を犯し，気機の阻滞を引き起こし，疼痛が起こる。『沈氏尊生書』胃痛では，「胃痛は邪気が胃脘部を侵して起こる病である。……ただ肝気がそれに乗じたとき

は痛みがもっと激しくなる。肝木の性質は激しいので，まさに胃土を克そうとするのである」と述べている。

④ 脾胃虚弱

脾胃は倉廩の官，受納と水穀の運化を主る。もし飢餓や飽食といった飲食の異常や，過労・長患いにより脾胃が損傷を受けると，脾陽が不足して中焦に虚寒が生じたり，胃陰が損なわれて濡養を失ったりするため，疼痛が起こる。また寒涼の薬物を服用しすぎると，脾胃に虚寒が生じて痛むこともある。そこで『証治匯補』心痛選方篇では，「寒薬を多量に服用すると，脾胃が虚弱になり，胃脘痛が起こる」と述べているのである。

胃は五臓六腑の大源であり，水穀の受納と腐熟を主る。上記のようなさまざまな原因によって，胃が受納と腐熟の機能を損なうと，胃の和降の作用が失調して疼痛が起こる。もし寒邪が胃中に侵入すると，気機が阻滞して痛みが起こる。あるいは暴飲暴食により胃の受納が過量になると，受納した水穀が下降できず，腐熟が十分に行われなくなるために，胃中に食穀が停滞して痛みが起こる。また過度の飲酒やこってりしたもの・甘いもの・辛いものを食べすぎると胃陰を損ない，生冷の食べものや寒涼の薬物を摂りすぎると中陽を損なう。そのためこれらが長期化するとやがて胃の陰陽が失調して偏りを生じ，偏寒偏熱または寒熱錯雑の胃痛証が現れるようになる。

肝と胃は木土乗克の関係にある。もし憂い・思い・悩み・怒りがあると，気鬱が生じて肝を損ない，肝気が横逆して必ず脾胃を犯すので，気機の阻滞・胃失和降をきたして痛みが生じる。もし肝鬱が長引くと化火傷陰が起こるだけでなく，瘀血も内結するので，胃痛はいっそう激化し治癒しにくくなる。

脾と胃はともに腹中にあって膜で繋がり，互いに臓腑の関係にあり，互いに表裏をなし，昇降を主る。そのため胃病が脾に波及したり，脾病が胃に波及したりする場合がよくみられる。もし禀賦不足・後天の失調・飢飽失調・労倦過度があったり，病の長期化により正気が虚して回復しないときは，脾胃が虚弱になり胃痛が起こる。脾陽不足により体内に寒が生じると，胃が温養されず虚寒性の胃痛が起こる。もし脾の潤いが足りなかったり胃が乾きすぎると，胃の濡養不足による陰虚の胃痛が起こる。陽虚で寒が生じると血行が停滞して，血瘀が生じる。陰虚で熱が生じると胃絡を灼傷して，血が溢れる。このように胃痛出血の病理転機は，寒熱に区分する必要がある。

上述したような胃痛の各種の原因は，単独で現れることもあれば，合併して現れることもある。単独で現れる場合には，その病理変化や臨床症状が比較的単純なため，治りやすい。一方合併して現れる場合には，比較的複雑なため治りにくくなる。胃は肝と木土相克の関係にあり，脾と表裏関係にあるため，胃痛は肝脾との関係が最も緊密である。また肝と脾は蔵血と統血の臓であり，胃は多気多血の腑であることから，胃痛の初期には病の多くは気分にあるが，遷延して長引くと血分まで深く侵入するようになる。したがって胃痛が長期化すると胃絡が損傷され，血を吐いたり黒色便などの症状がみられるようになる。気病の場合には病が比較的軽症であるが，血病の場合にはやや重篤である。胃痛の原因はそれぞれ異なるが，発病機序は共通であり，いわゆる「通じざれば則ち痛む」のである。すなわち寒凝により痛む・食積により痛む・気滞により痛む・火鬱により痛む・血瘀により痛む・陽虚により胃が温陽されずに痛む・陰虚により胃が濡養されずに痛むなどである。このように病因は異なるものの，「通じざれば則ち痛む」という点では一致している。ただ痛みの程度にはそれぞれ特徴や差異がみられるが，臨床上区別するのはそれほど難しくはない。

類証鑑別

　胃痛は，真心痛・脇痛・腹痛などの病証との違いを鑑別する必要がある。真心痛は，心経の病変が引き起こす心痛証である。『霊枢』厥論篇には，「真心痛は手足が関節まで黒ずみ，心痛が激しく，朝に発病すると夜に死に，夜に発病すると朝に死ぬ」という記載がある。心は胸中にあり，その病変部位・疼痛の程度と特徴・予後などの面で，胃痛とは明かに異なる。脇痛は両脇の脹痛が主な症状である。肝気犯胃による胃痛の場合には，痛みが脇まで放散することがあるが，この場合の主な症状はやはり心窩部の疼痛であり，両者は明らかに異なる。腹痛は心窩部より下方，恥毛の生え際までの腹部全体の疼痛が主な症状である。一方胃痛は，上腹部の心窩付近の疼痛が主な症状である。このように腹痛と胃痛は疼痛部位だけを見れば相違があるが，胃は腹中にあり腸に繋がっているため，個々の特殊な病証においては，胃痛が腹部に影響を与えたり，腹痛が胃に波及したりすることがある。したがって疼痛の主な部位がどこであるか，どのようにして病が起こったかという点をもとに，鑑別する必要がある。これらのことから胃痛の類似症状を鑑別するには，臨床上の具体的な証候をもとに弁別しなければならないことがわかる。しかし医者が詳細に問診を行い，病状を明確に把握すれば，それほど困難なことではない。

弁証論治

　胃痛の主な部位は，上腹部の心窩付近にある。痛みが起こると，痛みは脇や背部まで放散したり，胸～心窩部の痞悶・悪心・嘔吐・食欲不振・胸やけ・げっぷ・胃酸や清水を吐く・泥状便または便秘などが同時に現れたり，はなはだしい場合には吐血や便血が現れたりする。臨床で弁証する際には，虚実を区別する。寒邪客胃・飲食傷胃・肝気犯胃・瘀血停胃などは実証が多い。もし胃陰不足や脾胃陽虚のときは，虚証が多い。慢性化して虚証となり，気滞血瘀がみられるときは，本虚標実証である。実証のときは，痛みが急激に起こり押さえると嫌がり，治療効果が現れやすい。虚証のときは，痛みが緩慢でとぎれとぎれとなり，押さえると気持ちよく，病状がしつこく治りにくい。以上が弁証上のポイントとなる。

　治療は理気和胃止痛を主とし，さらに証を分析して原因を追求し，弁証施治を行う。邪気が旺盛なときは，急いで祛邪を行うが，正気が虚しているときは，正気の補養を優先させる。虚実夾雑の場合には，邪正の両方に対応する必要がある。古来より「通ずれば則ち痛まず」という治療原則があるが，この場合けっして狭義の「通」法だけを行うのではなく，広義の角度から「通」法を理解し運用する必要がある。例えば胃寒に属する場合には，散寒によって通じさせることができる。食停の場合には消食を，気滞の場合には理気を，熱鬱の場合には泄熱を，血瘀の場合には化瘀を，陰虚の場合には益胃養陰を，陽弱の場合には温運脾陽をはかれば通じさせることができる。以上のように具体的な病機と関連させて，それに対応する適切な治法を選び，きめ細かく応用すれば，巧みに「通」法を用いることができるようになる。

❶ 寒邪客胃

症　状　胃痛は突発的に激しく痛み，悪寒があり暖を好む・上腹部の痛みは温まると軽減し，冷えると増悪する・口渇はない・温かいものを好んで飲む・苔薄白・脈弦緊。

証候分析　寒は収引を主る。寒邪が胃に侵入すると，陽気が寒邪によって抑えられるため，気機が阻滞して，胃痛が急激に起こる。寒邪は陽を受けると消散し，陰を受けると凝るため，痛みは温まると軽減し，寒さに遭うと増強する。胃に熱邪がないので，口渇はない。熱は寒に打ち勝つことができるので，温かいものを飲みたがる。苔薄白は寒に属し，脈弦は痛みを主

り，脈緊は寒を主る。弁証する際には，過去に胃痛の病歴があるかどうか，また最近になって寒邪を受けたり，生ものや冷たいものを食べたかどうかについて，きちんと問診を行い理解しておく必要がある。本証の弁証上の特徴は，胃痛が急激に起こる・悪寒があり温を好むという点である。

| 治　　法 | 散寒止痛 |

| 方　　薬 | 軽症の場合には，局部を温湿布する，あるいは生姜紅糖湯（生姜と黒砂糖のスープ）を飲む。やや重篤な場合には，良附丸加味。

良附丸には温中散寒・理気止痛の効能がある。寒が激しいときは，呉茱萸・陳皮などを加えて散寒理気の効果を高めるとよい。もし寒があり熱があるなどの風寒表証が同時にみられるときは，香蘇散を加えて疏散風寒をはかる。あるいは生姜や胡椒の入ったスープを飲んで散寒止痛をはかる。また胸〜心窩部の痞悶・食べられない・げっぷまたは嘔吐という症状が同時に現れる場合には，寒夾食滞であるので，枳実・神麴・鶏内金・半夏・生姜などを加えて，消食導滞・温胃降逆をはかるとよい。

2 飲食停滞

| 症　　状 | 胃痛・心窩〜腹部の脹満・腐臭のあるげっぷ・胃酸がこみ上がる・または未消化物を吐く・食べものを吐いたり失気（放屁）をしたりした後に痛みが軽減する・または大便不爽・苔厚膩・脈滑。

| 証候分析 | 暴飲暴食により飲食物が胃中に停滞すると，胃中の気機が阻まれ閉塞するため，胃痛や心窩〜腹部の脹満が起こる。胃の健運失調により腐熟が行われず，穀濁の気が下降できずに上逆するため，腐臭のあるげっぷや胃酸がこみ上がり，未消化物を吐く。吐くことにより宿食が上部から去り，失気により腐臭のある濁気が下方から排出するため，吐いたり失気の後では痛みが軽減する。胃中に飲食物が停滞するために腸管の伝導が阻まれ，大便不爽となる。苔厚膩は食滞を，脈滑は宿食の表れである。本

証の患者は日常的に暴飲多食をしている者に多い。弁証上のポイントは，心窩〜腹部に脹満があり食べられない・腐臭のあるげっぷ・胃酸がこみ上がる・食べものを吐く，などの点である。

| 治　　法 | 消食導滞 |
| 方　　薬 | 保和丸加減。

本処方中の山楂子・神麴・莱菔子は消導食積に，半夏・陳皮・茯苓は和胃化湿に，連翹は散結清熱に働く。諸薬を合わせると，消積和胃の効果が高まる。もし心窩〜腹部に気が多く脹満が激しいときは，枳実・砂仁・檳榔などを加えて行気消滞をはかる。仮に上記の薬物を用いても効果がみられず，胃脘部に脹痛があり便秘があるときは，小承気湯加木香・香附子を併用して通腑行気をはかる。あるいは胃痛が急激に起こり，押さえると嫌がり，苔黄燥・便秘が同時にみられるときは，食積化熱成燥であるので，大承気湯を併用して泄熱解燥・通腑蕩積をはかるとよい。

3 肝気犯胃

| 症　　状 | 心窩部に脹悶感がある・痛みに起伏がある・さらに痛みは脇まで放散する・頻繁にげっぷが出る・大便がすっきり出ない・常に情志が原因で痛みが生じる・苔多薄白・脈沈弦。

| 証候分析 | 肝は疏泄を主り条達を喜ぶ。もし情志が暢やかでないと，肝気が鬱結して疏泄できず，横逆して胃を犯すため胃痛が起こる。脇は肝の領域であり，気の往来が多いところなので，波動的な痛みが起こり脇まで放散する。気機不利により肝胃の気が上逆すると，心窩〜腹部の脹悶とげっぷが起こる。気滞により腸管の伝導が失調すると，大便がすっきり出なくなる。情志が不和であると，肝鬱がいっそう激しくなり気がますます停滞するため，情志に原因があると常に痛みが生じる。病は気分にあり湿濁は多くないため，苔は薄白が多い。病は裏にあり肝は痛みを主ることから，脈沈弦がみられる。診断の際には，ストレスや精神的刺激といった病歴があるかどうかを詳しく問診する必

要がある。弁証上のポイントは，胃痛と脹悶があり，波動的な痛みが脇まで放散するという点である。

| 治　法 | 疏肝理気 |

| 方　薬 | 主として柴胡疏肝散。

本処方中の柴胡・芍薬・川芎・香附子は疏肝解鬱に，陳皮・枳殻・甘草は理気和中に働く。両者を合わせると理気止痛の効果が向上する。また鬱金・青皮・木香などを加えて理気解鬱の効果を高めることもできる。比較的疼痛が激しい場合には，川棟子・延胡索を加えて理気止痛の効果を高める。延胡索は活血祛瘀の作用が強いので，妊婦には慎重に用いなければならない。げっぷが頻繁に出る場合には，沈香・旋覆花を加えて順気降逆をはかる。また沈香降気散を用いることもできる。処方中の沈香・香附子は降気に，砂仁・甘草は和胃に働く。さらに白蒺藜・広鬱金・緑萼梅・降香を加えれば，泄肝理気の効果が増強する。柴胡疏肝散には疏肝理気の効能があり，沈香降気散には降気散鬱の効能がある。

4 肝胃鬱熱

| 症　状 | 心窩部の灼痛・痛みは急迫する・煩躁があり怒りっぽい・胃酸がこみあがる・胸やけ・口が乾燥して苦い・舌紅苔黄・脈弦または数。

| 証候分析 | 肝気鬱結が長引いて化熱すると，邪熱が胃を犯すために，心窩部に灼熱感のある痛みが急に起こる。肝胃の鬱熱が上逆すると，煩躁して怒りっぽくなり，胃酸が溢れ胸やけが起こるようになる。肝胆は互いに表裏の関係にあるため，肝熱が胆火を夾んで上乗すると口が乾き苦みを感じる。舌紅苔黄は裏熱の，脈弦数は肝胃鬱熱の表れである。弁証上のポイントは，心窩部に急激な灼痛が起こる・煩躁があり怒りっぽい・口が乾き苦味があるという点である。

| 治　法 | 疏肝泄熱和胃 |

| 方　薬 | 主として化肝煎。

本処方中の陳皮・青皮は理気に，芍薬は斂肝に，牡丹皮・山梔子は清肝泄熱に働く。また左金丸を加えて辛開苦降をはかることもできる。本方は黄連を重んじて用い，その苦味によって火を清する。また佐薬として呉茱萸を少し加え，その辛味によって鬱を散じる。こうして鬱が散ずると火もそれとともに除くことができる。内熱は最も陰を損傷しやすいので，香燥の薬を用いるときは慎重にしなければならない。香橼・仏手・緑萼梅などは理気の作用があるが，陰を損なわない解鬱止痛薬なので，これらの中から選んで加味するとよい。葉天士は「剛を避け，柔を用いる」べきであると主張したが，これは実に経験から得た言葉であるといえよう。

また火熱が旺盛になり，胃絡を灼傷して吐血が起こる場合には，心窩部の疼痛痞満・顔や舌が赤くなる・心煩・便秘・脈弦数有力などの症状が常に現れる。これは肝胃鬱熱による迫血妄行であるため，治療には『金匱要略』の瀉心湯を用いて苦寒清泄をはかり，その火を直接抑えれば，火と同時に気も下降するため，出血が自然に止まる。

5 瘀血停滞

| 症　状 | 心窩部の疼痛・痛む部位は固定・押えると嫌がる・または針で刺すような痛み・食後に痛みが増悪・または吐血や黒色便がみられる・舌質は紫暗・脈は渋。

| 証候分析 | 気は血の帥であり，血は気に随ってめぐるため，気滞が長引くと体内に血瘀が生じる。瘀血は有形であるため，痛む部位は固定し，押さえると不快である。血瘀が停滞しているところは，脈絡が塞がって通じないため，針で刺すような痛みが起こる。食事を摂取するとその瘀を触動するため，食後に痛みが増強する。瘀が胃内に停滞しているときは，吐血がよく起こる。また腸内に停滞しているときは，黒色便が現れる。瘀が胃腸に停滞するときは，吐血と黒色便が同時に現れる。血瘀があると舌は滋養されにくくなるため，舌色が紫暗になる。また血瘀により血行が悪化するため，脈が停滞

しやすくなり渋る。弁証上のポイントは，痛みが固定した部位にみられる，または痛みが針で刺すような感じがする，という点である。

治法 活血化瘀

方薬 実証には，失笑散合丹参飲加大黄・甘草。虚証には調営斂肝飲。

失笑散は行血散瘀止痛に，丹参飲は理気和胃止痛に働く。大黄を加えることにより逐瘀通腑の効能を，甘草により緩急和中の効能を現す。

虚証には調営斂肝飲を用いる。本処方中の当帰・川芎・阿膠は養血止血に，枸杞子・五味子・酸棗仁・茯神は柔肝斂肝に働く。もし出血が止まらないときは，三七・白芨を加えて化瘀止血をはかる。もし吐血や黒色便があり，顔色が黄色くくすんで四肢が温まらず，舌淡・脈弱無力がみられるときは，脾胃虚寒・脾不統血であるので，黄土湯を用いて温脾摂血をはかるとよい。もし出血と同時に舌質光紅・口やのどの乾燥・脈細数がみられるときは，陰虚血熱であるので，沙参・生地黄・麦門冬・牡丹皮・阿膠などを加え，滋陰涼血止血をはかる。もし失血が長引き，心悸・息切れ・夢が多くて眠りが浅い・身体がだるく食欲不振・唇白舌淡・脈虚弱などの症状があるときは，帰脾湯を用いて健脾養心・益気補血をはかるとよい。

6 胃陰虧虚

症状 胃がシクシク痛む・口やのどの乾燥・大便は乾燥して便秘・舌紅少津・脈細数。

証候分析 胃痛が長引くと，鬱熱傷陰を引き起こし，胃が濡養されなくなるため，シクシクした痛みが起こる。陰虚で津液が不足していると，津液が上部を潤さないため，口やのどが乾燥する。また下部を津液で浸せないため，腸管が潤いを失って，大便が乾燥する。舌紅少津は陰虚液耗の表れである。脈象の細数は陰虚内熱の表れである。弁証上のポイントは，胃のシクシクした痛み・口やのどの乾燥・舌紅という点である。

治法 養陰益胃

方薬 一貫煎合芍薬甘草湯。

前者は沙参・麦門冬を用いて和胃養陰をはかり，生地黄・枸杞子を用いて肝胃の陰液を滋養する，当帰は養肝活血の作用があり，かつよく通じさせる性質がある。川楝子は疏肝理気に働く。後者は芍薬・甘草によって和営緩急止痛の効能を現す。そのほかに香櫞・仏手・緑萼梅などの薬を選んで加味することもできる。もし心窩部の灼痛・胸やけ・胃酸がこみ上がるという症状がみられる場合には，左金丸を適宜併用してもよい。

7 脾胃虚寒

症状 胃がシクシク痛む・温めたり押えたりすると痛みは軽減する・空腹時に痛みが増加し，食べると減少する・清水を吐く・食欲不振・元気がでない・はなはだしい場合には，手足が温まらない・泥状便・舌淡苔白・脈虚弱または遅緩。

証候分析 脾胃虚寒は正気の虚に属するので，胃痛はシクシク痛む隠痛である。寒は温まると消散し，気は押さえるとめぐるので，温めたり押えると痛みは軽減する。脾虚中寒により水が運化できずに上逆するため，清水を吐く。脾胃虚寒により受納や運化が失調するため，食欲不振となる。胃虚のときは食べものが入ると熱を産生して正気を助け，邪気に抵抗するため，食事を摂取することによって痛みが消失する。脾は肌肉を主り四方に健運するため，中陽不振により健運が失調すると，肌肉や筋脈が温養されなくなって，手足は力が入らず温まらない。脾虚生湿により，下方が水湿となり腸に滲みると，大便は泥状になる。舌淡・脈虚弱または遅緩は，脾胃虚寒・中気不足の表れである。弁証上のポイントは，胃の痛みはシクシクとした隠痛であり，温めたり押えたりすると痛みが軽減するという点である。

治法 温中健脾

方薬 主として黄耆建中湯。

本処方中の黄耆は益気補中に，小建中湯は温

脾散寒・緩急止痛に働く。もし胃酸が溢れる場合には，呉茱萸を加えて暖肝温胃をはかれば抑えることができる。別に瓦楞子を加えてもよい。清水を比較的多く吐く場合には，乾姜・陳皮・半夏・茯苓などを加えて温胃化飲をはかる。さらに椒目・防已を加えれば化飲の効果が高まる。もし寒が勝るために痛みが激しく，嘔吐があり四肢が冷える場合には，大建中湯を用いて中気を建てる，あるいは理中丸を用いて温中散寒をはかる。こうして中陽が回復すれば，寒邪は自然に消散して，諸証はすべて除かれる。痛みが消失した後は，香砂六君子湯を用いて脾胃を調えるとよい。

また治療が間に合わなかったり，治療が適切でなかったために寒熱錯雑証が現れた場合には，心窩部の痞硬・食臭のあるげっぷ・腹が雷のようにゴロゴロ鳴って下痢をする・舌苔黄白・脈弦数が現れるようになる。この場合には『傷寒論』の甘草瀉心湯を与えて辛開苦降・和胃消痞すれば良い効果が得られる。本処方は胃熱腸寒または胃寒腸熱により消化不良や吸収障害が起こった場合に，いずれも適用することができる。ただ必ず寒熱の偏勝を詳しく弁別することが必要で，それに応じて乾姜や黄連の用量を調整すれば，期待通りの治療効果をあげることができる。

結語

上記の胃痛の七種の証型のうち，臨床でよくみられるのは，寒邪・食停・気滞・熱鬱・血瘀によるものである。これらの多くは実証に属し，治療は祛邪を主に行う。また，脾胃虚寒や胃陰虧虚による胃痛も臨床では珍しくなく，両者の多くは虚証に属するので，治療は正気の補養を優先する。ただ実際には各証型が単独で現れたり一定して変らないということはあまりない。したがって虚実がともにみられる場合には，邪正の双方を考慮し，寒熱が錯雑している場合には，寒熱を調える治療を行う。このように，必ず証を分析して原因を追求し，弁証施治を行わなければならない。

胃は水穀の海・倉廩の官である。もし飲食の不摂生，過度の飢えや飽食，冷熱の不適切があると，胃の機能に影響が及んで，病変が生じたり病が悪化したりする。また胃は燥土であり，潤いを好み燥を嫌う性質があるため，酒を飲みすぎたり，辛いもの・脂っこいもの，甘いもの，味つけの濃いものを摂りすぎたりすると，熱と燥が生じて胃を損い病変が生じる。そのため一回の食事量を少なくして回数を多くするように心掛け，酒や辛いものを慎むなど，飲食面で気をつける必要がある。

【附】吐酸

吐酸には，寒熱の区別がある。高鼓峰『四明心法』呑酸には，「呑酸はすべて肝木に属し，それによって酸が生じるのである。劉河間は呑酸は熱証であると主張，李東垣は寒証であると主張したが，結局のところ李東垣は原因を，劉河間はそれが転化した結果について述べているのである。寒があると陽気が暢やかに広がらないために鬱滞して熱となり，熱によって酸が生じるのである。しかし寒を原因とせずに酸が生じることがある。これはすべて木気が極度に鬱して湿土を薫蒸したために起こるものであり，胃酸がこみ上がったり吐いたりする。また飲食を摂りすぎたために心窩部が極端に詰まって張り，脾気が動かなくなって酸を生じるのは，怫鬱が極地に達して，湿熱が蒸され転変したのである。これは酒樽が過度の発酵によって酸味を生むのに似ている。いずれも木気によって生じたものである」とある。このことから，吐酸の証候は寒熱に分けられるが，総じて肝の治療を根本にすべきであることがわかる。

1 熱証

胃酸を吐き，同時に心下の煩悶，のどの渇き・口の苦み・苔黄・脈多弦数がみられる。治療は

泄肝清火を行い，左金丸を主方として用いる。あるいは白螺絲殻・瓦楞子などを加えて酸を抑え，和胃をはかる。

2 寒証

胃酸を吐き，同時に胸〜心窩部の脹悶や腐臭のあるげっぷを生じる，苔は白，脈の多くは弦緩である。治療は温陽脾胃を行い，香砂六君子湯を主方として，呉茱萸を加え温散肝鬱をはかる。もし食後に症状が起こり，たくさん食べられず舌苔が厚いときは，神麯・穀芽・麦芽などを加えて消滞和胃をはかる。もし湿濁が停滞し，苔が白膩で消えないときは，砂仁・蒼朮・藿香・佩蘭の類を加えて，化湿醒脾をはかる。

【附】嘈雑

嘈雑（そうざつ）は心窩部に，空腹のようでザワザワと落ち着かない胃の不快感があり，ときに起こったり止んだりするものである。『景岳全書』嘈雑では，「嘈雑の病は，腹中が空で何もないかのようであり，飢えているようで飢えているわけではなく，ピリピリしているようでそうではなく，痛みのようで痛みではなく，胸膈の辺りがムカムカする。言葉に表現するに難く，あるいは食べるとしばらく症状が消え，あるいは食べ終わるとまた現れ，同時に悪心がみられることもある。そうして次第に胃脘部が痛むようになる」と述べている。その病因には，胃熱・胃虚・血虚の区別がある。

1 胃熱

嘈雑があり，同時に口渇して冷たいものを欲しがる・口臭・心煩・苔黄・または脈数がみられる。治療は和中清熱を行い，温胆湯を主方として用いる。熱盛のときは，黄連・山梔子の類を加える。

2 胃虚

嘈雑があり，同時に口淡無味・食後に心窩部が脹る・舌淡脈虚がみられる。治療は健脾和胃を行い，四君子湯加山薬・白扁豆の類を用いる。

3 血虚

嘈雑があり，同時に顔色が悪く唇の色が淡い・心悸・めまい・舌淡紅・脈細がみられる。治療は補益心脾を行い，帰脾湯を主方として用いる。

文献摘要

『素問玄機原病式』六気為病・吐酸「酸者肝木之味也。由火盛制金，不能平木，則肝木自甚，故為酸也。如飲食熱則易於酸矣。或言吐酸為寒者誤也。又如酒之味苦而性熱，……煩渇嘔吐，皆熱証也；其吐必酸，為熱明矣」

『医学正伝』胃脘痛「胃脘当心而痛……未有不由清痰食積鬱於中，七情九気触於内之所致焉」

『景岳全書』心腹痛「痛有虚実……弁之之法，但当察其可按者為虚，拒按者為実。久痛者多虚，暴痛者多実。得食稍可者為虚，脹満畏食者為実。痛徐而緩莫得其処者多虚，痛劇而堅一定不移者為実。痛在腸臓中有物有滞者多実，痛在腔脇経絡不於中臓而牽連腰背無脹無滞者多虚。脈与証参，虚実自弁」

『医学真伝』心腹痛「所痛之部，有気血陰陽之不同，若概以行気消導為治，漫云通者不痛，夫通者不痛，理也，但通之之法，各有不同。調気以和血，調血以和気，通也。下逆者使之上行，中結者使之傍達，亦通也；虚者助之使通，寒者温之使通，無非通之法也。若必以下泄為通，則妄矣」

『程杏軒医述』呑酸引李東垣「吐酸者，甚則酸水浸其心。令上下牙酸渋，不能相対，以辛熱療之必減。酸者収気也，西方金旺也，寒水乃金之子，子能令母実，故用熱剤瀉其子，以瀉肺之実。若以病機之法，作熱攻之，誤矣。雑病醋心，濁気不降，欲為中満，寒薬豈能治乎」

[20] 噎膈

　噎とはすなわち噎塞〔食べ物がのどに痞えて塞がる〕のことで，食べものを飲み込むときに痞えて下りていかない状態をいう。膈とはいわゆる格拒〔こつんと痞えて阻む〕のことで，食べ物が入っていかないか，あるいは入るとすぐに吐き出す状態を指す。このことから古来より「噎に因りて食を廃す〔転じて，小さい障害のために肝要なことを止めるの意〕」という成語が言い伝えられている。張石頑『千金方衍義』に，「噎と膈とは，もともと同じ気である。膈証の始まりは，噎に由らぬものはない」と記されているように，臨床では噎は単独で現れるが，また常に膈の前兆として現れるので，噎膈と並称されることが多い。

　噎膈の形成については，まず『内経』の中で人体の津液に関係があることが指摘されている。例えば『素問』陰陽別論篇には，「邪気が三陽に鬱結すると，膈証が生じる（三陽結，謂之膈）」と記されている。また，精神的な要因にも関係があると考えられており，『素問』通評虚実論篇では，「気が鬱したり，阻まれて上下が通じなくなるのは，すなわち激しい憂いによる病である（隔塞閉絶，上下不通，則暴憂之病也）」と述べられている。その後『済生方』噎膈では，「気温の急変や……度を越えた飲食」によっても起こると考えられた。また『景岳全書』噎膈には，「過度の飲酒や色欲」に関係があり，しかも「少年にこの証候はあまりみられない」と記されている。このように病因の認識に一定の発展がみられることがわかる。

　また噎膈の病理については，歴代の医家がさまざまな説を唱えている。熱結により津血が虧耗して起こるとした説もある。例えば『局方発揮』には，「血と液がともに消耗し，胃脘が乾き果て」ることによって噎膈を起こすと記されている。また，主に陽気の衰弱によって起こるとした説もある。例えば『景岳全書』噎膈では本証について，「中焦が衰えて損傷した者にこの病が多い」「命門の火が衰えたために，気が精を転化することができなくなり，下方で凝結して治節が行えない……噎膈の類がこれである」と示している。噎膈にはさまざまな要因があるが，臨床では陰の損傷と陽の衰弱のどちらもが現れることから，上記の二説は併存すべきものであろう。

病因病機

1 憂思鬱怒

　憂思は脾を損ない，脾が損なわれると気が滞り，そのために津液が輸布できなくなり，集まって痰を形成する。痰と気が交わり食道を閉塞すると，次第に噎膈が生じるようになる。『医宗必読』反胃噎膈には，「気血が虧損し，それに悲しみ・思い・憂い・怒りが重なって脾胃が損傷を受けると，血液は次第に消耗し，気が鬱して痰を生じる。痰は経絡を塞いで通じなくさせ，気の昇降を妨げるので，食道の通りが悪化し，食べものを摂り入れにくくなる。これが噎塞が起こる理由である」と述べられている。これはまさに噎膈の初期のことを述べている。またもし鬱怒が肝を損なうと，肝は蔵血の臓なので，肝が鬱して血行を阻み，長期化すると瘀が生じる。痰と瘀の二者は互いに結び付きやすいので，これが胃の入り口を塞ぐと食べものが飲み込みにく

なる。徐霊胎は『臨証指南医案』噎膈篇についての論評の中で，「噎膈の証は，瘀血・頑痰・逆気が膈と胃の気を阻んだことによるものであろう」と述べているが，これはこのような状態を指している。

② 酒食による損傷

酒や食べものは湿熱を生じるので，酒を飲みすぎたり，脂っこいもの・甘いものを摂りすぎたりすると，痰濁が形成されやすい。また辛・香・燥・熱のものをむやみに食べると，津液を損ない血燥を生じる。前者は食道を狭窄し，後者は咽管を乾かして通りにくくするため，いずれも食べものの嚥下を妨害して噎膈を形成する。『臨証指南医案』噎膈反胃には，「酒湿厚味の食べものは，痰を醸成して気の流れを阻む」という記載があり，『医碥』反胃噎膈には，「酒をよく飲む者は噎膈を起こすことが多く，特に熱酒を飲むものに多い。それは熱によって津液が損なわれ，咽が乾燥して通りが悪くなり，食べものが入らなくなるためである」と記されている。『景岳全書』噎膈には，「飲酒・色欲の過度は陰を損ない，陰が損なわれると精血が枯渇する。気がめぐらないと上部で噎膈の病が起こり，精血が枯渇すると下部で燥きによる病が起こる」という記載がある。すなわち噎膈の病機もまた精気と津液が不足して気が運行されず，血液の枯渇を引き起こして腎陰を損なった状態にほかならない。

本証の病位は食道にあり，胃気が主るところである。『古今医案按』では，葉天士の「食管の狭窄によって起こる」という説を引用し，噎膈の基本病理を食道狭窄に改めることをはっきりと打ち出した。ただその発病機序については，胃以外にも肝・脾・腎と密接な関係がある。それはこれらの三臓が食道や胃と経絡の上で連絡しているからである。機能の面では，脾は胃に津液をめぐらせ，肝気の疏泄や腎陽の温煦作用は胃気の和降を助け，腎の精液は足少陰の脈を

めぐり咽を潤すので，これら三臓の協同作業により，食物の嚥下が円滑に行われる。したがって脾・肝・腎に病があると，胃や食道に影響が及び噎膈が生じるようになる。また噎膈の進行の度合によって，脾・肝・腎などの臓へ波及することもある。一般的に噎膈が軽症の場合，すなわち肝脾気結による痰気交阻や胃津虧虚により食道の通りが悪くなる場合に，食べものの嚥下が阻害される。もし痰気交阻の上にさらに血瘀が生じ，痰瘀互結となって胃気を阻んだり，胃津の虧耗が腎陰まで波及したようなときは，重症の噎膈になる。この場合には，食べものを嚥下するたびに痛みが生じたり，はなはだしい場合には食べるとすぐに吐出したり，水様物さえも飲み込みにくくなる。もし病変が長引き，陰の損傷から陽気の衰亡にまでいたった場合には，腎の精気も同時に不足するために脾での化生が行えなくなる。そうなると身体は次第に痩せ衰え，ときには浮腫を伴うようになり，病はすでに危篤の状態になる。これは上部で陽が尽きたために水穀が入らず，下部で陰が尽きたために二便が通じない，関格と呼ばれる段階であり，すでに開闔の機能は失われ，陰陽が乖離した状態である。

類証鑑別

本病は反胃との違いを鑑別する必要がある。
反胃は，古代には翻胃ともいい，『金匱要略』では胃反と名づけている。同書の嘔吐噦下利病篇には，「朝食べたものを夜に吐き，夜食べたものを朝に吐いて，食べたものが消化されないものを，胃反と呼ぶ（朝食暮吐，暮食朝吐，宿穀不化，名曰胃反）」と記されている。この証は食べものが胃に入ると，胃中に停滞して消化せず，朝食べたものを夜に吐き，夜食べたものを朝に吐くというもので，噎膈のような食べものが入っていかない，あるいは食べるとすぐに吐出するという症状とは異なる。『景岳全書』噎膈には，「食べものが食道を通って下りてい

くが，反って吐出してしまうことから，反胃と呼ばれる」とある。

一方，噎膈とは，膈が塞がって通りにくく，食べたものが入っていかないことから噎膈と呼ばれる」と述べて，両者を明確に区別している。このことは臨床において指導的な意義をもっている。

このほか噎膈の初期においては，梅核気との違いを鑑別する必要がある。すなわち噎膈は食べものを飲み込むことが困難であるのに対し，梅核気は咽中が塞がるような不快感があるだけで食べものはスムーズに通る，という違いがある。

弁証論治

本病の初期は，食べものを飲み込みにくいという症状がある。特に固形物は無理やり飲み込んでも必ず痞えて通らず，あわてて吐き出すとはなはだしい場合には小豆汁のようなものを吐く。病が進行すると，胸膈が痛み，全身が痩せ，憔悴して衰弱した様相になる。

弁証する際には，まず先に虚実を弁別する必要がある。実証は，気・血・痰の三者が食道で結び付く場合である。虚証は，津血が次第に枯渇していく場合である。病期は非常に長く，病は往々にして実から虚へ，気から血へと及ぶため，治法も虚実の程度や気・血・痰の鬱結の程度を比較して，適切に選ぶ必要がある。初期は主に標実であるので，気結・痰阻・血瘀の違いに応じてそれぞれ治療を行う。この場合，必ず滋陰養血潤燥の薬を加える必要がある。後期の場合は主に本虚であるので，津血の枯渇や陽気の衰弱の程度により，異なる治療を行う。臨床所見をもとに，以下に証治を述べることにする。

1 痰気交阻

症　状 食べものを飲み込むときに痞える・胸膈の痞悶・情志が暢やかなときはやや軽減する・口やのどの乾燥・舌質偏紅・苔薄膩・脈弦滑。

証候分析 痰気交阻により食道の通りが悪いと，食べものを飲み込むことが困難になり，胸膈が痞満する。情緒が暢やかになると症状が軽減するのは，初期の気結の特徴である。気結により津液が上部を潤すことができず，かつ鬱熱が津液を損なうと，口やのどが乾燥する。舌質偏紅・脈弦滑は，気鬱痰阻と同時に鬱熱傷津がある表れである。

治　法 解鬱・化痰・潤燥

方　薬 主として啓膈散。

本処方中の丹参・鬱金・砂仁殻は化瘀利気の効能があり鬱を開く。沙参・川貝・茯苓は潤燥化痰の効能により結を散ずる。荷葉蒂・杵頭糠は化濁和胃の効能により逆を降ろす。同時に栝楼・陳皮を加えれば化痰の力が増強する。もし津液が損なわれて便秘が生じたときは，増液湯加白蜜を用いることにより生津潤燥の力を補助する。

2 津虧熱結

症　状 食べものを飲み込むとのどに痞えて痛む・水分は飲めるが，固形物を飲み込みにくい・身体が次第に痩せる・口やのどの乾燥・大便乾結・手掌や足底の熱感および心煩・舌質紅かつ乾燥，あるいは裂紋がある・脈弦細数。

証候分析 胃の津液が不足すると，食道に潤いがなくなるため，食べものを飲み込むときに痞えて痛みが起こる。特に固形物を食べるときに症状が激しい。口やのどの乾燥・大便乾結は，胃腸の津液が虧損して熱を結んだことにより起こる。もし手掌や足底の熱感と心煩があり，身体の羸痩がみられるときは，生化するための源がすでに尽きて肝腎にまで影響が及び，肝血腎精がともに不足しているのである。舌質紅乾，あるいは裂紋がある・脈弦細数は，いずれも津虧内熱の証候である。

治　法 滋養津液

方　薬 五汁安中飲加味。

本処方中の梨汁・藕汁・牛乳は養胃生津に，生姜汁は和胃降逆に，韮汁は活血行瘀に働く。

同時に沙参・石斛・生地黄・熟地黄などを加えて，胃腎両方の陰を補えば，治療効果が向上する。服用する際には，少量を何回かに分けて飲むほうがよい。急ぎすぎると，胃に内容物が停留して消化できないからである。もし腸の中が乾燥して，大便が通じないときは，大黄甘草湯を適宜用いるとよい。ただ服用により津液を損なう恐れがあるので，効果が現れたらすぐに中止しなければならない。

3 瘀血内結

症　状　胸膈の疼痛・食べものを飲み込めずに吐き出す・はなはだしい場合には，水分さえも飲めない・大便は堅く羊の糞のようである・あるいは小豆汁のような吐出物がある・顔色は暗くくすんでいる・身体はさらに痩せる・皮膚の乾燥・舌紅少津，あるいは青紫色を帯びる・脈細渋。

証候分析　瘀血内結により食道の通りが阻まれるため，痛みは一定の場所に生じる・食べものを食べるとすぐに吐く・はなはだしい場合には水分さえも飲み込みにくくなる。病が長期化して，さらに陰血を損なうと，腸の潤いが失われるので，羊の糞のような堅く乾燥した大便になる。もし絡が損傷して血が滲み出ると，小豆汁のような吐出物が出る。長期にわたり飲食物が摂れないと，生化するための源が不足して身体がさらに痩せ，皮膚が乾燥し，顔色が黒ずんでくる。舌紅または青紫色を帯びる・脈細渋は，血虚瘀結の表れである。

治　法　滋陰養血・破結行瘀

方　薬　主として通幽湯。

本処方中の地黄・当帰は滋陰養血に，桃仁・紅花は破結行瘀に働く。はなはだしい場合には，三七・乳香・没薬・丹参・赤芍・五霊脂・蟅蟲虫などを加えて祛瘀血通絡をはかり，海草・昆布・貝母・栝楼で軟堅化痰をはかる。もし服薬してもすぐに吐いてしまい，服用しにくいときは，先に玉枢丹を服用させる。あるいはキセルの先に薬を盛り，火をつけて吸入すると開膈降逆の効果が現れるので，その後で再び煎薬を服用するとよい。

4 気虚陽微

症　状　長期間食べものが食べられない・顔色㿠白・疲労倦怠感・寒がる・息切れ・薄い涎が溢れる・顔や足の浮腫・腹脹・舌淡苔白・脈細弱。

証候分析　病状が悪化すると，陰の損傷が陽にまで波及する。脾胃の陽気が衰えると，飲食物の受納や運化ができず，津液が輸布できなくなるため，長期にわたり飲べものが食べられない・薄い涎が溢れる・疲労倦怠感などの症状が起こる。顔や足の浮腫・腹脹は，脾腎の陽気がともに衰えて津液を化すことができないために起こる。顔色㿠白・寒がる・息切れ・舌淡苔白・脈細弱もまた気微陽虚の表れである。

治　法　温補脾腎

方　薬　温補には補気運脾湯，温腎には右帰丸。

前者は人参・黄耆・白朮・茯苓などを用いて，主に補気益脾をはかる。また半夏・陳皮・生姜などを用いて，補助的に和胃降逆を行う。同時に旋覆花・代赭石などを加えれば降逆止嘔の力を増すことができる。後者は熟地黄・山茱萸・当帰・枸杞子などを用いて腎陰を滋し，鹿角膠・肉桂・附子・杜仲などを用いて腎陽を温める。すなわち陰中養陽の法である。噎膈は，脾腎両傷の段階にいたったときは，まず温脾益気の剤を用いて後天の生化の源を助け，食べものや薬物を少し摂れるようになってから，暖脾温腎の方剤を用いるのが一般的である。この場合，煎液と丸剤を併用したり，両方を交互に服用したりする。

結語

噎膈は，胃と食道の病変で，本虚標実証に属する。病の標として常に気鬱・痰阻・血瘀などがあり，この三者がいつも混じり合っているの

で，明確に区別しにくい場合もある。病の本としては津液の不足・血の虧耗・陰の損傷が陽に波及するなどの段階がある。したがって治法は開鬱理気・滋陰潤燥を原則にする。理気化痰・破結行瘀・滋陰養血・補脾益腎などは，具体的な病状により必要なものに重点を置いて，これらの治療に結び付ける。胃は陽土で，潤いを喜び燥を悪む。温燥の品は胃陰を損ない，苦寒のものも胃陽を損なうので避ける。さらに滋膩の品も胃気を停滞させるので避ける必要がある。このことから用薬は清潤和降の働きをもつものを選び，「胃気を顧みる」ことを大切にしなければならない。胃気がひとたび盛んになれば，化生するための源が充足して諸臓がすべて養われ，重い病は軽減し，危急の病は穏やかになって，ついには治癒にいたる。逆に，もし胃気がひとたび絶えるようなことがあれば，諸薬の効果は上がらず病の勢いを抑えることができなくなるので，この点を医者は気を付けなければならない。本病は食べものや情志に関係があることが多いので，精神的な安定をはかり節度ある食生活を送ることは，治療効果を高めるうえで大切である。

【附】反胃

反胃は，『金匱要略』嘔吐噦下利病では「胃反」といい，『太平聖恵方』治反胃嘔噦諸方では「反胃」という。本証は食べものを食べると胃中に停滞し，朝食べたものを夜に吐き，夜食べたものを朝に吐き，吐くものはすべて未消化の食物であるという症状がある。本病の原因は，次のようなことである。不適切な飲食・飲みすぎ・生ものや冷たいものをよく食べることなどによって，脾陽を損なう。または憂愁・思慮によって脾胃を損ない，そのために中焦に虚寒を生じ，食べものが消化されず胃中に停滞して，ついに吐出する。『聖済総録』嘔吐門に「食べてからかなり時間が経って吐き出すものには，邪火はない」と述べているとおりである。もし反胃が長引いた場合には，腎陽も虚するようになる。すなわちいわゆる下焦の火が衰えた釜底無薪〔釜の底に薪がない〕の状態になって，水穀を腐熟することができなくなり，病がいっそう重症化する。

[症　状] 食後の上腹部の脹満・朝食べたものを夜に吐き，夜食べたものを朝に吐く・未消化の食べものを吐く・吐いた後はすぐに気分がよくなる・衰弱・顔色に艶がない・舌淡苔薄・脈象細緩無力。

[証候分析] 中焦が虚で寒があり，宿食が停留して消化しないために，食後に心窩〜腹部の脹満が起こり，宿穀を吐き出すことによって気分がよくなる。嘔吐が続くと気を損ない，また食べものを精微に化すことができないので，身体が衰弱し，顔色に艶がなくなる。舌淡苔薄・脈象細緩無力は，脾胃虚寒の表れである。

[治　法] 温中健脾・降気和胃
[方　薬] 丁沈透膈散。

本処方中の人参・白朮・木香などは温中健脾に，砂仁・丁香・沈香・神麹・麦芽などは降気和胃に働く。嘔吐が激しいときは，旋覆花・代赭石などを加えれば，鎮逆止嘔をはかることができる。

もし顔色㿠白・四肢が冷たい・舌淡白・脈沈細がみられる場合には，嘔吐が長引いて損傷が腎に及び，腎陽もまた虚しているので，火の源を補益する治療を行い，脾陽の温運を回復させる。この場合には附子理中丸加呉茱萸・丁香・肉桂の類を用いる。

もし唇や口が乾燥し，大便不通・舌紅脈細がみられるときは，長引く嘔吐によって津液が損なわれて胃液が不足し，気陰がともに虚している。この場合は，益気生津・降逆止吐の治法を行い，大半夏湯を用いる。

以上を総合すると，噎膈は食べものの嚥下がうまく行われないという症状であり，多くは陰虚有火である。反胃は食べものを食べても吐くという症状であって，多くは陽虚有寒である。両者はいずれも難治性の疾患であり，病の経過

も比較的長期にわたる。したがって患者には，精神的に明るく過ごすこと，身体によい食生活を送るように話す必要がある。病が治った後は，胃気を養うことを心掛けて引き続き養生すれば，治療効果が安定する。

文献摘要

『霊枢』四時気「飲食不下，膈塞不通，邪在胃脘」

『景岳全書』噎膈「噎膈一証，必以憂愁思慮，積労積鬱，或酒色過度，損傷而成。蓋憂思過度則気結，気結則施化不行。酒色過度則傷陰，陰傷則精血枯涸。気不行則噎膈病於上，精血枯涸則燥結病於下。且凡人之臟気，胃司受納，脾主運化，而腎為水火之宅，化生之本，今既食飲停膈不行，或大便燥結不通，豈非運化失職，血脈不通之病乎。而運行血脈之権。其在上者，非脾而何。其在下者，非腎而何。矧少年少見此証，而惟中衰耗傷者多有之，此其為虚為実，概可見矣」

『医学心悟』噎膈「古方治噎膈，多以止吐之剤通用，不思吐，湿症也，宜燥。噎膈，燥症也，宜潤。経云，三陽結謂之膈，結，結熱也。熱甚則物干，凡噎膈症，不出胃脘干槁四字。槁在上脘者，水飲可行，食物難入。槁在下脘者，食雖可入，久而復出」

『臨証指南医案』噎膈反胃「夫反胃乃胃中無陽，不能容受食物，命門火衰，不能薫蒸脾土。以致飲食入胃，不能運化，而為朝食暮吐，暮食朝吐。治宜益火之源，以消陰翳，補土通陽以温脾胃」

[21] 嘔吐

　嘔吐は，胃の和降が失調し，胃気が上逆して起こる病の一症状である。したがってどのような病変でも，胃に損傷がある場合には嘔吐が起こる。先人は，吐物があり吐くときに声が出るものを嘔といい，吐物があり声が出ないものを吐といい，吐物がなく声だけが出るものを乾嘔と呼んだ。しかし実際には，嘔と吐は同時に発生して明確に区別することは難しいので，一般的に嘔吐と併称する。嘔吐と乾嘔は異なる症状であるが，ほぼ同様の弁証治療を行うことができるので，ここでは一緒に論じることにする。

　『素問』には「寒気が腸胃に侵入すると，厥逆の気が上行するので，痛みが出て嘔吐する（寒気客於腸胃，厥逆上出，故痛而嘔也）」（挙痛論篇），「抑えつけられた火気が反発するときは，人々に嘔逆を起こさせる（火鬱之発，……民病……嘔逆）」（六元正紀大論篇），「太陰・湿土の気が報復すれば，湿気による異変が大いに発生し，……飲食物は消化せず，……嘔吐し，気が塞がって黙り込み，透明な唾を吐く（太陰之復，湿変乃挙，……飲食不化，……嘔而密黙，唾吐清液）」（至真要大論篇），「食べると吐くという病状は，食物が多すぎて消化されず，胃中が充満して上に溢れて吐くのである（所謂食則嘔者，物盛満而上逆，故嘔也）」（脈解篇）などのような記載がみられる。また『霊枢』四時気篇にも，「邪気が胆にあって，胃に逆行すると，胆液が溢れるため，口に苦みが生じ，胃気が上逆するため，苦水を嘔吐する（邪在胆，逆在胃，胆液泄，則口苦，胃気逆，則嘔苦）」という記載がある。これらの点から嘔吐は寒気・火熱・湿濁・飲食および胆気犯胃などによって起こると考えられていたことがわかる。『金匱要略』では，嘔吐の脈証や治療について詳しく述べられており，今日でも用いられている有効な方剤がいくつか提示されている。さらに嘔吐も場合によっては人体が胃中の有害物質を排出するための防御反応なので，このようなときには嘔吐を止めてはならないという認識もあった。例えば『金匱要略』嘔吐噦下利病篇では，「嘔家で癰膿があるときは，嘔を治療してはならない。膿が出きってしまえば，嘔は自然に治癒するからである（夫嘔家有癰膿，不可治嘔，膿尽自愈）」と述べており，同・黄疸篇では，「酒疸で，心中に熱感があり，吐き気のする者は，吐けば治癒する（酒疸，心中熱，欲嘔者，吐之愈）」と記している。また『直指方』嘔吐篇では，嘔吐には胃寒・胃熱・痰水・宿食・膿血・気攻の証型があり，いわゆる風邪入胃とは異なると述べている。

病因病機

　胃は水穀の受納と腐熟を主り，胃気は降を主り，下行が順である。もし邪気が胃を犯したり胃虚のために和降が失調すると，胃気が上逆して嘔吐が起こる。『聖済総録』嘔吐篇では，「嘔吐は，胃気が上逆して下降しないために起こるものである」と述べている。嘔吐を引き起こす原因には，以下の四つがある。

1 外邪侵襲

　風・寒・暑・湿の邪および穢濁（わいだく）の気が胃腑を犯すと，胃の和降が失調して水穀が気とともに上逆し，嘔吐が起こる。『古今医統』嘔吐噦門に「急な嘔吐は，邪気が胃腑に侵入したことによるものであろう。長夏には暑邪が，秋冬には風寒の邪が犯す」と述べているとお

りである。

②飲食不節
飲食過多，あるいは生もの・冷たいもの・脂っこいものや不潔な食べものなどを多く摂取すると，胃を損ない脾の働きを停滞させるため，食物の消化が損なわれ胃気が下行できなくなり，上逆して嘔吐が起こる。

③情志失調
悩みや怒りが肝を損なうと，肝は条達の性質を失い，横逆して胃を犯すため，胃気が上逆する。また憂思が脾を損なうと，脾の健運が失なわれるため，食べものの消化が損なわれ，胃の和降が失調する。これらはいずれも嘔吐を引き起こす。

④脾胃虚弱
過労により中気が損なわれたり，病が長引いて中陽が盛んでなくなると，脾が虚して水穀を受け入れることができなくなり，また水穀の精微が気血を化生することができなくなる。その結果，寒濁が中焦を阻んで嘔吐を引き起こすか，あるいは凝集して痰飲を生じて胃中に停滞し，飲邪が上逆するときに，嘔吐が起こる。また胃陰不足によって胃が潤降を失うと，嘔吐が起こる。『証治匯補』嘔吐篇の中に「陰虚で嘔が起こるのは，胃家の病だけでなく，いわゆる『陰がなくなれば嘔が起こる』のである」と述べられているとおりである。

総じて外感六淫・内傷七情・飲食不節・労倦過度があると胃気が上逆して嘔吐が起こる。この場合病因の違いや体質の差により，臨床では虚実の区別が生じる。実証は邪気の侵襲によって起こり，虚証は胃が虚して下降できなくなって発症する。虚証はさらに陰虚と陽虚の区別がある。『景岳全書』嘔吐篇には，「急激に寒涼の邪を受ける，暴飲暴食，胃火の上衝，肝気の逆行，痰飲水気の胸中への凝集，表邪が裏に伝わって少陽と陽明の間に集まる，などの状況下ではみな嘔証が起こる。これらはすべて実邪による嘔証である。いわゆる虚証とは，もともと内傷がなく，また外感もないのに，いつも嘔吐がある場合であるが，これは邪気がないのであれば，胃虚によるものであろう」という記述がある。

類証鑑別

嘔吐・反胃・呃逆の三者はいずれも胃部の病変である。ただ嘔吐は，吐物があり吐くときに声が出るという特徴がある。反胃は，朝食べたものを夜になって吐くという特徴がある。また呃逆は古くは「噦」ともいい，喉の間からヒック，ヒックという音が立て続けに出て，自分ではコントロールできないという特徴がある。

病位は，嘔吐と反胃が胃であり，呃逆は喉である。病機はいずれも胃気上逆であるが，呃逆はさらに隔間の不利という要因が存在する。

このように臨床ではそれぞれ異なる特徴があり，区別することはそれほど難しくはない。

弁証論治

嘔吐の証は，虚実を詳細に弁別する必要がある。実証は外邪や飲食によって損傷を受けた場合が多く，発病は比較的急で，病程は短い。虚証は脾胃の運化機能の衰退による場合が多く，発病は緩慢で，病程は比較的長い。『景岳全書』を見ると，嘔吐を虚・実の二つに分けて弁証論治を行っている。実証は，邪気が胃を犯し，濁気が上逆することによって発症する。治療は祛邪化濁・和胃降逆を行う。虚証は，中陽不振，あるいは胃陰不足により，胃の和降の作用が失調して発症する。治療は扶正を主にして，温中健胃または滋養胃陰を行う。

［実証］

①外邪犯胃
症状 突然に嘔吐する・発熱悪寒・頭や身体の疼痛・胸〜心窩部の満悶感を伴う・舌苔白膩・脈濡緩。

証候分析　外部から風寒の邪や夏の暑湿穢濁の気を受けて，胃腑が擾わされると，濁気が上逆し，突然に嘔吐が起こる。邪気が肌表に侵入し，営衛が失調すると，発熱悪寒・頭や身体の疼痛が起こる。湿濁が中焦を阻んで気機不利をきたすと胸脘部に満悶感が生じる。舌苔白膩・脈濡緩はみな湿濁蘊阻の表れである。臨床上の特徴は，突然の嘔吐・頭や身体の疼痛・悪寒発熱である。

治法　疏邪解表・芳香化濁

方薬　主として藿香正気散。

本処方中の藿香・紫蘇・厚朴は主に疏邪化濁に働き，佐薬として半夏・陳皮・茯苓・大腹皮などを用いることによって降逆和胃をはかる。もし宿滞・胸悶腹脹が同時にみられるときは，白朮・甘草・大棗を除き，神麯・鶏内金を加えることによって積滞を除く。もし表邪が重く，悪寒・発熱・無汗がみられるときは，防風・荊芥の類を加えて袪風解表をはかる。夏に暑湿の邪を感受することによって，嘔吐とともに心煩口渇があるときは，本方より香燥甘温の薬を去り，黄連・佩蘭・荷葉の類を加えて清暑解熱をはかる。もし穢濁の気を感受して急に嘔吐が起こったときは，まず先に玉枢丹を飲んで闢濁止嘔をはかるとよい。

2 飲食停滞

症状　酸腐臭のある嘔吐・心窩～腹部の脹満感・げっぷ・食べものの臭いを嫌う・食べると症状が悪化し，吐き出すと爽快になる・大便が臭い，または泥状で薄い，もしくは便秘・舌厚膩・脈滑実。

証候分析　食滞内阻により，濁気が上逆して，酸腐臭のあるものを嘔吐する。昇降や伝導が失調することにより，大便が正常でなくなる。食べたものが中焦に停滞して気機不利をきたすために，心窩～腹部が脹満し，げっぷが発生し，食べものの臭いを嫌う。舌苔厚膩・脈滑実は食滞内停の表れである。

本病の臨床上の特徴は，酸腐臭のある嘔吐・げっぷ・食べもののにおいを嫌うという点である。

治法　消食化滞・和胃降逆

方薬　主として保和丸。

本処方中の神麯・山楂子・莱菔子・茯苓は消食和胃に，陳皮・半夏は理気降逆に，連翹は中焦に積滞する伏熱を清する。もし積滞が比較的多く，腹満便秘があるときは，小承気湯を併用して導滞通腑をはかり，濁気を下降させれば嘔吐は止む。もし胃中の積熱の上衝により，食べ終わるとすぐに吐出し，口臭や口渇があり，舌苔黄・脈数であるときは，竹筎湯を用いて清胃降逆をはかる。

3 痰飲内阻

症状　薄い痰涎を吐くことが多い，胃脘部が苦しくて食べられない，めまい・心悸・舌苔白膩・脈滑。

証候分析　脾の運化が衰えて痰飲が停滞し，胃気が下降できなくなるために，心窩部が苦しくて食べられず，薄い痰涎を嘔吐する。水飲が上部を犯すために，清陽の気がめぐらなくなってめまいが起こる。水気が心を犯すので心悸が起こる。舌苔白膩・脈滑は痰飲内停の表れである。臨床上の特徴は，薄い痰涎を嘔吐し，めまい・心悸がみられる点である。

治法　温化痰飲・和胃降逆

方薬　小半夏湯合苓桂朮甘湯加減。

前者は半夏・生姜で和胃降逆をはかり，後者は茯苓・桂枝・白朮で健脾燥湿・温化痰飲をはかる。もし薄い痰涎を多く吐くときは，牽牛子・白芥子各2gを細末にしてカプセルに詰め，1日3回に分けて服用すれば，化痰蠲飲の効果を増強することができる。もし痰鬱化熱となり胃を壅阻して和降の作用が失われると，めまい・心悸・眠りが浅い・悪心嘔吐などが現れる。この場合には温胆湯を用いて清胆和胃・除痰止嘔をはかるとよい。

4 肝気犯胃

症状　嘔吐・胃酸がこみ上がる・げっぷ

が頻繁に出る・胸脇部の悶痛・舌辺紅・苔薄膩・脈弦。

|証候分析| 肝気が暢やかにめぐらず横逆して胃を犯すと，胃の和降が失調して，嘔吐・胃酸がこみ上がる・頻繁にげっぷが出る・胸脇部の悶痛が起こる。舌辺紅・脈弦は気滞肝旺の表れである。

|治　法| 舒肝和胃・降逆止嘔
|方　薬| 半夏厚朴湯合左金丸加減。

　前者の厚朴・紫蘇は理気寛中に，半夏・生姜・茯苓は降逆和胃止嘔に働く。後者の黄連・呉茱萸は辛開苦降の効能により嘔吐を止める。もし口の苦み・胸やけや便秘が同時にみられるときは，大黄や枳実を少々加えて，通腑降濁をはかる。もし熱象がやや激しいときは，竹筎・山梔子を加えて清肝降火をはかるとよい。

[虚証]

1 脾胃虚寒

|症　状| 食生活が不摂生であると嘔吐が起こりやすく，出たり止んだりする。顔色㿠白・疲労倦怠感・口が渇くが飲みたくない・四肢が温まらない・薄い泥状便・舌質淡・脈濡弱。

|証候分析| 脾胃虚弱や中陽不振により水穀の腐熟と運化の機能が低下すると，食生活がやや不摂生であっただけで吐くようになり，症状が出たり止んだりする。陽虚で全身を温めることができないため，顔色㿠白・四肢が温まらない・倦怠感が現れる。中焦が虚寒で，気が津液を化すことができないため，口渇があっても飲みたくなくなる。脾虚で運化が失調するため，大便が薄く泥状となる。舌質淡・脈濡弱は脾陽不足の表れである。臨床上の特徴は，不摂生な食生活を送ると嘔吐が起こる・四肢の冷え・大便が薄く泥状という点である。

|治　法| 温中健脾・和胃降逆
|方　薬| 主として理中丸。

　本処方中の人参・白朮は健脾益胃に，乾姜・甘草は甘温和中に働く。あわせて砂仁・半夏・陳皮の類を加えれば理気降逆をはかることができる。もしサラサラな清水を嘔吐して止まないときは，さらに呉茱萸を加えて温中降逆をはかれば，嘔吐は止む。もし嘔吐が長引いて肝腎がともに虚し，気が上逆するときは，来復丹を用いれば上逆は鎮まり嘔吐は止む。

2 胃陰不足

|症　状| 嘔吐が反復して起こる・ときに乾嘔がある・口やのどの乾燥・空腹感はあるが食べたくはない・舌紅津少・脈は細数が多い。

|証候分析| 胃熱は清さないと，胃陰が損なわれる。そのため胃は潤養されず，胃気の和降が失調するため，嘔吐が反復して起こる。ときには乾嘔が起こり，空腹感はあるが食べたくはない。津液がめぐらないため，口やのどが乾燥する。舌紅津少・脈細数は津液耗傷・胃中有熱の表れである。臨床上の特徴は乾嘔・口やのどの乾燥・舌紅津少という点である。

|治　法| 滋養胃陰・降逆止嘔
|方　薬| 主として麦門冬湯。

　本処方中の人参・麦門冬・粳米・甘草などは滋養胃陰に，半夏は降逆止嘔に働く。もし津液の損傷が激しいときは，半夏を軽めに用いるほうがよい。さらに石斛・天花粉・知母・竹筎の類を加えれば生津養胃をはかることができる。

結語

　以上を総合すると，嘔吐は虚証と実証の二つに分類することができる。一般的には，嘔吐が急激に起こったときは邪実に属することが多く，治療は主に祛邪を行う。もし外邪犯胃の場合には，必ず表証が同時に現れる。また飲食が停滞したために起こる場合には，嘔吐とともに心窩～腹部の脹満，食べもののにおいを嫌う・腐臭のあるげっぷ・胃酸がこみ上がるという症状が現れる。肝気犯胃の場合には，嘔吐とともに脹満が脇肋部にまで及び，痰飲内阻の場合には薄い痰涎を嘔吐する。嘔吐が長引く場合には正虚に属することが多く，治療は主に扶正を行

う。脾胃陽虚で嘔吐が起こる場合には，疲労倦怠感があり，四肢が冷え，泥状便になる。胃陰不足の場合には，乾嘔・口やのどの乾燥が現れる。正虚による嘔吐は，病後に起こることが多く，発作が反復したり，不摂生な食生活や少しの疲労ですぐに発症する。もし病が遷延して長引いたときは，水穀の精微の吸収に影響を及ぼして化源が不足するため，病は悪化する。したがって治療は機を逸せずに行い，患者の回復をはかるようにしなければならない。

文献摘要

『金匱要略』嘔吐噦下利病篇「諸嘔吐，穀不得下者，小半夏湯主之」

『外台秘要』許仁則療嘔吐篇「嘔吐病有両種，一者積熱在胃，嘔逆不下食，一者積冷在胃，亦嘔逆不下食。二事正反，須細察之，必其食飲寝処将息傷熱，又素無冷病，年壮力強，膚肉充満，此則是積熱在胃，致此嘔逆。如将息食飲寝処不熱，又素有冷病，年衰力弱，膚肉瘦悴，此則積冷在胃，生此嘔逆。若是積冷嘔逆経久，急須救之，不爾甚成反胃病」

『済生方』嘔吐翻胃噎膈「若脾胃無所傷，則無嘔吐之患。其或飲食失節，温涼不調，或喜餐腥膾乳酪，或貪食生冷肥膩，露臥湿処，当風取涼，動擾於胃。胃既病矣，則脾家停滞，清濁不分，中焦為之痞塞，遂成嘔吐之患焉……又如憂思傷感，宿寒在胃，中脘伏痰，胃受邪熱，瘀血停蓄，并能令人嘔吐」

『景岳全書』嘔吐篇「嘔吐一証，最当詳弁虚実，実者有邪，去其邪則愈；虚者無邪，則全由胃気之虚也。所謂邪実者，或暴傷飲食，或因胃火上衝，或因肝気内逆，或以痰飲水気聚於胸中，或以表邪伝裏，聚於少陽，陽明之間，皆有嘔証，此皆嘔之実邪也。所謂虚者，或其本無内傷，又無外感，而常為嘔吐者，此既無邪，必胃虚也。或微遇寒，或微遇労，或遇飲食稍有不調，或肝気微逆。即為嘔吐者，総胃虚也」

『臨証指南医案』嘔吐篇（華岫雲按）「今観先生之治法，以泄肝安胃為綱領。用薬以苦辛為主，以酸佐之，如肝犯胃而胃陽不衰有火者，泄肝則用芩・連・楝之苦寒。如胃陽衰者，稍減苦寒，用苦辛酸熱。此大旨也，若肝陰胃汁皆虚，肝風擾胃嘔吐者，則以柔剤滋液養胃，熄風鎮逆。若胃陽虚，濁陰上逆者，用辛熱通之，微佐苦降，若但中陽虚，而肝木不甚亢者，専理胃陽，或稍佐椒梅。若因嘔傷，寒鬱化熱，劫灼胃津，則用温胆湯加減。若久嘔延及肝腎皆虚，衝気上逆者。用温通柔潤之補下焦主治。若熱邪内結，則用瀉心法。若肝火衝逆傷肺，則用養金制木，滋水制火」

［22］呃逆

　呃逆〔しゃっくり〕は，逆行した気が上方(咽)へ突き上げ，喉から「ヒック，ヒック」と連続して頻繁に短い音が出て，自分の意思では制御することができないことが主な証候となる。本証は古くは「噦」もしくは「噦逆」とも呼ばれていた。

　本証は，『黄帝内経』ではじめて中焦および上焦の病であることが示された。例えば『素問』宣明五気篇には「胃が気逆を起こすと呃逆となる（胃為気逆為噦……）」，『霊枢』口問篇には「穀が胃に入ると，胃気は上って肺に注ぎ，いまもとから寒邪を患っていた所に，新しく摂食によって穀気がもたらされ，ともに胃に入ったため，新旧相乱れ，正気と邪気がぶつかり合った結果，両方の気はともに逆流して，再び胃から出て，呃逆となる（穀入於胃，胃気上注於肺，……今有故寒気与新穀気倶還入於胃，新故相混，真邪相干，気并相逆於胃，而胃腑不受，復出於胃，故呃逆也）」と論じられており，呃逆が中・上焦で発生する病理メカニズムを説明している。

　また治療に関しても，『黄帝内経』では故意にくしゃみをさせたり，患者の注意をそらしたりすることにより呃逆を治療する簡単な方法を記している。例えば，『霊枢』雑病篇にある「呃逆は，草で鼻を刺激して，くしゃみをさせれば治る。息を止めて，呃逆がこみ上げてきたら急速に息を吸い上げ，さらに息を吐き，気を下方に下げてやるとすぐに止まる。また，呃逆が起こった瞬間に驚かせることも，それを治すことにつながる（噦，以草刺鼻嚏，嚏而已。無息而疾迎引之，立已。大驚之，亦可已）」との記載は，今日でも軽症の呃逆患者の治療においては実用価値をもつものである。

　『金匱要略』嘔吐噦下利病篇では，呃逆を三種類に分類している。まず，寒呃に属するものについて，「嘔吐反応・呃逆がある者で，手足が低温となる者は，橘皮湯で治療することができる（乾嘔噦，若手足厥者，橘皮湯主之）」とし，次に虚熱に属するものについては，「噦逆する者は，橘皮竹筎湯で治療することができる（噦逆者，橘皮竹茹湯主之）」とし，実熱に属すものについては，「噦して腹満する者は，その前後を視て，どこが通じていないのかを調べ，それを通じさせれば治癒させることができる（噦而腹満，視其前後，知何部不利，利之即愈）」としている。この分類法と治療方法は，後世の寒熱虚実を分類して行う弁証論治の基礎となっている。

　本証は唐代末期から，孫思邈のように欬逆を噦と称する者，王海蔵や劉河間のように乾嘔を噦とする者，また『太平聖恵方』で呃逆を噦癊（癊，あるいは噫に作る）としているように，噫気〔げっぷ，おくび〕を噦とする者もあった。しかし，以上の諸説はいずれも適当ではない。この点については張景岳の出現を待って明確な分析がなされるようになった。『景岳全書』呃逆篇で彼は，「噦とは呃逆であり，欬逆ではない。欬逆は欬嗽の激しいもので，呃逆ではない。乾嘔とは嘔吐物は出ないが吐くものであり，これは嘔であって，噦ではない。噫は食べすぎた後に出てくる気，すなわちげっぷであり，欬逆ではない。今後，これを根拠に分類すれば，いままでの異説の疑わしい部分はすべて説明がつく」と記している。

病因病機

1 飲食の不摂生

生ものや冷たいもの，寒涼性薬物などを過量摂取すると，寒気が胃に蓄えられる。その寒気が手太陰肺経を循って膈に達し，肺を襲った結果，胃気の調和と下降作用が失調し，気は上方に逆行し，同時に膈の気の通りが不利になり，「ヒック，ヒック」と短い音が頻発して自制できなくなる。ほかにも，辛いもの・熱いもの・油で焼いたもの・炒めたものや，温性の補益薬物などの過度な摂取によって，燥熱が盛んになると，陽明腑実となり，気の流れが順調でなくなって，膈が動かされて呃逆が起こることがある。『類証活人書』問咳逆篇にある，「咳逆はおよそもともと内熱のあるところに生ものや冷たいものを摂取したり，あるいは涼性の薬物を服用しすぎたりして，相反した性質がぶつかり合って発生するものである」，『景岳全書』呃逆篇にある，「すべて胃の中に火があるために，上方へ衝き上げて呃となる」などは，上述の寒・熱両者を含んだ論述である。

2 感情の不調和

イライラやストレスにより，気の動きが鈍くなると，津液が正常に散布されなくなって，痰濁が発生する。もし肝気が逆行して，肺・胃を侵し，胃気がその痰と一緒に上逆すれば，膈を動かし呃逆を起こしうる。『古典医統大全』咳逆門には「我慢や不平が重なり，その意志を行動に移せない人は，多くが咳逆の証を現す」とあり，また，『証治準縄』呃逆にも「激怒により気が上逆し痰厥を起こす」ことにより呃逆が発生するという記載があるなど，いずれも情志との関係を指摘している。

3 正気の虧虚

重病や長期にわたる疾病，もしくは吐法や下法を誤用したために，中気を傷つけたり，または胃陰を損傷したりした場合，いずれも胃の調和・降下作用を失調させ，呃逆が引き起こされる。病が深く腎にまで及んだ場合，その呃逆は腎気の摂納作用の失調により，気が上方へ衝き上げられ，胃気を夾んで膈を動かしたことにより起こることが多い。これは『素問』宝命全形論篇でも「病が深い場合には，噦を発する（病深者，其声噦）」と述べ，『証治準縄』呃逆ではさらに具体的に「傷寒もしくは滞下〔痢疾〕の後，老人，虚弱体質の人，産後の女性などに呃逆が多くみられるが，これらの呃逆はすべて病が深い状態を示す」と論じている。

以上をまとめると，呃逆とはいずれの場合においても胃気の上逆により膈が動かされて発生するものであることがわかる。胃の調和・降下作用が失調する病理的要素には，寒気の蓄積・燥熱の亢進・気鬱による痰の産生および経絡の阻滞・気血の虧虚などがあげられる。ほかにも，肺気の宣発・通調水道作用の失調も，発病過程において一定の影響を及ぼす。これは，手太陰肺経が胃を循り，膈に上がり，肺に繋がっており，また肺と胃の気はともに「下降」を主るため，肺と胃は機能面で促進し合う一方で，病変が生じた際にも互いに影響し合うからである。さらに，膈は肺と胃の間に位置するため，各種病因が肺・胃を襲うたびに，膈間の気の流れが滞る。そのため胃気が上逆すると，その気は往々にして断続的に喉中に飛び出し，呃逆を起こすことになる。『内経』ではくしゃみをさせることにより肺と膈の気の流れを疏通させ，胃気の再下降を助ける治療法が記載されているが，これは呃逆の発病メカニズムを理解するうえでの参考になろう。

類証鑑別

呃逆は古く「噦」と呼ばれていたが，乾嘔・噫気とは区別されなくてはならない。乾嘔とは，音のみで胃の内容物は出ず，吐出するのは唾液のみという証である。『金匱要略』嘔吐噦下

利病篇にも、「乾嘔・吐逆し、唾液を吐く場合には、半夏乾姜散で治療する（乾嘔吐逆，吐涎沫，半夏乾姜散主之）」「乾嘔して唾液を吐き、頭痛がする場合には、呉茱萸湯で治療する（乾嘔吐涎沫，頭痛者，呉茱萸湯主之）」と記されている。

一方噫とは、胃気の動きが阻害され、上昇し音を出す証のことをいい、『霊枢』口問篇にも「寒邪が胃の中に入り、厥逆の気が下から上に拡散し、再び胃から出て噫となる（寒気客於胃，厥逆従下上散，復出於胃，故為噫）」とある。また、『傷寒論』弁太陽病篇にも「傷寒の病を発汗させる・吐かせる・下させるなどした結果、始めの症状は取れたが、心下部が痞硬しげっぷが続く場合は、旋復代赭湯で治療する（傷寒発汗，若吐若下，解後心下痞鞕，噫気不除者，旋復代赭湯主之）」とある。これら二つの証は、ともに発作が起きたり止まったりするが、発作が止まれば心配する必要はなく予後は一般に良好であり、呃逆の「ヒック、ヒック」と短い音を頻発し、自ら制御することができない点とは異なっている。

呃逆が急性・慢性疾患の症状が重篤化した段階に現れた場合は、治癒が難しいことが多い。

このように、呃逆・乾嘔・噫気の三者は、いずれも胃気が上方に逆行したことによって起こる疾患だが、その特徴がそれぞれ異なるため、臨床で見分けることは比較的容易である。

弁証論治

呃逆の弁証では、まず虚実を把握し、そのうえで寒熱を分別しなくてはならない。治療においては、和胃降気平呃法が中心となる。

実証のうち、胃が寒冷の状態にある場合は、温中祛寒法を、胃火が上方に逆行している場合は、清降泄熱法を用いる。虚証のうち、脾胃陽虚証の場合には、補中益気・降逆和胃法を、胃陰不足証の場合には、生津養胃法を用いる。

『景岳全書』呃逆篇では「雑証の呃逆は、気逆に起因するが、その中には寒邪や熱邪の混在するもの・食滞によるもの・気滞によるもの・中気が虚したことによるもの・陰気が枯渇したことによるものがある。原因を調べ、その気を治療すれば、治癒しないものはない……実証の呃逆は治療が難しくないが、元気が竭きかけている場合の呃逆は、最も危険な証候である」としている。ここでは虚実を基本として、それぞれを分類して検討する。

［実証］

1 胃中寒冷

症　状　呃逆の音は低く緩やかで、ずしりと響く。胸膈～上腹部に不快感があり、温めると緩和し冷やすと悪化する。食欲が減退し、口の中には目立った味も渇きもない。舌苔は白潤・脈は遅緩。

証候分析　寒邪によって気の動きが堰き止められ、肺・胃の気が正常に降下できなくなるために、胸膈～上腹部に違和感・不快感を覚える。胃気が喉に衝き上がるために、呃逆の音は低く緩やかでずしりと響く。寒気は熱に遇うと流通しやすくなり、逆に寒に遇えば邪気の勢いをいっそう増すことになる。そのため、温めると症状が緩和し、冷やすと悪化する。食欲は減退し、口の中は特に症状もなく喉も渇かない。舌苔の白潤・脈の遅緩などは、いずれも胃中に寒冷邪が留まっている状態の表れである。

治　法　温中祛寒止呃

方　薬　主として丁香散。

本処方は、降逆止呃作用をもつ丁香・柿蒂と、温中散寒作用をもつ良姜からなる。これに温中止呃作用をもつ刀豆子を加えてもよい。

寒邪が強ければ、温陽散寒降逆作用をもつ呉茱萸・肉桂を加える。寒が停滞して解消されず、上腹部がもたれた感じで、腐敗臭のあるげっぷを伴う場合は、厚朴・枳実・陳皮・半夏・茯苓などを加えて行気化痰消滞をはかる。

2 胃火上逆

症状 呃逆の音は大きくよく響き，勢いよく出る。口臭があり，のどが熱く渇き，冷たい飲みものを好む。小便は少量で色は濃い。便秘。舌苔は黄・脈象は滑数。

証候分析 原因の多くは，刺激物・辛いもの・炙った肉・焼いたもの・味の濃厚な酒類の過剰な摂取，温補剤の過剰摂取などにより，胃腸に実熱が蓄積したことによる。胃の火邪が上方へ衝き上げるため，呃逆の音が大きくよく響く。胃の熱により津が傷つけられ，腸において燥結を生じることから，口臭や煩躁，口渇が起こり，冷たい飲みものを好むようになり，便秘・尿の色が赤っぽいなどの症状が現れる。舌苔の黄・脈の滑数は，いずれも胃熱が体内で盛んになっている状態の表れである。

治法 清降泄熱止呃

方薬 竹葉石膏湯加柿蒂・竹筎（清火降逆をはかる）。

本処方の人参は沙参に変えてもよく，石膏・竹葉・麦門冬を配合して陽明胃火を清し，半夏・柿蒂で化痰降逆をはかる。

便秘して腹部の膨満感や痞えがある場合は，小承気湯を組み合わせて腑を通して熱を排泄する。腑気が滞りなく通ずれば胃気は降下し，呃逆もまた治癒へと向かう。

3 気機鬱滞

症状 呃逆が連続する。しばしば情緒不安定などによって呃逆が誘発されたり，悪化したりし，さらに胸悶感・摂食量減少・腹部や脇部の膨満感・腸鳴・放屁を伴う。舌苔薄白・脈弦。

証候分析 情志の抑圧により，肝気が肺・胃を襲い，その結果胃気が上方へ衝き上がるため，呃逆が連続して起こる。情志が病因であるため，往々にして情緒の不安定によって呃逆が誘発されたり，悪化を招いたりすることになる。気逆が胸部で起こると胸悶となる。木気が鬱積すると土気を制約するため，情緒の不和は脾の運化作用に障害を及ぼし，摂食量が減少する。上腹部は胃の影響下にあり，脇は肝の管轄であるため，肝・胃が不調和をきたすと，上腹部や脇部に膨満感が現れる。気の流れが増え，体内を駆けめぐり，腸に向かうことから，腸鳴・放屁が起こる。舌苔の薄白・脈の弦は，気滞の状態の表れである。

治法 順気降逆

方薬 五磨飲子加減。

本処方中，木香・烏薬などは順気作用をもち，枳実・沈香には中焦を寛げ，降気させる作用がある。これに降逆止呃作用のある丁香・代赭石や，舒肝解鬱作用のある川楝子・鬱金を加えることもできる。

気が鬱積して火に変化し，イライラ・便秘・口が苦い・舌質は赤・脈は弦滑の症状が現れた場合には，山梔子・黄連などを加え，泄肝和胃を施してもよい。

気逆によって痰が生じ，気の動きが阻まれると，めまい・ときに悪心・舌苔薄膩・脈弦滑がみられる。その場合には，旋復代赭湯・二陳湯を併用加減して用い，順気降逆・化痰和胃をはかる。

[虚証]

1 脾胃陽虚

症状 呃逆の音は弱く無力で，呼吸が断続的になる。顔面蒼白で，手足が冷たい。摂食量が減り，身体が重苦しい。舌質淡・舌苔白・脈沈細弱。

証候分析 脾胃は受納と運化作用を受け持ち，清気を上昇させ濁気を降下させることができる。脾胃が虚弱になり，虚した気が上方に逆行すると，呃逆の音は弱く無力で，呼吸も断続的になり，摂食量が少なく，身体も重苦しい。程度によっては，生化の源が不足し，顔色が蒼白で艶がなくなり，また陽気が正常に散布されないため，手足が冷たくなる。もし腎陽まで虚すれば，腰・膝に力が入らず，最悪の場合腎は気を摂納できなくなり，呃逆が断続的に発生して重篤な状態にいたる。舌質淡・舌苔白・脈沈

細弱は，陽気が衰弱した状態を表す。

|方　薬| 主として理中丸加呉茱萸・丁香。

本処方は，甘温益気作用のある人参・白朮・甘草，扶陽温中作用のある乾姜，温胃透膈作用により呃逆を鎮める呉茱萸・丁香からなる。さらに刀豆子を用いて温中止呃をはかってもよい。

呃逆が止まらず，心下が痞えて硬い場合は，旋復代赭湯を用い，重鎮和中降逆をはかる。

腎陽も虚している場合には，手足や身体の冷え，腰・膝のだるさや無力，舌質が胖嫩・脈沈遅の症状が現れる。この場合には，附子・肉桂を加えて腎を温め陽気を補助する。

食滞がみられる場合には，佐薬として理気化滞作用のある陳皮・麦芽を加えてもよい。中気が大きく損なわれ，呃逆の音が弱く低く連続しない・摂食量が少ない・泥状便・身体がだるく力が入らない・脈虚の場合は，補中益気湯を用いるとよい。

2 胃陰不足

|症　状| 呃逆は短かく速く立て続けに出るがすぐに治まる。口や舌が乾燥する。イライラして情緒が不安定。舌質紅かつ乾燥，あるいは裂紋がある・脈細数。

|証候分析| 熱病により胃陰が消耗され，胃が濡潤を失い，調和・降下できなくなったために，立て続けに呃逆を起こす。気が逆行するものの，力がないため呃逆は連続しない。虚熱が体内を攪乱し，陰液を消耗するために，津を損傷し，それによって口や舌が乾燥して，イライラして落ち着かない。舌質は紅く乾いて裂紋を生じる・脈細数は，津液が損傷・消耗した状態を表す。

|治　法| 生津養胃止呃

|方　薬| 益胃湯加枇杷葉・石斛・柿蒂（降逆止呃をはかる）。

本処方には，滋養胃陰作用のある沙参・麦門冬・生地・玉竹が用いられるが，これは甘寒生津の方法である。これに石斛を加えると養陰の力が強化され，枇杷葉・柿蒂を加えると，和降肺胃作用により呃逆を鎮めることができる。

胃気が極度に虚し，食欲がない場合には，橘皮竹筎湯を併用して益気和中をはかる。

結語

呃逆の証においては，症状の程度の違いはきわめて明白である。例えば，たまたま呃逆の発作を起こした場合，大部分の症状は軽く病位も浅く，多くは自然に治癒する。または，鼻を刺激してくしゃみをさせる・驚かせる・息をこらえさせるなどの方法で，治療効果がある。もし呃逆が連続するようであれば，寒熱虚実に従って弁証を行い，速やかに適当な薬物治療をしなければ，症状を緩和させることはできない。また，もしその他の急性・慢性疾患の症状が悪化した段階で呃逆がみられた場合は，患者の状態が危篤に向かっていることを表す「土気が敗れ，胃気が絶え」ようとしている状態であり，予後がすぐれないため，さらに注意が必要である。

文献摘要

『三因極一病証方論』呃逆論証「大率胃実即噦，胃虚則噦，此由胃中虚，膈上熱，故噦。

『景岳全書』呃逆：然致呃之由，総由気逆。気逆於下，則直衝於上，無気則無呃，無陽亦無呃，此病呃之源，所以必由気也。……然病在気分，本非一端，而呃之大要，亦惟三者而已，則一曰寒呃，二曰熱呃，三曰虚脱之呃」

『医部全録』呃門・陳夢雷注「陽明所受穀気，欲従肺而達表，肺気逆還於胃，気并相逆，復出於胃，故為噦。以草刺鼻，取嚏以通肺，肺気疏通，則穀気得以転輸而噦逆止矣。鼻気不通而無息，則疾迎引之，連取其嚏也，大驚則肝心之気分散，胃之逆気，亦可従之而外達也」

『張氏医通』呃逆「呃逆在弁寒熱，寒熱不弁，用薬立斃。凡声之有力而連続者，雖有手足厥逆，大便必堅，定属火熱，下之則癒。……其声低怯而不能上達於咽喉，或時鄭声，雖無厥逆，定属虚寒」

[23] 泄瀉

　泄瀉とは，排便回数が増加し，大便が希薄になって，はなはだしいと水様の大便が噴出するものを指している。古人は，大便が泥状で排便の勢いの緩やかなものを「泄」といい，大便が水のようにサラサラで勢いよく排出されるものを「瀉」としていた。本疾患は年間を通じて季節を問わず発症するが，特に夏・秋に多く見受けられる。

　本証は『黄帝内経』では「泄」と呼ばれており，「濡泄」「洞泄」「飧泄」「注泄」などの記載がみられる。『難経』には五泄の分類がみられ，漢・唐代になると「下利」と呼ばれ，宋代以降になると「泄瀉」と総称されるようになった。また病因や病機によって「暑泄」「大腸泄」など，別の名称で呼ばれるものもあるが，「泄瀉」の名称から離れるものではない。『丹台玉案』泄瀉門にも，「泄とは，水の漏れ出るような様であり，勢いも緩やかである。瀉とは，勢いが激しいものである。わずかに違いはあるが，多くの症状は共通しているため，総称して泄瀉という」と述べている。

病因病機

　歴代の医学書には，本疾患の脈象・病因・証候・治療に関する比較的詳細な記述がある。『素問』陰陽応象大論篇は「清気が下方にあれば，飧泄〔未消化の下痢〕を生じ……湿が強ければ濡泄〔水下痢〕となる（清気在下，則生飧泄，……湿勝則濡泄）」，同・挙痛論篇は「寒邪が小腸に居座ると，小腸は正常な機能を維持できず，摂取物を消化しきれずに，腹痛と泄瀉を起こす（寒邪客於小腸，小腸不得成聚，故後泄腹痛矣）」，『霊枢』師伝篇は「胃に寒邪があると，腹部が脹る。腸に寒邪があると，腸が鳴り飧泄が起こる。腸に熱邪があると，脹りと下痢の両方が起こる（胃中寒，則腹脹，腸中寒，則腸鳴飧泄，胃中寒，腸中熱，則脹而且泄）」，『素問』陰陽応象大論篇は「春に風邪を感受すると，夏に飧泄を起こすことがある（春傷於風，夏生飧泄）」，同・至真要大論篇は「透明で低温の水液を排泄するものは，いずれも寒によるものである……突然の下痢や切迫した便意が感じられるものは，いずれも熱によるものである（暴注下迫，皆属於熱，……澄徹清冷，皆属於寒）」と述べている。以上は，温・熱・寒・風がいずれも泄瀉を引き起こすことを説明したものである。ほかにも，『景岳全書』泄瀉には「泄瀉には……飲食物が原因で起こるもの，季節の邪気によって起こるもの，……生ものや冷たいものを摂取したことによる寒滞が原因であるものがある」，『張聿青医案』泄瀉には「上方にはげっぷ，下方では下痢を起こす。これは気の逆行や不和により，脾土が損傷・抑制されたことによるものである」とし，本証の発症が主に体内の正気の虚弱・外邪の感受・飲食の不摂生，感情の不調和などによる脾胃の損傷を原因とするものであることを論じている。

　泄瀉の病位は主に脾・胃・大腸・小腸に存在する。病因には外邪・飲食の不摂生・感情の不調和および臓腑の虚弱などがあるが，そのなかでもポイントになっているのが脾・胃の機能障害である。脾胃の機能障害はさまざまな原因によって引き起こされたものである。外邪の影響・脾胃自体の虚弱・肝脾不和や腎陽不足などのいずれもが脾胃に影響を与え，泄瀉を発生さ

せうる。

脾胃の機能障害を引き起こし，泄瀉を起こしうる要素として，以下のいくつかが考えられる。

1 外邪

六淫の邪気が泄瀉を引き起こすことがある。そのなかで，比較的多くみられるのは寒湿・暑熱などを原因とするものである。脾臓は乾燥を好み，湿を嫌う性質をもつ。したがって湿邪は最も泄瀉を引き起こしやすい。これは『難経』にいう「湿が多いと五泄を起こす（湿多生五泄）」である。そのほかにも，寒邪・暑熱の邪は，皮毛・肺衛を侵すほか，直接に脾胃に影響を与え，脾胃機能に障害をきたし，泄瀉を引き起こすことがある。しかし，その場合も湿邪と関係していることが多い。そのため『雑病源流犀燭』泄瀉源流にも「湿邪が盛んになると未消化の下痢を起こす。これはまさに湿のみによるものである。風・寒・熱・虚はいずれも病を引き起こすが，もし脾が強く湿がない状態であれば，この四者はいずれも脾を侵すには足りず，どうして泄を起こせるであろうか。このことは，泄には風・寒・熱・虚の違いがあるが，いずれも湿によらないものはないことを示している」という記述がある。

2 飲食による損傷

過度の飲食により消化不良の食物が体内に留まったり，もしくは脂っこいものや甘いものを摂取しすぎて胃の働きが鈍化して，脾の働きが滞ったりするか，あるいは，生もの・冷たいものや，誤って不潔なものを摂取したりすると，脾胃を損傷して消化物の輸送に不調をきたし，気の昇降が失調して泄瀉が起こる。『景岳全書』泄瀉篇にも，「節度のない飲食や生活リズムの乱れは脾胃を傷つける。そこで水は湿と化し，穀物は停滞して，食物の精華は全身に運ばれなくなり，その結果汚濁物と合して下行し瀉痢が起こる」との記述がある。

3 感情の不調和

もともと脾胃が虚弱なところに，悩み・憂い・怒り・ストレスなどの感情面の影響を受けると肝気の鬱結を招き，これにより気が逆行して脾を侵し，運化作用に異常をきたすと泄瀉が起こる。この点について『景岳全書』泄瀉では，「怒りが下痢を引き起こす場合は，もともと怒りの感情のあるときに摂食し，脾胃を損傷したものである。そのために再び感情に起伏が生じると，それに触発されて再発する。これは肝・脾二臓の疾患である。肝木の気が土気を攻め，脾気が損傷を受けたために起こったものと考えられる」と記している。

4 脾胃の虚弱

脾は運化を主り，胃は受納を主る。もし長期にわたって飲食に注意を払わなかったり，疲労により体内の臓器を傷つけたり，さらに長患いをしたりすると，いずれも脾胃が虚弱になる原因となりうる。その結果，脾胃で水穀を受け入れて吸収し，精微を運化することができなくなって，水穀は停滞し，清と濁を分別できず，そのまま下へ伝送されてしまうために，泄瀉となる。

5 腎陽の虚衰

長患いのあとに腎陽を傷つけたり，もしくは高齢で体力が衰え，陽気が不足したりすると，脾が温煦されず，運化作用が失調し，泄瀉を起こす。『景岳全書』泄瀉篇では「腎は胃の関門であり，二陰に開竅している。そのため大小便の開閉は，腎が主っている。腎の陽気が不足すれば，命門の火が衰え……陰気がきわめて盛んなときになると，人は下痢が止まらなくなる」ということを指摘している。

以上より，脾虚による湿の亢進が本証を発生させる重要な要素であることがわかる。外因としては湿邪との関係が最も大きい。湿邪が侵入することにより，脾胃を損傷すると，運化が異常になる。「湿気が強いと水下痢になる」とはこのことである。内因としては，脾虚との関係

が最も深い。脾虚により，運化作用に異常をきたし，水穀を精微に化生することができなくなる。その結果，湿濁が体内に生じ，混ざり合って下へ伝送され泄瀉になる。『景岳全書』泄瀉篇にも「泄瀉の根本は，脾胃にほかならない」とある。肝腎により引き起こされた泄瀉でも，脾虚を基礎とするものが多い。脾虚により運化作用が失調すると，体内で湿が盛んになり，さらに湿が盛んになることにより，脾の運化作用が影響を受ける。したがって，脾虚と湿の亢進は，相互に影響をもたらし，因果関係にあることがわかる。

類証鑑別

　泄瀉と痢疾は病位がどちらも腸間にあるため，識別する必要がある。

　痢疾には，腹痛・裏急後重〔切迫した便意が襲い，下痢便排出後に残便感を伴う〕・膿や血の混じった粘液を下すなどの特徴がある。泄瀉は排便回数が増加し，便が薄い泥状，あるいは程度によっては水様便となる。泄瀉でも腹痛はみられるが，腸鳴・腹部の張りが同時にみられ，排便後は痛みも和らぐ。一方，痢疾の腹痛は裏急後重と同時にみられ，排便後に痛みは和らがない。したがって両者の区別は難しくない。

　泄瀉には多くの証型があるが，それぞれに特徴がある。外感泄瀉は，表証がみられることが多く，弁証するときは寒湿と湿熱を見極めて治療することが必要である。また胃腸に食積が停留して起こる泄瀉は，腹痛と腸鳴・腐卵臭のある便・排便後に痛みが緩和するなどの特徴がある。肝気乗脾による泄瀉は，胸脇部の脹悶感・げっぷがあり摂食量が少ない・怒りや気の塞ぎにより症状が悪化するなどの特徴がある。脾胃虚弱による泄瀉は，便はときには泥状，または水様である・水穀が消化されない・少しでも脂っこいものを食べると便の回数が増える・顔面が黄色っぽい・四肢がだるいなどの特徴がある。腎陽虚衰による泄瀉は，明け方に多く起こり，腹痛・腸鳴があるとすぐに便が下る・下痢をすると他の症状は治まる・寒がりで手足が低温・腰や膝がだるく感じるなどの特徴がある。

弁証論治

　泄瀉は便の回数が多く，便が希薄であることを特徴とする。弁証にあたっては，まず寒・熱・虚・実を区別する。通常，便が水のように希薄で，食べたものが十分に消化されないものは，多くが寒証に属する。一方，大便の色が黄褐色・悪臭がある・切迫した下痢症状・肛門に灼熱感を覚えるなどの症状がみられるものは，多くが熱証に属する。また，下痢時に腹痛がある・痛みがきわめて激しく押えると悪化する・排便によって痛みが和らぐなどの症状がみられるものは，多くが実証に属する。経過が長く，腹痛は目立たない・腹部を温めたり押えたりすると痛みが和らぐ・疲れやすい・手足が冷たいなどの症状がみられる場合は，多くが虚証に属する。しかし，病気の変化は複雑であり，虚と実が同時にみられ，寒と熱が交互に現れるようなケースがよくある。したがって，弁証に当たっては全面的な分析が求められる。治療方法に関しては，『医宗必読』が淡滲・昇提・清涼・疏利・甘緩・酸収・燥脾・温腎・固渋の九つの方法を提唱し，治療方法に大きな発展をもたらした。

［外邪］

1 寒湿（風寒）

症　状　便は希薄で，程度によっては水様になる。腹痛・腸鳴・摂食量の減少・上腹部のもたれ感や，もしくはそれらと同時に悪寒・発熱・鼻づまり・頭痛・四肢や全身の重だるい痛みなどがみられる。舌苔は薄白もしくは白膩，脈は濡緩。

証候分析　外感の寒湿・風寒の邪気が腸胃を侵したり，もしくは生ものや冷たいものを食べすぎたりして，脾が正常に運輸・化生することができなくなる。昇降が失調した結果，清と濁

の分別が行えなくなり，飲食を化生することができなくなって伝導も機能しなくなり，便が希薄になる。寒湿が体内で盛んになり，胃腸の気の運動が阻害されたため，腹痛と腸鳴がみられるようになる。寒湿が脾の機能を鈍化させると，摂食量も減少し上腹部がもたれるような感じがする。悪寒・発熱，鼻詰まり・頭痛・四肢のだるさや痛みなどの症状は，風寒外束の表現である。舌苔薄白・白膩，脈濡緩は，寒湿が体内で盛んになっていることの表れである。

| 治　　法 | 解表散寒・芳香化湿 |
| 方　　薬 | 主として藿香正気散。|

　本処方中の藿香は辛温散寒・芳香化湿に用いられ，ここでは主薬となる。白朮・茯苓は健脾除湿に，また陳皮・厚朴・大腹皮は理気消満・疏理気機に，紫蘇・白芷は解表散寒に，半夏は醒脾燥湿に用いられる。本処方には疏風散寒の作用と同時に化湿除満・健脾寛中・調理脾胃の作用もあるので，湿濁を体内で解消し，風寒の邪気を体表で解消することができる。その結果，脾胃の効能は回復し，泄瀉も自ずと収まるようになる。暑湿の感受，あるいは飲食の不摂生などにより起こった泄瀉には，純陽正気丸を用いる。服用も簡便で，効果も比較的よい。

　表邪が重い場合には，荊芥・防風を加えて疏風散寒の作用を高める。

　湿邪が重く，胸悶・腹脹・少尿・四肢の倦怠感・舌苔白膩などの症状がみられる場合は，胃苓湯を使って，健脾燥湿・淡滲分利をはかる。

2 湿熱（暑湿）

| 症　　状 | 泄瀉・腹痛・切迫した下痢，もしくは排便後もすっきりしない・便は黄褐色で悪臭を伴う・肛門に灼熱感を伴う・熱感および煩躁・口渇・小便は短く黄色・舌苔黄膩・脈濡数もしくは滑数。|

| 証候分析 | 湿熱の邪気，もしくは夏場における暑湿邪が胃腸を傷つけ，伝達・化生作用に異常をきたし，泄瀉が起こる。急で激しい下痢と排便の切迫感は，熱によるものである。腸の中に熱があるために切迫した下痢になる。湿と熱が結び合うと，排便後もすっきりしない。湿熱が下方になだれ込むため，肛門に灼熱感があり，便の色も黄褐色で悪臭を伴い，尿量が減少し黄色い。熱感と煩躁・口渇・舌苔黄膩・脈濡数もしくは滑数は，いずれも湿熱が体内で盛んになっていることを表す。|

| 治　　法 | 清熱利湿 |
| 方　　薬 | 葛根芩連湯加減。|

　本処方中の黄芩・黄連は苦寒で清熱燥湿に，葛根は解肌清熱・昇清止瀉に働く。これに金銀花を加えて，清熱作用を高めてもよい。茯苓・木通・車前子は，それを加えることで利湿の作用を高めることができ，湿と熱をそれぞれ解消し，泄瀉を止めることができる。

　湿邪が重く，胸部・腹部が張って塞がったような感じがする・口渇はない・のどが渇いても水を飲もうとしない・舌苔はわずかに黄色で厚膩・脈は濡緩の症状のある場合には，平胃散を用いて，燥湿寛中をはかる。食滞証が混在する場合は，神麴・麦芽・山楂子を加えて消食化滞させるとよい。夏季で暑さが盛んな時期に泄瀉になり，水様便・自汗・顔面の垢によるくすみ・熱によるのどの渇き・尿が赤くなるなどの症状がみられる場合には，藿香，香薷・扁豆衣・荷葉などの薬物を使い，清暑化湿をはかる。

［食滞腸胃］

| 症　　状 | 腹痛・腸鳴・下痢で排泄された便は腐卵臭がする・排便後腹痛が和らぐ・便の中に未消化物が混在する・上腹部の痞満・げっぷに腐敗臭がある・食欲がない・舌苔垢濁もしくは厚膩・脈滑。|

| 証候分析 | 飲食の不摂生により，未消化の食物が体内に停滞し，胃腸の働きを妨げ，胃腸の伝送・化生の作用に異常をきたし，腹痛・腸鳴・腹部の痞えと張りなどの症状が現れる。未消化物を消化できないため，濁気が上逆し，腐敗臭のあるげっぷが出る。体内に停留した未消化物が下方へなだれ込むため，腐卵臭を伴った下痢

をする。下痢により腐濁の気が外へ排出されるため、腹痛は和らぐ。舌苔の垢濁もしくは厚膩・脈滑は未消化物が体内に留まっていることを示す。

| 治　法 | 消食導滞 |
| 方　薬 | 主として保和丸。 |

本処方は、消食導滞を主とし、和胃除湿の作用を併せもつ。処方中の山楂子・神麴・莱菔子は、消導食滞・寛中除満に用いる主薬である。佐薬として、陳皮・半夏・茯苓を和胃袪湿に用い、連翹を食滞による鬱熱を消すために用いる。食滞が重く、熱をもち、腹部が脹満し、下痢してもすっきりしない場合は、邪気を存在部位に従って排出させるために通因通用法を用い、枳実導滞丸で消導積滞・清利湿熱をはかる。

[肝気乗脾]

症　状	日頃からよく胸脇部が張って気の塞いだ感じを覚える・げっぷが出る・摂食量が少ないなどのほか、イライラ・怒り・悩み・抑うつ・緊張など、情緒不安定となるたびに、腹痛・泄瀉が起こる。舌淡紅・脈弦。
証候分析	七情による気の損傷・緊張などを覚えた際、気のめぐりが不調となり、肝の暢やかさが失われ、肝気が横逆して脾に影響し、その正常な運化作用を失調させるために腹痛・泄瀉が起こる。肝の疏泄作用が失調したために、胸脇部が張って塞がったような感じを覚え、食が細くなりげっぷが出る。舌淡紅・脈弦は、肝旺脾虚の表れである。
治　法	抑肝扶脾
方　薬	主として痛瀉要方。

本処方中の白朮は健脾補虚に、白芍は養血柔肝に、陳皮は理気醒脾に、防風は昇清止瀉に働く。

[脾胃虚弱]

症　状	便はときに泥状・ときに水様・飲食物が消化されない・油っこいものを食べると、便の回数が増え、摂食量が減少し、上腹部は張って塞ぎ不快感を覚え、顔色はくすんだ黄色で艶がない・四肢も疲れやすく力が入らない。舌質淡・舌苔白・脈細弱。
証候分析	脾胃が虚弱になり、運化作用が失調するため、水穀が消化できない。そのために清濁を分別できず、泥状便の下痢を生じる。脾陽が振るわず、運化作用が失調するため、飲食量が減少し、上腹部が張って塞がったような感じを覚えてすっきりせず、少しでも油っこいものを食べると、便の回数が増えるようになる。下痢が長く続き、脾胃が虚弱になり、気血の源が不足するため、顔色は黄色になり、四肢は疲れやすく力が入らない。舌質淡・舌苔白・脈細弱は脾胃虚弱の表れである。
治　法	健脾益胃
方　薬	主として参苓白朮散。

本処方は、補気健脾の四君子湯を柱に、和胃・利気・滲湿の作用のある生薬を加え、標と本の両方に配慮する。もし脾陽が衰え、陰寒が体内で盛んになり、腹部が冷痛し手足が暖かくなければ、附子理中丸に呉茱萸・肉桂を用いて温中散寒させるとよい。長期にわたって下痢が止まらず、中気が下陥し、脱肛している場合には、補中益気湯を用いて、益気昇清・健脾止瀉させるとよい。

[腎陽虚衰]

症　状	泄瀉が明け方前に多く起こり、腹痛を伴う。腸鳴があると間もなく泄瀉し、下したあとは症状が治まる。寒がり・四肢の低温・足腰のだるさなどがみられる。舌質淡・舌苔白・脈沈細。
証候分析	泄瀉が長期にわたったために腎陽が衰え、脾胃を温めて栄養することができず、運化作用が失調している状態にあるところに、明け方前は陽気がまだ振るわず、陰寒がまだ盛んなために、腹部に痛みを生じ、腸鳴とともに泄瀉する。「五更瀉」とも呼ばれる。泄瀉が終わると、腑気が通じるため、症状が改善される。寒がる・四肢が冷える・舌質淡・舌苔白・脈沈細は、脾腎の陽気不足の表れである。
治　法	温腎健脾・固渋止瀉

| 方　薬 | 四神丸加味。

　本処方中の補骨脂は腎陽を補い，呉茱萸・肉豆蔲は温中散寒に，五味子は渋腸止瀉に用いられている。適宜附子・炮姜を加えると，全体の温腎暖脾の力を増強することができる。高齢で身体が衰え，長期にわたる泄瀉が止まらず，中気が下陥している場合は，黄耆・党参・白朮を用いて益気健脾したり，桃花湯と合わせて用いたりすることにより，固渋止泄をはかる。

　慢性の泄瀉は，ほとんどが虚証であるので，温補固渋法で治療する。しかし，虚の中に実が混在する患者もいるため，固渋法を使った後に，泄瀉の回数は減るが，腹部の膨脹感・腹痛・食欲減退による不調などの症状があり，さらに血瘀がみられる場合には，桂枝湯に当帰・川芎・赤芍を加えて養血和血をはかるとよい。

結語

　上記の各種の泄瀉は，単独で発症する場合もあれば，合併して発症する場合や，それぞれが相互に変化し合う場合もある。したがって各治療方法は実際の状況に合わせて選択する必要がある。一般に，外邪に侵されたり，飲食が原因であったりするものは実証が多く，治療に当たっては祛邪を中心とする。風寒外束による場合には疏解法を，暑熱が原因であれば清化法を，消化不良が原因であれば消導方を，湿が盛んであれば分利方を用いるべきである。泄瀉が長期にわたったり，あるいは反復的に起こったりして正気を消耗した場合は，虚証に属することが多いため，扶正を中心にした治療を施す。脾腎陽虚であれば温補法を，中気下陥であれば昇提法を，感情の不調和であれば疏理法を，泄瀉が長く続く場合は固渋法を用いるとよい。しかし，泄瀉の初期においては，邪気を体内に閉じ込めてしまう可能性があるため，いきなり補渋法を用いてはならない。一方で，泄瀉が長期間にわたる場合は，陰液が傷つくのを防ぐため，行きすぎた分利法を施してはならない。このほか，治療すると同時に飲食に注意し，生もの・冷たいものを避け，肉類や脂っこいものを摂取しないように心がけなければならない。

文献摘要

『素問』厥論篇「少陰厥逆，虚満嘔変，下泄清，治主病者」

『傷寒論』159条「傷寒，服湯薬，下利不止，心下痞鞭，服瀉心湯已，復以他薬下之，利不止，医以理中与之，利益甚，理中者，理中焦，此利在下焦，赤石脂禹余糧湯主之，復利不止者，当利其小便」

『古今医鑑』泄瀉「夫泄瀉者，注下之症也，蓋大腸為伝送之官，脾胃為水穀之海，或為飲食生冷之所傷，或為暑湿風寒之所感，脾胃停滞，以致闌門清濁不分，発注於下，而為泄瀉也」

『景岳全書』泄瀉「泄瀉之病，多見小水不利，水穀分則瀉自止，故曰，治瀉不利小水，非其治也」

『臨証指南医案』泄瀉「泄瀉，注下症也。経云，湿多或五泄，曰飧，曰溏，曰鶩，曰濡，曰滑，飧濡之完穀不化，湿兼風也。溏泄之腸垢汚積，湿兼熱也。鶩溏之澄清溺白，湿兼寒也。濡泄之身重軟弱，湿自勝也。滑泄之久下不能禁固，湿勝気脱也」

『医学心悟』泄瀉「書云，湿多成五瀉，瀉之属湿也，明矣。然有湿熱，有湿寒，有食積，有脾虚，有腎虚，皆能致瀉，宜分而治之」

『時病論』食瀉「食瀉者，即胃瀉也。縁於脾為湿困，不能健運，陽明胃府，失其消化，是以食積太倉，遂成便瀉」

[24] 痢疾

痢疾とは，腹痛・裏急後重・赤白の膿血便を主症状とする病証であり，夏〜秋に多発する。

本病は『内経』では腸澼，『難経』では大瘕泄，『傷寒論』では熱利下重・下利便膿血と呼ばれていたものが，晋・唐代になって痢と呼ばれるようになった。『諸病源候論』痢疾諸候篇には赤白痢・血痢・膿血痢・熱利などの名称が見られる。『千金要方』熱痢第七では，「痢には大きく分けて四種類ある。即ち冷・熱・疳・蠱である。冷では白い膿が，熱では赤い血が，疳では両者が混在し，……蠱では瘀血ばかりが下る」とし，同時に赤白滞下の治療方剤を挙げている。『外台秘要』水穀痢篇では痢の分類はさらに増え，痢の治療方剤も170余り列挙されている。そのうち，「重下」を治療する方剤は六種ある。滞下とは排便の困難なものをいったものであり，重下とは下腹部の痛みがはなはだしいものをいったものである。このことから，痢疾を「滞下」とする呼び方は唐代にはすでに存在したことがわかる。

金・元代になると，本病は伝染することが知られ，時疫痢と呼ばれた。例えば『丹渓心法』痢篇では，「時節の伝染病による下痢は，一地域・一家庭・各年代における伝染形態が相似している」と述べている。また『三指禅』痢証脈論篇では「風邪の通るところ，一家全体・一地区全体がすべて発病する。……邪気の触れるところ，一人感染すれば一人，一地域が感染すれば一地域が発病する」とあるように，本病には散在性の発生・流行性の発生がともにあることが認識されており，痢疾は流行し，強烈な伝染性があることが記されている。

病因病機

本病は，湿熱・疫毒の気を感受したり，もしくは生ものや冷たいものを食べすぎたりするなどの内傷によって，脾胃と臓腑が損傷されて形成されるものであり，その発病は季節と大きく関わっている。『証治彙補』下竅門篇では，「飲食の不摂生・不規則な生活などにより……閉塞して便秘ぎみに溜まりこみ（滞下），未消化下痢（飧泄）や熱性の下痢症状（腸澼）が起こる。滞下とは気や食が下焦に留まるものをいい，腸澼とは湿熱が腸に蓄積した状態であり，現代における痢疾である。これは積なければ痢なしといわれる所以であり，痢とは湿・熱・食積の三者によるものである」と記しているほか，「生もの・冷たいもの・脂っこいものが体内に留まり，湿は熱をもち，熱は瘀を招きながら，潜伏して発症しない。このような状態の下で，ときとして調節がうまくできずに風・寒・暑・湿の邪気を感受したりすると，穢れた気が動かされ，本病が発症する。多くは夏・秋に起こるが，それは脾が長夏の主気であることから，酷暑の気に影響を受け，肺にも影響を及ぼし，秋になって陽気が収斂するにつれ，火気も下行し，肺の熱も大腸に伝わり，発症を促すものである」とも記されている。葉天士も『温熱経緯』三時伏気外感篇において「痢という証は，古くは滞下と呼ばれた。これは体内に溜まった濁気が存在し，後に下ることから呼ばれたものであろう。しかし滞は気・血の両者に起こり，また冷傷・熱傷があり，単一ではない」とし，痢疾の邪気には冷・熱・飲食などによるものがあり，その病は気を損なうもの・血を損なうものに分かれ

ることを具体的に示した。

1 季節の邪気

暑湿と疫毒の邪は，胃腸に侵入し，湿熱が鬱積して蒸す。もしくは疫毒が広がり，気血が阻滞され，さらに暑湿と疫毒が互いに結びつき，膿血を生じて湿熱痢と疫毒痢を形成する。例えば『景岳全書』痢疾篇では，「痢疾の病は，夏・秋の変わり目に起こることが多い。古法の伝えるところによれば，いずれも酷暑の頃には，火気が季節を司るという。その中で，激しい熱により生じた毒が蓄積されて痢となる」としている。通常，湿熱が気分を損傷すれば白痢，血分を損傷すれば赤痢，気血をともに損傷すれば赤白痢となると考えられている。

2 飲食による内傷

飲食の不摂生・不潔なものを誤って口にする・日頃から甘いもの，脂っこいもの，味の濃いものを好むなどによって，湿熱が次第に形成され，その湿熱が体内にこもり，腑気が塞ぎこまれる。その結果，気血が凝集して動けず，膿血に転化し，湿熱痢を形成するもの。湿熱が体内に鬱結して解消されなければ，陰血は容易に傷つけられ，陰虚痢を形成するようになる。日頃から生ものや冷たい果物類を妄りに摂取し続けていると，脾胃を傷つけ，脾虚となって運化が働かなくなり，水湿が体内に停留して中焦の陽気が封じ込められる。湿が寒化して寒湿が体内で蓄積され，もし飲食の不注意により，寒湿と食湿が腸の中に詰め込まれれば，腸の中の気機は阻まれ，気が滞って血瘀になり，腸の中の腐濁の気と結合して膿血に転化し，寒湿痢が起こる。『景岳全書』痢疾篇には「暑さのために冷たいものを欲しがるというのは，よくあることである。生もの・冷たいものを摂取しすぎることにより，痢が起こる」と，具体的に，寒痢の形成は多くが寒涼の邪を感受したり，さらに生ものや冷たいものを摂取しすぎたりすることによるものであることを説明している。また脾胃がもともと虚弱でありながら，寒湿の気を感受したり，熱痢の治療に寒涼の薬物を過剰に摂取したために中陽が攻撃を受けたりすると，いずれも虚寒痢になりうる。

上述の病因は，外感と飲食に分けられているが，両者は常に互いに影響し合い，その発病は内外因の交差によって起こることが多い。

本病の病位は腸にあるが，胃と腸は密接に関わっているため，湿熱や疫毒の気が，胃へ攻め上がったり，または長期にわたる痢疾が正気を傷つけ，胃虚から気逆したりすると，胃が食物を摂取できなくなり，噤口痢になる。痢疾が長期にわたり，正気が虚し邪気がなかなか抜けなかったり，または治療が不適当で，収渋法を行うのが早すぎて「門を閉じて敵を残す」ことになったりすれば，慢性の下痢，あるいは不定期に発作を起こす休息痢になることもある。痢が長期にわたって治らないか，または何回も再発すると，脾胃を傷つけるだけでなく，腎にも影響を与えて脾腎虧虚となり，下痢が止まらなくなる。

以上からわかることは，本病の発生原因は，季節の邪気を感受すること・飲食の不摂生に関係があること，また病位は腸であり，湿熱・疫毒・寒湿の邪が腸の中に充満して塞がり，気血がそれと結びつくことによって腸道の輸送が失調し，脈絡が損傷され，気血は凝り固まって腐敗して膿血に転化し，痢に赤と白が混じるようになるということである。また，気が行く手を阻まれ，動きを止められ，腑気が通じなくなるために，腹痛・裏急後重などの症状も現れるようになる。

類証鑑別

本病は泄瀉と見分ける必要がある。両者はともに夏〜秋に多発し，いずれも胃腸に起こる病変である。さらにどちらもその季節に発生する時邪・飲食による体内の損傷により発病する。

しかし，瀉と痢は証からその治療にいたるまで大きく異なるものである。この点については『景岳全書』泄瀉にも「瀉は浅く痢は深い。瀉は軽く痢は重い。瀉は水穀が分別できなくなるもので，中焦に起こる。痢は脂絡の損傷・血の腐敗によるもので，病は下焦にある。中焦にあるものに関しては，湿というものが脾胃の作用によって小腸で分けられるものであることから，その源流を処理すればよく，分利水道法で治療するのがよい。下焦にあるものは，病位が肝・腎・大腸にあり，分利法の及ぶ範囲にないため，真陰の調整をはかり，同時に小腸の機能を補助し，気化の源を滋養する」とある。また『局方発揮』滞下篇には，「瀉痢の病は，水穀が消化されるか未消化であるかに関わらず，排泄のときいきむことがなく，身体がだるく力が入らない。滞下ではそれとは違い，膿・血・膿血が混在する・腸内の老廃物・無糟粕・あるいは糟粕混在などがみられ，痛みの有無・激痛といった違いはあるが，一方ですべて裏急後重となり非常につらい」とあり，さらに踏み込んで痢疾と泄瀉の区別の要点を解説している。これは臨床で弁証する際の一助となるであろう。

　臨床における瀉と痢の両者は，相互に転化できるものである。もともと瀉であるものが痢に変化する者もあれば，痢であるものが瀉に変化する者もある。腹痛に関しては，瀉と痢の両方にみられるものであるが，泄瀉における腹痛は，腸鳴と同時にみられることが多いのに対して，痢疾における腹痛は，裏急後重と同時にみられる。泄瀉でもまれに裏急後重がみられるが，膿血便の証はみられない。また，両者の病機ならびに臨床所見はそれぞれに異なるものの，病変部位はどちらも腸間であるという点では一致している。したがって，症状は同じところもあれば異なったところもあり，臨床においては，共通項の中から違いを見つけ出す必要がある。

弁証論治

　『景岳全書』痢疾篇には，「痢疾の治療には，まずその虚実を見極め，寒熱を見分ける。これが瀉痢症状において最も重要なポイントである」とある。ほかにも，劉河間は「気を調節すれば後重感は解消され，血がめぐれば膿便も治癒する」と指摘している。本病の初期に，腹痛・裏急後重・膿血粘液便・舌苔黄膩・脈弦滑実であるものは，実証・熱証であることが多く，清熱・化湿・解毒に調気・行血・導滞を組み合わせて治療を行う。しかし，収渋止瀉作用をもつ罌粟殻，牡蛎，竜骨，訶子などは「門を閉じて城内に敵を残してしまう」恐れがあるので用いてはならない。また，下痢と寒熱・身体の痛みなどの表証が同時にみられる場合は，外疏内通するのがよく，解表剤を併せて用いる。腐臭を伴うげっぷ・胃酸がこみ上がる・胃の気が動けず食欲がない場合は，痢が食滞を兼ねている状態であるから，消導作用のある生薬を用いて，食積・食滞を消導させるとよい。熱毒が盛んであると，発病が突然であり，鮮紫色の膿血を下す。症状が高じて，煩熱を感じてイライラし，昏迷・痙攣などがみられるものは疫毒痢であり，清熱解毒法を用いながらに補助として開竅鎮痙薬を配合する。湿熱疫毒が腸の中でこもって亢進すると，上方にある胃を侵し，胃気が正常に降下できなくなり，受納作用が働かなくなって，噤口痢となる。この場合は，清熱解毒・和胃降逆法で治療を行うとよい。下痢が長期にわたると，多くの場合は虚証に転じる。虚証の中でも，脾陽不振・中焦に寒湿が停滞している者は，温中理脾を行うとよい。長期にわたって下痢が止まらず，脾腎虚寒・関門不固証の場合は，温補固渋法を用い，攻下薬など刺激の強い生薬を用いてはならない。長期にわたって下痢が続き，嘔吐して飲食できず，脈虚で正気も衰弱している場合は，補脾健胃・益気固脱法で治療する。下痢の発作が不定期に繰り返され，年間を通じて起こり長期間にわたって治らないものを

休息痢という。これは治療をすぐに行わなかったり，治療方法が適切でなかったり，あるいは止渋法を用いるのが早すぎたりした結果，正気が虚して邪が体内に残ってしまったものである。この場合は扶正祛邪で治療を行うとよい。

　以上より，熱痢はその熱を清し，寒痢はそれを温め，痢疾の初期で実証である場合はそれを通じさせ，長期にわたる痢疾で虚証である場合はそれを補う。寒熱が交錯している場合は，清法と温法を同時に用いる。虚実が混在しているものには，通法・渋法を同時に用いる。「赤」が多い場合は血薬を多量に用い，「白」が多い場合は気薬を多量に用いる。痢疾の初期は実証が多く，長期にわたる痢疾は虚証が多くみられる。何回も再発する休息痢では，本虚標実証がよくみられる。治療については，終始一貫して祛邪と扶正の弁証関係を明確に把握し，胃気に対する配慮をその根本方針とするべきである。

1 湿熱痢

症　状 腹痛・裏急後重・下痢には赤白が混ざる・肛門の灼熱感・尿は少量で赤みを帯びる・舌苔膩かつ微黄・脈滑数。

証候分析 湿熱邪が腸の中に大量に滞ったために，気機が滞って輸送が失調し，腹痛・裏急後重症状が起こる。湿熱が腸道を燻して熱するため，脂絡が損傷し，気血も瘀滞し，膿血に転化する。そのため「赤」「白」を下すようになる。湿熱が下部へ注ぎ込まれると，肛門に灼熱感が現れ，尿も少なく赤くなる。舌苔膩は湿を，黄色は熱を示し，脈の滑は実，数は熱があることを示している。本証は肛門の灼熱感・尿が赤みを帯びており少量であることを弁証のポイントとする。

治　法 清熱解毒・調気行血
方　薬 芍薬湯加金銀花。

　本処方には，調気行血・清熱解毒の作用がある。処方中の芍薬・甘草・当帰は和営作用をもって膿血を治し，木香・檳榔は行気作用をもって後重の症状を除く。黄芩・黄連・大黄は清熱解毒することができる。肉桂は辛温の性質で鬱結をほぐす。金銀花は甘寒解毒作用があるため，加えるものである。

　痢疾の初期で，悪寒・発熱があり，頭重感があったり身体が痛むなど，表証がみられる場合には，解表法を用いるとよい。『温病条弁』中焦篇では「暑湿・風寒が混在した邪気に襲われると，寒熱が並行して襲い，表証が強く出るのと同時に裏証も切迫する。こうした状態で腹部に不快感があって滞下症状のある者には，活人敗毒散が効果的である」と記している。この方剤では人参が中州に鎮座し，督帥の師としての役割を果たし，羌活・独活と柴胡・前胡が邪気を半表半裏の際から体外へ出す。これは喩嘉言の言う「逆流挽舟」法である。さらに，枳殻を使って中焦の気を宣発し，茯苓を使って下焦の湿を排出する。桔梗は上焦の痺を開放し，甘草は薬を調和させる。これは，「落ち込んだものは引き挙げる」方法であり，痢を治さずしてその源を治すものである。身体が熱く，汗が出て脈象が急促であるなど，表邪がまだ解消しておらず，裏熱が盛んであるものには，葛根芩連湯を用いて，解表・清裏を行う。表証が治まっているにもかかわらず，痢疾がまだ止まらない場合には，香連丸を使って調気清熱を行う。また，本病は食滞を兼ねるものが多い。もし下した後もすっきりとせず，腹痛で押えることを嫌がり，舌苔が膩で脈が滑である場合で，湿が強いものにには木香檳榔丸を，熱が強いものには，枳実導滞丸を用いて，行気導滞・破積瀉熱を行う。

　下痢の重症で，赤が多く白が少ない場合や，赤いゼリー状の血塊を下し，肛門に灼熱感があり，口が渇いて水を欲し，舌苔黄，脈数の場合は，白頭翁湯を使って清熱解毒するとよい。血熱が停留して阻まれ，腹痛が比較的激しい場合には，地楡・桃仁・赤芍・牡丹皮を適宜配合して，涼血行瘀する。

2 疫毒痢

症　状 発病は急激で，鮮やかな紫色の膿

血を下す・腹痛が非常に激しい・裏急後重は湿熱痢より激しい。または壮熱でのどが渇く・頭痛・煩熱によりイライラする。はなはだしいと意識朦朧・ひきつけ。舌質紅絳・舌苔黄燥・脈滑数。

証候分析 疫毒の邪気は，人を損傷するスピードが最も速いため，発病は急激である。疫病が腸道を燻して焼きつけるため，気血が消耗され，鮮やかな紫色の膿血を下す。疫毒の気は湿熱の邪よりも強力であるため，腹痛や裏急後重は湿熱痢のそれよりも重い。毒が裏で盛んになり，熱が津液を損傷するのを助けるため，壮熱がありのどが渇く。毒邪が清気の竅に攻め込むと頭痛が起こり，毒邪が心営を攪乱すると，煩熱によるいらつきが起こる。熱毒が清気の竅を被って閉塞させると，意識が朦朧となり，熱が盛んになり風を動かすと，ひきつけを起こす。舌質紅絳・舌苔黄燥・脈滑数は，いずれも疫毒が体内できわめて盛んであることを示すものである。本証は発病が急激・腹痛と裏急後重が比較的激しい・壮熱や煩熱によるいらつきを弁証のポイントとする。

治　　法 清熱涼血解毒
方　　薬 白頭翁湯加味。

　本処方は白頭翁の涼血解毒を中心とし，黄連・黄柏・秦皮を配合して清熱化湿を行う。これに黄芩・金銀花・赤芍・牡丹皮・地楡・貫衆を加え，清熱涼血解毒の働きを増強してもよい。もし意識が朦朧として譫語があり，はなはだしいとひきつけがみられ，脈弦細・舌質紅絳・舌苔黄糙のものは，熱毒が心営に深く入り込んだもので，病状が重篤である。この場合は，上記の方剤に羚洋角・鮮地黄を加え，さらに神犀丹と紫雪丹を合わせて用い，清熱解毒・開竅鎮痙をはかる。

3 寒湿痢
症　　状 赤白が混ざった粘っこいゼリー状の便を下す・白が多くて赤が少ないか，もしくは純粋に白いゼリー状のものを下す・腹痛と裏急後重を伴う・食べても味を感じず，胃中が詰まった感じを覚える・頭や身体が重く感じられる。舌質淡・舌苔白膩・脈濡緩。

証候分析 寒湿はすべて陰邪である。陰邪が腸の中に留まると，気機が動きを止められ，輸送が失調するため，下痢・腹痛・裏急後重症状がみられる。寒湿は気分を損傷するため，下痢は白が多く赤が少ないか，純粋に白いゼリー状になる。寒湿により中気が阻止されると，運化が失調するので，食べても味を感じず，胃の中が常に満腹のように詰まった感じになる。脾は肌肉を主り，四肢を正常に動作させる働きがあるため，寒湿が脾の動きを鈍らせると，正常な運化ができなくなり，頭や身体が重く感じる。舌質淡・舌苔白膩・脈濡緩は，いずれも寒湿が体内で盛んになっていることを示すものである。本証は，排泄物が白が多くて赤が少ないか，あるいは白いゼリー状のもののみである・胃の詰まり感・頭や身体が重く感じるなどを弁証のポイントとする。

治　　法 温化寒湿
方　　薬 胃苓湯加味。

　本処方中の蒼朮・白朮・厚朴は燥湿運脾に，桂枝・茯苓は温化寒湿に，陳皮は理気散満に用いている。痢疾の治療では利尿を行ってはならないので，沢瀉・猪苓は取り除いてよい。これに芍薬・当帰を加えて活血和営し，檳榔・木香・炮姜で散寒調気してもよい。

4 陰虚痢
証候分析 赤と白が混ざった膿血，もしくは粘り気のある鮮血を下す・臍部に灼熱感を伴う痛みがある・便意があるが，いきんでも排便できない・摂食量が少ない・熱によりいらつきを覚える・口が渇く・舌質紅絳・舌苔少，もしくは舌質光紅で津液不足・脈細数。

証候分析 陰虚体質で，邪気を感受して痢疾になるか，もしくは痢疾が長引き，陰を傷つけたため，陰虚性の痢疾になったもの。邪が腸内に滞り，陰血が不足すると，膿血もしくは粘

り気のある鮮血を下す。陰が虧虚し熱がきわめて強い状態になるため、臍部に灼熱感を伴う痛みが起こる。営陰が不足したために、便意を催して思い切りいきむが、排便できない。胃陰が虧虚するため、摂食量が減少し、口が渇く。陰虚で火が旺盛になったために、イライラする。舌質の紅絳・少苔、もしくは舌苔がなく舌質紅で津液が足りない・脈細数の症状は、いずれも陰血虧耗を示す。本証は、赤白が混じった下痢・粘り気のある鮮血を下す・便意があるがいくらいきんでも排便できない・舌質紅絳・舌苔少もしくは舌苔がなく紅色などを弁証のポイントとする。

| 治　法 | 養陰清腸
| 方　薬 | 駐車丸加減。

　本処方中の黄連は苦寒の性質をもち清腸止痢に、阿膠・当帰は養陰和血に働く。少量の佐薬として用いる炮姜は黄連の苦寒を適度に抑える。ほかにも「酸甘は陰と化す」性質をもつ白芍・甘草を加えて和営止痛したり、栝楼を加えて気機を滑らかにしたりすることもできる。虚熱が津液を焦がすことで、のどの渇き・尿量の減少・舌の乾燥がみられる場合は、沙参・石斛を加えて養陰生津するとよい。下痢に混じる血が多いときは、牡丹皮・赤芍・墨旱蓮・地楡炭で涼血止血する。湿熱が解消せず、口が苦く感じ、肛門に灼熱感があるものは、黄柏・秦皮を加えて湿熱を清して解消する。

5 虚寒痢

| 症　状 | 下痢の便は希薄で、中に白いゼリー状のものが混ざる。はなはだしいと下痢が止まらなくなる・あるいは腹部に隠痛が起こって摂食量が減少し、やつれがみられる。四肢は温かくなく、腰はだるくなり、寒がる。舌質淡・舌苔薄白・脈沈細かつ弱。

| 証候分析 | 痢疾が長期にわたったために、脾虚で中焦に寒邪を帯び、寒湿が腸の中に滞ったために、下痢の便が希薄で白いゼリー状のものを伴う。寒が盛んで、正が虚しているため、腸の中を温め養うことができなくなり、腹部に隠痛が起こる。胃は水穀の受納を主り、脾は運化と四肢を主るため、胃気が虚弱で、脾の陽気が不振になると、摂食量が減り、やつれがみられるようになり、四肢の冷えが起こる。脾胃が虚寒になると、化生する源が不足するため、長期にわたる痢疾が起こり、精微が外へ流れ出てしまう。それにより腎陽も虚し、関門をしっかりと閉じることができず、腰がだるい・寒がる、下痢が止まらないなどの症状が起こる。舌質淡・舌苔白・脈沈細弱は、すべて虚寒を示す。本証は、希薄な、もしくは白いゼリー状のものが混在する下痢・摂食量の減少・やつれ・四肢の冷え・腰のだるさ・下痢が止まらなくなるなどの症状を弁証のポイントとする。

| 治　法 | 温補脾腎・収渋固脱
| 方　薬 | 桃花湯もしくは真人養臓湯。

　両者ともに収渋・固脱の作用がある。桃花湯に含まれる赤石脂は収渋作用が強い。乾姜・粳米は多量に用いて温中補脾する。真人養臓湯に含まれる訶子・罌粟殻・肉豆蔲・白朮・人参は収渋とともに、補脾の作用をもち、これにさらに加わる肉桂の温腎、当帰・芍薬の調血、木香の行気作用が組み合わさり、より一層症状に合致する。場合によっては二つの処方を同時に用いてもよい。もしこれらの方剤での効果が顕著でない場合は、附子理中丸の使用を考えてもよい。

　痢疾が長期にわたり、脾虚になり、さらに気陥になると、息切れ・脱肛を起こす。この場合は補中益気湯の加減方を使って、益気補中・昇清挙陥する。

6 休息痢

| 症　状 | 下痢は不定期に発生し、長期化してなかなか治癒しない・摂食量の減少・倦怠感・寒がる・横になることを好む・排便間近になると腹部が激しく痛み、強烈な便意を催す・大便には粘液があるか、赤色が混じる・舌質淡・舌苔膩・脈濡軟もしくは虚数。

| 証候分析 | 下痢が長期にわたり、正気が虚し

て，邪気がなかなか解消せず，寒と熱が交錯することで，胃腸の輸送機能が失調し，痢疾が長期化して治癒しにくく，不定期に発作を起こす。脾陽が虚弱で，中陽の正常な運化作用が働かなくなるため，摂食量が減少して横になることを好み，倦怠感や寒がるといった症状が現れる。湿熱が体内で解消せず，病根が除去されないため，外邪を感受したり，飲食の不摂生があると，激しい腹痛と便意・大便が粘液を含む・赤色を呈するなどの症状が現れる。膩苔がなくならず，脈も濡軟虚数であるのは，湿熱がまだなくなっておらず，正気が虚弱であることを示す。本証は痢疾が不定期に起こる・年間を通して治癒しないなどを弁証のポイントとする。あわせて痢疾の病歴がないか，詳しい問診も行うとよい。

| 治　　法 | 温中清腸・補佐として調気化滞 |
| 方　　薬 | 連理湯加味。 |

本処方中の人参・白朮・乾姜・甘草は温中健脾に働く。黄連は腸の中に残留する湿熱邪気を除く。さらに檳榔・木香・枳実を加えて調気行滞を行うのもよい。

脾陽虚が極限まで達し，腸の中の寒積が除かれず，寒邪に遭遇するとすぐ痢疾が発生し，白いゼリー状の便を下し，疲労感があり食欲もなく，舌質淡・舌苔白・脈沈の場合は，『千金』温脾湯を使って温中散寒・消積導滞をはかる。本処方は脾胃の陽気が不足し，積滞が完全に解消してない証に用いる。単純に温補脾陽したところで，積滞はなくならず，軽率に通導させると，中陽をさらに傷つけてしまう。よって，この場合は全面的に考慮して上記の二つの方法を併せて用いるべきである。すなわち，温補の中に佐として導下去積を行うもので，これはまさに扶正と駆邪の両方を兼ね備えた方法といえるものである。しかし，腎は胃の関門であり，二陰に開竅するため，もし下痢が長期にわたり治らなければ，腎にもその影響が必ず及ぶことになる。痢疾にこうした腎虚の証候がみられた場合には，補脾化滞の中に補腎の生薬を加えるとよい。また，長期にわたって痢疾が治らず，寒熱が混在した証がみられる場合は，『傷寒論』の烏梅丸を用いる。

休息痢は，ほかにも鴉胆子仁で治療を行うこともできる。成人は1回15粒をカプセルに入れて，1日3回食後に7～10日間服用する。単独で服用してもよいし，上述の処方と併せて服用してもよい。

そのほかに，下痢に伴って飲食ができないもの，もしくは吐き気がして飲食できないものを，噤口痢というが，これには虚証と実証がある。実証の多くは，湿熱と疫毒が腸内で結びつき亢進した状態となり，上方の胃に影響し，胃気が滑らかに降下できないために起こるもので，下痢・胸悶・嘔逆して食べられない・口臭が強い・舌苔黄膩・脈滑数の証候がみられる。治療には泄熱和胃・苦辛通降法を用い，方剤は開噤散の加減方を用いる。本方剤には，黄連・石菖蒲・茯苓・石蓮子・陳皮・半夏・陳倉米・荷葉蒂などが含まれ，昇清降濁・清熱化湿・降逆和中の働きをもつ。薬は煎じて少量の薬液にし，数回に分けて徐々に飲み込むようにする。湯液を受け付けることができなければ，玉枢丹を粉にして少量を水とともに服用したのち，開噤散を与える。嘔吐を頻発し，舌質紅絳で乾燥し，脈細数のものは，胃の気陰の消耗が激しいために起こったものである。これには人参を多用し，さらに麦門冬・石斛・沙参を加えて気陰を扶養する。さらに人参・姜汁で炒めた黄連を煎じて，何回にも分けて啜らせ，嘔吐しても繰り返しこれを啜らせて，摂食することができるようになるまで行う。また外用として，タニシを砕いた中に麝香を少量加えたものを臍部に入れ，熱を引いて下行させる。虚証の多くは，もとから脾胃が虚しているか，または長期にわたる痢疾のために胃が虚して気逆を起こしたものであり，嘔吐・悪心・食欲減退・もしくは食べてもすぐに嘔吐する・食べものの味を感じない・のどが渇かない・舌質淡・脈弱といった症

状がみられる。この場合は健脾和胃を中心とした治療がよい。処方は六君子湯に石菖蒲・姜汁を加えて醒脾開胃する。下痢が続く・食べものをまったく受け付けない・四肢が冷たい・脈微などの症状がみられる場合は，病状は重篤であるので，早急に独参湯もしくは参附湯を用いて益気回陽救逆をはかる。

飲食の指導を治療に組み合わせることは非常に重要な事項である。患者を説得し，飲食を厳しく制限することが求められる。飲食は味付けが薄くてあっさりしたものを摂取することを心がけさせ，肉類や脂っこいものなどは摂取させてはならない。これは前者は腸胃を養って邪気を除くことができるが，後者は胃腸を傷め邪気が停留する結果を招くからである。

痢疾の予後は，通常以下のように考えられる。食べものを口にできるものは軽症，口にできないものは重症である。固形便があるものは軽く，ないものは重い。息が続かず，しゃっくりが出て，唇が紅を塗ったように赤く，発熱が治まらず，口が爛れているものは重い。下痢の排泄物が，魚脳・豚の肝臓・小豆汁のようであるか，すべてが血である，あるいは天井から水が漏れるように出てくる場合は，病状が重篤であることを示す。しかし，これもまた全面的な観察が必要で，脈・証を併せて考察することが必要で，そのうちの一つにこだわった判断は避けなければならない。

結語

痢疾の特徴は，下痢に膿や血が混在し，腹痛・裏急後重がみられることにある。弁証はまず寒・熱・虚・実を見分ける。通常，激しい下痢があるものは実証であることが多く，長期にわたって続く痢疾は虚証であることが多い。実証には湿熱痢と寒湿痢の違いがあり，湿熱痢のほうが多くみられる。疫毒痢は症状の展開が急激であり，病状も重篤なため，早期の治療が必要である。虚証の痢疾には陰虚痢と虚寒痢の違いがある。下痢で食べることができず，また嘔気があって食べることができないものは，噤口痢ともいう。休息痢は不定期に痢疾発作が起こる特徴がある。

湿熱痢の治療は，清熱化湿法を中心に，調気行血法を組み合わせた治療を行う。疫毒痢の場合は，清熱・涼血・解毒法を，また意識が朦朧とする場合は，清心開竅方をで治療を行う。驚厥した場合は，涼肝熄風の薬物を用いて，寒湿痢の場合は温化寒湿法で治療を行う。痢疾が長期化して陰血を傷つけた場合は，養陰清腸法で治療を行う。脾腎虚寒で，関門が堅固でない場合は，温補脾腎法で治療し，固脱法をそれに組み合わせる。休息痢の場合は，温中清腸法を中心に，調気化滞法を組み合わせた治療を行う。

文献摘要

『素問』通評虚実論篇「帝曰，腸澼便血何如。岐伯曰，身熱則死，寒則生。帝曰，腸澼下白沫何如。岐伯曰，脈沈則生，脈浮則死。帝曰，腸澼下膿血何如。岐伯曰，脈懸絶則死，滑大則生。帝曰，腸澼之属，身不熱，脈不懸絶何如。岐伯曰，滑大者曰生，懸濇者曰死，以蔵期之」

『難経』第五十七難「大瘕泄者，裏急後重，数至圊而不能便，茎中痛」

『金匱要略』五臓風寒積聚病「大腸有寒者，多鶩溏。有熱者，便腸垢。小腸有寒者，其人下重便血。有熱者必痔」

『済生方』痢疾論治「今之所謂痢疾者，古所謂滞下是也。蓋嘗推原其故，胃者脾之腑，為水穀之海，営衛充焉。夫人飲食起居失其宜，運動労役過其度，則脾胃不充，大腸虚弱，而風冷暑湿之邪，得以乗間而入，故為痢疾」

『赤水玄珠』痢門・休息痢「休息痢者，愈後数日又复，痢下時作時止，積年累月不肯断根者是也。則因始得之時，不曽推下，就以調理之剤，因循而致也，又或用兜渋薬太早，以致邪不尽去，綿延於腸胃之間而作者，或痢愈後而胃腸虚弱，複為飲食所傷而作者，当看軽重調理，

或熱或寒或消導或再推下，然後以異功散等補剤加収渋之薬」

『医学心悟』痢疾「古人治痢，多用墜下之品，如檳榔，枳実，厚朴，大黄之属，所謂通因通用，法非不善矣，然而効者半，不効者半，其不効者，毎至纏綿難愈，……予因制治痢散，以治痢証初起之時。方用葛根為君，鼓舞胃気上行也。陳茶，苦参為臣，清湿熱也。麦芽，山楂為佐，消宿食也。赤芍，陳皮為使，所謂行血則便膿自愈，調気則後重自除也。制薬普送，効者極多。惟於腹中脹痛不可按手者，此有宿食，更佐以朴黄丸下之」

『類証治裁』痢症「痢多発於秋，即内経之腸澼也，症由胃腑湿蒸熱壅，致気血凝結，挟糟粕積滞，進入大小腑，傾刮脂液，化膿血下注，或痢白，痢紅，痢瘀紫，痢五色，腹痛嘔吐，口乾溺濇，裏急後重，気陷肛墜，因其閉塞不利，故亦名滞下也」「……忌分利，痢因熱邪膠滞，津液枯濇，若用五苓等分利其水，則津液愈枯，濇滞愈甚，纏綿不止，第清熱導滞，則痢自愈，而小便自清……」

［25］霍乱

　　霍乱（かくらん）とは発病が急劇であり，発作が突如として起こり，嘔吐・下痢・腹痛（腹痛はない場合もある）などの症状がみられることを特徴とする疾病である。霍乱とは，症状が瞬時に発症し，体内環境が激しく搔き乱されるという特徴から，名づけられたものである。

　　本病は，『霊枢』経脈篇にはじめてその記載が見られる。そこには「足の太陰経において……気が逆行すると霍乱する（足太陰……厥気上逆則霍乱）」とあり，脾胃の運化機能が失調すると厥気が上逆し，気の昇降が失調すると霍乱を起こしうることが述べられている。『素問』六元正紀大論篇では「土気がこもると嘔吐・霍乱を起こす（土鬱之発，……嘔吐霍乱）」とし，霍乱は脾胃に起こるものであると認識し，土の気が抑圧され，展開されなければ，嘔吐や泄瀉を引き起こすことがあることを言っている。また『傷寒論』弁霍乱病脈証併治では「嘔吐し下痢するものを霍乱という（嘔吐而利，此名霍乱）」とし，これは嘔吐・泄瀉が霍乱の主症状であることを簡潔に説明している。『諸病源候論』霍乱病諸候篇では，「温・涼が調和せず，陰・陽・清・濁の二気が互いに乱し合うとき，その擾（みだ）れが胃腸の間に起こると，飲食に触発されて発症する」と述べ，清・濁の気が擾し合っているところに飲食の不注意が重なると，嘔吐と泄瀉を引き起こすとしている。また『備急千金要方』霍乱篇では「霍乱という病気は，飲食に起因するものであり，鬼神によるものではない」とし，本病は生もの・冷たいものや不潔なものを食べたことによって引き起こされるものとし，鬼・神といった封建的な迷信とは関係がないことを明確に示している。

病因病機

　　本病は夏秋の季節に多発する。また，患者の多くには，暑さによる涼の取りすぎ，あるいは変質したものの摂取などの状況が多く見受けられる。したがって，本病は主として暑湿や寒湿の穢れ濁った邪気を感受すること，および飲食の不衛生によるものであると考えられる。脾胃が傷を受け，昇降を司ることができず，清濁が干渉し合うと，気機が逆行して乱れるために，嘔吐と下痢が交互に起こる。また嘔吐や下痢によって過度の津液喪失が起きるために，短期間に憔悴・眼窩陥没・筋脈痙攣・手足の厥冷などの重篤な証候がみられるようになる。

1 季節の邪気の感受

　　夏秋になると，暑湿邪が蒸々として盛んになる。もし健康管理が不十分で暑湿穢濁の疫癘の気を感受したり，あるいは涼を求めるあまり野宿をして寒湿が体内に侵入したりすると，邪気が宿り，中焦を抑え込む。これらはいずれも脾胃を損傷し，その結果運化が正常に機能しなくなり，気機が不利になる。昇降を司ることができなくなると，清濁が互いに干渉し合って胃腸を乱し，嘔吐・下痢の症状が出て霍乱となる。『医学入門』霍乱篇には「この疾患は夏・秋に勢いを増す……表より四気の外邪を感受したり，日中に熱邪を，後に夜間に寒冷邪を感受したり，あるいは体内にもともと鬱した熱があり，そこに寒邪を感受したりするなどの原因により，すぐに陰陽が搔き乱されて起こる」とあり，また『景岳全書』霍乱篇では「一つは風寒邪を感受し，寒気が臓を侵して発病したもの……一つは水

土の気によって寒湿邪が脾を傷つけて発病したもの……一つは日照りの中で暴雨に遭うなど，清濁の気が混ざり合う中，たまたま疹気・陰毒などに当たり発病したもの」とあるが，これはいずれも暑湿と寒湿の感受と本病の発生との関係を説明したものである。

2 飲食の不注意

不潔な食べものや腐って酸っぱくなった変質した食べものをたまたま食したり，涼しさを求めるあまり冷たいものを好んで飲み，生の冷たい瓜類などの果物を好み，暴飲暴食したりすると，最も脾胃を損傷しやすく，清濁が混ざり合って霍乱となる。『類証治裁』霍乱篇には「霍乱は夏秋の境に多発する……飲食面において生もの・冷たいものの摂りすぎなど節度を失したことにより，清濁の気が互いに乱れ合い，水穀が気化できなくなったことによる」とある。また『霍乱論』総義篇には「もしも患者の中陽の気がもともと弱いと，土気が湿に勝てず，さらに冷たいものを摂取しすぎると，冷えによって湿から寒への転換を招き，霍乱を起こす者もある」とあり，同時に霍乱の発病が汚染された水を飲用したこととも関係があることを明確に指摘している。これらからも飲食面の不注意が本病の発生の重要な要素であることを証明できよう。

以上から，霍乱を起こす原因は，時邪の感受と飲食の不注意などの二方面に他ならない。しかし，臨床上では，これらの二者は互いに関連し合いながらその原因となっている。『丹渓心法』霍乱篇には「体内に食積があり，体外に邪気を感受し，吐瀉をなす」とあり，また『症因脈治』霍乱論篇には「過度の飲食は中気を損傷し，運化ができなくなる。脂ものや酒，味の濃いものなどによって胃腸は弱り，清気は上昇できず，濁気も下降できず，そこに風暑・湿暍の邪気が侵入し，体内の気が搔き乱される」とある。つまり飲食の失調と脾胃の損傷によって運化を司ることができない状態では，外界の穢濁の気が虚の状態に紛れて人体に最も侵入しやすい。外界の寒・熱・湿の邪気が脾を抑え込むと，中気を強めることができず，飲食による内傷を容易に引き起こす。もし身体がもともと陽虚の状態にあれば，脾は正常に運化することができず，そのうえさらに寒湿を感受したり，暑さを嫌がって涼を過度に好み，生の冷たい果物を過食したりすると，病は寒化して寒霍乱になる。もし患者が陽気の盛んな体質で湿熱が体内に蓄積したり，長時間炎天下で歩きいてその季節の熱邪を感受してしまったり，辛いもの・刺激の強いもの・お酒や脂っこいものなどを食べすぎたりすると，湿熱が体内から生じ，病は熱化して熱霍乱になる。以上のように，飲食の不注意と時邪の感受が本病発生のポイントになっていることが十分に説明されている。

乾霍乱に関しては，その証は嘔吐をしようとするものの嘔吐できず，便意があるのに排便できず，さらに腹部が絞痛し，忍びがたい上腹部の悶々とした不快感がある。これを俗に「絞腸痧(こうちょうさ)」と呼んでいる。これは，飲食によりまず脾胃が傷つけられ，さらに穢濁の気を感受し，邪気が中焦を妨げ，昇降の気が塞がれて上下に通じなくなり，乾霍乱が発生するものである。霍乱の中でも重篤な証候であるといえる。

類証鑑別

霍乱と一般の嘔吐・泄瀉は鑑別する必要がある。主として嘔逆し，物を吐くものを嘔吐といい，主として下痢するものを泄瀉という。霍乱は嘔吐と泄瀉が交互に起こり，さらに初期の発症が急激で，体内環境を激しく搔き乱すものである。さらに一部の患者では，一時的に脾胃が調和を失い，ときに嘔吐しようとしても嘔吐できず，便意があっても排便できないが，腹部に絞痛がみられないような場合には，乾霍乱と誤診してはならない。また各種病証の中で，症状が似通っている場合も，まず全面的に観察して，総合的な分析を行い，似ている中にも違い

を探し出すようにする必要がある。

弁証論治

　霍乱の証は，突然嘔吐と下痢を繰り返し，さらに腹部が痛む場合も痛まない場合もある。はなはだしくなると，皮膚の緊張が緩んで皺ができ，眼窩が凹み，手の指の指紋が乾燥して陥没し，俗に「瘪螺痧(べつらさ)」と呼ばれる。本証は臨床では寒熱に分類される。『素問』気交変大論篇では「歳土が及ばないと……民は飧泄〔未消化の下痢〕や霍乱を患う（歳土不及，……民病飧泄霍乱）」とし，『素問』六元正紀大論篇では「時節を主る熱気を避けなければ，熱性疾患を患う……熱が襲ってくれば，身体は発熱し，吐いたり下したりして，霍乱を起こす（不遠熱則熱至，……熱至則身熱，吐下霍乱）」と述べている。前者は霍乱の寒に属するものを，後者は霍乱の熱に属するものを論じている。『傷寒論』弁霍乱病脈証并治篇では，熱が多く，水を多く欲するものを熱霍乱とし，寒が多くの水を欲しないものを寒霍乱としている。しかし，飲み水を欲するか必要としないかは，霍乱が寒に属するか，熱に属するか判断するうえではある一面にすぎない。嘔吐物や下痢の内容物に関して，その量・色・臭いなど，現れたすべての症状を結合させて観察しなければ，総合的に寒熱の実質を分析・判断することはできない。また，本病は初期症状が激しく，その経過も危険である。したがって臨床では万が一に備えての救急治療法に熟達し，治療の機会を逃さぬようにしなければならない。

　ここでは，霍乱を寒霍乱・熱霍乱・乾霍乱の三種類に分けて述べる。

［寒霍乱］

1 軽証

　症　状　嘔吐と下痢が激しく始まり，初期の頃は固形の便も混じるが，その後は米のとぎ汁のような水様便になる。臭いはそれほどきつくない。腹痛はある場合とない場合がある。胸膈の痞悶・四肢の冷え・舌苔白膩・脈濡弱。

　証候分析　寒湿の穢濁の気が，中焦に壅滞して陽気が妨げられ，清濁の分別ができなくなる。昇降が乱れ，嘔吐と下痢が起こる。寒気が盛んであるため，水が運行できず，下へ降りて腸間をめぐるために，下痢は水様であるか，もしくは米のとぎ汁のようになり，また臭いも少ない。邪気と正気が争うため，気機が乱れ，腹痛を生じる。陽気が四肢の末端にまで伝わることができず，四肢が冷える。寒湿が中焦に封じ込まれ，胸膈が痞悶する。舌苔白膩，脈濡弱は寒湿が盛んなことを示し，中陽が抑え込まれていることを示す。

　治　法　散寒燥湿・芳香化濁

　方　薬　藿香正気散合純陽正気丸加減。

　本処方中の藿香は辛温の性質があり，芳香化濁・辟穢止嘔に働く。紫蘇・白芷・桔梗は散寒利膈に，半夏は和胃降逆に，茯苓・甘草・厚朴は和中袪湿に働く。純陽正気丸と合方して用いることにより，温中散寒・燥湿化濁の作用を強める。湯薬がまだできない間は，まず純陽正気丸，もしくは辟瘟丹を服用させて，芳香開竅・辟穢化濁をはかる。あるいは来復丹を用いて，助陽化濁・理気和中し，応急手当を行う。

2 重証

　症　状　嘔吐と下痢が止まらず，どちらも米のとぎ汁のような状態である。顔面蒼白・眼窩が凹む・手の指の指紋が陥没する・手足の厥冷・頭部からは発汗する・筋脈の痙攣・舌質淡・苔白・脈沈微細。

　証候分析　中陽が運ばれず，清濁が合わされ，嘔吐と下痢が止まらない。また排出物は米のとぎ汁のようである。嘔吐と下痢のあとに津液が大量に消耗されるため，身体を十分に潤すことができない。そのため眼窩の陥没，手の指の指紋の陥没がみられる。脾腎陽虚により，陰寒が勝り，手足が厥冷する。陰盛格陽となると，頭部より汗が出る。寒の性質は凝滞であるため，

気血が筋脈を温煦できず，筋が養われないために，筋脈が痙攣を起こす。舌淡・苔白・脈沈微細は陽虚で寒が盛んになっていることを示す。

治　法　温補脾腎・回陽救逆
方　薬　主として附子理中丸。

　本処方中の附子は辛温で回陽救逆の作用がある。そこに党参・白朮・炮姜・甘草を加えて健脾温中をはかる。もし突然で湯薬が間に合わない場合は，応急処置として臍に食塩を充填し，そこに大艾柱で灸することにより，温通陽気をはかる。さらに行軍散0.3～0.6gをお湯で服用させ，辟穢開竅させる。また鼻を刺激してくしゃみをさせ，宣通竅絡させる。大汗をかいて四肢が厥冷し，声がしわがれ，四肢がひきつってこむら返りを起こし，脈が細でいまにも絶えそうな証になる。この場合は，陰津が枯渇し，陰陽が離別しようとしている一刻を争う危険な状態である。このときに大量の辛温回陽剤を急に与えてしまうと，津液はますます枯渇してしまう。よって，「反治従治」の方法を用いる。すなわち通脈四逆加猪胆汁湯を中心に処方し，前方に姜汁で炒めた川黄連を加えることにより，辛味と苦味が互いに助け合うことにより陰陽を調和させる。

　重症の寒霍乱は嘔吐・下痢がみられ，肌肉が痩せ衰え，身体は冷たく厥逆して，汗が多く煩躁し，のどが渇き水を飲むとすぐに吐いてしまう。しかし，これを熱証と誤ってはならない。区別するポイントは，舌質淡潤，水を飲むと吐くなど，熱がないことを表す兆候にある。

[熱霍乱]

症　状　嘔吐と下痢が突然始まり，嘔吐は噴き出すかのようである。下痢の便は米のとぎ汁のようで悪臭がする。頭痛・発熱・口渇・上腹部が悶々としてイライラする・小便が濃黄色で少ない・腹部に絞痛がある。さらにはなはだしくなると，ひきつってこむら返りを起こす。舌苔黄膩・脈濡数。

証候分析　暑湿の穢濁の気を感受して，中焦が妨げられる。清濁が混じり合い，病状は急に激しくなるため，嘔吐や下痢が突然始まり，嘔吐は噴き出すかのようである。下痢の便は米のとぎ汁のようで，悪臭がする。さらに腹部に絞痛がある。暑熱により薫蒸されるため，頭痛・発熱がみられる。激しい嘔吐や下痢により，津液が消耗され，口が渇き，イライラする。津液が虧虚すると，ひきつってこむら返りを起こす。湿熱が蓄積され，それによって胸悶して尿が濃くなる。舌苔黄膩，脈濡数は湿熱蘊伏の表れである。

治　法　清熱化湿・辟穢泄濁
方　薬　主として燃照湯もしくは蚕矢湯。

　前者に含まれる滑石・黄芩・山梔子・豆豉は，清暑泄熱に作用する。半夏・厚朴・省頭草は化湿辟穢の作用がある。後者に含まれる黄連・黄芩・山梔子は清泄暑熱に作用する。豆巻・薏苡仁・半夏・通草には解表化湿の作用がある。蚕砂・木瓜・呉茱萸は舒筋活絡し，黄連と呉茱萸には辛開苦降の作用がある。「転筋」とも呼ばれるこむら返りは，嘔吐や下痢の後に，水分を大量に失い，津液を消耗し，筋が養われないために起こる。よって，こむら返りを治療する場合は，必ず津液を考慮し，必要なときには点滴をする必要がある。処方中に使われている蚕砂は甘辛微温であり，木瓜は酸温であるため，ともに舒筋活絡の作用がある。呉茱萸には止嘔降逆止痛の作用があり，いずれも霍乱による嘔吐・下痢から発生するこむら返りに対する主要な生薬である。

　上腹部の不快感と嘔吐により，湯薬が服用できる状態ではなかったり，すぐに湯薬が準備できる状態ではなければ，まず玉枢丹を服用し，辟穢止嘔をはかる。嘔吐が治まった後に，湯薬を服用する。もし手足が厥冷し，腹痛・自汗・口渇がみられ，唇や顔面・手の爪の色が青くなる，嘔吐物に酸臭があり，下痢便にも悪臭があり，小便の色が濃くて少なく，六脈がすべて伏の場合は，熱が体内で留められており，熱厥が深刻な真熱假寒の証であるから，取り急ぎ竹葉

石膏湯を与える。この方剤は清熱生津・補益気陰の作用がある。ここではけっして温燥の処方を与えてはならない。

[乾霍乱]

症状 突然，腹部に絞痛が起こり，嘔吐をしようとするが嘔吐できず，下痢の便意を感じるが，排便できない。煩躁して苦しく悶える。はなはだしくなると顔色がひどく青くなり，四肢は厥冷する。頭部に汗が出て，脈沈伏。

証候分析 暑い時期の穢濁な疫癘の気が，中焦を塞ぎ，気機を詰まらせる。昇降が拒まれ，上下が通じなくなるため，腹痛が起こって吐きたくなるが嘔吐できず，下痢の便意を感じるが排便できない。濁邪により塞がれ，熱が上へ昇ることを拒まれるため，煩躁して苦しくて悶える。陽気が宣通することができず，さらに腹部に激しい痛みがあるために顔色はひどく青くなり，頭部からは汗が出て，四肢は厥冷し，脈象は沈伏になる。

治法 辟穢解濁・利気宣壅

方薬 主として玉枢丹。

本処方中の山慈姑・雄黄・五倍子は辟穢解濁に，麝香は通竅開閉に働く。続随子・大戟には瀉下逐邪の作用がある。邪気が異常に盛んであるため，まず焼塩方で嘔吐させることを試み，一度吐かせることができれば煩躁し苦しくて悶える症状は軽減し，下竅は宣暢して大小便が自然に通じるようになる。さらに行軍散か紅霊丹を0.3～0.9ｇほど使い，鼻を刺激してくしゃみをさせ，辟穢解毒・通閉開竅する。また十宣や委中を針で刺して瀉血するほか，刮痧法〔水牛の角などで皮膚表面をこする外治法〕も応用し，通脈開竅・引邪外出させる。また呉茱萸と青塩〔大青塩。天然の石塩のこと〕少量を擦りつぶしたあと，熱くなるまで炒めて布に包み，臍の下に貼ると温通陽気させることができる。一方で湯薬を服用することが可能だが，まだ下痢の便意があっても下痢が出ない場合は，厚朴湯を主として処方する。この中の高良姜・厚朴

は温中破満の作用をもち，朴硝・大黄・檳榔・枳実が泄瀉通便に働く。もし嘔吐や排便が可能になり病状が緩和してきたら，藿香正気散でその後の治療を行う。

結語

霍乱は三種類に分類される。

まず寒霍乱・熱霍乱は嘔吐と下痢を交互に繰り返すことを主な特徴とする。寒霍乱の場合，嘔吐と下痢の勢いは比較的緩慢で，吐瀉物の悪臭は少なく，四肢は冷え，舌淡苔白，脈象は微弱であることが弁証上の特徴となる。熱霍乱は嘔吐と下痢が急激で，さらに噴出するような嘔吐がある。吐瀉物には悪臭があり，発熱・煩渇・舌紅苔黄・脈濡数を特徴とする。一方，乾霍乱は吐きたいが嘔吐できず，下痢の便意があるものの排便できず，腹部に絞痛があり，煩躁して苦しくて悶えることを特徴とする。この三種類はどれも特徴があり，臨床で弁別することは難しくない。

治療に関して，寒霍乱の軽証では，散寒燥湿・芳香化濁・温中燥湿法を，重証では回陽救逆法を，熱霍乱では清熱化湿・辟穢泄濁法を，乾霍乱では辟穢解濁・利気宣壅法にさらに人為的な催吐法，くしゃみをさせる取嚏法，刮痧法，針刺法，温灸法なども用いる。

霍乱は夏秋の季節によく発生するため，季節に関係のある時令疾病に属する。その主な原因は外感時邪であり，さらに飲食によって内傷を生じると，内と外の邪気が合わさることにより，中焦に滞り，脾胃の効能が乱れてしまう。さらに脾気が落ち込み，胃気が上逆すると昇降が失調して清濁が干渉し合い，「揮霍撩乱」〔敏捷に動き入り乱れる〕となるところから霍乱と名づけられた。本病を予防するためには，まず屋外では流行性の邪気に気をつけ，室内では飲食に注意する。また生活リズムや飲食物の衛生に気を配り，正気を体内に温存するよう心がければ，邪気に侵されることはない。

文献摘要

『霊枢』五乱篇「清気在陰，濁気在陽，営気順脈，営気順脈，衛気逆行，清濁相干……乱於腸胃，則為霍乱」

『肘後備急方』治卒霍乱諸急方「凡所以得霍乱者，多起飲食，或飲食生冷雑物。以肥膩酒膾，而当風履湿，薄衣露坐，或夜臥失覆之所致」

『備急千金要方』霍乱「凡此病定一日不食為佳，仍須三日少少吃粥，三日已後可恣意食息，七日勿雑食為佳，所以養脾気也」

『三因極一病証方論』霍乱敍論「夫霍乱之病，為卒病之最者，以人起居無他，揮霍之間，便至便乱，悶絶不救。甚為可畏，臨深履危，不足以論，有生之流，不可不達其旨趣」

『医学入門』霍乱「一種暑霍乱，即湿霍乱，但此疾夏秋惟甚，縦寒月亦多由伏暑，故名。一種湿霍乱，有声有物。一種乾霍乱，有声無物，其標因外感四気，或日間感熱，夜間受冷，或内素鬱熱，外又感寒，一時陰陽錯乱，然病本飲食失節，或酥酪酒漿生冷，以致湿熱内甚，中焦脾土失運，当昇不昇，当降不降，是以上吐下瀉，脈多伏絶」

『張氏医通』霍乱「心腹脹痛，欲吐不吐，欲瀉不瀉，煩躁悶乱。俗名攪腸痧，此土鬱不能発泄，火熱内熾，陰陽不交之故」

[26] 腹痛

　腹痛とは，上腹部以下，恥骨毛際以上の部位に発生する疼痛の症状をいう。臨床上，きわめてよくみられ，さまざまな疾患の発展過程においても出現しうる。本章は主に内科でよくみうけられる腹痛について論じる。外科・婦人科の腹痛に関しては，内科の範囲に属さないのでここでは論じない。また痢疾・霍乱・積聚における腹痛については，それぞれの章を参考にされたい。

　腹部には，肝・胆・腎・大小腸・膀胱などの臓腑がある。また手足三陰・足少陽・手足陽明・衝・任・帯などの各経脈が循っている。もし外邪に侵されたり，内傷を生じたりすると，気血の運行が妨げられるか，あるいは気血の不足により温養が十分にできなくなって腹痛が起こる。『諸病源候論』論腹痛病諸候篇では，「腹痛とは，腑と臓が虚しているところに，寒冷の気が胃・腸・膜原の間に侵入し，固まって動かなくなり，正邪の気が互いにぶつかり合うために起こるものである」と指摘している。

病因病機

　腹痛はその季節の外邪の感受・飲食の不摂生・情志の失調・陽虚の体質などにより，気機が鬱滞して脈絡が通じなくなり，経脈を養うことができなくなって生じる。『臨証指南医案』腹痛篇では，「腹部は身体の中心にあり，その痛みの原因は単純ではない。診断に当たっては，その有形・無形を知らなければならない。それがわかれば，治療の要領をつかんだに等しい。無形の患者とは，例えば寒凝火鬱・気阻営虚・夏から秋にかけての暑湿・痧穢などによるものがそれに当たる。有形の患者とは，蓄血・食滞・瘀瘕・蟯虫・回虫・疝〔ヘルニアの類〕・平時からの偏食により生じた食積などがそれに当たる」と指摘している。現在，腹痛の病因病機は以下のいくつかに分類される。

① 季節の邪気による外感

　寒・暑・湿・熱の邪気が腹中に侵入し，脾胃の運化作用が失調し，邪が腹中に留まる。気機が滞り，通じないために痛みが発生する。『素問』挙痛論篇では「寒気が胃腸の間，膜原の下を侵すと，血が分散されず，細かな脈絡が痙攣し，痛みを起こす（寒気客於胃腸之間，膜原之下，血不得散，小絡急引故痛）」，またさらに「熱気が小腸に留まると，腸内に痛みが起こる。熱が津液を損傷するため，唇は乾燥してのどが渇き，大便は硬くなって乾燥し排出困難になる。このように痛みと便秘が起こる（熱気留於小腸，腸中痛，癉熱傷渇則堅乾不得出，故痛而閉不通矣）」とし，寒邪が体内で気の動きを阻み，気機が滞ることによって腹痛が起こること，または寒邪が解消せず，鬱して熱となったり，あるいは湿熱が中焦に壅滞したりすることにより輸送が失調し，腑気が通じなくなることによっても，腹痛が起こることを説明している。

② 飲食の不摂生

　暴飲暴食により，脾胃が傷つき，食滞内停となったり，脂っこいもの・甘いもの・味付けの濃いもの・刺激の強い辛いものなどを妄りに摂取し，湿熱が体内に溜まって胃腸に蓄積したり，腐ったものや不潔なものを誤って摂取したり，生ものや冷たいものを摂取しすぎて脾陽が妨げられたりすると，いずれも

脾胃の健運作用に影響し，気機が順調に流れず，腑気の通降が不利になり，腹痛を起こすことがある。『素問』痺論篇にある「頻繁に食べすぎの状態にあれば，胃腸が傷つけられる（飲食自倍，腸胃乃傷）」とは，飲食の不摂生が腹痛を引き起こす重要な原因の一つであることを説明するものである。

③ 情志の失調

情志が抑鬱状態になったり，怒ったりすると肝を傷つけ，木気が暢やかさが失われて気血が鬱滞したり，肝気が横逆して脾胃を犯し，脾胃の気が不和になって気機に滞りが生じたりすると，いずれの原因によっても腹痛が発生しうる。

④ 陽虚体質

脾陽が振るわず，正常な運化ができなかったり，寒湿が停留して脾陽が徐々に衰え，気血が不足し，臓腑を温養することができなくなったりすると，腹痛が引き起こされる。『諸病源候論』腹病諸侯篇では「長く腹痛を患うものは，臓腑が虚したために寒気が腹部に留まって動かず，ときに発作を起こす」と述べ，陽虚体質で臓腑が虚寒であると，その腹痛は長期化し，病気の経過も複雑化してしまうことを論じている。

これら以外にも，腹部の手術の後や，打ち身などの外傷によっても気滞血瘀・脈絡の詰まりを招き，腹痛を起こすことがある。

以上からわかるように，腹痛の病因病機は，寒・熱・虚・実の四つにほかならない。これらの四者は，あるときは寒熱の交錯，あるときは虚実の混在という形で互いに複雑に交錯し合い，また虚寒であったり，実熱であったりする場合もある。したがって，臨床での実践を基礎に，それぞれに異なる発病メカニズムを分析し，正確な弁証と治療を行う必要がある。

類証鑑別

腹痛の関連範囲は広く，痢疾・霍乱・積聚・腸癰・疝気・虫症から婦人科の疾病にいたるまで，いずれの疾患においても腹痛は見受けられる。しかし，痢疾の腹痛には裏急後重・赤白の粘液の排泄が同時に現れる。霍乱の腹痛では，嘔吐と下痢が交互に起こる。積聚の腹痛では，痛みと同時に腹中に塊が現れる。腸癰の腹痛は，腹痛が右下腹部に集中し，押えることができず，身体の向きを変えることも不便であり，右足を屈めることを好むが，伸ばすことが困難になる。疝気の腹痛では，下腹部から睾丸にかけて牽引痛がみられる。回虫による腹痛では，腹痛とともに嘈雑〔胸やけ，胃中不快感〕・涎を垂れ流す・ときどき腹痛発作が起こる・鼻の痒み・就寝中の歯軋りなど，回虫特有の症状がみられることが多い。婦人病の腹痛の多くは，妊娠・出産・月経・おりものなどの異常が同時にみられる。上述の各種疾患にみられる腹痛症状は，本章で論じる腹痛とは明らかな違いがみられ，弁別はさほど難しくない。

胃は腹部にあるため，腹痛と胃痛には密接な関係があるが，部位については鑑別が必要となる。上腹部の心窩部に近い部位が痛む場合を胃痛，上腹部以下，恥骨の毛の生え際上の部位で起こる痛みを腹痛と呼ぶ。胃痛の多くには，上腹部の張りとむかつき・食欲不振・食べると痛みが和らぎ，食後に痛みが増す・苦くて酸っぱい液を吐く・吐き気・げっぷなどの症候がみられる。これらの症状は腹痛にはあまりみられないので，両者を区別することは難しくない。

弁証論治

腹痛の臨床における弁証は，主に病因・疼痛部位や性質などを根拠とし，性質では寒・熱・虚・実を，部位では気・血・腑・臓をそれぞれ見極める。

通常，実証の痛みは触れることを拒み，虚証

の痛みは触れることを好む。ほかにも，満腹時に痛むものは実証，空腹時に痛むものは虚証，温めることにより痛みが和らぐ場合は寒証，冷やすことにより痛みが和らぐ場合は熱証，気滞の場合は腹部に脹痛があり痛む部位は一定しない。血瘀の場合は，腹部に刺すような痛みがあり，痛む場所は一定している。

部位から弁証する場合，下腹部が痛み，それが両脇にかけて痛む場合は，多くが肝胆の病と考えられる。下腹部から臍の周りが痛む場合は，多くが脾胃・小腸・腎・膀胱などの病と考えられる。各臓腑の機能特性，および腹痛と同時にみられるさまざまな症状を根拠に，さらに詳しく弁証と見極めを行うことで，問題点を見つけ出し，適切な治療を行うことが，弁証論治におけるポイントになる。

腹痛の治療に当たっては，「通」にもとづいた治療方針をとることが多い。ここでいう「通」とは，単純に攻下・通利を指すわけではない。『医学真伝』でも「通ずれば痛まずとはもっともである。しかし，「通」法にはさまざまなものがある。気の調整を通じて血の状態を正常にしたり，血の調整を通じて気を滑らかにすることも「通」であるし，下方に逆行している気を上行させたり，中焦に気が留まりめぐらないときはめぐらせるなども「通」に当たる。虚は補助すれば通じ，寒は温めれば通じる。いずれも通じさせるための手段にかわりはない。下すことのみを通じさせることであるとするのは，でたらめもいいところである」と述べているように，腹痛を治療するには，まず「通ずれば痛まず」を原則とするが，臨床においてその真意を臨機応変に把握する必要がある。ほかにも，葉天士の「久痛入絡」学説にもとづく辛潤活血通絡法は，長期にわたる難治性の腹痛に特によく用いられる。

1 寒邪内阻

症　状　腹痛が急で激しい・温めると痛みは軽減し，冷やすと悪化する・口は渇かない・小便は透明で多量・便通は正常あるいは希薄な泥状・舌苔白膩・脈沈緊。

証候分析　寒邪は陰邪であり，その性質は収縮・牽引である。寒邪が侵入すると，陽気が運行できなくなり，気血が妨げられるために，急激な腹痛が起こる。温めると寒気は発散され，痛みは軽減する。逆に冷えると寒気が凝集するため痛みが増す。中焦の陽気が傷ついていなければ，運化は正常であり，便通も影響を受けずに正常である。しかし，中焦の陽気が不足すると運化は正常に行われず，大便は希薄な泥状になる。口が渇かないのは，裏熱がないことを示している。小便が透明で多量・舌苔白・脈沈遅は裏寒の特徴である。本証は寒さに遭遇すると痛みがはなはだしくなり，温めると痛みが緩和する点を弁証のポイントとする。

治　法　温中散寒

方　薬　主として良附丸合正気天香散。

本処方中の高良姜・乾姜・紫蘇は温中散寒に，烏薬・香附・陳皮は理気止痛に用いられる。

もし臍部の痛みが我慢できず，腹部をさすったり温めたりすることを好み，手足が冷たくなり，脈は微でいまにも絶えそうな場合は，腎陽の不足により寒邪が体内に侵入してきたことによる腹痛であるので，通脈四逆湯を用いて温通腎陽をはかるとよい。下腹部に激しく縛られるような冷感を伴う痛みがあり，舌苔白・脈沈緊などの症状がみられる場合は，下焦が寒気を受け，厥陰経の気が流れなくなっている状態であるから，暖肝煎を用いて温肝散寒するとよい。腹部に冷感を伴う痛みがあり，手足が冷たく，さらに身体が痛むものは，体内・体外ともに寒気を受けている状態であるので，烏頭桂枝湯を用いて内外の寒邪を散らすとよい。腹部が雷鳴のようにゴロゴロと鳴る・激しい痛み・胸脇部の気逆による膨満感・嘔吐などの症状がみられるものは寒邪が上逆しているので，附子粳米湯を用いて，温中降逆をはかるとよい。

2 湿熱壅滞

症状 腹痛・押えると嫌がる・胸悶して不快・便秘もしくは泥状便で残便感を伴う・のどが熱く渇き水をよく飲む・自汗・尿量は少なく色は濃い・舌苔黄膩・脈濡数。

証候分析 湿熱が体内で亢進し，気が詰まって停滞するため腑気が通じず，「通じざれば痛む」ために腹痛が生じ，押えることができず，腹部が張り，膨満して不快になる。湿熱の邪は津液を消耗し，胃腸の輸送効能を失調させるため，便秘もしくは泥状便で残便感を伴うようになるほか，熱のためにのどが渇き水を欲する。熱がその勢いで津液を体外へ押し出そうとするため，自汗が現れる。尿の色が濃い・舌苔黄・脈数などは実熱の表現である。本証は腹痛で腹部を押えることができない・胸悶して不快・大便異常がみられることを弁証の特徴とする。

治法 泄熱通腑

方薬 大承気湯加減。

本処方中の大黄は苦寒泄熱・攻下燥屎に，芒硝は鹹寒潤燥・軟堅破結に，佐薬としての厚朴・枳実は破気導滞に働く。燥結がそれほど強くなく，湿熱が重い場合は，芒硝を取り除き，黄芩・山梔子を加える。また腹痛の牽引痛が両脇に及ぶものには，柴胡・鬱金を加える。

3 中虚臓寒

症状 長期間にわたる腹痛症状があり，痛みは不定期に起こる・熱さを好み，冷たさを嫌う・痛いときはさすると緩和する・空腹時や疲労時に痛みが悪化し，食べものを口にしたり休憩をとった後には痛みは軽快する。大便は希薄な泥状便で，同時に元気がない・息切れ・寒がるなどの症候がみられる。舌質淡・舌苔白・脈沈細。

証候分析 正気が不足しているため，体内が温煦・栄養されず，長期にわたって腹痛が止まない。疾患は正気虚に属するものであり，邪実の状態ではないため，痛みが不定期に起こる。温める・食事を摂る・休息するなどは，正気を助けることを通じて邪を解消するため，腹痛がわずかに治まる。しかし，身体を冷やす・冷たいものを飲む・過労などは，正気を傷つけ，邪を助けることになるため，腹痛が悪化することになる。脾陽が振るわず，運化が十分に行えなくなると，大便が希薄な泥状になる。中焦の陽気が不足すると，衛陽が堅固でなくなるため，元気がない・息切れ・寒がるなどの症状がみられる。舌質淡・舌苔白・脈沈細は，いずれも虚寒の症状である。本証は腹痛で押えることを好む・泥状便・寒がる・摂食により痛みが和らぐなどを弁証上のポイントとする。

治法 温中補虚・和裏緩急

方薬 主として小建中湯。

本処方は，桂枝に飴糖・生姜に大棗が配合されて温中補虚に働くほか，芍薬に甘草が配合されて和裏緩急の作用をもつ。もし疲労の色が濃く，ぐったりしているか，または大便は軟らかいのに排便が困難な場合は，気虚によって力がなくなっているので，黄耆を加えて補気をはかるとよい。

虚寒腹痛が重症で，四肢が冷たく，嘔吐して脈微である場合は，大建中湯を用いて温中散寒をはかる。腹痛の後下痢があり，四肢が冷たく，脈が沈遅である場合は，脾腎陽虚に属するため，附子理中湯を用いて温補脾腎をはかる。

4 飲食積滞

症状 上腹部に脹満感があり痛む・押えると嫌がる・食べものを受けつけない・げっぷに腐臭臭がする・胃酸が込み上がる。または腹痛とともに便意が生じ，下した後には痛みが軽くなる。もしくは便秘。舌苔膩・脈滑実。

証候分析 宿食が胃腸に停留しており，邪は有形のものであるので，上腹部が膨満して痛み，押えると嫌がる。宿食が消化されないために，濁気が上逆し，食べものを受けつけることができず，げっぷに腐臭があり，胃酸が込み上がる。食滞が中焦で気の動きを妨げるため，昇降が機能せず，運化が不良となり，腹痛とと

もに下痢が起こる。排便後は食積は減少し，邪気も解消されるので，痛みが減少する。宿食が燥きこじれるために，腑気が動かなくなって便秘になる。舌苔膩・脈滑実は，いずれも食積によるものである。本証は食べものを受けつけない・げっぷに腐臭がある・胃酸が込み上がるなどの症状が弁証のポイントである。さらに，過去における食あたりの経験の有無について，詳しく患者に聞くとよい。

| 治　法 | 消食導滞
| 方　薬 | 軽症の場合は保和丸，重症の場合は枳実導滞丸加減。

後者は大黄・枳実・神麹が消食導滞に，黄芩・黄連・沢瀉が清熱化湿に，白朮・茯苓が健運脾胃に用いられている。

もし同時に回虫の症状がみられ，それによる腹痛が不定期に起こる場合には，虫症の治療を行う。

5 気滞血瘀

| 症　状 | 気滞が主であるものは，上腹部の脹悶感もしくは痛みがある。気が体内のいたるところを駆けめぐり，場所が一定せず，痛みは下腹部にまでいたる。げっぷや放屁により脹痛は軽減し，怒ると痛みが激しくなる。脈弦・舌苔薄。血瘀のものは，痛みが比較的強く，痛む部位は一定している。舌質青紫・脈弦もしくは渋。

| 証候分析 | 気機が鬱滞して通じないため，上腹部に脹痛が起こる。気は無形であり，場所を問わず駆けめぐり居場所が固定しないため，痛みがいたる所へ走り，その部位は一定しない。げっぷや放屁の後は，気が一時的に通じるため，脹痛が軽減する。怒りを覚えると気鬱がさらに強くなるので，脹痛も激しくなる。肝気が暢やかでなくなるために，弦脈が現れる。経過が長期にわたり，気滞から血瘀になってしまった場合は，血は有形に属するため，痛みの部位は固定され，移動しない。舌紫・脈渋は，いずれも瘀血の表れである。気滞による症状は脹痛が主となり，痛む場所は固定しない。血瘀は刺すような痛みが主となり，痛む部位は固定している。これらは弁証上のポイントとなる。

| 治　法 | 気滞が主の場合は疏肝理気，血瘀が主のものは活血化瘀。
| 方　薬 | 疏肝理気には柴胡疏肝散加減。活血化瘀には少腹逐瘀湯加減。

前者では，処方中の柴胡・香附・陳皮・枳殻は疏肝解瘀により止痛し，芍薬・甘草は和裏緩急により止痛し，川芎は行気活血により止痛する。

後者では，処方中の当帰・川芎・赤芍は養栄活血に，生蒲黄・五霊脂・没薬・延胡索は化瘀止痛に，肉桂・乾姜・小茴香は温経止痛に働く。腹部手術後の痛みには，沢蘭・紅花を加えて散瘀破血する。打ち身や外傷による痛みには，落得打・王不留行を加える。もしくは別に三七粉・雲南白薬などを水で直接服用し，行血破瘀をはかる。

結語

以上をまとめると，腹痛は寒・熱・虚・実を弁証の綱領とする。ただ，実際にはそれぞれが因果関係にあり，相互に転化・混在している場合がある。例えば，寒痛で長期にわたって痛みが続くと，鬱結して熱に転化することがある。また，熱痛が長期にわたって続き，寒に転化し，寒熱が交錯した証になることもある。実証の疼痛が速やかに治療されなかったり，治療方法が適切でなかったりすると，経過が進むにつれて食欲が減少し，生化の源が不足して，実証が虚証に変化しうる。また体質的に脾虚で運化が不良であり，元気がなく，摂食量が減少している場合に，たまたま飲食の不摂生があると，食滞が中焦の気を妨げ，上腹部の脹痛・腐臭のするげっぷ・舌苔膩など，虚実が混在した証になる。気滞は血瘀を招き，逆に血瘀は気機の流れに影響を与えることがある。よって弁証を行う場合は，まず主要な矛盾点を押えて問題点をはっきりさせ，寒熱の軽重・虚実の程度・気血の深浅を見極めながら弁証を行った後に処方す

れば，期待した効果が得られるようになる。

文献摘要

『**素問**』挙痛論篇「寒気客於脈外則脈寒，脈寒則縮蹜，縮蹜則脈紬急，紬急則外引小絡，故卒然而痛，得炅則痛立止」

『**金匱要略**』腹満寒疝宿食病「病者腹満，按之不痛為虚，痛者為実，可下之。舌黄未下者，下之黄自去」「按之心下満痛者，此為実也，当下之，宜大柴胡湯」

『**症因脈治**』「痛在胃之下，臍之四旁，毛際之上，名曰腹痛。若痛在脇肋，曰脇痛。痛在臍上，則曰胃痛，而非腹痛」

『**景岳全書**』心腹痛「痛有虚実，凡三焦痛証惟食滞，寒滞，気滞者最多，其有因虫，因火，因痰，因血者，皆能作痛。大多暴痛者，多有前三証。漸痛者多由後四証……可按者為虚，拒按者為実。久痛者多虚，暴痛者多実。得食稍可者為虚，脹満畏食者為実。痛徐而緩，莫得其処者多虚，痛劇而堅，一定不移者為実」

［27］便秘

　便秘とは，大便が詰まって通じない・排便に時間がかかる・あるいは便意があっても排便が困難であるといった病証である。本証は急性・慢性の各疾患の過程で，数ある症状のうちの一つとしてよく見受けられる症状である。本章では特に便秘を主症状するものについて論じる。

　本証は『傷寒論』では，「陽結」「陰結」「脾約」と呼ばれており，後世さらに「風秘」「気秘」「熱秘」「寒秘」「湿秘」や，「熱燥」「風燥」などの学説が出てきた。『景岳全書』秘結篇では「命名が多すぎるうえに，確たる証拠もなく，要領を得ていないので，疑問を増やすのみで臨床の妨げにしかならない」とし，張仲景の陰結・陽結の二分類を参考にすべきであると主張しており，火のあるものを陽結，火のないものを陰結としている。

　便秘は大腸の輸送機能が失調することで起こるが，脾胃および腎臓との関係も密接である。発病の原因としては，燥熱が体内で結し津液が不足する・感情の不調和から気機が滞る・過労によって体内の気が傷つけられ，身体が衰弱して気血不足をきたすなどがある。

　病因・病機と臨床所見により，本疾患は熱秘・気秘・虚秘・冷秘の四種類に分類できる。なお，その他の疾病で便秘を兼ねているものに関しては本章では取り上げない。

病因病機

　飲食物が胃に入り，脾胃の運化作用を経てその精華が吸収された後，残った糟粕は最終的に大腸の輸送によって排出され大便となる。もし胃腸の機能が正常であれば，大便は通じ，便秘が発生することはない。しかし，胃腸に病がある・燥熱が体内で盛んになる・気滞により気が通じない・気虚により輸送する力がない・血虚により腸内が乾燥している・陰寒により気が凝結するなどの要素は，いずれも性質の異なる各種の便秘を起こしうる。

1 陽が盛んな体質で，胃腸に熱が蓄積する

　陽が盛んな体質である・酒類を妄りに飲む・辛いものや熱性の食物，脂っこいもの，味の濃いものなどを食べすぎて胃腸に熱が蓄積される・もしくは傷寒による熱病の後に，余熱が体内からなかなか去らず，津液が消耗されて腸が潤いをなくすなどの原因により，大便が乾燥して固まり，排出困難となったもの。張仲景の示した「脾約」による便秘はこの種の熱性便秘に属する。

2 感情が乱れ，気の運動が鬱滞する

　過度な悩みごとや心配ごとで感情が暢やかでなくなる・または長時間座ったままで動くことが少ないなどの原因でも気の運動は滞り，宣発・条達できず，通調・粛降作用が失調する。輸送がうまくいかなくなると，糟粕は体内に留まり，下降できなくなって便秘を起こす。

3 気血が不足し，下焦の元気が虧損する

　過労や飲食の不摂生・病後・産後・高齢で身体が弱っている場合などは，気と血のいずれもが虧損し，気虚によって大腸内での輸送の力が弱まり，血虚によって津液が枯れて大腸を潤すことができなくなる。はなはだしい場合は下焦の精血に損傷を与え，腎の陰陽も虧損する。真陰が失われると，腸道は潤いを失い，便がさらに乾燥する。真陽が失われる

と，津液を蒸発・気化させ腸道を温め潤すことができない。いずれの場合も大便の排出を困難にし，便秘になる。このように病が腎にまで及ぶものは，『内経』には「腎は二陰に開竅する（腎開竅於二陰）」と述べられており，便秘と腎に関係があることがわかる。

4 陽虚で身体が弱り，陰寒が体内に発生する

陽虚で身体が弱ったり，高齢により身体が衰えたりすると，陰寒が体内で生じ，胃腸に留まる。それによって陰が凝集し固まるために，陽気が通じなくなり，津液も流れず，腸内の輸送が困難になり便秘を起こす。

類証鑑別

便秘は腸道の病変に属するものであり，症状は単純だが，その原因は複雑である。病因病機の違いにより，臨床上の症状も異なり，実と虚を分けて治療を施さなければならない。実証は熱秘と気秘に，虚証は気虚・血虚・陽虚に概括できる。熱秘では，顔色が赤い・身体の発熱・口臭炎・口唇炎・尿の色が濃い・舌苔黄燥・脈滑実などがみられることが弁証の要点となる。気秘では，頻発するげっぷ・胸脇部の痞えと張り・腹部の脹痛・苔薄膩・脈弦などが弁証の要点となる。気虚は，顔色晄白〔月や白い陶器のような白色〕・元気がない・ビクビクする・排便時にいきめず，はなはだしいと発汗して息切れする・大便は乾燥しておらず硬くない・舌質嫩・舌苔薄・脈虚などがみられることを弁証の要点とする。血虚は，顔色に艶がない・めまい・動悸・舌質淡・脈細渋などを弁証の要点とする。陽虚のものは冷秘と呼ばれ，顔色晄白・尿は透明・四肢の冷え・温めることを好み冷えることを嫌う・舌苔白潤・脈沈遅であるなどを弁証上の要点とする。これらの便秘はそれぞれに臨床的な特徴がみられるものであり，それらを混同して治療を行ってはならない。

弁証論治

便秘の一般的な症状は，大便の回数が減少し，しばしば3〜5日，あるいは6〜7日，もしくはさらに長期間に1回，排便があるものである。なかには大便の回数は減らないが，便が乾燥して硬く，排便が困難な者もいる。一部の患者は，便意があり，大便はけっして硬く乾燥しているわけではないが，排便が困難でスムーズに排出できない。また，便秘以外，便秘が直接的な原因となって生じた他の症状がみられない者もいれば，便秘のために腑気が通じなくなって濁気が降りないために，頭痛・めまい・腹部の脹満，あるいははなはだしいと痛み・上腹部のむかつきやげっぷ・食欲減退・睡眠が浅い・イライラして怒りっぽいなどの症状がみられる者もいる。また，長期的な便秘は痔瘡を引き起こすことが多い。さらには排便時に力を入れすぎて肛門裂傷になる場合もある。

便秘の治療は，単純に通じさせれば解決するというわけではない。それぞれの病因によって，異なった治療法を採る必要がある。

1 熱秘

症　状 大便の水分がなくなって硬い・尿量が少なく濃い・顔色が赤い・身体が発熱する。もしくは腹部の張りや痛みがある・口の乾燥・口臭・舌質紅・舌苔黄もしくは黄燥・脈滑数。

証候分析 胃は水穀の海であり，腸は伝導の官であるから，胃腸に熱が溜まると，津液は消耗され，大便は水分がなくなって硬く固まる。邪熱が体内に潜伏すると，脾・胃の熱は上焦を薫蒸し，口渇・口臭が現れる。胃腸に熱が溜まると，腑気が通じず，腹脹・腹痛を起こす。身体が発熱し，顔面が赤くなるのは，陽明経の熱が盛んになっていることの表れである。熱が膀胱に移るために，尿が少なくなり濃くなる。舌苔黄燥は津液が傷つけられて乾燥していることを示し，脈滑数は裏実証の表れである。

治　法 清熱潤腸

| 方　薬 | 麻子仁丸。

　本処方は泄熱潤腸に重点を置く処方であり，通便しながらも正気を傷つけない。処方中の大黄・麻仁は泄熱・潤腸・通便に働く主薬である。杏仁は降気潤腸，芍薬は養陰和裏，枳実・厚朴は行気除満に働いてこれを補助している。白蜜を用いて丸薬にするのは効果を緩和するためである。津液がすでに傷ついている場合には，生地・玄参・麦門冬などを用いて養陰生津をはかる。気鬱や怒りにより肝を傷つけ，怒りっぽい・目が赤いなどの症状がみられる場合は，別に更衣丸を服用して，清肝通便をはかる。燥熱が激しくなく，便秘以外に明らかな症状がない場合，もしくは治療後に便通はあるが排便がすっきりしない場合には，青麟丸を服用して清腑緩下をはかり，便秘の再発を防ぐ。

❷ 気秘

| 症　状 | 便秘で排便したくてもできない・げっぷが頻繁に出る・胸脇部の痞えと張り。はなはだしいと，腹部の脹痛・摂食量の減少。舌苔薄膩・脈弦。

| 証候分析 | 感情の不調和により，肝脾の気が鬱結して，輸送機能を失調させたことにより，便が固まり，便意はあるものの排泄できなくなる。腑気が通じないため気が下へ降りられず，逆に上行してげっぷを頻発し，胸脇部が痞えて張るようになる。糟粕が体内に留まり，気機が停滞するために，腹部に脹痛が起こる。胃腸の気が通じないと，脾気も動かず，摂食量が減少する。舌苔薄膩・脈弦は肝脾不和・体内に湿が停滞していることを表す。

| 治　法 | 順気行滞
| 方　薬 | 六磨湯。

　本処方は調肝理脾・通便導滞に重点を置く処方である。処方中の木香は調気に，烏薬は順気に，沈香は降気に働く。これら三つの生薬は辛味でかつ通利作用があるため，肝脾に作用して鬱を解き，調気することができる。大黄・檳榔・枳実は破気行滞に働く。気鬱が長期化して火に変化し，口内の苦み・のどの渇き・舌苔黄・脈弦などの症状がみられる場合は，黄芩・山梔子を加えて清熱瀉火をはかる。

❸ 虚秘

① 気虚

| 症　状 | 便意があるにもかかわらず，トイレで排便をしようといきんでも力が足りず，汗ばかりが出て息切れを起こす。排便後の疲労感・大便はそれほど乾いても硬くもない・顔色㿠白・元気がない・ビクビクしている。舌質淡嫩・舌苔薄・脈虚。

| 証候分析 | 気虚は，肺と脾の機能の損傷によるものである。肺と大腸は表裏の関係にあり，肺気が虚すると大腸の輸送力も弱まるため，便意があるにもかかわらず，排便の際にいきむことが必要になる。大便は乾燥して硬いわけではない。肺衛が堅固でなくなり，腠理が緩んでいるため，いきむと汗ばかりが出て息切れを起こす。脾虚になると正常な運化作用が働かず，化生の源が不足するため，顔色は㿠白になり，元気がなくビクビクするようになる。舌質淡・舌苔薄・脈虚・排便後の疲労感などは，いずれも気虚の表れである。

| 治　法 | 益気潤腸
| 方　薬 | 黄耆湯。

　本処方は，益気潤下を重視した処方である。処方中の黄耆は脾・肺を補益するための主薬である。麻仁・白蜜は潤腸通便に，陳皮は理気に働く。気虚が顕著であれば，さらに党参・白朮を加えて補気の力を強める。気虚により下陥し，肛門の下垂感が強い場合は，補中益気湯を同時に用いて益気挙陥をはかり，脾肺の気を内側から充実させれば輸送力が高まり，大便が通じるようになる。

② 血虚

| 症　状 | 便秘・顔色に艶がない・めまい・動悸・唇の色が薄い・舌質淡・脈細渋。

| 証候分析 | 血虚で津液も少なくなり，大腸を

潤すことができないため，便秘が起こる。血が虚弱なために上方を潤すことができず，顔面に艶がない。心を栄養する源を失うため，動悸が起こる。血虚で脳を滋養させることができないため，めまいが起こる。唇・舌ともに淡色・脈細渋は陰血不足の表れである。

治　法　養血潤燥
方　薬　『尊生』潤腸丸。

　本処方は補血潤下に重点を置く処方である。処方中の生地黄・当帰は滋陰養血に働き，麻仁・桃仁と同時に用いることで燥きを潤し，便を通じさせることができる。枳殻は気を導き下行させる。血が少ないために陰虚になり，体内に熱を生み，内熱によるイライラ・口の渇き・舌質紅で津液が少ないなどの症状がみられる場合は，玄参・生首烏・知母を加えて清熱生津する。津液が回復しても大便がまだ乾燥しているようであれば，五仁丸を用いて潤腸通便する。

　以上の気虚・血虚による便秘は，あるときは単独で，あるときは両者が同時に出現する。その治療に当たっては両方の治療法を参考にし，気と血のどちらにより虚の傾向があるのかを把握して処方し，どちらか一方ばかりの治療を行ってはならない。そのほかにも，高齢者には下焦の元気虧虚による便秘があり，排便が数日間なくても腹部に明らかな不快感を自覚しない場合もある。ただし多くの場合に，身体は痩せこけて元気がない・足腰に力が入らない・皮膚に潤いがないなどの症状がみられる。このような場合には，温潤通便をはかるとよい。肉蓯蓉・麻仁などを用いる。それでも効果がなければ，さらに黄耆・当帰など益気養血の薬物を加えると，気血の流れが順調になり，便通も正常になる。

4 冷秘

症　状　排便に苦労する・排出が困難・尿は透明で多量・顔色は白く浮腫がある・四肢が冷える・熱いものを好み冷たいものを摂りたがらない・腹部に冷痛がある・足腰が冷える。舌質淡・舌苔白・脈沈遅。

証候分析　陽気が衰え，寒が内部から生まれ，腸の伝送に力がなくなるために，排便に苦労し，排出が困難になる。陰寒が体内で盛んになり，気の運動が阻害され滞るために，腹部の冷痛が現れるほか，熱いものを好み冷たいものを嫌がる。陽虚により気の温煦作用が働かなくなるために，四肢が温まらず，足腰が重だるく冷たく感じ，尿は無色で多量になる。顔色㿠白・舌質淡・舌苔白・脈沈遅は陽虚内寒の状態を表す。

治　法　温陽通便
方　薬　済川煎加肉桂。

　本処方中の肉蓯蓉・牛膝は温補腎陽・潤腸通便に，当帰は養血潤腸に働き，升麻は清気を上昇させることで濁気の下降を促し，肉桂は温陽を通じて寒気を発散させる。もしくは半硫丸を使ってもよい。

　便秘の治療法としては，ほかに外導法がある。例えば『傷寒論』の蜜煎導法は，各種便秘の治療に組み合わせて応用することが可能である。また食餌療法として，黒胡麻・胡桃肉・松子仁を等分の割合で合わせて細かく擦りつぶし，白蜜を加えて水で服用する。この方法は，陰血不足の便秘に対して非常に効果がある。これ以外にも，習慣性の便秘には，精神的なゆとりを保つ・適度な運動・飲食面の節制・定期的にトイレに行く習慣をつけるなど，いずれも便秘の治療に有効である。傷寒熱病の後や，長患いの患者で，飲食物をあまり摂取してないために大便が出ない場合には，排便を急がせる必要はない。胃気を養い，飲食量が増えるのを待てば，大便も自然に出るようになる。

結語

　便秘を引き起こす原因はさまざまである。臨床では発病の原因と臨床表現にもとづき，虚実を弁別して治療を行う。実証には熱結・気滞などが，虚証には気虚・血虚・陽虚などがある。熱結には瀉熱通腑法を，気滞には行気導滞法

を，気虚には益気潤腸法を，血虚には養血潤燥法を，陽虚には温腸通便法をそれぞれ用いる。これら各種の便秘は単独で起こることもあれば，複合して起こる場合もある。そのため，各治療法は証の変化に従って臨機応変に応用する必要がある。例えば気虚の便秘と血虚の便秘は多くの場合同時に出現するが，その場合の治療は気血の虚の偏重にもとづいて，益気養血・潤腸通便の方法を用いる。気虚で陽虚も兼ねるものは，益気潤腸法に補助的に温陽通便法を組み合わせて用いる。血虚で燥熱がある場合は，養血潤燥法に補助的に瀉熱通臓法を組み合わせて用いる。このように便秘の治療には機械的に通下法を用いるのではなく，ケースごとのさまざまな病因・病機と臨床上の証候にもとづき，それぞれに異なった方法を採る必要がある。また，上述の方法以外にも，張仲景の蜜煎導法・猪胆汁導法，呉鞠通の増水行舟法など，いずれも個々のケースに応じて選択して用いることができる。

| 文献摘要 |

『傷寒論』平脈法第二「脈有陽結，陰結者，何以別之。師曰，其脈浮而数，能食不大便者，此為実，名曰陽結也，期十七日当劇。其脈沈而遅，不能食，身体重，大便反鞕，名曰陰結也，期十四日当劇」

『金匱要略』五臓風寒積聚病「趺陽脈浮而渋，浮則胃気強，渋則小便数，浮渋相搏，大便則硬，其脾為約，麻仁丸主之」

『医学啓源』六気方治「臓腑之秘，不可一概論治，有虚秘，有実秘，有風秘，有気秘，有冷秘，有熱秘，有老人津液乾結，婦人分産亡血，及発汗利小便，病後気血未複，皆能做秘」

『雑病源流犀燭』大便秘結源流「大便秘結，腎病也。経曰，北方黒水，入通於腎，開竅於二陰，蓋此腎主五液，津液盛，則大便調和」

『謝映廬医案』便閉門　脾陽不運「治大便不通，僅用大黄，巴霜之薬，奚難之有。但攻法頗多，古人有通気之法，有逐血之法，有疏風潤燥之法，有流行肺気之法，気虚多汗，則有補中益気之法。陰気凝結，則有開氷開凍之法。且有

[28] 脇痛

脇痛とは片側，もしくは両側の脇肋部の痛みを主症状とする証で，臨床上比較的によくみられる一種の自覚症状である。

本証は『内経』にすでにその記載がある。さらに脇痛は肝胆の病変によるものであるということがはっきりと述べられている。例えば『霊枢』五邪篇には，「病邪が肝にあると，両脇が痛む（邪在肝，則両脇中痛）」，『素問』臓気法時論篇には，「肝を病む者は，両脇下が痛み，下腹部にまで牽引痛が走る（肝病者，両脇下痛引少腹）」とある。また『素問』繆刺論篇の中にも，「邪気が足の少陽の脈を侵すと，脇が痛み呼吸ができなくなる（邪客於足少陽之絡，令人脇痛不得息）」との記載がある。脇痛の病因については，『内経』では寒・熱・瘀などであると認識している。例えば『素問』挙痛論篇には「邪気が厥陰の脈を侵すと，厥陰の脈とは陰部を通り，肝につながるものであるから，寒気がその脈中に入ることで，血脈は詰まり，経脈はひきつり，その結果脇や下腹部が牽引し合って痛む（寒気客於厥陰之脈，厥陰之脈者，絡陰器，繫於肝，寒気客於脈中，則血泣脈急，故脇肋与少腹相引痛矣）」，同・刺熱篇には，「肝が熱病になると……脇が張って痛み，手足は落ち着かず，安眠できない（肝熱病者……脇満痛手足躁，不得安臥）」とある。さらに，『霊枢』五邪篇では「邪気が肝にあると，両脇の中が痛み……瘀血が体内に溜まる（邪在肝，則両脇中痛，……悪血在内）」とある。その後，歴代の医学者は脇痛の病因に関して『内経』の基礎にもとづいてそれを発展させていった。『景岳全書』脇痛篇では実際の臨床的見地から，病因を外感と内傷の二つに大きく分類し，さらに内傷が原因のものが多くみられることが記されている。例えば「脇痛には外感と内傷の区別がある……寒熱など表証のみられるものは外感であり，表証のないものはすべて内傷である。ただし十中八九は内傷による脇痛であり，外感の脇痛はまれである」と記している。同時に内傷性の脇痛の発病原因を整理し，鬱結による肝の損傷，肝火の体内での鬱積，痰飲の停留，外傷による血瘀，肝腎虧虚などをあげている。『証治匯補』脇痛篇では，脇痛の病因について，「激怒による刺激・悲哀による気結・過度の飲食・寒冷の気の感受・転倒などによる外傷……または痰積の流注，あるいは瘀血相搏などは，いずれも痛みを引き起こすことがある。まれに，湿熱鬱火・過労や過剰な性行為などによって発病する場合もみられる」と述べ，脇痛に対する認識をさらに完全なものにした。

本章では，主として内傷による脇痛について論じる。

病因病機

肝は脇下に位置し，その経脈は両方の腕の付け根部分に分布する。胆は肝に附帯し，その脈は脇を循環する。よって脇痛は主に肝・胆にその原因があると考える。例えば，『景岳全書』脇痛篇では，「脇痛の病気は肝・胆の二経に属する。その理由は，この二経がすべて脇肋部を循って分布しているからである」としている。また肝臓は疏泄を主り，その性質は条達を好むため，情志が失調すると，肝気が鬱結する。もし長期間にわたって，気鬱が続くと，気滞血瘀となり，瘀血が停留してしまう。一方で，精血

が虧虚し，肝陰が不足すると，脈絡を養うことができない。もし脾が健運できなくなると，湿熱が体内に鬱積し，疏泄が不利になり，脇痛を引き起こす。具体的な病因病機については以下に述べる。

1 肝気の鬱結

情志が抑圧されたり，激しく怒ったりすると肝を痛め，肝が条達できなくなる。その結果，疏泄が不利になり，気が阻まれ，絡が痺れ，脇痛が起こる。『金匱翼』脇痛統論・肝鬱脇痛篇には「肝鬱により脇が痛むものは，悲しみや悩み，怒りなどの感情が鬱して肝気を損傷したことによる」とある。

2 瘀血の停留

気鬱が長引くと，血流が順調でなくなり，瘀血が停留し，脇絡が痺阻され，脇痛が起こる。あるいは，強い負荷がかかった結果，脇絡が傷ついて瘀血が停留すると，脇絡を塞ぎ，脇痛が起こる。『臨証指南医案』脇痛篇では「長患いすると邪気は絡に入り，気血がすべて塞がれてしまう」と述べている。『類証治裁』脇痛篇では「血瘀は，転倒や捻挫によって悪血が溜まったことによるもので，押すと激しく痛む」としている。

3 肝胆湿熱

外環境の湿気に侵される・食あたりなどの原因により，脾の正常な運化が妨げられ，痰湿邪が中焦の気の動きを阻み，鬱した気が熱を生み，肝胆はその疏泄・条達の機能が働かなくなり，脇痛を生じる。『張氏医通』脇痛篇では「飲食や過労による損傷は，いずれも痰や気を凝集させる……そして脾気が衰えることによって起こる」としている。

4 肝陰不足

長患いや過労により精血が虧損し，肝陰が不足する。血虚により肝を養うことができないため，脈絡も養えなくなる。その結果，脇痛が起こる。『景岳全書』脇痛篇では「性行為に節度のない人，腎虚があり痩せて虚弱な人は，胸脇部がシクシクと痛む症状があるものである。これらは肝腎の精が虚したことによるものである」とし，『金匱翼』脇痛統論・肝鬱脇痛篇では，「肝虚とは，肝陰虚である。陰虚になれば脈は縮まって速くなる。肝の脈は横隔膜を貫き，脇肋部を通るものであるから，陰血が燥けば血脈は栄養を失って痛む」と述べている。

以上のように，脇痛の主な病変部位は肝胆であり，その病因病機は，気滞血瘀や直接肝胆を損傷する以外に，同時に脾胃腎と関係があることもある。また病証に関しては，虚の場合もあれば，実の場合もあるが，実証の方が多くみられる。実証では気滞・血瘀・湿熱が中心で，これら三者の中ではまず気滞が筆頭となる。虚証では陰血虧虚により肝を養えない場合が多い。これ以外にも，実証が長引くと熱化して陰を傷つけ，肝腎陰虚となる。さらに実と虚が同時にみられる場合もある。

弁証論治

脇痛の弁証は気血を中心に行う。ほとんどの脹痛は気鬱に属し，また痛みの場所は移動するため一定ではない。刺痛は血瘀に属し，痛みの部位は一定している。隠痛は陰虚の場合に多くみられ，シクシクと痛む。『景岳全書』脇痛篇には「有形無形を観察すれば，それを知ることができる。血積は形があって移動しないか，硬く押えると嫌がる。気痛は動いて形がなく，集結したり，散在したりと一定しない」とあり，痛みの異なる状況により気に属するか，血に属するかを弁別することを明確に示している。湿熱の脇痛となれば，痛みは激しく，加えて口が苦く感じ，舌苔が黄色くなる。以下に，臨床上でよくみられる四証について論じる。

1 肝気鬱結

症　状 脇痛は脹痛が主で，痛みの部位が一定せず，情志の変化とともに痛みの程度が変

化する。胸悶や息切れがあり，食欲が減退し，げっぷが頻発する。苔薄，脈弦。

証候分析 肝気が条達できなくなり，脇絡を阻害するため，脇肋に脹痛がある。気は無形で，ときには集まり，ときには散って，規則性がない。よって痛みは固定されず，動き回る。情志の変化と気の鬱結とは密接な関係がある。そのため痛みのレベルは情志の変化により増減する。肝経の気機が滞るため，胸悶や息切れが起こる。肝気が横逆して脾胃を犯し，食欲が減退してげっぷが出る。脈弦は肝鬱の表れである。

治　法 疏肝理気

方　薬 柴胡疏肝散加減。

　本処方は疏肝作用のある柴胡に，理気作用をもつ香附子・枳殻・陳皮が配合されている。また川芎は活血，芍薬・甘草は緩急止痛の作用がある。脇痛が重いものは，青皮・川楝子・鬱金を加えることにより理気止痛作用を増強する。もし気鬱から火が発生すれば，脇肋に牽引痛があり，イライラして，焦燥感があり，口が乾燥して苦い。小便は少なく，便秘になる。舌紅・苔黄，脈は弦数となる。このような場合は，川芎を去り，牡丹皮，山梔子・黄連・川楝子・延胡索などを加えて清肝理気・活血止痛をはかる。もし気鬱から火を生じ陰を傷つけると，脇肋部がシクシクと痛み，疲れが増すと痛みが増幅する。イライラしてめまいがあり，眠れない。舌紅・苔薄かつ少津，脈弦細となる。このような場合には，川芎を去り，当帰・何首烏・枸杞子・牡丹皮・山梔子・菊花などを用いて滋陰清熱をはかる。もし肝気が横逆し，脾の運化作用を失調させた場合は，脇痛・腸鳴・腹瀉がみられる。この場合は，白朮・茯苓・沢瀉・薏苡仁を用いて健脾止瀉をはかる。もし胃が和降できなければ，悪心・嘔吐が現れるので，陳皮・半夏・藿香・砂仁・生姜を加えて和胃止嘔する。

2 瘀血停着

症　状 脇肋部に刺痛があり，痛みの部位は一定。夜になると痛みは激しくなる・脇肋部下の癥塊・舌質紫暗・脈沈渋。

証候分析 肝鬱の状態が長く続くと，気滞血瘀になる。もしくは打ち身などの外傷により，瘀血が停留し脇絡を阻むため，一定の部位に刺すような脇痛があり，夜になるとさらに痛みがはなはだしくなる。瘀結が長く停留すると，積み重なって解消されにくくなり，徐々に癥塊を形成する。舌質紫暗・脈沈渋は瘀血が体内に停留していることの表れである。

治　法 祛瘀通絡

方　薬 旋復花湯加減。

　本処方の中に含まれる新絳（茜草で代用可）は活血通絡作用がある。旋復花は理気止痛に働く。さらに鬱金・桃仁・延胡索・当帰尾を加えると理気活血の力を増強することができる。瘀血がひどいものは，復元活血湯加減を用いて，活血祛瘀・通絡活絡をはかる。処方中には，大黄・穿山甲・桃仁・紅花が含まれており，破瘀散結の作用を現す。当帰には養血行瘀，柴胡には疏肝行気の作用があり，さらに引経する。脇肋下に癥塊があり，正気がまだ衰えていない者は，三稜・莪朮・䗪虫などで破瘀消堅の力を増強する。鼈甲煎丸を服用してもよい。あわせて「積聚」の治療法も参考にされたい。

3 肝胆湿熱

症　状 脇痛に加えて口が苦く感じ，胸悶・食欲不振・悪心嘔吐がある。また目が赤くなるかあるいは黄色になる・身体の皮膚が黄色になる・小便も黄赤色になる。舌苔黄膩，脈弦滑数。

証候分析 湿熱が肝胆に蘊結し，肝絡が乱れるため，胆が疏泄できず，脇痛に加えて口が苦いなどの症状が現れる。湿熱が中焦を妨げるため，胸悶感や食欲不振，悪心・嘔吐がみられる。肝は目に開竅しているため，肝火上炎によって目が赤くなる。湿熱が交じり合って蒸されると，胆汁が外へ溢れ出し，目や身体の皮膚が黄色になり，小便が黄赤色になる。舌苔黄膩，脈弦滑数は肝胆湿熱の表れである。

治　法 清熱利湿

|方　薬|竜胆瀉肝湯加減。

　本処方の中の竜胆草は，瀉肝胆湿熱の作用をもつ。山梔子・黄芩は清熱瀉火，木通・沢瀉・車前草は清熱利湿の作用をもつ。これに川棟子・青皮・鬱金・半夏を加えると疏肝和胃・理気止痛に働く。もし発熱に加えて黄疸もみられる場合は，茵蔯・黄柏を加えて清熱利湿除黄をはかる。脇肋部に激痛があり，回虫を嘔吐する場合は，まず烏梅丸で安蛔させ，続けて除蛔を行う。一方で，湿熱によって煮詰められることによって，砂石が形成されて胆道に滞ると，脇肋に激痛が走り，その痛みは肩や背中にまで及ぶ。この場合は金銭草・海金砂・鬱金に硝石礬石散を用いて，利胆排石する。もし熱が盛んで津液を傷つけ，便秘や腹部の脹満がみられる場合は，大黄・芒硝を加えて泄熱通便をはかる。

４ 肝陰不足

|症　状|脇肋部がシクシクと痛む・痛みは途切れることなく長期間続く・過労が重なると痛みは増す・口やのどが乾燥する・心中に煩熱がある・めまいや目のくらみ・舌紅・苔少・脈細弦数。

|証候分析|肝鬱が長期にわたると熱を生じ，肝陰を消耗する。もしくは長患いや虚弱な体質のため，精血が虧虚されると，肝絡を潤し養うことができなくなる。その結果，脇肋部がシクシクと痛み，痛みは途切れることなく長期間にわたって続く。また過労が重なると，痛みは増す。陰虚により内熱が発生しやすくなり，口の渇き，のどの乾燥，心部の煩熱がみられる。精血が虧虚すると，上部に栄養を与えることができず，めまい・目のくらみを生じる。舌紅苔少，脈細弦数は，それぞれ陰虚により内熱が生じていることをしめす。

|治　法|養陰柔肝
|方　薬|主として一貫煎。

　本処方には生地黄・枸杞子が滋養肝腎として用いられている。沙参・麦門冬・当帰は養陰柔肝に働く。川棟子には疏肝理気止痛の作用がある。心中の煩熱に関しては，炒山梔・酸棗仁を加えて清熱安神をはかる。めまい・目のくらみには黄精・女貞子・菊花を加えて益腎清肝をはかる。

結語

　脇痛の主要な病位は肝胆である。脇痛を形成する原因は比較的に多く，臨床で弁証する際にはさまざまな兼症を合わせ，気・血・虚・実に分類して考える必要がある。実証の脇痛には，一般に気滞・血瘀・湿熱がある。肝陰不足によって起こる脇痛は虚証となる。虚証と実証は必ずしも単一ではなく変化することもある。例えば気滞が長期にわたると血瘀になるし，湿熱あるいは血瘀が中心で，それに気滞を兼ねる場合もある。また，実証で熱が生じて陰を傷つけたり，虚証に気滞を兼ねたりすることにより虚と実が同時にみられる場合もある。したがって，弁証する場合は全面的に分析し，主要なものと副次的なものを見分ける必要がある。「通ずれば痛まず」の理論によって，治療はまず「通」を念頭に置き，実証では理気・化瘀・清熱・利湿などの方法をよく用いる。一方で虚証では滋陰柔肝の方法で治療し，同時に理気薬を使って疏通肝気をはかり，治療効果を高める。しかし理気薬の一部は辛燥の性質をもつため，陰を傷つける。したがって辛平調気の生薬を用いるとよい。もし，脇下の癥塊が顕著な場合は「積聚」の章を参考にして治療を行う。湿熱によって煮詰められて砂石が形成されたり，胆道の回虫が原因で激烈な痛みがある場合は，上述の治療原則以外に，関連するそれぞれの章を参照されたい。脇痛の治療に当たっては，中薬の服用のほかに針灸治療を一緒に行うとさらに効果が高まる。

文献摘要

『素問』臓気法時論篇「肝病者，両脇下痛」
『霊枢』経脈「胆足少陽之脈，是動則病口苦，善太息，心脇痛，不能転側」

『景岳全書』脇痛「脇痛有内傷外感之弁，凡寒邪在少陽経，乃病為脇痛，耳聾而嘔，然必有寒熱表証者，方是外感。如無表証，悉属内傷。但内傷脇痛十居八九，外感脇痛則間有之耳」

『古今医鑑』脇痛「脇痛者……若因暴怒傷触，悲哀気結，飲食過度，冷熱失調，顛仆傷形，或痰積流注於血，与血相搏，皆能為痛……治之当以散結順気，化痰和血為主，平其肝而導其気，則無有不愈矣」

『症因脈治』脇痛論「内傷脇痛之因……或死血停滞脇肋，或悩怒鬱結，肝火攻衝，或腎水不足……皆成脇肋之痛矣」

［29］黄疸

　黄疸は身体・目・小便が黄色になることを主症状とするが、その中でも特に目が黄色に染まることが本病の特徴となる。『素問』平人気象論篇では、「尿が黄色または赤く、常に眠りたがるものは、黄疸である。……目の黄色いものを黄疸という（溺黄赤安臥者，黄疸，……目黄者曰黄疸）」と述べている。また『霊枢』論疾診尺篇では、「身体に痛みがあり、顔色がわずかに黄色く、歯垢も黄色く、爪の色も黄色いものは黄疸である（身痛面色微黄，歯垢黄，爪甲上黄，黄疸也）」と記している。

　黄疸の分類はまず最初に『金匱要略』黄疸病篇に見られる。すなわち黄疸には黄疸・穀疸・酒疸・女癆疸・黒疸の分類があり、これらを五疸と呼ぶ。『諸病源候論』黄疸諸候では発病の状況の違いによって異なる症状が出ることから、二十八候として分類している。『聖済総録』黄疸門では、さらに九疸三十六黄に分類している。またどちらの書も黄疸の重篤な証候を「急黄」と呼び、さらに別に「陰黄」という証を提起している。宋代の韓祗和が著した『傷寒微旨論』では、黄疸の「陽証」以外にさらに「陰黄証篇」が設けられ、「傷寒病で黄疸を発する者は、古今を通じて陽証として治療しており……陰黄法で治療しているものはない」という記載があり、あわせて陰黄が陽黄の治療の際に過剰に薬を服用したことによって陽黄から変化して生じたものであるということを詳しく述べ、陰黄の弁証論治を提起している。元代の羅天益は『衛生宝鑑』の中でさらに陰黄と陽黄の弁証および治療を系統化した。これは臨床実践において大きな意義をもつものであり、現在でも応用されている。『景岳全書』黄疸篇では、「胆黄」という病名を提起し、「胆が損傷し胆気が散じたために胆液が漏れ、本証を発症したものである」と述べている。ここではじめて、黄疸が胆液と関係があることが認識されるようになった。またある種の黄疸は伝染性や重篤性がある。18世紀始めの沈金鰲が著した『沈氏尊生書』黄疸篇ではすでにこの点が認識されており、「自然界の伝染性の疫病によって黄疸が発症したものは、瘟黄と呼ばれ、致死率がきわめて高い」と記されている。

病因病機

　黄疸の病因は外・内の二つの方面から考える。外因は外邪の感受と飲食の不摂生、内因は脾胃虚寒・内傷不足と関係がある。また内外二つの原因は互いに関連がある。黄疸の病機のポイントは湿である。例えば『金匱要略』黄疸病篇は、「黄疸は湿から起こったものである（黄家所得，従湿得之）」と述べている。すなわち湿が中焦を妨げ、脾胃の昇降機能が失調することにより、肝胆の疏泄に影響を与える。そして胆液が進むべき通路を通れなくなって、血中に入り込み、皮膚へ溢れ出して黄疸になる。陽黄は湿熱が蘊蒸し、胆汁が皮膚へ溢れて黄色になる。また湿熱に毒を夾むと、熱毒が盛んになり、胆汁が皮膚へ溢れ出してすぐに黄色になる。これを急黄と呼ぶ。陰黄は寒湿に妨げられて脾陽が不振になり、胆汁が溢れ出ることによる。

1 外邪の感受

　外感の湿熱疫毒が表から裏へ入り込み、鬱して閉じこもり、中焦を妨げる。脾胃の運化が失調すると、肝胆で湿熱が互いに交わって

蒸され，排泄することができなくなる。その結果，肝の疏泄作用が失われ，胆汁が外へ溢れ出して皮膚に浸入する。さらに下は膀胱に流れ，目や尿が黄色になる。もし湿熱にその季節の疫毒が紛れ込み，人を傷つけた場合は，病状の変化が急激であり，かつ伝染性をもつ。熱毒が盛んになり，損傷が営血に及ぶと重篤な現象になる。これを「急黄」と呼ぶ。例えば『諸病源候論』急黄候篇には「脾胃に熱があるので，穀物の気は鬱して蒸され，そこに熱毒が加わったために，突然黄疸が出て，胸は苦しく呼吸は激しくなり，命さえ危うくなる。そのため急黄と呼ばれる」とある。

2 飲食による傷害

食べすぎまたは過度の空腹，あるいは過度の飲酒などは，すべて脾胃を損傷する。また運化の機能が失調すると，湿濁が体内に生じ，鬱して火となる。肝胆を薫蒸すると，胆汁が正常な通路を流れず，皮膚に溢れ出して黄色になる。例えば『金匱要略』黄疸病脈証並治篇にも「穀気が消化されず，胃中に濁気が滞積して苦しく，濁気が下降すると尿が出なくなり，……全身に黄疸が現れる。これを穀疸という（穀気不消，胃中苦濁，濁気下流，小便不通，……身体尽黄，名曰穀疸）」と記載がある。このように，飲食の不摂生，過度の飲酒などがいずれも黄疸を発生させる。

3 脾胃の虚寒

体質的に脾胃の陽虚があったり，病後に脾陽が損傷されたりすると，今度は湿が寒化して，寒湿が中焦と胆液を妨げ，皮膚に漏れ出して黄色になる。『類証治裁』黄疸篇には「陰黄とは，脾臓が寒湿邪のために働けなくなり，胆液に影響が及んで胆液が肌肉に沁み出し，黄疸を発症したものである」とあり，寒湿が体内で盛んになっても黄疸になることを説明している。

4 長期にわたる積聚

瘀血が胆道を阻滞し，胆汁が外へ溢れ出して黄疸になる。例えば『張氏医通』雑門篇では「瘀血による黄疸の場合，大便は黒く，腹や脇に張りや塊があり，脈は沈または弦である。排便が困難であり，脈がやや実の傾向にあってそれほど弱くないものは，桃核承気湯を服用させて，黒い便が出切れば症状は消える」と指摘している。

以上のことをまとめると，黄疸の発生は主に湿邪と関わりがあることがわかる。臓腑の面からいえば，脾胃・肝胆であり，脾胃の問題は肝胆に影響が及ぶことが多い。脾は運化を主り，湿を嫌う。もし飲食の不摂生，酒や脂っこいもの，甘いものの過剰摂取があったり，もしくは湿熱の邪気を外感したりすると，脾胃の機能を損傷して，脾の運化が正常に行えなくなり，湿邪が生じて中焦を妨げる。その結果，脾胃の昇降が失調し，脾気が上昇できなくなる。また肝気が鬱結して疏泄できないため，胃気が降下せず，胆汁の輸送や排泄が失調する。湿邪が鬱積して抑えられるため，胆汁が血中に浸入し，皮膚へ溢れ出し，黄疸になる。

陽黄と陰黄には違いがある。まず陽黄は陽が盛んで熱が重く，日頃から胃火が旺盛であるために湿が熱化して湿熱になることによる。また湿と熱は常に旺盛であることから，陽黄は病機にもとづいて湿が熱よりも重いもの，もしくは熱が湿より重いものの二種類に分類できる。火熱が極端に盛んになるといわゆる毒になる。この熱毒が盛んになると，邪は営血に浸入し，心包へ入り込んで急黄を発する。一方陰黄は，陰が盛んで寒が重く，日頃から脾陽が不足しているために，湿が寒化して寒湿を生じて発症する。同時に陽黄が長引き，寒涼の薬を過剰に用いて脾陽を損傷した場合にも，湿が寒化して陰黄へ変化する。このほかに結石や回虫が胆道を妨げ，胆汁が外へ溢れ出して黄疸となる場合もあるが，はじめに現れる肝胆の症状が常に熱証中心であることから，陽黄の範囲となる。

類証鑑別

黄疸と萎黄〔身体が黄色く艶がないが，目は黄色くない症候〕とは，病因病機と主な症状に関して，以下のように鑑別される。

まず，病因病機に関しては，黄疸の病因は外邪の感受・飲食による損傷・脾胃の虚寒および積聚からの転化である。その病機は湿邪が中焦に阻滞するか，もしくは瘀血などが胆道を妨げることによる。その結果，胆汁が正常の通路を通らず，皮膚に溢れ出して黄疸となる。一方，萎黄の病因は虫積や食滞によって脾土が虚弱になり，水穀が精微に化生して気血を生じることができなくなることによる。もしくは失血や病後の血気の虧虚，気血の不足などの原因で，肌の色が黄色になる。

また，主な症状に関しては黄疸は身体が黄色になり，目，小便も黄色になることを主症状とする。湿熱・寒湿・瘀血のいずれによって阻まれているかの病機の違いによって，黄疸の色も明るいものから暗いものまでさまざまである。萎黄の場合では，目と小便は黄色くならず，皮膚は淡い黄色になり，干からびて艶がなく，さらにめまいや耳鳴り，心悸，不眠などの症状を伴う。

弁証論治

黄疸の証候は，一般にまず目が黄色くなり，次にそれが全身に及ぶ。この黄疸の色は，みかん色のように明るいものもあれば，煙で燻したように暗い色もある。病機は湿熱と寒湿とで違いがあり，またその病機の変化に伴って現れる兼証もあるため，それぞれにみられる症状は異なっている。

黄疸の弁証は，陰陽を基本とする。陽黄は湿熱が，陰黄は寒湿が主となる。治療の大原則は，化湿邪利小便となる。化湿することによって黄疸の黄色を消失させることができる。湿熱に属する場合は，清熱化湿を行い，さらに必要なときには同時に通利腑気をはかり，湿熱を主に便から排泄させる。寒湿に属するものは，温中化湿を行う。一方，小便を利することによって，淡滲利湿を通じて湿袪黄退の目的を達成することができる。『金匱要略』黄疸病篇には「あらゆる疾患で黄疸症状が出るものは，利尿すればよい」とある。急黄で熱毒が非常に盛んである場合は，邪気が心営に侵入するので，清熱解毒・涼営開竅法を用いる。

黄疸病はまず早期に発見し，早く治療することが大切である。『金匱要略』黄疸病篇のいう「黄疸という病気は十八日間を治癒の期間とすべきで，治療開始から十日を過ぎても治らずに，逆に悪化するものは難治である」とは，黄疸病も適切な治療を行えば，一般に短期間で解消する。しかし，正気が邪に勝てず，病状が悪化すれば，治療が比較的困難になることを述べたものである。

［陽黄］

1 熱が湿より重い

症　状　身体も目も黄色く，色は鮮やかである・発熱して口が渇く。もしくは心中懊憹〔心中が悶々として苦しいこと〕・腹部の脹満感・口が乾燥して苦い・悪心および吐き気・小便は短く量が少なく，色は赤黄色・便秘。舌苔黄膩・脈象弦数。

証候分析　湿熱が蘊蒸することにより，胆汁が皮膚へ溢れ出す。熱は陽邪であるため，鮮やかな黄色になる。発熱して口が渇き小便は短くて少なく，その色が赤黄色になるのは，湿熱の邪が盛んなために熱が津液を消耗し，膀胱に邪熱が到達して気化が不利になることによる。陽明熱が盛んで，便秘になり腑気が通じず，腹部に脹満感がある。湿熱が結びついて，肝胆の熱が盛んになるため，苔黄膩，脈弦数になる。心中懊憹・悪心があり，嘔吐をしようとする・口が乾燥して苦くなるなどは，いずれも湿熱が薫蒸し，胃濁と胆汁が上逆することによる。

治　法　清熱利湿・佐として瀉下

方　薬　茵蔯蒿湯加味。

　茵蔯蒿には清熱利湿作用があり，黄疸を退化させる主要な生薬である。量は多めに用いてもよい。山梔子・大黄は清熱瀉下に働く。ここに，茯苓・猪苓・滑石など滲湿作用のある生薬を加えて，邪を大小便から排出させるようにする。脇痛の痛みがはなはだしい場合は，柴胡・鬱金・川楝子など疏肝理気の生薬を加える。もし悪心して吐こうとするようであれば，橘皮・竹筎を加える。心中懊憹がみられる場合は，黄連・竜胆草を用いる。苦寒類の生薬を用いる場合，発熱の程度の変化に常に注意を払う必要がある。もし苦寒が強すぎたり，治療に失敗したりすると，湿が熱より重くなったり，あるいは寒湿が強くなったりし，さらにはなはだしいものは陰黄となる。

　結石が胆道に阻滞すると，身体も目も黄色に染まり，右脇が痛むほか，痛みは肩や背中に及ぶ。もしくは悪寒・発熱があり，大便の色は淡い灰色になる。このときは大柴胡湯に茵蔯蒿・金銭草・鬱金を用いて疏肝利胆・清熱退黄をはかる。もし回虫が原因で，胆道を阻害するならば，突然黄疸が発生し，脇痛がときに起こったり治まったりする。痛みは穿孔のような痛みで，この場合は烏梅丸に茵蔯・山梔子を加えて安蛔止痛・利胆退黄をはかる。

❷湿が熱より重い

症　状　身体や目がともに黄色いが，熱が湿より重い場合ほど鮮やかではない。頭が重い・身体がだるい・胸および上腹部の痞満・食欲減退・悪心嘔吐・腹脹・大便は泥状。舌苔厚膩微黄・脈弦滑もしくは濡緩。

証候分析　湿と熱が壅遏し，胆汁が正常な通路から外れる。その結果，皮膚に溢れ出て，身体や目が黄色になる。湿が熱より重く，湿は陰邪であるから，黄疸の色は熱が湿より重い場合より鮮やかではない。頭は重く，身体がだるいのは，湿邪が体内で清陽の発揚を阻むためである。胸および上腹部が痞満し，食欲減退・悪心嘔吐・腹脹・泥状便がみられるのは湿困脾胃により濁邪を除去できず，脾胃の運化作用が減退するためである。舌苔厚膩微黄・脈弦滑もしくは濡緩は，湿が重く熱が軽いことの表れである。

治　法　利湿化濁・佐として清熱
方　薬　茵蔯五苓散合甘露消毒丹加減。

　前者は茵蔯を主薬とし，さらに五苓散で化気利湿し湿を小便から排出する。後者は黄芩・木通などで苦寒清熱化湿をはかり，藿香・蔲仁など芳香化濁の生薬で宣利気機して湿濁を除去する。本証は，長引いたり，苦寒の生薬を使いすぎたりすると，陰黄に転化する。陰黄になった場合は，陰黄に対する治療を行う。

　陽黄の初期で表証のものは，まず麻黄連翹赤小豆湯を用いて解表清熱利湿を行う。また熱が留まり退かない場合は，湿熱がまだ十分に透泄していないと考え，梔子柏皮湯を加えて，泄熱利湿作用を増強する。また経過中に陽明熱が盛んになると，津液を灼傷し，積滞して実を形成するため便秘になる。この場合は大黄硝石湯を使い，泄熱祛実・急下存陰をはかる。

[急黄]

症　状　発病が急激で，黄疸の色が急速に深まり，金色のようになる。高熱でのどが頻繁に渇く・胸痛および腹部の膨満感・意識が朦朧とする・譫語・鼻血・便血・皮膚の瘀斑がみられる。舌質紅絳・苔黄燥・脈弦滑数もしくは細数。

証候分析　湿熱に毒を含むため，鬱して火と化す。熱毒が非常に盛んになるため，発病は急激で，高熱のためにのどが頻繁に渇く。熱毒によって胆汁は皮膚に溢れ出て，黄疸の色は急速に深まる。身体，顔面ともに黄色になり，その色は金色に近い。熱毒が体内で盛んになると気機が失調し，胸痛と腹満が現れる。意識が朦朧とし譫語があるのは，熱毒が心営にまで落ち込むためである。もし熱毒が血に迫り，血が妄行すれば，鼻血や便血，皮膚の瘀斑が出現する。舌質紅絳・苔黄燥・脈弦滑数もしくは細数は，いずれも肝胆の熱が旺盛で，津液を灼傷したこ

との表れである。

| 治　法 | 清熱解毒・涼営開竅 |
| 方　薬 | 犀角散加味。 |

犀角・黄連・升麻・山梔子には，清熱涼営解毒作用がある。茵蔯は清熱退黄に働く。さらに，生地黄・牡丹皮・玄参・石斛などは清熱涼血の作用を増強する。もし意識が朦朧とし，譫語がある場合は，安宮牛黄丸もしくは至宝丹を用いて涼開透竅をはかる。鼻血・便血・皮膚に瘀斑があるなどの症状が重い場合は，地楡炭・柏葉炭など涼血止血の生薬を加える。さらに小便が出にくく，さらに短く少なくなったり，あるいは腹水が現れたりした者には，木通・白茅根・車前草・大腹皮などの清熱利尿の生薬を加える。

[陰黄]

症　状	身体も目も黄色になるが，色は暗く，煙で燻したようである。食欲がない・上腹部がむかつくかもしくは腹部が膨脹する・大便は硬くない・疲れやすく寒がる・味覚が減退するが口渇はない。舌質淡苔膩・脈濡緩もしくは沈遅。
証候分析	寒湿が脾胃を阻滞するため，陽気が宣発することができず，胆汁が外へ溢れ出る。寒湿は陰邪であるため，暗い黄色になったり，煙で燻したような色になる。食欲がなく，上腹部のむかつき，もしくは腹脹がみられ，大便は硬くなく，味覚が減退するが口渇はないなどの症状は，湿が中土を封じ込めたために脾陽が不振となり，運化機能が失調して起こる。寒がって疲れやすいのは，陽気が虚し，気血が不足するためである。舌質淡苔膩・脈濡緩もしくは沈遅は，陽虚により湿濁が除かれないために寒湿が陰分に留まっていることの表れである。
治　法	健脾和胃・温化寒湿
方　薬	茵蔯朮附湯加味。

茵蔯と附子を併せて使うことにより，温化寒湿退黄をはかる。白朮・乾姜・甘草は健脾温中に働く。さらに，鬱金・川厚朴・茯苓・沢瀉など行気利湿の生薬を加えてもよい。

陽黄の治療に失敗し，長引いたり，苦寒の薬物を使いすぎて脾胃の陽気を損傷したりした場合は，陰黄に変わることもある。この場合の陰黄も，証候・病機・治法ともに上述のものと同様である。また上腹部が膨らみ，脇肋部に隠痛があって食欲がなく，身体や四肢がだるく感じ，大便がときに便秘でときに下痢，脈弦細などの症状がみられるときは，木鬱脾虚によるもので，肝脾両病であることから，疏肝扶脾法を用いて逍遥散を処方するとよい。

もし，脇下に癥積脹痛があり，移動せず，皮膚の色が暗黄色で舌暗紅，脈弦細であれば，気血両虚によるものであり，濁邪が脈絡を瘀阻している。これに対しては硝石礬石散を用いて，化濁祛瘀軟堅をはかる。

また，脇下に癥塊があるのは，黄疸が長期化し，気滞血瘀を生じて湿濁が残留し，それが脇下に凝結したためであることが多い。さらに胸脇部に刺痛があり，押えることを嫌がる場合は，鼈甲煎丸を用いて活血化瘀をはかる。さらに逍遥散を配合して，疏肝扶脾する。もし脾虚胃弱が顕著であれば，香砂六君子湯を用いて健脾和胃をはかる。黄疸の長期化によって肝脾が腫大し，湿濁が凝結して積聚や鼓脹を生じたものについては，それぞれの章を参考にされたい。

黄疸の治療においては薬の服用以外にも，飲食の管理が非常に大切であり，飲食物は新鮮で味の薄いものを摂取するようにする。脂っこいものや甘いものなど，壅脾生湿の作用のあるものを食べすぎないことが大切である。また，十分に休息をとって疲れないようにし，楽観的な気持ちを保つことにより，身体の回復をはかるようにする。

結語

黄疸はさまざまな疾病において出現する。臨床では，まず陰陽をはっきりと弁別して治療を行う。一般に陽黄は経過が短いが，陰黄は長期

にわたる。急黄は陽黄の重症であるため，すぐに治療を行わなければならない。陽黄でも熱が湿より盛んなものは黄疸が消失するのが早い。しかし湿が熱より盛んなものは，治療が長引いて治療が困難な陰黄に変わることがないように防止する必要がある。黄疸が消退しても，完全に病状が完治したとはいえない。湿や熱が残っている場合もあるので，予防のために引き続き健脾疏肝などをはかり，病後の養生に注意する必要がある。また肝脾の血の損傷が回復せず，長期にわたって治癒しない場合には再発することも多く，あるいは癥積や鼓脹に変化することもある。萎黄は気血の虧虚によって起こるもので，鑑別に注意する必要があり，黄疸に対する治療を行ってはならない。

【附】萎黄

萎黄という証は黄疸と異なり，主症状は両目は黄色くなく，皮膚の色は淡い黄色で，干からびて艶がなく，さらにめまいや耳鳴り・心悸・眠りが浅い・下痢・舌淡苔薄・脈濡細などの症状を伴う。

本病は，虫積・食滞による脾土虚弱が原因となり，水穀から精微を化生して気血を生み出すことができなくなって気血が衰えた結果，皮膚肌肉を滋潤したり，臓腑に栄養を与えたりすることができなくなって，皮膚がくすんだ黄色になり艶がなくなるものである。このほかにも出血過多，あるいは大病の後に血が虧虚し気を消耗しても，気血の不足を招いて本病を発症する。臨床上，よくみられる病証である。

治療においては，脾胃の調整を中心にしながら，益気補血をはかる。方剤は，黄耆建中湯もしくは人参養栄湯などを用いる。また十二指腸虫が寄生している場合は，まず駆虫を行う。

文献摘要

『素問』六元正気大論篇「溽暑湿熱相搏……民病黄癉」

『傷寒論』陽明病篇「陽明病，発熱，汗出者，此為熱越，不能発黄也。但頭汗出，身無汗，剤頸而還，小便不利，渇飲水漿者，此為瘀熱在裏，身必発黄，茵蔯蒿湯主之」「傷寒発汗已，身目為黄，所以然者，以寒湿在裏不解故也。以為不可下也，於寒湿中求之」「傷寒七八日，身黄如橘子色，小便不利，腹微満者，茵蔯蒿湯主之」

『諸病源候論』急黄候「脾胃有熱，穀気鬱蒸，因為熱毒所加，故卒然発黄，心満気喘，命在頃刻，故云急黄也。有得病即身体面目発黄者，有初不知是黄，死後乃身面黄者，其候得病但発熱心戦者，是急黄也」

『景岳全書』黄疸「陽黄証多以脾湿不流，鬱熱所致，必須清火邪，利小水，火清則溺自清，溺清則黄自退」「陰黄証，多由内傷不足，不可以黄為意，専用清利。但宜調補心脾腎之虚以培血気，血気複則黄必尽退」「古有五疸之弁，曰黄汗，曰黄疸，曰穀疸，曰酒疸，曰女癆疸。総之汗出染衣如柏汁者，曰黄汗。身面眼目黄如金色，小便黄而無汗者，曰黄疸。因飲食傷脾而得者，曰穀疸。因酒後傷湿而得者，曰酒疸。因色欲傷陰而得者，曰女癆疸。雖其名目如此，総不出陰陽二証，大多陽証多実，陰証多虚，虚実弗失，得其要矣」

『臨証指南医案』疸「陽黄之作，湿従火化，瘀熱在裏，胆熱液泄，与胃之濁気共并，上不得越，下不得泄，薫蒸遏鬱，侵於肺則身目倶黄，熱流膀胱，溺色為之変赤，黄如橘子色，陽主明，治在胃。陰黄之作，湿従寒化，脾陽不能化熱，胆液為湿所阻，漬於脾，浸淫肌肉，溢於皮膚，色如薫黄，陰主晦，治在脾」

[30] 積聚

　積聚とは腹内に塊が生じ，痛みもしくは脹りを自覚する病証である。積と聚の病状および病因病機は異なる。積とは有形で，固定して動くことがなく，痛む部位も一定している。血分に属する病であり，臓病である。一方，聚は無形で，集まったり散ったりしているために痛みの部位は一定していない。気分に属する病であり，腑病である。『難経』五十五難には，「積とは五臓の生んだものであり，聚とは六腑の成すものである。積とは陰気であり，決まった所に発し，痛みはその部位を離れず，上下左右に境界がある。聚は陽気であり，決まった場所に発することはなく，上下の境界がなく，痛みの部位も固定していないものを聚という。これらを基準に，積と聚を区別するのである（故積者，五臓所生。聚者，六腑所成也。積者，陰気也，其始発有常処，其痛不離其部，上下有所始終，左右有所窮所。聚者，陽気也，其始発無根本，上下無所留止，其痛無常処，謂之聚）」と記されている。『金匱要略』五臓風寒積聚病脈証并治では「積とは，臓の病であり，場所は変わらない。聚とは，腑の病であり，発作は不定期で，痛みの場所も一定せず，治療しやすいものである（積者，臓病也，終不移。聚者，腑病也，発作有時，展転痛移，為可治）」とある。一般的に，聚病は比較的軽く，発病後あまり時間が経過していないので治療しやすいが，積病は重く，発病してからの時間が長く，累積してすでに塊となっているので，治療するのが難しい。

　癥瘕証も，ほとんどが積聚の類に属する。『諸病源候論』癥瘕候篇には「癥瘕とは，いずれも温度への不適応・飲食物の消化不良・臓器の気の相搏によって生じるものである。その動かぬものを癥といい，塊は生じているものの押すと動くものは瘕と呼ばれる。瘕とは『仮』に通じ，見せかけであり動くものである」とあるように，癥と積はともに形があるもので，硬く移動しないという特徴がある。瘕と聚はどちらも集まったり散らばったりして定まらないという性質をもっている。そこで，積と癥，聚と瘕は同類の疾病と考えられる。

　このほかに，『諸病源候論』に記載されている「癖塊」，『太平聖恵方』に記載されている「痃癖」，『医宗必読』に記載されている「痞塊」などは，その症状と病機からいずれも積聚の範囲に入ると考えられており，ここでは代表して積聚について論じる。

　積と聚は病状と病機のうえで異なっているものの，病因は同じであるため，病機も相関性をもつ。したがって，ここではあわせて論じることにする。

病因病機

　積聚の発生の原因は，情志の鬱結・飲食の不摂生・寒邪の侵入・または病後の虚弱によることが多い。また黄疸や瘧疾が長期にわたって回復しないと，肝脾が傷つけられて臓腑が失調し，気機が滞って瘀血が体内に停留し，あるいは同時に痰湿も凝結して滞り，積聚を形成することがある。そのため『景岳全書』積聚篇には「積聚という疾患は，飲食・気血・風寒邪などのいずれもが引き起こすことができるものである」と記載されている。聚証は気機の滞りが，積証は瘀血の滞りが主となる。しかし，気滞が長く続くと，血瘀を生じて有形の積や有形の血

瘀を形成して，必然的に気機を阻害する結果となる。よって積と聚は病機のうえでは区別されても，ある程度関係があるといえる。積聚が長期になると，正虚を引き起こす。初期には実が多いが，経過が長くなると虚が多くみられる。

1 情志の失調

情志が抑圧され，肝気を解き放つことができなくなると，臓腑がバランスを崩し，気機が滞る。脈絡が阻害されるため，血が順調にめぐらず，気滞血瘀となる。そして時間の経過に伴って積聚を形成する。『金匱翼』積聚統論篇には「憂いや思慮，抑鬱や怒りなどが，長期間にわたって解消されないと，多くがこの病になる」と記載されている。

2 飲食の不摂生

酒や食事の不摂生や，過度の空腹と満腹により，臓腑がバランスを崩すと，脾の運化作用が失調する。その結果，水穀の精微が正常に分布されなくなり，湿濁が凝結して痰を形成する。痰が気機を妨げ，血が順調にめぐらず，脈絡が閉塞される。痰濁と気血が結びつくと，積聚になる。また飲食不摂生の問題から，食と気が遭遇し，互いに交雑して気のめぐりが悪くなると，聚証になる。『景岳全書』痢疾・論積垢篇では，「未消化物が中焦に溜まり，集まって塊になったり，脹満鞕痛を生じたりして，消化も気のめぐりも不調となって，阻隔されているものは，積になる」とあり，このことは飲食が原因で積聚が形成されることを説明している。

3 寒湿の感受

寒湿の侵入を受けたために脾陽が運ばれなくなると，湿痰が体内に集まり，気機が妨げられ，気と血が凝結し，積塊が形成される。『霊枢』百病始生篇には，「積の始まりは，寒邪を受けるところから始まる（積之始生，得寒乃生）」とある。また風寒の侵入と飲食の内傷が重なると，脾が運化できず，湿濁を化生することができないために，凝結して痰になる。風寒・痰・食の邪気と気血が互いに結合すると，脈絡を閉塞させ，積聚が形成される。『景岳全書』積聚篇には「食滞は寒邪に遇わなければ必ずしも積になるとは限らず，また風寒邪も食滞がなければ必ずしも形を成すとは限らない。つまり，食積が基礎にあってそこに寒邪が結びつくか，寒邪の基礎があってそこに食滞が結びつくか，または表邪が解消していないところに，過剰に飲食をし，邪気と食が結びつくことによって，積が形成されるのである」とある。

さらに外感の寒邪に，情志の原因による内傷が重なり，気が寒により抑えられ，脈絡が暢やかに通じなくなって陰血が凝結し，積となる。『霊枢』百病始生篇には，「突然寒邪に襲われ，もしそこで憂いや怒りによる内傷を生じると，気は逆上し，六兪が通じなくなる。すると，温気がめぐらず，凝集した血が散らず，津液が沁みこまず，一カ所に居ついたまま動かなくなり，積を形成するようになる」とある。

以上の二つの説明から，積聚は内と外の邪が合わさって形成されることがわかる。

4 他の疾患からの変化

黄疸の病後，あるいは黄疸が長期にわたって治らないときは，湿邪が体内に留まって，気血を阻滞させる。また，瘧疾が長期にわたって治らず，湿痰が凝結して滞り，脈絡が妨げられたり，住血吸虫に感染して虫が脈道を妨げ，肝脾の気血のめぐりが悪くなり，血絡が阻害されたりする。これらの要因によっても，積聚が引き起こされる。

本病の病因は多岐にわたっている。しかし病機は主に気滞によって生じる血瘀内結である。湿熱・風寒・痰濁などは，気滞血瘀が形成される間接的要素となる。また本病は正気の強弱と密接に関係がある。例えば『素問』経脈別論篇には「勇者は気血が淀まず進み，病邪が消えて病が治癒するが，臆病者は病邪が体から出ていかずに病となる（勇者気行則已，怯者則著而為

病也）」と述べられているように，本病の病機の変化は正気と関係がある。一般に，初期は実証が多く，時間の経過に従って多くが虚実夾雑へ変化する。そして後期には正虚邪実になる。血瘀が内結して気機が暢やかに宣発できなくなったり，あるいは正虚邪実から気虚血瘀がはなはだしくなったりすると，積の塊はますます大きくなる。脾胃の運化が日々衰えてくると，精血の化生に影響をもたらす。正気が虚するに従い，積の塊もますます消えにくくなる。もし肝脾の統血作用と蔵血作用が失調するか，あるいは瘀熱が血絡を灼いて傷つければ，出血がみられる。また，湿熱が中焦に壅結すれば黄疸が発生し，水湿が氾濫すれば腹満や四肢の浮腫などの症状がみられる。

類証鑑別

積聚と痞満は鑑別する必要がある。痞満は一種の自覚症状で，腹部（主に上腹部）が痞えて閉塞感があり，脹満感があって耐えがたい。しかし塊に触れることはない。もし「痞塊」であれば積聚の範囲に含まれる。

弁証論治

積聚は病状と病機の違いにより，積と聚に区別する。しかし臨床でみる限り，始めに気滞から聚が形成され，時間の経過に伴って血瘀から積を生じる。病機のうえでは，はっきりと両者を分けることはできないので，以前より二つを合わせて積聚と呼ばれてきた。しかし，ここでは臨床において把握しやすいように，これらを分けて論ずる。

治療においては『医宗必読』積聚篇にあるように，初期・中期・末期の三つの段階に分けて治療するという原則が実用的な意義をもつ。すなわち「初期は，病邪が盛んになり始める頃であり，正気もまだ強く，邪気は弱いので，攻法を施してもよい。中期は，発病からしばらく経っており，邪気も深く侵入し，正気も弱まっているので，攻法と同時に補法を施すべきである。末期は，病魔に冒されてからかなり経っており，邪気が思うままに振るまい，正気も弱まっているので，補法を施すべきである」というものである。よって臨床では，経過時間の長さ・邪正のバランス関係，さらに併発する症状・虚実などに関しては，主要なものと副次的なものを明らかにするようにする。もし気滞により血が妨げられる場合は，理血活血を行う。血瘀が中心の場合は，まず活血化瘀散結を行う。正虚瘀結の場合は，補正祛邪法を用いる。もし病気が長期化し，大いに虚している場合は，補益気血と培本を中心に行う。気聚から血瘀を生じて積が形成されてしまうと，積は長きにわたって治らず正気が著しく衰えるのに対して，聚では正気の衰えがまだひどくないことから，気聚の段階ですぐに治療を行い，聚から積になって治療が困難にならないようにするべきである。

積聚が長期にわたると，気血を損傷するので，治療に当たっては始終，正気の保護に注意し，攻邪のための薬を使いすぎないようにする。また，邪が衰え始めたら，扶正を行うことにより邪を追い出すようにすると，正気の損傷を防ぐことができる。例えば『素問』六元正紀大論篇には，「大積や大聚は，積極的に治療してよいが，その大方が解消したところで手を緩めるべきである（大積大聚，其可犯也。衰其太半而止）」とある。

［聚証］

1 肝気鬱滞

症状　腹内に気聚が生じ，それが激しく動き回って脹痛が起こる。ときに気が集まり，ときには散る。心窩〜脇部にときどき気持ち悪さを感じる。苔薄・脈弦。

証候分析　肝が疏泄できず，気結して塞がり気機が乱れる。それによって腹内に気聚ができ，それが激しく動き回って脹痛が起こり，気

が散れば脹痛は治まる。心窩部から脇部にかけてときに気持ち悪さを感じ，脈弦となる。これらは肝気が制約を受け，気機が不利になっていることの表れである。

治　法　疏肝解鬱・行気散聚

方　薬　主として逍遙散加減。

本処方中の柴胡・白芍は疏肝・柔肝に，当帰は養血柔肝に，薄荷は散鬱に働く。白朮・茯苓・甘草は脾胃を調整する。もし気滞がはなはだしい場合は，香附子・青皮・広木香などの疏肝理気作用をもつ生薬を用いる。瘀血の症状を兼ねているものは，延胡索・莪朮などを用いる。もし高齢者で，身体が虚している場合は，党参を用いて虚に対処する。もし寒湿が中焦に阻滞していれば，症状は心窩〜腹部が痞満し，食欲がなく，舌苔白膩，脈弦緩となる。この場合は，木香順気散を用いて温中散寒・行気化湿をはかる。

2 食滞痰阻

症　状　腹部が膨れるか，もしくは痛む・便秘・食欲がない・ときに細長いヒモ状の隆起が腹部に集まる・押えると脹痛ははなはだしくなる。舌苔膩・脈弦滑。

証候分析　腸道で食滞が起こり，脾が運化できず，湿痰が体内で生じる。痰と食が互いに妨げ合い，気機が滞り，脹痛・便秘・食欲不振などがみられる。痰と食に阻まれるため，気聚が散ることができず，細長いヒモ状の隆起が腹部に集まってみられる。苔膩・脈弦は湿痰と気滞の表れである。

治　法　導滞通便・理気化痰

方　薬　主として六磨湯。

本処方中の大黄・枳実・檳榔は化滞通便に，沈香・木香・烏薬は理気祛湿に働く。食と痰が下部へ達すると，気機が通じるようになり，痞聚が自然に散る。一方，痰湿が盛んな場合は，陳皮・半夏・茯苓を加えて化痰和中の力を強化する。

もし痰湿が重く，食滞を兼ね，腑気が通じても，苔膩が除去できない者は，平胃散を用いて，山楂子・神麹などを加えて健脾消導・燥湿化痰をはかる。

聚証では実証が多くみられるが，繰り返し再発するために，脾気を損傷する。そこで日頃から香砂六君子湯を服用させて健脾和中をはかり，正気を扶助するとよい。

[積証]

1 気滞血阻

症　状　積塊は軟らかくて硬くなく，固定していて移動しない。あわせて脹痛がみられる。舌苔薄・脈弦。

証候分析　気滞のために血が阻まれ，脈絡が調和を失い，積み重なって塊を成す。それによって脹痛がみられ，塊は固定して動かない。本病は初期の段階にあるため，積を成してからそれほど時間が経っていないので，まだ軟らかく硬い塊ではない。脈弦は気滞の表れである。

治　法　理気活血・通絡消積

方　薬　主として金鈴子散合失笑散。

前者の川楝子は疏肝理気に，延胡索は活血止痛に働く。さらに後者で活血化瘀をはかることにより，気血が流通し，通ずることで痛みがなくなり，積塊は散る。

もし気滞と血阻がはなはだしく，寒象がみられるものは大七気湯を使う。この方剤には青皮・陳皮・桔梗・香附子・藿香が含まれ，行気散結に働く。桂心・三稜・莪朮で温痛血絡・軟堅散結をはかる。

もし悪寒・発熱がともにあり，身体が痛く，舌苔白膩，脈浮弦大の者は，外感風寒の表証を兼ねている。この場合は，宣表理気・通滞祛積の作用をもつ五積散を用いる。この方剤には，解表・散寒・祛湿・化痰・行気・利水・活血・通絡・温中・止痛の生薬が組み合わされている。それによって，積証の初期でかつ外邪を感受し，気機が不利になって引き起こされるすべての阻滞不通による証候に用いられ，積を徐々に消退させることができる。しかし積がすでに長期にわたり，正虚の場合は，本方剤は使えない。

2 瘀血内結

症状 腹部の積塊がはっきりとしており、塊と痛みが一定の場所にある。顔色は暗く、痩せている。食欲はなく身体に力が入らない。ときには寒かったり熱かったりする。女性の場合には月経がないこともある。舌苔薄かつ縁が暗いか、あるいは舌質紫で瘀点がみられる。脈細渋。

証候分析 積塊が形成されてから長期間が経過し、明らかに積塊が増大している。また積塊は硬く、痛みの部位が固定している。顔色は暗い。これらは気血が凝結して、脈絡が閉塞し、血瘀が日に日にはなはだしくなっていることを示す。食欲はなく、身体に力が入らず、痩せ衰えている。ときに寒かったり熱かったりするのは、営衛不和により脾胃の機能が失調したことによる。女性では月経がなく、舌暗紫、脈細渋などの症状がみられるのは、病が血分にあることを示し、瘀血が形成されていることの表れである。

方薬 主として膈下逐瘀湯。

本処方中の当帰・川芎・桃仁・赤芍・五霊脂・牡丹皮・延胡索は、活血化瘀に用いられる。香附子・烏薬・枳殻は行気止痛に、甘草は益気緩中に働く。また川楝子・三稜・莪朮などは祛瘀軟堅の作用を増強する。もし積塊が大きくて硬く、痛む場合には、鼈甲煎丸を併せて用いて化瘀軟堅と同時に補益をはかる。以上の二方剤を用いる際には、合間に補益脾胃作用のある六君子湯を服用させ、攻補を兼ねて治療してもよい。

3 正虚瘀結

症状 積塊は硬く、痛みがますます激しくなる。顔色はくすんだ黄色で艶がないかもしくは黧黒。さらに羸痩がはなはだしい・飲食量が大きく減少する。舌質淡紫・舌光かつ無苔・脈細数もしくは弦細。

証候分析 積塊が形成され、時間の経過に伴って血絡が瘀結して日に日に硬くなり、痛みも激しくなる。中気が大きく損傷し、運化することができないため、飲食量が大きく減少し、ますます痩せていく。血瘀が長くなると、新しい血が生まれなくなり、営気が大きく虚する。それによって顔色がくすんだ黄色になり、はなはだしいものは黧黒となる。舌質淡紫で苔はない。脈細数もしくは弦細。これらはいずれも気血が消耗し、津液が枯渇し、血瘀によって気機が不利になったことの表れである。

治法 大補気血・活血化瘀

方薬 主として八珍湯合化積丸。

積塊ができてから時間が経過すると、正気が大きく消耗するため、八珍湯を用いて大補気血をはかる。もし光舌で苔がなく、脈細数になり、陰が著しく損傷している場合は、生地黄・北沙参・石斛を加えて津液を養う。もし正気が大きく傷ついていて、さらに積塊は硬く、気血が鬱滞している場合は、化積丸で軟堅破鬱活血をはかり、積塊を解消させる。ただし、すぐに解消することを期待せず、根気よく治療を行うようにする。

積証は初期でも、長期にわたるものでも、外治法を組み合わせて治療することが可能である。臨床では一般に、阿魏膏・水紅花膏を使うと消積散瘀の作用を高めることができる。

結語

積と聚は腹内に塊があり、痛みや膨満のみられる病証である。二者の病因は同じで病機にも関連性があるが、それらの病機と証候は厳密に区別して弁証治療を行う必要がある。聚証は気分に属しており、まだ発病して間がなく、病状も軽く治療しやすい。積証は気血が痰湿によって塞がれ、血絡が阻まれて瘀結をきたし、積み重なって塊を成すもので、経過時間も長く、病状も比較的重い。したがって、治療を行う際には正邪虚実の関係を把握する必要がある。一般に、初期の状態では邪実であって正気は衰えていないため、攻めることを中心に考える。中

期では邪気が正気を傷つけるため，攻めることと補うことを同時に行う。後期になると，正気が大きく傷つくため，培補気血扶正を基本として攻瘀作用のある方剤を検討する。攻薬には消積・軟堅・化痰の作用をもつものがあり，積を徐々に消すことができるが，むやみに下薬を使うべきではない。『丹渓心法』積聚痞塊篇には「積病には下薬を用いてはならない。徒に真気を損なうのみで，病邪は解消しない。このような場合には消積薬を用いて積を融化するべきである」とある。積証は日々積み重なって形成されたものであり，一朝一夕にできたものではない。したがって，攻める性質の生薬を用いる場合も，徐々に使うようにし，使いすぎて正気を傷つけ，その結果運化作用が失調して，逆に邪気を留めてしまうことがないようにしなければならない。

積証の初期では，治療をすぐに行って十分に手当てを行えば回復に向かい，全快することもありうる。もし病邪が長く居座り，脾が転化・輸送することができなければ，三焦の決瀆が不利になり，血瘀が生じて絡を妨げる。そして水・湿が体内に集まり，鼓脹へ発展する可能性もある。

積証で黄疸症状がみられるもの，あるいは吐血・血便がみられるもの，後期に鼓脹に発展するものなどは，いずれも重症である。関連する各章の弁証治療を参考にされたい。

文献摘要

『霊枢』五変篇「人之善病中積聚者，何以候之。答曰，皮膚薄而不沢，肉不堅而淖澤，如此則腸胃悪，悪則邪気留止，積聚乃傷脾胃之間，寒温不次，邪気稍至，蓄積留止，大聚乃起」

『難経』五十五難「病有積，有聚，何以別之。然積者，陰気也。聚者，陽気也。故陰沈而伏，陽浮而動。気之所積名曰積，気之所聚名曰聚。故積者，五臓所生。聚者，六腑所成也。積者，陰気也，其始発有常処，其痛不離其部，上下有所終始，左右有所窮処。聚者，陽気也，其始発無根本，上下無所留止，其痛無常処，謂之聚。故以是別知積聚也」

『景岳全書』積聚「積聚之病，凡飲食，血気，風寒之属，皆能致之，但曰積曰聚，当詳弁也。蓋積者，積畳之謂，由漸而成者也。聚者，聚散之謂，作止不常者也。由此言之，是堅硬不移者，本有形也，故有形者曰積，或聚或散者，本無形也，故無形者曰聚。諸有形者，或以飲食之滞，或以膿血之留，凡汁沫凝聚，旋成癥塊者，皆積之類，其病多在血分，血有形而静也。諸無形者，或脹或不脹，或痛或不痛，凡随解随発，時来時往者，皆聚之類，其病多在気分，其無形而動也」

『張氏医通』積聚「李士材曰，按積之成也，正気不足，而後邪気踞之。然攻之太急，正気転傷，初中末三法，不可不講也。初者病邪初起，正気尚強，邪気尚浅，則任受攻。中者受病漸久，邪気較深，正気較弱，任受且攻且補。末者病根経久，邪気侵凌，正気消残，則任受補。蓋積之為義，日積月累，匪朝伊夕，所以去之亦当有漸，太急則傷正気，正傷則不能運化，而邪反固矣。余当用陰陽攻積丸通治陰陽二積，薬品雖峻，用之有度，補中数日，然後攻伐，不問其積去多少，又与補中。待其神壮而複攻之，屡攻屡補，以平為期。経曰，大積大聚，其可犯也，衰其大半而止，過則死。故去積及半，純与甘温調養，使脾土健運，則破残之余積，不攻自走，必欲攻之無余，其不遺人夭殃者鮮矣。経曰，壮則気行則已，怯者則著而成病。潔古云，壮人無積，惟虚人則有之。皆由脾胃怯弱，気血両衰，四気有感，皆能成積。若遽以磨堅消積之薬治之，疾似去而人已衰，薬過則依然，気愈消，痞愈大，竟何益哉。善治者，当先補虚，使血気壮，積自消也。不問何臓，先調其中，使能飲食，是其本也。雖然，此為軽浅者言耳，若夫大積大聚，不搜而逐之，日進補養，無益也，審知何経受病，何物成積，見之既確，発直入之兵以討之，何患其不愈」

［31］鼓脹

　鼓脹とは，腹部が太鼓のように膨らむことから命名された病名である。腹部が大きく膨らみ，肌の色は灰色かかった黄色で，脈絡が表面に現れるという特徴がある。『霊枢』水脹篇には「鼓脹とはどのようなものか。岐伯が答えて言うに，腹部が脹れ，全身が脹れることに関しては膚脹病と同じである。皮膚の色は青黄色で，青筋がはっきり現れるのが鼓脹病の症状である（鼓脹何如。岐伯曰，腹脹，身皆大，大与膚脹等也。色蒼黄，腹筋起，此其候也）」とある。

　本病はさまざまな医家の書物の中に異なった名称で記されている。例えば「水蠱」「蠱脹」「膨脝」「蜘蛛蠱」「単腹蠱」などがある。隋代の巣元方は『諸病源候論』水蠱候篇で「この病気は水と毒気が体内で結合したために起こるものである。腹部が次第に大きくなり，動くと音がする。……これを水蠱と呼ぶ」と述べ，明代の李中梓は『医宗必読』水腫脹満篇で「病名では鼓脹と蠱脹の違いがある。鼓脹は中空で内容物がなく，腹部の皮膚がパンパンに張るもので，その多くは気によるものである。一方，蠱脹は張っている中に内容物があり，腹部は大きく脹れ，その原因は虫でなく血によるものである」と記している。明代の戴思恭は『証治要訣』蠱脹篇で「蠱と鼓は同じく，いきなり太鼓のように膨れることを言ったもので，蠱毒の蠱を指すものではない。俗には膨脝と呼ばれ，ほかに蜘蛛病と呼ぶものもある」としている。明代の張景岳は『景岳全書』気分諸脹論治篇で「単純に腹部が脹れる者を鼓脹という。外部は硬く張っているが中身は空であり，状態が太鼓に似ているために鼓脹と呼ぶ。ほかにも気血が結集し，解散せず，蠱毒に似るものを蠱脹と呼ぶ。さらに肢体には何ら異常がなく，ただ腹部だけが脹れるので，単腹脹とも呼ばれる」と記している。以上の記載から，それぞれ名前は異なるものの，実際には『内経』に記されている鼓脹病のことであることがわかる。

　本病の原因は，『内経』陰陽応象大論篇では濁気が上昇することによって起こるとされている。一方で，『諸病源候論』では，本病は「水毒」の感染と関係があるとしている。朱丹渓と張景岳は，情志の抑うつや飲食の不摂生，酒類の飲みすぎなどが鼓脹の原因になると述べている。喩嘉言は，癥瘕や積塊が時間の経過に伴い鼓脹になるとしている。総合すると，本病の病因は主に酒や飲食の不摂生，情志の損傷，住血吸虫感染などであり，あるいはその他の疾病から変化して発病する。病機は，肝・脾・腎の三つの臓腑が病気になり，気・血・水瘀が腹内に蓄積され，腹部が日に日に膨らみ，鼓脹となる。

　本病の分類は，先人たちの病因病機の分析にもとづくと，「気鼓」「血鼓」「水鼓」「虫鼓」に分けられる。しかし，気・血・水の三者は互いに繋がり合って発病原因となっており，いずれが主体でいずれが副次的なものかという違いが存在するだけで，けっして単独で病を引き起こすことはない。例えば清代の何夢瑶は『医碥』腫脹篇で「気水血の三者は，しばしば互いに原因となり合う。先に気滞が起こって後から血結を起こす者，先に血結を起こして後に気滞を起こす者，先に水腫があって後に血が病む者，先に血結があって後に水蓄が起こる者などがある」と分析して述べている。本病の病因と正邪の関係は比較的複雑であり，病機の多くは本虚標実で，虚証と実証が相互にみとめられる。した

がって，治療する場合は病機にもとづき，攻補をともに考慮することが基本原則となる。

病因病機

1 飲酒および飲食の不摂生

酒類の飲みすぎや飲食の不摂生があると，脾胃を損傷する。脾虚により，運化作用が働かず，酒による湿を含んだ濁気が中焦に集まると，清濁が混じり合い，気機が妨げられ，肝が条達できず，気血が停留する。脾虚がはなはだしくなると，腎に及び，開闔が不利になる。水濁が徐々に溜まり，最終的に水を排出できなくなり，鼓脹になる。

2 情志の損傷

怒ったり，憂いたりして情志が鬱すると，気機が失調して肝気が鬱結し，時間の経過とともに気滞血瘀を生じる。肝が疏泄できず，横逆して脾胃に影響を及ぼすと，運化の失調をきたして，水湿が停留する。さらに気機が塞がって，水湿気血が停留し，それが堆積すると消えなくなり，徐々に腎を侵す。開闔が不利になり，肝・脾・腎の三臓がともに病気になり，鼓脹を形成する。

3 住吸血虫による感染

住吸血虫に感染したのち，すぐに治療を行わなければ，末期には肝脾を損傷する。脈絡が塞がって気のめぐりが悪くなり，昇降が正常に行われなくなる。清濁が合わさって，気・血・水が腹中に停留するために，鼓脹を形成する。

4 黄疸・積聚などの病気が長期にわたる

黄疸の根本は，湿熱もしくは寒湿が中焦に集まって停留し，時間が経過して肝脾ともに損傷する。その後，気血が凝固して停滞し，脈絡が塞がり，昇降が正常でなくなる。その結果，肝・脾・腎の三つの臓がともに病となり，鼓脹を形成する。積聚は気鬱と痰瘀が凝結し，時間が経過するに従い，気血が塞がって滞りがはなはだしくなる。脾が健運できなくなり，腎が開闔せず，鼓脹を形成する。

鼓脹の病因については，上記の四つに分けて論述できる。しかし，本病の病因病機はまず肝脾の機能が互いに失調することにあり，肝気が長期間にわたって鬱積すると，必ず木鬱克土の状態になることにある。すなわち『金匱要略』臓腑経絡先後病脈証篇に，「肝の病気をみたら，肝の病気が脾に伝わることを考える（見肝之病，知肝伝脾）」と記されているとおりである。病証のうえでは，気滞と湿阻によって脾が健運できなくなるため，湿濁を除けず，気機が妨げられる。さらに熱化して湿熱がこもって結びついた病証も出現する。もし患者の体質が陽虚であったり，あるいは長患いによって湿が寒化したりすると，寒湿が脾を押え込んだ病証が出現する。肝脾がともに病になり，肝気が鬱滞して気血が凝集すると，通路が塞がり，肝脾血瘀証になる。脾の運化作用が働かなくなり，清陽が上昇することができなければ，水穀の精微がその他の臓を養うために隅々まで行き渡ることができず，さらに濁陰が降下しないため，水湿が体外に排出されない。病気が長期化すると，肝脾が日に日に虚し，それが進むと腎まで虚する。腎陽虚になると，脾土を温養できなくなり，脾陽がさらに虚して脾腎陽虚の証になる。腎陰虚により，肝木が育まれず，またもともと陰虚の体質であれば，肝腎陰虚証が出現する。以上の病証は，臨床における弁証論治法の根拠となる。鼓脹では，肝・脾・腎の機能が互いに失調するため，気滞・血瘀・腹中における水の停留などがみられる。まさに喩嘉言が『医門法律』脹病論篇に記しているように，「脹病にはまた水裏のもの，気結のもの，血瘀のものがある」である。それによって肝・脾・腎の機能が互いに失調すると，臓腑の虚はさらに虚し，気・血・水が腹中に集まって水湿が除かれない一方で，実となっている臓腑はさらに実する。したがって，本虚標実・虚実交錯は本病の病機における主要な特徴である。

類証鑑別

鼓脹と水腫は鑑別が可能であり，病因病機と臨床上の主症状を重視して鑑別を行う。

まず病因病機に関して，鼓脹の病因としては，主に酒類や飲食の不摂生，情志による内傷，住吸血虫の感染およびその他の疾病からの変化があげられる。病機は肝・脾・腎の三臓が相互に失調することにより，気滞・血瘀・腹部の水の停留を引き起こす。水腫の場合は，その病因は主に外界からの風邪の侵襲・水湿の感受・飲食による脾の損傷，さらに過労による腎の損傷である。病機は肺・脾・腎の三臓と関連しており，水液が正常に流れず，分布・排泄できなくなり，水が皮膚に溢れて水腫になる。

一方，臨床の主症状について，鼓脹は腹部が脹大し，はなはだしいものは太鼓のように大きくなる。初期は腹部が膨張しているが軟らかく，それが徐々に硬くなり，臍部が突出するようになって，さらに四肢も痩せる。もし脾腎陽虚で，水湿が盛んになりすぎると，後期において四肢の浮腫がみられる。肝脾血瘀ならば，腹部の脈絡が表面にはっきりと現れ，頸胸部に血痣や血縷がみられるほか，衄血・吐血などもみられる。湿熱が盛んな場合は，両目と皮膚に黄疸が現れる。水腫の場合，初期はほとんどが瞼から始まり，続いて頭部，さらに四肢，全身へと発展していくが，下肢から水腫が始まって，全身へと発展することもある。時間の経過とともに，病状は重篤になり，腹部脹満・胸悶・気喘のために横になることができないなどの症状が現れる。

このほか，鼓脹では腹部が膨らむが，この点でも病証の違いにより症状に違いが出てくる。例えば，気滞湿阻証の場合は腹部が膨れるが，押しても硬くなく，脇下が脹満したり痛んだりする。寒湿困脾証の場合は，腹部が大きく脹満し，押すと袋に水が詰まっているようである。湿熱蘊結証の場合は，腹部が大きくなり硬く張るが，心窩〜腹部は激しく突っ張る感じがする。肝脾瘀血証の場合は，腹部は大きくなり硬く張るが，脇部に刺痛があり，脈絡がはっきりと現れる。脾腎陽虚の場合は，腹部は大きいが脹満感は著しくなく，朝は緩やかで夕方になると悪化する。肝腎陰虚ならば，腹部が大きく脹満して気持ち悪く感じる。

弁証論治

本病の弁証においては，病気の経過と正邪の関係によって，発病初期には肝脾の失調・気滞湿阻が多くみられる。病機の面では，気滞・血瘀・湿熱・寒湿のいずれがはなはだしいかをしっかりと見極めて，それぞれ理気祛湿法・行気活血法・健脾利水法などを用いる。また，必要なときには一時的に峻剤を使って逐水させる。経過が長くなったり，虚弱体質であったりすると，病機として脾腎陽虚もしくは肝腎陰虚が現れるので，健脾温腎および滋養肝腎をはかる。本病の病機は本虚標実・虚実夾雑であるため，治療に当たっては攻と補の両方を考慮し，虚を補うときは実を忘れず，実を泄するときは虚を忘れてはならない。

1 気滞湿阻

症　状　腹部が膨らみ，押しても硬くない・脇下に脹満感もしくは痛みがある・食欲減退・食後に腹部の膨脹感を感じる・げっぷが出て気分がすぐれない・小便は短くて少ない。舌苔白膩・脈弦。

証候分析　肝気が鬱積し，脾が健運できず，湿が中焦を妨げる。濁気が充満して塞がり，腹部が脹満するが硬くはない。肝が条達できず，絡気が妨げられるために，脇下が脹痛して痛む。気滞により中焦が膨脹し，脾胃の運化が機能しないため，食欲はなく，腹が脹満しやすい。またげっぷが出て気持ち悪い。気が塞がり湿が妨げるために，水道が不利になり，小便は短く少ない。脈弦・苔白膩は肝鬱湿阻の表れである。本証の治療に失敗したり，誤った治療を

行うと，湿邪は熱化もしくは寒化する。

[治　法] 疏肝理気・行湿散満

[方　薬] 柴胡疏肝湯あるいは胃苓湯加減。

　もし脇下の脹満と痛みがはなはだしく，胸悶・息切れ・脈弦がみられるときは，肝気の鬱積が主であるので，柴胡疏肝湯を用いる。この処方に含まれる柴胡・赤芍・川芎・香附子に，鬱金・川楝子・青皮を加えて疏肝解鬱をはかる。陳皮・甘草は順気和中に働く。もし苔膩微黄で，口が乾燥して苦く，脈弦数であれば，気鬱で熱化しているので，牡丹皮・山梔子を加える。めまい・不眠・舌質紅・脈弦細数で，気鬱が熱化して陰を傷つけている場合は，製首烏・枸杞子・女貞子・白芍など滋陰の生薬を加える。もし脇下に刺痛があり，痛みが移動せず，顔色が青く舌紫，脈弦渋で気滞血瘀の者には，延胡索・莪朮・丹参など活血化瘀作用をもつ生薬を加える。小便が短く少ないものは，茯苓・沢瀉など利水の生薬を加える。

　もし食欲がなく腹部膨脹がはなはだしく，小便が短くて少なく，舌苔膩・舌質淡体胖・脈弦滑で脾虚湿阻の場合は，胃苓湯を用いる。この処方中の白朮・茯苓・猪苓・沢瀉は健脾利湿に働く。桂枝は辛温通陽して膀胱の気化を助け，利水の力を増強する。蒼朮・陳皮・厚朴は行湿散満する。さらに鬱金・青皮・香附子で疏肝理気することもできる。もし舌苔黄膩で口が苦く乾燥するが，水を欲さず，小便は短くて赤く，脈弦滑・数などのように，湿阻により熱化した場合は，上記の処方から桂枝を除き，山梔子・茵蔯蒿など清熱燥湿の生薬を加える。もし精神疲労・下痢があり，舌苔白膩・舌質淡体胖で脈緩などがみられ，寒湿が重い者は，上方に乾姜・砂仁を加えて温陽化湿の作用を増強する。

2 寒湿困脾

[症　状] 腹は大きく膨脹し，押すと袋に水が入っているようである。はなはだしくなると，顔面にもわずかな浮腫が生じ，また下肢にも浮腫がみられ，心窩～腹部が痞脹し，温めると若干気持ちよく感じる。精神は疲れきって，寒がって動きたがらない。小便は少ない・大便は泥状。舌苔白膩・脈緩。

[証候分析] 脾陽不振のため，寒湿が停留し，水が蓄えられてめぐらない。それによって腹部は大きく膨脹し，押すと袋に水が入っているようである。寒と水は束縛し合うため，中陽は運ばれず，心窩～腹部は痞えて脹満し，温めると気持ちがよい。湿によって脾が封じ込まれるため，陽気が暢やかに広がれなくなり，精神が疲れ果て，寒がって動きたがらない。寒湿が脾を封じ込むと，腎陽も傷つけられるため，水液がめぐらず，それによって小便は少なくなり，大便は泥状，下肢に浮腫が生じる。苔白膩・脈緩は湿が勝り，陽が微かになっている証候である。

[治　法] 温中健脾・行気利水

[方　薬] 主として実脾飲。

　本処方は振奮脾陽・温化水湿の作用をもつ。処方中の白朮・附子・乾姜・甘草は脾陽を振るい立たせ，水湿を温化する。木瓜・大腹皮・茯苓は行気利水，厚朴・木香・草果・大棗は理気健脾燥湿の作用がある。もし水湿が非常に重い場合は，肉桂・茯苓・沢瀉を加えて膀胱の気化を助け，小便を排出させる。もし気虚で息が途切れるものは，黄耆・党参を加えて肺脾の気を補う。もし脇腹が痛く膨脹する場合は，鬱金・青皮・砂仁などの理気寛中の生薬を加える。

3 湿熱蘊結

[症　状] 腹部は硬く脹満している。心窩～腹部は激しく突っ張る感じがする。煩熱があり，口は苦い。のどが渇くが水を欲しがらない。小便は赤っぽく排尿が順調でない。便秘あるいは臭い泥状便。舌辺尖紅・苔黄膩もしくは黒っぽい灰色。脈弦数。あるいは顔面および目に黄疸を発する。

[証候分析] 湿熱が互いに結びつき，濁水が停留する。そのため腹は大きくなって堅く脹満し，心窩～腹部が激しく突っ張る感じがする。湿熱が上部を蒸すため，濁水が体内に留まる。

それによって煩熱に加えて口が苦く感じ，のどが渇いても水を欲しがらない。胃腸に湿熱が阻滞するため，便秘あるいは臭い泥状便がみられる。湿熱が下へ注ぎ込むと，気化が不利になり，よって小便は赤っぽくなり排尿が順調ではない。もし湿熱が皮膚を薫蒸すると，顔面の皮膚および目に黄疸を発する。舌紅・苔黄膩灰黒・脈弦数は，いずれも湿熱が盛んで病気が肝脾にある証候である。

治法 清熱利湿・攻下逐水

方薬 清熱利湿には中満分消丸合茵蔯蒿湯加減。攻下逐水には一時的に舟車丸（瀉下させた後に服用を止める）。

中満分消丸には黄芩・黄連・知母など清熱化湿の生薬が含まれる。厚朴・山梔子・半夏・陳皮などは理気燥湿の作用がある。茯苓・猪苓・沢瀉は淡滲利湿する。もし熱がはなはだしく黄疸を発した場合は，人参・乾姜を除くか，あるいは茵蔯蒿湯加味に代えて湿熱を清利する。小便が赤っぽく，排尿が順調でない場合は，陳胡芦・滑石・蟋蟀粉（別に頓服）を用いて行水利竅をはかる。

もし病気が突然変化し，急に大量の吐血・下血がみられた場合は，熱が血に迫って血が溢れた危険な病状であるため，犀角地黄湯を用いる。さらに参三七・仙鶴草，地楡炭などを用いて，清熱涼血・活血止血をはかる。

本証では，さらに湿熱が心包に閉じ込められて意識が朦朧とすると，危険である。もし昏迷する前に煩燥して眠れず，狂ったように叫び，落ち着かない様子であり，その後徐々に昏迷状態になる者は，熱入心包証に属する。この場合は，安宮牛黄丸や至宝丹を用いて清熱涼開透竅をはかる。もし昏迷する前に，静かに横になって寝ていることが多く，意味のわからないことを口にして，その後昏迷する場合は，痰湿蒙閉心包証〔痰湿が心包に閉じ込められた証〕になる。この場合は蘇合香丸を用いて芳香温開透竅をはかる。本証では経過が長引いたり，あるいは治療を誤ったりした場合に気滞血瘀，もしくは湿の寒化がみられる場合があるので，その際には関連する病証の治療を参考にされたい。

4 肝脾血瘀

症状 腹部が大きく膨満して硬い。脈絡が怒張して，脇腹部に刺痛がある。顔色は暗黒色で，頸部・胸部・腕などに血痣があり，紋状を呈している。手掌には赤痕がある・唇の色は紫褐色・口は渇くが，水を飲んでも飲み込むことができない。大便は黒い・舌質紫紅もしくは紫斑がある・脈細渋あるいは芤。

証候分析 瘀血が肝脾の脈絡の中に阻滞するために通じなくなり，その結果水気が体内に集まり，腹部が大きく膨満して硬くなる。脈絡が怒張して，脇腹部に刺痛がある。瘀熱が下焦を阻害するために，病邪が日に日に深く入り，腎に入ると顔色が暗黒色になる。血に入ると，頸部・胸部・腕などに血痣ができる。手掌には赤痕があり，唇の色は紫褐色になる。水濁が集まってめぐらないので，口は渇くが水を飲んでも飲み込むことができない。大便が黒いのは陰絡の血が外へ溢れ出すためである。舌は紫紅でさらに紫斑があり，脈細渋となる。これらは瘀血が停滞する証候である。失血時は芤脈がみられる。

治法 活血化瘀・行気利水

方薬 調営飲加減。

本処方中の当帰・川芎・赤芍などは活血化瘀に，莪朮・延胡索・大黄は散気破血に，檳榔・葶藶子・赤茯苓・桑白皮・瞿麦などは行気利尿に働く。本処方は，「急であれば標を治す」の原則にもとづいた治療法である。もし大便の色が黒ければ，参三七，側柏葉など化瘀止血の生薬を用いる。もし水の脹満が著しく，脈弦数で有力な場合には，体質的に問題がなければ攻逐することができる。この場合は，一時的に舟車丸・十棗湯を使って水気を攻逐する。水気が減少すれば瘀を治療することができるが，その際には脾胃の気に注意を払う必要があり，過剰に攻撃しすぎないようにする。攻めた後に，なお

瘀実の証があっても、ゆっくりと消瘀するようにするのがよい。もしくは攻と補を同時に行うようにするべきであり、速効を求めてはならない。また病状が悪化し、大量の吐血があり、下血あるいは意識の昏迷がみられる状態は危険であり、前述の各法を用いる。

5 脾腎陽虚

症状 腹部が膨張して気分がすぐれない・朝は腹部の膨張感が緩むが、夕方になると激しくなる・顔色は青黄色あるいは㿠白・胃がむかついて食欲がない・精神疲労・寒がる・四肢の冷え・下肢に浮腫を生じる・小便は短く量は少ない。舌質胖淡紫・脈沈弦無力。

証候分析 脾腎の陽気が運ばれないため、体内にある水寒の邪気がめぐらない。そのために腹部が脹満して気分がすぐれず、夕方になると激しくなる。脾陽虚で水穀を運化できないため、胃がむかついて食欲がない。陽気が内外に分布することができず、精神疲労して寒がり、四肢が冷える。もし水湿が下部へ流れ込むと、下肢に浮腫が現れる。腎陽が不足し、膀胱の気化が行われないため、小便は短く少ない。顔色が青黄色あるいは㿠白であるのは、脾腎陽虚の表れである。舌質胖淡紫・脈沈弦無力は脾腎陽虚で体内に瘀血がある証候である。

治法 温補脾腎・行気行水

方薬 附子理中丸合五苓散、済生腎気丸など。

脾陽が虚している場合は、附子理中丸に五苓散を合方して用い、温中扶陽・化気行水をはかる。腎陽虚が強い場合は、『済生』腎気丸で温腎化気行水を行う。附子理中丸と交互に服用してもよい。

6 肝腎陰虚

症状 腹部が大きく膨張する・あるいは青筋が表面に現れる・顔色は暗く血色がない・唇は紫色・口が乾燥する・心煩・不眠・歯茎から出血する・ときに衄血・小便は短く少ない。舌質紅絳かつ津液が少ない・脈弦細数。

証候分析 肝腎が陰虚で、津液を正常に分布させることができない。水液が中焦に停留し、血瘀が動かないため、腹部が大きく膨張して、はなはだしいと青筋が表面に現れる。小便は短くて少なく、顔色は暗く血色がない。心煩や不眠があり、衄血があるのは、陰虚内熱によって熱が陽絡を損傷したことの表れである。陰虚により津液を上方で受け取れなくなると、口が乾燥する。舌紅絳で津液は少なく、脈弦細数となっているのは肝腎陰血が失われたことの表れである。

治法 滋養肝腎・涼血化瘀

方薬 六味地黄丸もしくは一貫煎合膈下逐瘀湯加減。

六味地黄丸は滋養肝腎に、一貫煎は養陰柔肝に、膈下逐瘀湯は活血化瘀に重点を置いた処方である。

もし内熱により口が乾燥し、舌絳で津液が少ない場合は、玄参・石斛・麦門冬で清熱生津をはかる。もし腹部の脹満がはなはだしい場合は莱菔子・大腹皮で行気消脹させる。もし潮熱・煩燥・不眠などがあれば銀柴胡・地骨皮・炒梔子・夜交藤を加える。小便が少ない場合は、猪苓・滑石・白茅根を使い、もしくは少量の肉桂心を加えて反佐とし、これらの生薬で化気行水させる。歯茎の出血、衄血などがある場合は、仙鶴草・鮮茅根などを使って涼血止血を行う。もし陰虚で陽が浮くと、耳鳴りが現れて顔色が赤くなり、さらに両頬が紅色になるので、亀板・鼈甲・牡蛎などを用いて滋陰潜陽をはかる。

本証の後期に、病状がさらに悪化し、吐血や下血、昏迷などの危険な証候がみられたときには、前述の方法で対処する。

このほか鼓脹の水邪がなかなか治まらず、正虚がそれほどひどくないものは、以下の逐水利尿法を用いることができる。

① 牽牛子粉：毎回1.5〜3gを1日1〜2回を服用させる。

②禹功散：牽牛子120g，小茴香30gを粉にして1日1～2回，1.5～3gを服用させる。
③甘遂の粉末：毎回0.5～1gをカプセルに入れて，1日1～2回服用させる。

①，②の薬効は比較的穏やかであるが，③は激しいため，薬の量を適宜加減する。中国全国各地において逐水の処方や生薬は数多く用いられているので，ここには記さないがその地区にあるものを選ぶとよい。

結語

鼓脹は重症に属する証だが，早期に治療を行い，弁証にもとづいて生薬を用いると比較的良い効果が得られ，あるいは病気を抱えながらも，延命することが可能である。本病は脾腎の機能が失調し，病機が複雑になっている。そこで正邪の関係と病機の変化を基礎として，本章では弁証を六つに分類している，しかし，臨床においてはこのように整然と分類することはできないことが多い。例えば湿熱蘊結や肝腎陰虚などの証がその例である。また，同時に肝脾血瘀の中の一部の証候が出現することもあり，治療にあたっては何を優先して何を副次的なものとするか，また何を重点として何を軽く扱うのか，比較判断しながら証に合わせて治療を行うようにする。本病の病機は本虚標実・虚実夾雑であるため，治療に当たっては攻めすぎないように注意する。『素問』陰陽応象大論篇で「中焦が詰まって脹れているものは，消導によって詰まりを解消する（中満者，瀉之於内）」とあるが，これは実証に関していえることである。本病は同・六元正紀大論篇にある「大半が衰えたらそこで治療をやめる（衰其大半而止）」という原則を守る必要がある。湿熱蘊結と肝脾血瘀の証に関しては，病機のうえで水液が過度に盛んになるか，あるいは熱が裏で結ばれるなど，外見上も証によっても実である場合には，一時的に逐水作用のある峻剤を使ってもよい。しかし，効果が現れたら使用を止め，多用することがないようにする。逐水の方剤は舟車丸が代表的であり，これは十棗湯から発展してきた方剤である。水邪の攻逐に使われるが，しばしば服用後に悪心や嘔吐，めまいなどがみられ，また水様便が排出された後に異常な疲労感が現れ，脾胃が損傷し，さらに元気が傷つく重篤なケースもみられる。

作用の激しい峻剤を使って逐水を行ったり，過度の逐水を行うと，脾胃を損傷する弊害があるだけでなく，それ以外にも次のようなケースが考えられる。すなわち正虚かつ邪実の状態で，脈道が閉塞しさらに出血の傾向がある患者に対して，十分注意せずに攻逐剤を使用したり，もしくは過剰な活血化瘀を行ったりすると，脈絡の破裂をきたし，吐血や便血を生じて病状をさらに悪化させ，重篤な結果を招く。

本病は薬物治療と同時に，精神状態に注意し，日常の生活習慣や食事のバランスにも気を配る必要がある。例えば，清・沈金鰲が『沈氏尊生書』腫脹源流篇に「まず塩味を取らせず，しっかりと衣服を着させ，雑念を払い，怒りを戒めるようにすべきである」と記しているように，食塩には凝渋の性質があり，水腫を助長する働きがある。よって臨床においては，一般に塩分を控えた食事にする。さらに特に尿が減少した場合には，無塩の食事にし，腹部膨脹がなくなったら，一定の期間を経てから徐々に食塩の量を増やしていく。その次に，精神的に安静にして心配事がないようにして，身体を冷やさないように注意する。そうすることで，正虚による邪の外襲を防止でき，病気の進行と変化を防ぐのに大きな役割を果たす。

本病の予後は，もし末期の状態であれば，腹部が甕のように膨れ，脈絡がはっきり浮き出て，臍が突出する。便がアヒルの便のように水っぽくなり，四肢が非常に痩せこけると，経過はよくない。病機と正邪の盛衰の程度に違いにより，予後は異なる。一般に，気滞湿阻証では主な病機が肝・脾の二臓にあり，病期は早期で正気が衰えていないことが多いため，すぐに

治療をすれば予後はよい。一方，寒湿困脾証や脾腎陽虚証では，病機は主に脾腎の陽虚によるため，水寒が異常に盛んになっている。ゆえに，温中健脾・通陽利水の治療を行えば，邪気は徐々に除かれ正気が回復するため，病機が比較的に合致していて，治療の時機を逃さず治療を行った場合には，経過はまだ良好である。そのほか，湿熱蘊結証や肝腎陰虚証に関しては，病機に寒熱の矛盾があるため，清熱・滋陰すると湿を助けてしまい，一方で温陽利水すると熱を助けてしまうことになる。また，肝脾血瘀証の場合は，常に他証と病機が結びついているため，時間が経過すると邪気が盛んになって正気が衰え，治療が難しくなり，その多くは予後が悪い。後期には吐血や便血，意識昏迷などが現れて危険な状態になり，病状は悪化することが多いため，必要に応じて救急治療を行う必要がある。

文献摘要

『素問』陰陽応象大論篇「濁気在上，則生䐜脹」

『素問』腹中論篇「黄帝問曰，有病心腹満，旦食則不能暮食，此為何病。岐伯対曰，名為鼓脹……治之以雞矢醴，一剤知，二剤已。帝曰，其時有復発者，何也。岐伯曰，此飲食不節，故時有病也。雖然其病且已，時故当病，気聚於腹也」

『金匱要略』水気病「石水，其脈自沈，外証腹満不喘」「肝水者，其腹大，不能自転側，脇下腹痛，時時津液微生，小便続通。脾水者，其腹大，四肢苦重，津液不生，但苦少気，小便難。腎水者，其腹大，臍腫腰痛，不得溺，陰下湿如牛鼻上汗，其足逆冷，面反痩」

『諸病源候論』水鼓候「此由水毒気結聚於内，令腹漸大，動揺有声，常欲飲水，皮膚黧黒，如似腫状，名水蠱也」

『格致余論』鼓脹論「今也七情内傷，六淫外侵，飲食不節，房労致虚，脾土之陰受傷，転輸之官失職，胃雖受穀不能運化，故陽自昇陰自降，而成天地不交之否。於斯時也，清濁相混，隧道壅塞，気化濁血瘀鬱而為熱。熱留而久，気化成湿，湿熱相生，遂成脹満。経曰，鼓脹是也」「此病之起，或三五年，或十余年，根深矣。勢篤矣，欲求速效，自求禍耳」「医不察病起虚，急於作效，衒能希賞。病者苦於脹急，喜行利薬，以求一時之快。不知寛得一日半日，其腫愈甚，病邪甚矣，真気傷矣……制肝補脾，殊為切当」

『景岳全書』腫脹「少年縦酒無節，多成水鼓。蓋酒為水穀之液，血亦水穀之液，酒入中焦，必求同類，故直走血分。……故飲酒者身面皆赤，此入血之征，擾乱一番，而血気能無耗損者，未之有也。筭年当少壮，則旋耗旋生，固無所覚，及乎血気漸衰，則所生不嘗所耗，而且積傷并至，病斯見矣……。其有積漸日久，而成水鼓者，則尤多也」「此惟不善調摂，而凡七情，労倦，飲食，房闈，一有過傷，皆能戕賊臓気，以致脾土受虧，転輸失職，正気不行，清濁相混，乃成此証」

『医門法律』脹病論「凡有癥瘕，積塊，痞塊，即是脹病之根，日積月累，腹大如箕，腹大如甕，是名単腹脹」

『証治要訣』蠱脹「蠱与鼓同，以言其急実如鼓，非蠱毒之蠱也。俗謂之膨脝，又謂之蜘蛛病」

『寓意草』面議何茂倩令媛病単腹脹脾虚将絶之候「……従来腫病，遍身頭面倶腫，尚易治，若只単単腹脹，則為難治。……而清者不昇，濁者不降，互相結聚，牢不可破，実因脾気之衰微所致，而瀉脾之薬尚敢漫用乎。……後人不察，概従攻瀉邪者何耶。……其始非不遽消，其後攻之不消矣，其後再攻之如鉄石矣。不知者見之，方謂何物邪気，若此之盛。自明者観之，不過為猛薬所攻，即以此身之元気，転与此身為難者，実有如駆良民為寇之比。……明乎此，則有培養一法，補益元気是也。則有招納一法，昇挙陽気是也。則有解散一法，開鬼門，潔浄府是也。三法雖不言瀉，而瀉在其中矣」

［32］頭痛

　頭痛は，臨床上でよくみられる症状であり，単独で出現することもあれば，他の急性・慢性疾患において出現することもある。本章では，さまざまな内科疾患の中で頭痛が主症状として現れるものを主に取り上げる。またある種の疾病の経過中に生じる頭痛については，本篇では論じない。

　本病には古代から病因病機の違いによって，さまざまな名称がつけられている。『素問』風論篇では「脳風」「首風」と記されており，頭痛の原因を外邪の侵襲と捉えた。風寒の気が頭脳部を襲うために頭痛になると考えた。同・五臓生成篇では，「頭痛と頭部の疾患は，下虚上実に属するものである（是以頭痛巓疾，下虚上実）」と提起している。『内経』では，六経の病変がすべて頭痛を引き起こすと考えていた。『傷寒論』では六経の条文の中で，頭痛は太陽病・陽明病・少陽病・厥陰病にみられるが，太陰病と少陰病にはないということを明確に挙げている。『東垣十書』では，頭痛を内傷頭痛と外感頭痛の二種類に分類している。また症状と病因の違いにより，傷寒頭痛・湿熱頭痛・偏頭痛・真頭痛・気虚頭痛・血虚頭痛・気血倶虚頭痛・厥逆頭痛などがあると述べている。さらに『内経』と『傷寒論』を基本として，さらに太陰頭痛と少陰頭痛を補足した。その結果，頭痛の治療において六経に分けて生薬が用いられるようになった。『丹渓心法』頭痛篇では，「頭痛は多くが痰による。痛みが激しいものは火によることが多い。吐法がよいものと下法がよいものがある」として，さらに痰厥頭痛・気滞頭痛などの名称が現れる。『普済方』頭痛附論篇には，「患者が気血ともに虚している場合は，風邪が陽経を侵し，脳に入り，頭痛を起こしているのである。また，手の三陽の脈に風寒邪が潜伏して解消されないものを厥頭痛という」とあり，「頭風」という呼び方がみられるが，実際にはこれもやはり頭痛に属するものである。したがって『証治準縄』頭痛篇では，「医学書の多くは頭痛と頭風を分けているが，実際は同じものであり，そこには新旧の違いがあるにすぎない。部位が浅く経過も短いものを頭痛と呼び，その痛みは突如として現れ，解消も速い。部位が深く経過も長いものを頭風と呼び，その痛みは不規則で，治癒してもまた何かの要素に触発されて再発する。いずれもその邪気の出所を見極めて治療すべきである」とまとめている。

病因病機

　頭痛の病因は多岐にわたるが，結局のところ外感と内傷に二大分類される。頭部は「諸陽の会」「清陽の府」であり，また髄海が存在するところでもある。五臓の精華である血と，六腑の清陽の気が，どちらも頭部に注がれる。よって六淫の邪気が人体を襲うと，まず上部の巓頂を犯し，さらに邪気は留まって清陽を抑えこんでしまう。また内傷を引き起こす疾病により，気血が乱れ，経絡が瘀阻し，脳を養うことができないと頭痛が起こる。そのため『医碥』頭痛篇にも「頭部は清陽の部位である。外部からは六淫邪気が襲い，内部からは六腑経脈の邪気が上逆し，そのいずれもがその清気を掻き乱し，ぶつかり合って痛みを生じることがある。治療の際には内・外・虚・実を分けなければならない」という論がみられる。

1 外感頭痛

　生活が不規則であるために，寝ているときや座っているときに風に当たって風・寒・湿・熱などの外邪を感受する。そのなかでも風邪が中心になる。いわゆる「風に傷られる者は，まず上にこれを受ける」，「上部の巓頂には，ただ風のみが到る」といわれる通りである。それによって外邪が表より経絡を襲い，巓頂を犯し，清陽の気を阻害すると，気血の流れが妨げられ，絡道が阻まれて頭痛が起こる。風は百病の長であり，季節の時気を運び込んで発病する。もし寒邪を夾むと，寒凝血滞して，絡道が妨げられて頭痛になる。もし熱邪を夾むと，風熱が上炎して，清空〔脳部〕まで達して頭痛が起こる。もし湿邪を夾むと，湿が清空に覆いかぶさり，清陽が広がることができなくなって頭痛が起こる。『医碥』頭痛篇には，「六淫の外邪のうち，風寒湿の三種のみが陽気を閉じ込める性質をもつ。火暑燥はすべて熱に属し，その熱を受ければ発汗する。つまり，風寒湿の邪気が襲ったのでなければ，この症状は現れない。だが，もし熱がはなはだしくなり，気が詰まり脈が張ると，これも痛みを起こす」とある。

2 内傷頭痛

　「脳は髄の海」であるが，これは肝腎精血による濡養作用と，脾胃の水穀精微を運化する作用と気血を脳に充填させる作用とに支えられている。したがって内傷頭痛は，肝・脾・腎の三つの臓と関係がある。肝による頭痛は，一つに情志による内傷によって，肝が疏泄できなくなり，鬱して火となると，これが清空に達して頭痛が起こるものである。またもう一つは，火が盛んであるため陰を傷つけて肝が濡養作用を失うか，もしくは腎水が不足するために水が木を涵すことができず，肝腎陰虧になった結果，肝陽上亢が清空に及び頭痛になるものである。一方，腎による頭痛は，先天的な不足，あるいは腎精が長期にわたって虧虚したために，脳髄が空虚になって頭痛が起こるものである。また陰の損傷が陽にまで及び，腎陽が衰えて清陽が広がれなくなって頭痛になることもある。さらに脾による頭痛は，過労や飲食の不摂生，または病後や産後に身体が弱っている状態で，脾胃が虚弱になって化生作用が十分働かなくなったり，もしくは失血のあとに営血が虧虚したりして，脳髄や脈絡などを栄養することができなくなると頭痛になる。飲食の節度をわきまえず，酒類や甘いもの，油っこいものなどを過度に摂取したために，脾が健運できず，痰湿が体内に生じて清空を覆い，清陽を阻遏すると頭痛になる。『類証治裁』頭痛篇には，「頭部は天の様であり，さまざまな陽気が集まる場所である。六淫邪気に襲われ，精華が体内で塞がれ，空竅に鬱すると，清陽の気はめぐらなくなり，痛みが起こる」とあり，外感・内傷ともに頭痛を起こすことを説明している。

　そのほか，打ち身などの外傷や久病入絡により，気滞血瘀をきたすと脈絡が瘀阻され，通じないために痛みが発生し，頭痛になる。

弁証論治

　頭痛の弁証論治に当たっては，病歴について詳しく聞き，各症状の違いによって病因を弁別する以外に，頭痛が起きてどのくらい経つのか，痛みの性質・特長・部位などに十分に注意し，外感か内傷かを区別して弁証を進めていくようにする。

　外感の頭痛は，発病が急で，痛みも激しい。痛みの種類は掣痛・跳痛・灼痛・脹痛・重痛・断続的な痛みなどがみられることが多い。外邪が原因であるため，実証が多く，治療するときは祛風散邪が中心になる。内傷頭痛は一般に，経過が緩やかで，痛みも激しくない。多くはシクシクとした痛み（隠痛）・空虚な痛み（空痛）・意識がぼうっとする痛み（昏痛）であり，痛みに勢いはなく，過労が重なると痛みは激しくな

り，ときに痛みが起きたり止んだりする。治療は補虚が中心となるが，虚の中に痰濁・瘀血などの実を夾む場合は，その主客を判断して，随証治療を行う。

頭部は「諸陽の会」であり，手足の三陽経絡はすべて頭部を循り，さらに厥陰経は巓頂部へ伸びている。したがって，頭痛は痛みの部位の違いから，経絡の循行部位を参考にして判断することができ，原因を追究して治療を行ううえで役に立つ。太陽経の頭痛は，多くが後頭部から項へ連なる。陽明経の頭痛は，多くが前頭部から眉弓付近の部位に起こる。少陽経の頭痛は，多くが頭の両側に起こり，耳部に連なる。厥陰経の頭痛は，巓頂部に起こることが多く，目系に連なることもある。一方，瘀血による頭痛では，刺痛・鈍痛・固定痛などがよくみられるほか，頭部外傷や，痛みが長期にわたって治らないなどの病歴がある。痰濁による頭痛では，悪心・嘔吐がみられる。臨床における弁証は，頭痛の異なる特徴に注意し，同時に身体全体の状況と合わせ，さらに関係のある兼証を全面的に分析したうえで処方する。

本章では，外感と内傷の二つに分けて論じる。

[外感]

1 風寒頭痛

症　状　頭痛がときどき起こる・痛みが項背部にかけて連なる・悪風畏寒・さらに風に遭うと痛みが激しくなる・口渇はない。苔薄白・脈浮。

証候分析　頭部は「諸陽の会」であるため，風寒の外襲を受けると，太陽経を循って巓頂を犯し，清陽の気が妨げられ，頭痛が起こる。太陽経は身体の表を主り，その経脈は巓頂へ上行し，項背を循る。そのため痛みは項背部へとつながる。風寒が肌表を束縛し，衛陽が妨げられて宣達できなくなるため，悪寒畏寒がみられる。寒は陰邪に属するため，温めると痛みが和らぐ。そのため頭部を布などで包みこむことを好む。熱がないので口渇はなく，苔薄白，脈浮はともに風寒が表にあることの表れである。

治　法　疏散風寒

方　薬　川芎茶調散加減。

本処方中の川芎・荊芥・防風・羌活・白芷・細辛などの辛温薬は，疏風散寒・止痛の作用をもつ。そのなかでも川芎は血中の気を動かす力があり，血中の風を去り，頭目まで上行することができる。よって臨床では外感頭痛を治療する主要な生薬である。もし寒邪が厥陰経を侵すと，巓頂頭痛が起こり，乾嘔・涎沫を吐き，さらに四肢の厥冷がみられ，苔白，脈弦となる。治療は温散厥陰寒邪をはかり，呉茱萸湯から人参，大棗を去り，半夏・藁本・川芎の類を加えて温散降逆をはかる。

2 風熱頭痛

症　状　頭痛がして頭が張る・はなはだしくなると割れるように痛む・発熱もしくは悪風がある・顔面部および目が赤い・口渇して水を欲する・便秘・小便は濃黄色。舌質紅・苔黄・脈浮数。

証候分析　熱は陽邪であるため，炎上する性質をもつ。風熱邪が陽絡に入り込むと，清竅に達し，頭部が脹痛し，はなはだしくなると割れるように痛む。熱邪が上炎するので，顔面部や目が赤くなる。風熱の邪は衛気を侵すので，発熱や悪風が起こる。熱が盛んで津を消耗するので，口が渇き水を欲し，便秘が起こり尿は濃黄色となる。舌質紅・苔黄・脈浮数はいずれも風熱の邪気が盛んであることを示す。

治　法　疏風清熱

方　薬　芎芷石膏湯加減。

本処方は川芎・白芷・菊花・石膏を主要な生薬とし，疏風清熱に働くが，さらに羌活・藁本を含むため，どちらかというと辛温の性質をもつ。もし熱が盛んで，辛温薬が使えない場合は，羌活・藁本を黄芩・薄荷・山梔子に改め，辛涼清解をはかる。もし熱がはなはだしく，津液が傷ついた場合は，舌紅少津がみとめられるので，知母・石斛・天花粉を用いて生津止渇をは

かる。もし便秘があり，口や鼻に瘡〔できもの〕ができて，腑気が通じていない者は，さらに黄連上清丸を用いて，苦寒降火・通腑泄熱をはかる。

3 風湿頭痛

症　状　頭部が何かに包み込まれているような頭痛（頭痛如裹）・四肢や身体が重く感じられる・食欲がない・胸悶感・小便が少なくなる・大便が泥状になることもある。苔白膩・脈濡。

証候分析　風湿邪を外感すると，上部で巓頂を侵し，清空が邪気により妨げられる。よって何かに包み込まれるような頭痛を感じる。脾は運化を司り，四肢を主る。湿濁が中焦を阻害すると，脾陽が湿により封じ込まれ，四肢が重く感じられ，食欲がなくなって胸悶感が現れる。湿邪が内蘊すると，清と濁を分別・分泌できなくなり，それによって小便が少なくなり，大便が泥状になる。苔白膩・脈濡はいずれも湿濁が中焦を阻害していることの現れである。

治　法　祛風勝湿

方　薬　羌活勝湿湯加減。

　本処方には，羌活・独活・川芎・防風・蔓荊子・藁本などの辛温薬が多く使われているが，これらは祛風することで湿に勝つことに重点を置いた，風湿外感型頭痛治療の主要な生薬である。もし湿濁が中焦を妨げると，胸悶感・食欲不振・泥状便などがみられるため，蒼朮・厚朴・陳皮・枳殻などで燥湿寛中をはかる。もし悪心・嘔吐があれば，半夏・生姜を加えて降逆止嘔をはかる。

　もし頭痛が夏に発生し，暑湿が体内に侵入すれば，身体が熱く感じて汗は少ないか，もしくは身体は熱く感じるもののわずかに悪寒し，汗が出てもすっきりとせず，口が渇き，胸悶感・乾嘔などがみられ食物を口にしない。このような場合には清暑化湿をはかる。処方は，黄連香薷飲に藿香・佩蘭・荷葉・竹筎・知母などを加える。

［内傷］

1 肝陽頭痛

症　状　頭痛とともにめまいがする・イライラして怒りやすい・夜眠れない・脇痛・顔面が赤い・口が苦い。苔薄黄・脈弦有力。

証候分析　めまいのような風気を原因とする証は，肝の病気であることが多い。肝が条達できず，肝陽が上亢するようになると，経絡に沿って清竅に達し，頭痛とめまいが起こる。肝火が上亢して，心神を乱せば，イライラして怒りやすくなり，夜も十分に眠れなくなる。肝胆の気が鬱して火を生じ，肝陽上亢から脇痛が起こり，口が苦く感じ，顔面が赤くなる。苔薄黄で，脈弦かつ力があるのは，肝陽が盛んなことの表れである。

治　法　平肝潜陽

方　薬　天麻鉤藤飲加減。

　本処方は，平肝潜陽熄風に重点を置いている。肝陽上亢，特に肝風内動による頭痛に対して治療効果がよい。処方中の天麻・鉤藤・石決明は平肝潜陽に，黄芩・山梔子は清肝火に，牛膝・杜仲・桑寄生は補肝腎に，夜交藤・茯神は養心安神に働く。さらに牡蛎・竜骨を加えて重鎮陽の効能を強化する。もし肝腎陰虚で，頭痛は朝は軽く，夕方に重くなる場合や，過労が重なると頭痛が激しくなって脈弦細・舌質紅である場合は，上記の処方に生地黄・何首烏・女貞子・枸杞子・旱蓮草・石斛など滋養肝腎の生薬を加える。もし頭痛がはなはだしく，脇痛・口が苦く顔面が赤くなる・便秘・小便が赤色・苔黄・脈弦数であれば肝火が旺盛であるので，清肝瀉火をはかるために，鬱金・竜胆草・夏枯草を加える。

2 腎虚頭痛

症　状　空虚な痛みでめまいを伴う頭痛・腰や膝がだるく力が入らない・疲れやすい・夢精あるいは帯下・耳鳴り・眠りが浅い。舌紅苔少・脈細無力。

|証候分析| 脳は髄海で，腎が主る。腎虚のために髄を栄養することができなければ，頭部に空痛を生じ，めまいと耳鳴りを伴う。腰は腎の府であり，腎虚によって精関が堅固でなくなるため，夢精が起こる。また，女性では帯脈を束縛することができなくなって，帯下が現れる。眠りが浅い・舌紅苔少・脈細無力がみられるのは，腎陰が不足し，心腎が交わらないことの表れである。

|治　法| 養陰補腎
|方　薬| 大補元煎加減。

　本処方は，滋補腎陰に重点を置いている。処方中の熟地黄・山茱萸・山薬・枸杞子が肝腎の陰を補い，人参・当帰が気血をともに補う。杜仲には益腎強腰の作用がある。もし病状が好転すれば，杞菊地黄湯を常時服用して補腎陰・潜肝陽をさらに確実にする。頭痛に畏寒・顔色が白い・四肢が温もらない・舌淡・脈沈細かつ緩であれば腎陽不足であるので，右帰丸を用いて温補腎陽・填補精血をはかる。もし寒邪の外感によって少陰の経脈が侵されれば，麻黄附子細辛湯で治療する。

3 血虚頭痛

|症　状| 頭痛にめまいを伴う・動悸がして落ち着かない・疲れやすく身体に力が入らない・顔色晄白。舌質淡・苔薄白・脈細弱。

|証候分析| 血分が不足しているために，虚火が上逆し，頭痛とめまいが生じる。血が不足すれば，心神を養うことができず，動悸が起こり，ときに激しくなる。血虚から容易に気虚となるため，疲れやすく身体に力が入らない。顔色晄白，舌質淡・脈細弱がみられるが，これらはいずれも血虚の表れである。

|治　法| 主として養血
|方　薬| 主として加味四物湯。

　本処方は四物湯に甘草・菊花・蔓荊子・黄芩を加えたものである。処方中の当帰・白芍・生地黄・川芎は養血調血に，菊花・蔓荊子は平肝祛風清頭目に働く。もし血虚から気虚となった場合は，身体が疲れ，力が入らなくなり，過労が重なると頭痛が激しくなり，汗が出て息切れする。風を嫌い寒がるなどの症状がみられる。この場合は，黄耆・党参・細辛を加える。もし肝血が不足して肝陰虧虚となり，血虚と陰虚が同時にみられる場合は，耳鳴り・虚煩・眠りが浅い・顕著なめまいなどの症状が現れるため，何首烏・枸杞子・黄精・酸棗仁などを加える。詳しくは「眩暈」の章を参照されたい。

4 痰濁頭痛

|症　状| 頭がクラクラする・頭部が何かに巻かれているような頭痛・胸〜上腹部の満悶・悪心・痰涎を吐く。苔白膩・脈滑もしくは脈弦滑。

|証候分析| 脾が健運できず，痰濁が中焦を妨げ，上部の清竅を塞ぐために，清陽が広がることができなくなる。そのために頭痛あるいは頭がクラクラし，頭部が何かに巻かれているように感じる。また，痰が胸膈を阻害するため，胸〜上腹部が満悶する。痰濁が上逆すると，悪心を生じ，痰涎を吐く。苔白膩・脈弦滑などはいずれも痰濁が体内に留まっていることを表す。

|治　法| 化痰降逆
|方　薬| 半夏白朮天麻湯加減。

　本処方は健脾化痰・降逆止嘔・平肝熄風の作用をもつ。処方中の半夏・白朮・茯苓・陳皮・生姜は，健脾化痰・降逆に働く。天麻は平肝熄風作用をもち，頭痛・めまいに対する主薬である。さらに厚朴・白蒺藜・蔓荊子などの生薬を加える。もし痰濁が長期にわたり，鬱して熱を生じると，口が苦く感じられ，大便が順調でなくなり，苔黄膩・脈滑数となる。その場合は，上記の処方から白朮を去り，黄芩・竹筎・枳実を加えて行気清熱燥湿をはかる。

5 瘀血頭痛

|症　状| 長期間にわたる頭痛・痛む部位は一定で移動しない・刺されるような痛みがある・あるいは頭部外傷の既往がある。舌質紫・苔薄白・脈細もしくは細渋。

[証候分析] 病が長期に及んだために邪絡に入ったり，あるいは頭部に外傷を受けたりして，瘀血が体内に溜まり，脈絡の流れが悪くなるため，頭痛が生じていつまでも治らず，痛みの部位は一定で，刺されるような痛みである。舌質紫・脈細渋は，瘀血内阻の表れである。

[治　法] 活血化瘀
[方　薬] 通竅活血湯加減。

　本処方中の桃仁・紅花・川芎・赤芍は活血化瘀に，麝香・生姜・葱白は温通脈絡に働く。さらに鬱金・菖蒲・細辛・白芷を加えて理気宣竅・温経止痛をはかる。頭痛がはなはだしいものは，虫類薬の全蠍・蜈蚣・䗪虫を加えて捜逐〔病巣に直接到達して邪を追い祓う〕をはかる。病気が長引き，気血が不足するものは，黄耆・当帰を加える。頭痛が解消してもまだ，めまい・物忘れ・眠りが浅い・夢が多いなどの症状がある場合は，上記の処方から麝香を去り，何首烏・枸杞子・熟地黄・菖蒲・酸棗仁・天麻を加えて養心安神・益腎平肝をはかる。

　頭痛の治療に当たって重要なことは，上述の弁証論治の原則にもとづき，さらに頭痛の部位と経絡の循行路を考慮して，それぞれの「引経薬」を上記の処方に加えて用いることであり，それによって処方の効果を高めることができる。例えば，太陽頭痛であれば羌活・蔓荊子・川芎，また陽明頭痛であれば葛根・白芷・知母，少陽頭痛であれば柴胡・黄芩・川芎，厥陰頭痛であれば呉茱萸・藁本などを加えるようにする。

　これ以外にも，雷のように激しい頭痛とともに，頭部に小さな塊がみられることもある。このような頭痛を「雷頭風」と呼ぶ。これは，湿熱が痰と合わさって頭部へ上昇するために起こることが多く，清震湯加減を使って除湿化痰をはかる。

　さらに偏頭風・偏頭痛と呼ばれるものもある。これらは，急に激しい頭痛が起こり，痛みは頭の左側あるいは右側，もしくは目・歯にまで及ぶが，痛みが止むと正常な人となんら変わりない。これは肝経の風火によるものであり，平肝熄風清熱の治療を行う。一般に，菊花・川芎・天麻・白芷・生石膏・藁本・蔓荊子・釣藤鈎・全蠍・地竜などを用いる。もし肝火が旺盛ならば，竜胆草・山梔子・黄芩・牡丹皮などを加える。痰が多い場合は陳皮・半夏・胆南星を使う。さらに痛みが長期にわたり絡に入ったものには，化瘀通絡薬である桃仁・紅花・赤芍を用いる。

結語

　頭痛の原因は多岐にわたるが，臨床における弁証のポイントは，まず外感と内傷をはっきりとさせ，虚実の弁別を行うことにある。一般的に外感の頭痛は発症時間も短く，主に風邪によって起こるが，寒を夾むのか，熱を夾むのか，湿を夾むのかによって証にもとづいた治療を行うべきである。内傷の頭痛は，経過時間が長いことが多く，臨床上の所見に虚もあれば実もあり，あるいは虚の中に実を夾むこともあり，複雑である。腎虚と気血虧虚によって引き起こされる頭痛は虚証であるが，痰濁と瘀血による頭痛は実証である。肝陽上亢による頭痛は，本虚標実である場合が多い。病状が複雑な場合が多いため，必ず標と本を区別し，主要なものと副次的なものをはっきりさせる必要がある。また主な病因を探り出し，身体全体の病理変化と結び付けて治療を行う必要がある。頭痛の治療だからといって，頭だけを治療してはならない。さらに止痛薬ばかりを重視して用いれば，弁証に合わなくなってしまう。また，薬物治療以外にも病機によっては針灸治療も併用することにより，効果を向上させることができる。

文献摘要

『素問』五臓生成篇「頭痛巔疾，下虚上実，過在足少陰，巨陽，甚則入腎」

『素問』風論篇「風気循風府而上，則為脳風」「新沐中風，則為首風」

『素問』方盛衰論篇「気上不下，頭痛巔疾」

『傷寒論』厥陰病「乾嘔吐涎沫，頭痛，呉茱萸湯主之」

『済生方』頭痛論治「夫頭者上配於天，諸陽脈所聚。凡頭痛者，血気俱虚，風寒暑湿之邪，傷於陽経，伏留不去者，名曰厥頭痛。蓋厥者逆也，逆壅而衝於頭也。痛引脳巓，甚而手足冷者，名曰真頭痛，非薬之能愈。又有風熱痰厥，気虚腎厥，新沐之後，露臥当風，皆令人頭痛，治法当推其所由而調之，無不切中者矣」

『丹渓心法』頭痛「頭痛多主於痰，痛甚者火多，有可吐者，可下者」[附録]「頭痛須用川芎，如不愈各加引経薬。太陽川芎。陽明白芷。少陽柴胡。太陰蒼朮。少陰細辛。厥陰呉茱萸。如肥人頭痛，是湿痰，宜半夏，蒼朮。如痩人，是熱，宜酒製黄芩，防風。如感冒頭痛，宜防風，羌活，蒿本，白芷。如気虚頭痛，宜黄耆酒洗，生地黄，南星，秘蔵安神湯（治頭痛，頭旋眼黒，生炙甘草，防風，羌活，柴胡，升麻，酒生地黄，酒知母，酒柏，黄耆）。如風熱在上頭痛，宜天麻，蔓荊子，台芎，酒製黄芩……如頂巓痛，宜蒿本，防風，柴胡。東垣云，頂巓痛須用蒿本，去川芎」

『景岳全書』頭痛「凡診頭痛者，当先審久暫，次弁表裏。蓋暫痛者，必因邪気，久病者，必兼元気。以暫病言之，則有表邪者，此風寒外襲於経也，治宜疏散，最忌清降。有裏邪者，此三陽之火熾於内也，治宜清降，最忌昇散，此治邪之法也。其有久病者，則或発或愈，或以表虚者，微感則発。……所以暫病者，当重邪気，久病者，当重元気，此因其大綱也。然亦有暫病而虚者，久病而実者，又当因脈因証而詳弁之，不可執也」

『冷廬医話』頭痛「頭痛属太陽者，自脳後上至巓頂，其病連項，属陽明者，上連目珠，痛在額前，属少陽者，上至両角，痛在頭角，以太陽経行身之後，陽明経行身之前，少陽経行身之側。厥陰之脈，会於巓頂，故頭痛在巓頂，太陰少陰二経，雖不上頭，然痰与気逆壅於膈，頭上気不得暢而亦痛」

『張氏医通』頭痛「凡頭痛必吐清水，不拘冬夏，食姜即止者，此中気虚寒，六君子湯加当帰，黄耆，木香，炮姜」「煩労則頭痛，此陽虚不能上昇，補中益気加蔓荊子」「面痛……不能開口言語，手触之即痛，此是陽明経絡受風毒，伝入経絡，血凝滞而不行……犀角升麻湯数日愈（犀角，升麻，防風，羌活，白芷，黄芩，白附子，甘草）」

『臨証指南医案』頭痛　鄒時乗按「頭為諸陽之会，与厥陰肝脈会於巓，諸陰寒邪不能上逆，為陽気窒塞，濁邪得以上據，厥陰風火乃能逆上作痛。故頭痛一証，皆由清陽不昇，火風乗虚上入所致。観先生於頭痛治法，亦不外此。如陽虚濁邪阻塞，気血瘀痹而為頭痛者，用虫蟻捜逐血絡，宣通陽気為主。如火風変動，与暑風邪気上鬱而為頭痛者，用鮮荷葉，苦丁茶，蔓荊子，山梔等辛散軽清為主。如陰虚陽越而為頭痛者，用仲景復脈湯，甘麦大棗法，加膠芍牡蛎鎮摂益虚，和陰熄風為主。如厥陰風木上触，兼内風而為頭痛者，用首烏，柏仁，穭豆，甘菊，生芍，杞子輩熄肝風滋腎液為主」

[33] 眩暈

「眩」とは，目が眩むことで，「暈」とは頭がクラクラすることを指す。両者は同時にみられることが多いため，総称して「眩暈」という。軽症の場合は目を閉じると治まるが，重症の場合はまるで車や船に乗っているようで，グルグルと回るように感じられ，立っていられなくなる。また悪心・嘔吐や発汗があり，はなはだしくなると意識がぼんやりして倒れることもある。

眩暈の発症原因とその治療法については，歴代の医学書の中に数多く論述されている。まず『素問』至真要大論篇に「もろもろの内風・ふらつき・めまいは皆肝に属す（諸風掉眩，皆属於肝）」とある。そのほか『霊枢』口問篇は「上気不足」，同・海論篇は「髄海不足」を本病の発生原因としてあげており，さらに『素問玄機原病式』五運主病篇は「風火」をあげて「風・火は陽に属し，多くは互いに変化する。陽は動を主るので，二つの動が相搏すると，旋転を生じる」と病因について述べている。『丹渓心法』頭眩篇では，眩暈は主に痰に原因があると考え，「痰がなければ，眩は起こらない」という主張から，まず「痰の治療を先に行う」という方法を提起している。『景岳全書』眩運篇では「眩運という疾患は，その八，九割が虚証である。そのなかで火・痰を兼ねる者は一，二割にすぎない」とし，「虚がなければ眩は起こらない」という考え方を強調し，治療においては「虚を治す」ことを中心にしている。これらの理論によって，それぞれ違った角度からの解明を通じて，眩暈のさまざまな病因病機が明らかにされており，それらは臨床実践において指導的意義をもつものである。

病因病機

本病の発生は，虚に属する者に多くみられる。例えば陰虚であれば肝風内動となり，血が少なければ脳を養うことができず，精が虧虚すれば髄海が不足し，眩暈が起こる。またそのほかにも，痰濁が壅遏したり，あるいは火が生じて上部に覆いかぶさることにより，眩暈を形成することもある。以下にまとめて述べる。

1 肝陽上亢

体質的に陽が盛んで，肝陽が上亢すると眩暈を生じる。あるいは長期にわたって心配ごとや悩みごと，イライラしたり怒ったりすることが多いと，気が鬱して火が生じる。その結果，肝陰を消耗し，風陽が動き出して上昇する。上昇して清空〔頭部〕に到達すると眩暈になる。もしくは，腎陰がもともと虧虚して，肝を養うことができず，肝陰の不足から肝陽が上亢し，眩暈になる。例えば『臨証指南医案』眩暈門で華岫雲が注釈に「『内経』でも『諸風掉眩，皆属於肝』と述べているように，頭部は多くの陽経の集まる場所である。耳・目・口・鼻はいずれも清空の孔竅であり，眩暈を患う者は，外来の邪気ではなく，肝胆の風陽が上方を襲ったものである。はなはだしいと昏倒する恐れもある」と考察している。

2 気血の虧虚

長患いにより気血を消耗する，あるいは失血後に虚の状態から回復していない，脾胃が虚弱であるために水穀を気血に化生することができないなどの原因により，気・血がともに虚し，気虚のために清陽が広がることができず，血虚のために脳を養うことができなく

なると，眩暈が生じる。例えば『霊枢』口問篇では「故に上気が不足すると，脳は満たされなくなり，耳には強い耳鳴りを生じ，頭は激しくふらつき，目は眩むようになる（故上気不足，脳為之不満耳為之苦鳴，頭為之苦傾，目為之眩）」とあり，『証治匯補』眩暈篇には，「血は気を支え，気は血に寄り添い，血によって栄養される。吐血・崩漏・産後・亡陰など，肝が営気を収斂・統摂することができなくなると，多くの血は道をそれて妄りに進む。この眩暈は血虚から生じたものである」とある。以上より，気血の虧虚が眩暈を引き起こすことがわかる。

③ 腎精の不足

腎は「先天の本」であり，精を貯え髄を生じる。先天が不足すると，腎陰を充実させることができない。また，高齢者で腎が虧損したり，長患いで腎が傷つけられたり，過度の性生活により腎精を消耗したりすると，髄を生み出すことができなくなる。脳は髄の海で，髄海が不足すれば，上部の脳・下部の腎がともに虚し，眩暈を生じる。『霊枢』海論篇には，「脳は髄の海である（脳為髄之海）」「髄の海が不足すると，めまいや耳鳴りがし，足に力が入らず頭がぼんやりとし，目も見えなくなり，何もする気が起きずゴロゴロするようになる（髄海不足，則脳転耳鳴，脛痠眩冒，目無所見，懈怠安臥）」と記されている。

④ 痰湿が中焦を妨げる

酒や甘いもの，脂っこいものを好み，食事が不規則であったり，過労が重なったりすると，脾胃を傷つけ，健運作用が機能しなくなる。そのため，水穀から精微が化生されなくなり，湿が聚まって痰となる。痰湿が中焦を妨げると，清陽が昇らず，濁陰が下がらず，眩暈となる。このことは『丹渓心法』頭眩篇に，「頭眩は痰に気虚と火が合わさって起こるものである。治療は痰を主体に行い，そこに補気薬と降火薬を加える。痰がなければ眩は起こらず，痰は火によって激しく動かされ，湿痰と火痰がある」と述べられている。

眩暈の病因病機に関しては以上に述べた通りであるが，実際はそれぞれが互いに影響し合い，相互に変化し合う。例えば腎精が虧虚し，もともと陰虚に属していても，陰の損傷が陽にまで及ぶと，陰陽倶虚の証に変化することがある。また痰湿が中焦を妨げ，始めは湿痰が盛んであったとしても，時間が経過するに従って痰が鬱結して火を生じ，痰火となって眩暈を引き起こすこともある。過度の失血によって，気随血脱を引き起こせば，気血両虧による眩暈が現れる。

類証鑑別

眩暈と頭痛はそれぞれ単独でも出現するし，同時にみられることもある。両者を比較すると，頭痛の原因は外感と内傷の両方の場合が考えられるが，眩暈では内傷が中心となる。さらに弁証するに当たって，頭痛の場合は実証が多くみられるが，眩暈の場合は虚証が多い。もしめまいに頭痛を伴っていれば，頭痛の治療も参考にするとよい。

弁証論治

発病原因の違いと臨床所見の違いにもとづいて，以下の四つに分類して論じる。これらのうち，「肝陽上亢証」と「気血虧虚証」は比較的多くみられるものである。

① 肝陽上亢

症　状　めまいに耳鳴りを伴い，頭痛がして頭が張る。過労・イライラ・怒りなどによりめまいおよび頭痛が激しくなる。顔色はときに紅潮する・イライラして怒りっぽい・寝つきが悪い・夢が多い・口が苦く感じる。舌質紅・苔黄・脈弦。

証候分析　肝陽が上亢して，清空を侵すと，

めまい・頭痛が起こる。過労は腎を傷つけ，怒りは肝を傷つけ，どちらも肝陽をさらに盛んにし，めまい・頭痛ははなはだしくなる。陽が昇ると顔面は紅潮して，肝が旺盛になるとイライラして怒りやすくなる。肝の火が心神を擾すと，寝つきが悪くなり，夢が多い。口が苦い・舌質紅・苔黄・脈弦はいずれも肝陽が上亢していることを表す。もし脈弦細数であれば，肝腎陰虚内熱の表れである。

治　法　平肝潜陽・滋陽肝腎
方　薬　天麻鈎藤飲加減。

　本処方は平肝熄風に重点が置かれており，肝陽が旺盛なめまい・頭痛に効果がある。もし肝火が旺盛でありすぎる場合は，さらに竜胆草・菊花・牡丹皮などを加えて，清肝泄熱の作用を強化する。便秘の者は当帰竜薈丸を用いて泄肝通腑をはかる。めまいが急に激しくなり，嘔吐・手足の痺れ，はなはだしくなると震顫・筋肉の震えがみられることもある。陽が動き内風が発生するほどの勢いのある場合は，竜骨・牡蛎・珍珠母を加えて鎮肝熄風をはかる。必要なときには羚羊角を加えて清熱熄風の作用を強化する。中年以上の患者では，中風についても注意を払う必要があり，すぐに治療を行うことが非常に大切である。

　さらに，腰膝がだるく力が入らず，遺精や疲労感がみられ，脈弦細数・舌質紅・薄苔もしくは無苔である場合は，肝腎陰虚・肝陽上亢に属すため，育陰潜陽法を用い大定風珠を処方する。本処方は肝腎の陰が大きく虧虚し，風陽がさらに強まり，めまいがはなはだしい場合に用いる。薬を用いたあとに証が軽くなれば，平素から朝晩に杞菊地黄丸を服用して滋腎養肝をはかり，効果を確実にする。

❷ 気血虧虚

症　状　めまいが動くとひどくなり，過労が重なるとすぐに発症する。顔色晄白・唇や爪に血色がない・髪の毛に艶がない・動悸・眠りが浅い・元気がなく話すことが億劫である・食欲はない。舌質淡・脈細弱。

証候分析　虧虚により清陽が広がれず，血虚により脳が養われないと，めまいが起こり，過労によって悪化する。心は血脈を主り，その華は顔にあるため，血虚により顔色は蒼白になり，唇や爪に血色がなくなる。血が心を養うことができないと，心神が安らかでなくなる。それによって動悸が起こり，眠りが浅くなる。気虚になれば，元気がなくなり，しゃべることを嫌がり，飲食も減少する。舌質淡・脈細弱は気血両虚の表れである。

治　法　補養気血・健運脾胃
方　薬　主として帰脾湯。

　本処方は，益気健脾の作用をもち，気血の生化の源を助けるため，本病の「本」を治す処方であるが，同時に補血養肝・養心安神の働きももつ。もし食欲がなく，便が下痢気味で脾胃が弱ければ，当帰を炒めて，木香を煨法で炮製するとよい。さらに茯苓・薏苡仁・沢瀉・砂仁・神麴などを用いて健脾和胃の作用を増強する。身体が冷え，四肢が冷たく，腹部に隠痛がある場合は，桂枝・乾姜を用いて温中助陽をはかる。血虚がはなはだしい場合は，熟地黄・阿膠・紫河車粉（別に水で服用）を加え，人参・黄耆などを多めに用いて，補気生血をはかる。失血が原因であれば，まず出血の原因を分析する。

　中気が不足し，清陽が昇らず，めまいがよく起こり，顔色は白く，便が泥状で下墜感を伴い，脈無力のものは補中益気・昇清降濁をはかり，補中益気湯加減を用いる。

❸ 腎精不足

症　状　めまいとともに精神的にぐったりとする・眠りは浅く夢が多い・物忘れが多い・腰膝がだるく力が入らない・遺精・耳鳴り。陰虚の者は，手掌と足底の熱感および胸中の煩熱（五心煩熱）があり，舌質紅・脈弦細数。陽虚の者は，四肢が温もらない・身体が冷たく感じ寒がる・舌質淡・脈沈細無力。

証候分析　精髄が不足し，脳まで満たすこと

ができないために，めまいが起こり，精神的にぐったりとする。腎虚のために心と腎が交わらないため，眠りが浅くて夢が多く，物忘れが激しい。腰は腎の府であり，腎虚になると腰膝がだるくなり，力が入らない。腎は耳に開竅するため，腎虚になると常に耳鳴りが起こる。精関が固まっていないため，遺精がみられる。陰虚であれば内熱が生じ，五心煩熱がみられ，舌質紅・脈弦細数となる。陽虚であれば内寒が生じ，四肢が温もらず身体は冷えて寒がり，舌質淡・脈沈細無力となる。

治　法　陰虚の場合には補腎滋陰，陽虚の場合には補腎助陽

方　薬　補腎滋陰には左帰丸，補腎助陽には右帰丸。

　左帰丸は，処方中の熟地黄・山茱肉・菟絲子・牛膝・亀板膠が補益腎陰に働く。鹿角膠は塡精補髄の作用をもつ。もし五心煩熱・舌質紅・脈弦細数といった陰虚の内熱がみられれば，炙鱉甲・知母・黄柏・牡丹皮・菊花・地骨皮などを用いて滋陰清熱をはかる。

　一方，右帰丸は主に処方中の熟地黄・山茱肉・杜仲が補腎に，附子・肉桂・鹿角膠が益火助陽に働く。ただし，附子・肉桂は辛温剛燥の性質があるため，長期服用できない。もし常用する場合には，巴戟肉・仙霊脾など温潤の性質のものに代えて，助陽しても陰を傷つけないようにする。

　もしめまいがはなはだしく，陰虚によって陽が浮上してくるようであれば，上記の二種類の方剤の中に，竜骨・牡蛎・珍珠母を加えて浮陽を潜らせる。同時に，突発的な中風の発症にも注意する必要がある。

◢4 痰濁中阻

症　状　めまいがするとともに頭が重くぼうっとする・胸悶感および悪心・食欲不振・いつも眠たく感じる。苔白膩・脈濡滑。

証候分析　痰濁が清陽を覆い隠すため，めまいがして頭が重くぼうっとする。痰濁が中焦を妨げるため，濁陰が降りず，気機が不利になり，胸悶感・悪心が現れる。脾陽が不振なため，食欲はなくいつも眠たく感じる。苔白膩・脈濡緩はいずれも痰濁内壅によるものである。

治　法　燥湿化痰・健脾和胃

方　薬　半夏白朮天麻湯加減。

　本処方は二陳湯を含み，燥湿祛痰の作用をもつ。白朮は健脾に，天麻は熄風に働き，標本両者を考慮しためまいの治法である。もしめまいがはなはだしく，嘔吐を頻発する場合は，代わりに代赭石・竹筎・生姜を用いて鎮逆止嘔をはかる。もし痰が気機を妨げ，鬱積して火を生じる場合は，目や頭が脹れるように痛み，心煩・口が苦い・のどが渇くが水を欲しない・苔黄膩・脈弦滑となる。この場合は，温胆湯に黄連・黄芩などの苦寒燥湿の生薬を用いて，化痰泄熱をはかる。

結語

　眩暈は，臨床上よくみられる病証であり，病状には軽いものもあれば重いものもある。眩暈が発症する病機は複雑であるが，整理すると風・火・痰・虚の四つにまとめられる。各種眩暈は，単独で出現することもあれば，互いに合わさって出現することもある。例えば肝陽上亢に肝腎陰虚を兼ねたり，血虚に肝陽上亢を兼ねたり，肝陽に痰濁を夾んだ証などがみられる。臨床では虚証もしくは本虚標実証が多くみられるが，まず病状を詳しく観察し，弁証を進める必要がある。治療も，本から行うのか，標から行うのかによって，治法が異なってくる。発病が急な場合は実証の傾向が強く，熄風・潜陽・清火・化痰などの方法で標の治療を行う。一方，発病が緩やかな場合は虚証の傾向が強いため，補養気血・益腎・養肝・健脾などの方法で本を治療することに重点を置く。

　中年以上になると，肝陽が眩暈を引き起すことがあり，例えば肝陽亢逆によって肝風が生じ，病状が重篤な場合には，突然気を失って倒

れ,中風に発展する可能性もある。したがって,特に中年以上の患者にとって,眩暈の予防・治療は非常に重要である。日ごろから酒類や脂っこいもの,辛いものの摂取を避けるようにする。またイライラしたり怒ったりせず,性生活も節度を保ち,体力増進のために運動を心がけ,服薬して体調を整えることが大切である。

文献摘要

『霊枢』海論篇「脳為髄之海,其輸上在於其蓋,下在風府。……髄海有余,則軽頸多力,自過其度。髄海不足,則脳転耳鳴,脛痠眩冒,目無所見,懈怠安臥」

『河間六書』五運主病「諸風掉眩,皆属肝木。風気甚而頭目眩運者,由風木旺,必是金衰不能制木,而木復生火,風火皆属陽,陽多為兼化,陽主乎動,両動相搏,則為之旋転」

『景岳全書』眩運「丹渓則曰無痰不能作眩,当以治痰為主,而兼用他薬。余則曰無虚不能作眩,当以治虚為主,而酌兼其標。孰是孰非,余不能必,姑引経義(上気不足,髄海不足)以表其大意如此」

『医学従衆録』眩暈「蓋風者非外来之風,指厥陰風木而言,与少陽相火同居,厥陰気逆,則是風昇火動,故河間以風火立論也。風生必夾木勢而克土,土病則聚液而成痰,故仲景以痰立論,丹渓以痰火立論也。究之腎為肝母,腎主蔵精,精虚則脳海空虚而頭重,故『内経』以腎虚及脳海不足立論也。其言虚者,言其病根。其言実者,言其病象,理本一貫」

『証治匯補』眩暈「以肝上連目系而応於風,故眩為肝風,然亦有因火,因痰,因虚,因暑,因湿者」「血為気配,気之所麗,以血為栄,凡吐衄崩漏,産後亡陰,肝家不能収摂栄気,使諸血失道妄行,此眩暈生於血虚也(直指)」

『臨証指南医案』眩暈門　華岫雲按「経云諸風掉眩,皆属於肝,頭為六陽之首,耳目口鼻皆系清空之竅,所患眩暈者,非外来之邪,乃肝胆之風陽上冒耳,甚則有昏厥跌僕之虞。其症有夾痰,夾火,中虚,下虚,治胆,治胃,治肝之分。火盛者,先生用羚羊,山梔,連翹,花粉,玄参,鮮生地,丹皮,桑葉以清泄上焦竅絡之熱,此先従胆治也。痰多者必理陽明,消痰如竹瀝,姜汁,菖蒲,橘紅,二陳湯之類。中虚則兼用人参,外台茯苓飲是也。下虚者,必従肝治,補腎滋肝,育陰潜陽,鎮摂之治是也。至於天麻,鈎藤,菊花之属,皆系熄風之品,可随証加入。此症之原,本之肝風,当与肝風,中風,頭風門合而参之」

[34] 中風

　中風はまたの名を卒中という。本病は急激に発症し，その証は多岐にわたる。さらに変化が迅速であり，風の性質と同様の「容易に動き，変化が著しい」という特徴をもつため，中風と名づけられた。主な症状としては，突然意識を失って倒れる・人事不省・口眼喎斜〔顔面神経麻痺〕・半身不随・言語障害がみられるか，あるいは意識がなくなることはないが，口眼喎斜や半身不随がみられることを特徴とする疾病である。

　中風の記載は，まず『内経』の中に見られる。その症状については，発病の各段階ごとに異なる記載がある。例えば，卒中や昏迷に関して，仆撃・大厥・薄厥などの記述があり，半身不随に関して，偏枯・偏風・身偏不用・痱風などさまざまな名称が見られる。また，病因についても，『内経』には多くの記載が見られる。例えば『霊枢』刺節真邪篇には，「虚邪賊風が半身の深部に侵入し，体内の営衛分に居座ると，営衛の機能が衰弱するので，真気が離脱して邪気のみが残り，偏枯〔半身不随〕になる（虚邪偏客於身半，其入深，内居営衛，営衛稍衰，則真気去，邪気独留，発為偏枯）」とあり，また『素問』生気通天論篇には「激怒すると陽気は上昇し，血もそれに従い，気と血が上部で留まって動かなくなってしまうと，突然気を失う薄厥証を起こす（陽気者，大怒則形気絶，而血菀於上，使人薄厥）」とある。さらに『素問』調経論篇では，「血と気が合わさって上昇すると，深刻な厥証を引き起こし，発作を起こすと突然昏倒し，気血が戻れば蘇生するが，戻らなければ死に至ることもある（血之与気，并走於上，則為大厥，厥則暴死，気復反則生，不反則死）」とある。本病の発症には，体質・飲食・精神的刺激・過労などの要素が密接に関わっている。例えば『素問』通評虚実論篇では，「……仆撃〔昏倒〕・偏枯〔半身不随〕……などは高貴な身分の人が贅沢な食生活をすることで起こる疾患である（……仆撃偏枯……肥貴人則膏梁之疾也）」と述べている。中風の病位に関しては，『素問』調経論篇の気血并逆説と，同・玉機真臓論篇を合わせると，「春の脈は弦のようである，……その脈気が迫るときは，実していて力強く，これを太過という……太過であると人はよく忘れ〔王冰注　忘は怒の字の誤りである。『霊枢』には『肝気実則怒』とある〕，視界がぼやけ，めまいや頭部の疾患が現れる（春脈如弦，……其気来実而強，此謂太過，……太過則令人善忘〔王冰　忘，当為怒字之誤也。霊枢経曰，肝気実則怒〕忽忽眩冒而巓疾也）」と述べている。以上からも，中風の主要な病位は頭部にあることがわかる。

　後世の医学者たちは，歴史的条件や個人の経験の違いによって，中風の病因病機およびその治療に関して，必ずしも意見が一致しているわけではない。その発展には大きく分けて二つの段階がある。まず唐宋代以前には，中風は「外風」学説が中心で，「体内が虚しているために邪気に中る」と論じられているものが多い。『金匱要略』では，脈絡が空虚になり，風邪が虚に乗じて体内へ侵入してくるものと認識している。風邪が体内に侵入した際の深さの違いや，病状の重さの違いによって，中絡中経・中腑中臓に分けている。そして治療に当たっては疏風祛邪・扶助正気の方剤を採用している。唐宋代以降では，特に金元代に，「内風」論が強調される

ようになってきたことが，中風の病因病機学説における一大転換点といえる。例えば，劉河間を中心とした「心火暴甚」説や，李東垣の「正気自虚」説，さらに朱丹溪の「湿熱生熱」説などが出てきた。歴代医学者の中風に対する病因病機学説はそれぞれ異なっていたために，混乱を生じた。王履は病因学の方面からそれらを整理して，「真中」「類中」を提唱し，張景岳は「非風」学説を唱え，内傷が積み重なることで損傷を受けて発症するとの考え方を提起した。『景岳全書』非風篇では，「これを病むものは，多くがもともと慎しみを欠き，七情による内傷・飲酒過多・過度の性行為などにより先に五臓の真陰を損傷したために……陰が先に不足し，陽が後から損傷し，陰が下方に落ち込んで陽が上方に浮き上がり，陰と陽が互いに結びつくことができず，精と気は交わらなくなり，そのために突然の意識不明や昏倒が起こる」と指摘している。さらに『景岳全書』厥逆篇では『内経』の「大厥」説を引用して，「いまの人のいう突然卒倒する中風とは，痰火が上方に押し寄せたため起こるものである」としている。同じ頃の医学者である李中梓は，中風を閉と脱の二つの証に明確に分類した。葉天士はさらに分析を加えて『臨証指南医案』中風篇に「精・血が消耗して，水が木を潤せなくなると，……肝陽が亢進気味になり，内風が起こるようになる」と，その発病のメカニズムに関して論じている。同時に治療においては，水が木を潤せず，内風が起こるものは，滋液熄風・補陰潜陽をはかる。陰と陽がともに損なわれている者は，温柔濡潤法を用いる。後遺症に関しては，気血を益し，痰火を清し，経絡を通す治療を行う。また閉証の開竅には至宝丹を用いる。脱証の回陽に関しては，人参・附子を用いて，治療をさらに完全なものにする。また王清任は，もっぱら気虚の立場から論じて，補陽還五湯で半身不随の治療を行ったが，これは現在でもよく用いられる方剤の一つでもある。近代の医学者，張伯竜や張山雷，張寿甫などは先人たちの経験をまとめ，さらに現代医学の知識と結合させて，発病メカニズムについてより深い研究を行っている。それによると，本病の発症は肝陽から風を生じ，気血がともに逆上することによって，脳が犯されて起こると認識されている。

病因病機

　中風が発症する主な原因は，患者がもともと気血虧虚の体質であることにあり，それに心・肝・腎の三臓の陰陽失調が関係する。さらに悩んだり，イライラしたり怒ったりといった精神面の問題や，酒の飲みすぎ・食べすぎ・過度の性生活・外邪の侵襲などの誘因により気血の運行が妨げられ，肌膚や筋脈を潤したり，養ったりすることができないことによる。あるいは身体の下部において陰が不足し，肝陽が激しく暴発して陽が動風すると，血が気を伴って逆上し，痰と火を夾み，経絡の中を突き進み，清竅を塞いでしまう。それによって上部が実し下部が虚し，さらに陰と陽が連係を維持できなくなり，重篤な証候となる。

1 積み重なる損傷により正気が衰える

　高齢になると身体が衰え，肝腎の陰が虚し，肝陽が盛んになる。もしくは考えごとや悩みごと，過労などが重なると，気血を虧損し，真陰を消耗する。それに加えて休息が十分でないと，陰が下部で虚し，肝陽が激しく広がり，陽が動風するようになる。その結果，気血が上逆し，元神に覆いかぶさって，本病が発症する。『景岳全書』非風篇には「卒倒は多くが意識喪失からくるものである。その根本はすべて内傷が累積して気血が無力になることにより起こったものである」とある。

2 飲食の不摂生

　酒の飲みすぎ，脂っこいものや甘いものの摂りすぎや，極度の空腹と過食で節度を失う，あるいは体つきがよくても体内の気が弱いなどの原因によって，中気が虧虚すると，脾が健運作用を失う。そのために湿が集まっ

て痰が生じ，痰が鬱積して熱化し，経絡を阻滞すると，清竅を塞ぎ，突然意識がぼんやりして倒れ，口眼喎斜が起こり半身不随になる。『丹渓心法』中風篇に「湿土が痰を生み出し，痰が熱を生み出し，熱が風を生んだものである」とあるほか，『臨証指南医案』中風篇には「風木（肝気）が激しく動くと，中焦の土気が損傷を受け，その相克関係をうまく御（おさ）められなくなる……飲食は痰に転化し……風陽が上方を侵し，痰火は空竅の気を塞ぎ，意識がぼんやりする」とある。

③ 情志の損傷

五志が極限に達すると，心火は激しく旺盛になる。また陰虚の体質の場合は，水が木を潤せず，さらに情志が原因で損傷を受けると，肝陽が激しく動き，心火を動かし，風火を扇動する。それによって気血が上逆すると，心神は朦朧として，さらに卒倒して意識がなくなる。『素問玄機原病式』火類篇では「喜・怒・思・悲・恐の五つの感情が激しくなって卒中を起こす者の多くは，その五つの感情の行きすぎによって熱を生じることに端を発している」と述べている。

④ 気虚で邪気に中（あた）る

気血の不足のために脈絡が空虚になり，風邪が虚に乗じて経絡に入る。その結果，気血が阻まれ，肌肉や筋脈を養って潤すことができなくなる。もしくは体つきがよくても気が衰えているために，体内で痰湿が盛んになり，外風が痰湿を動かすと，経絡を閉塞する。その結果，口眼喎斜が起こって半身不随になる。『諸病源候論』風偏枯候篇では「半身不随は，気血が虚の傾向にあるために，腠理が開き，風湿邪を感受してその邪が半身を侵し，肌と肉の間で気・血を凝結させ，潤いと栄養を得ることができなくなる。それが長引くと真気が消え去り，邪気のみが体内に残り，半身不随となる」との記述がある。

以上に述べたように，中風が発生する病機は複雑ではあるが，整理すると以下にほかならない。すなわち，虚（陰虚・気虚），火（肝火・心火），風（肝風・外風），痰（風痰・湿痰），気（気逆），血（瘀血）の六種である。そのうち肝腎陰虚はその根本であり，これら六つは一定の条件下で，互いに影響し合い，作用し合って，突然発病する。外邪が侵襲して中風を引き起こす場合を外風，または真中風・真中と呼ぶ。一方，外邪の侵襲を受けずに発病するものを内風，または類中風・類中と呼ぶ。臨床では内因によって中風が起こる場合が多い。

類証鑑別

本病は，癇証および厥証と鑑別しなければならない。

中風：昏迷と同時に，口眼喎斜・半身不随が生じる。昏迷から醒めても後遺症が残る。

癇証：昏迷時に，四肢が痙攣し，涎沫を吐く。さらに発作時に奇声を発するが，醒めると正常である。

厥証：昏迷時に顔面は蒼白になり，四肢が厥逆して冷える。口眼喎斜・半身不随はみられない。また，四肢痙攣などもみられない。

痙証：背中から首にかけて硬直し，四肢が痙攣する。はなはだしいものは弓なり緊張がみられる。また，昏迷に陥ることもあるが，口眼喎斜・半身不随はみられない。

このほか，『傷寒論』太陽病篇では，発熱・悪風・汗出・脈浮緩を主要な症状とする中風があるが，これは外感表虚の証に属し，名称は同じだが実態は異なるため，本病の範囲には含めない。

弁証論治

本病は，病状が軽いか重いか，急性か慢性かによって区別される。軽症のものは血脈・経絡に限られているが，重症のものは臓腑にまで影響が及ぶ。したがって，臨床においては中風を中経絡と中臓腑の二種類に分類する。中経絡の

場合には一般に意識には変化がみられない。一方，中臓腑の場合には意識が朦朧として，重症となる。

[中経絡]

1 絡脈空虚・風邪入中

症　状 肌膚の感覚がなくなる・手足が痺れる・突然口眼喎斜・言語障害が現れる・口角からは涎が流れる・はなはだしい場合は半身不随になる。もしくは悪寒・発熱・四肢や身体が痙攣して自由に動かせなくなる・関節が重だるく痛む。苔薄白・脈浮数。

証候分析 正気が不足して，気血が衰弱するために，肌膚の感覚がなくなり，手足が痺れる。正気が不足するため，脈絡が空虚となり，衛外は堅固でなくなり，風邪が虚に乗じて経絡に入り込む。気血を阻み，口眼喎斜が起こり，言語障害が現れる。口角からは涎が流れ，はなはだしい場合は半身不随になる。風邪が外から侵襲すると，営衛が不和になり，正と邪が争う。それによって悪寒・発熱・四肢や身体のひきつり，関節が重だるく痛むなどの症状が現れ，舌苔薄白・脈浮数になる。一般に，中絡の場合は病邪の位置は浅く，主症状は口眼喎斜・言語障害である。もし経絡がすべて邪を受けると，病状はやや重くなり，半身不随になる。

治　法 祛風・養血・通絡

方　薬 大秦艽湯加減。

本処方中の秦艽・羌活・防風・白芷・細辛は解表祛風に働く。地黄・当帰・川芎・赤芍は養血行血の作用をもち，「血が行れば，風は自滅する」ことを意図している。白朮・茯苓は健脾祛湿に働く。もし内熱がなければ，生石膏・黄芩を去り，白附子・全蠍を加えて風痰を除き，経絡を通じさせる。もし風熱表証であれば，羌活・防風・当帰などの辛温の生薬を除き，桑葉・菊花・薄荷を加えて疏風清熱をはかる。もし痰が旺盛で嘔逆し，舌苔膩脈滑であれば，地黄を去り，半夏・天南星・橘紅・茯苓を加えて祛痰燥湿をはかる。もし手足が痺れ，肌膚に感覚がない場合は，指迷茯苓丸を加えて通利経絡をはかる。もし高齢で身体が衰えている場合は，黄耆を加えて益気扶正をはかる。

2 肝腎陰虚・風陽上擾

症　状 平素よりめまい・頭痛がある・耳鳴りがしたり目が眩んだりすることが多い・睡眠は浅くよく夢をみる・突然口眼喎斜が起こり，舌がこわばってしゃべることが不自由になる・手足が重く感じられる・はなはだしい場合は半身不随になる。舌質紅あるいは舌苔膩・脈弦細数あるいは弦滑。

証候分析 平素から腎陰が虧虚し，肝陽が上亢する。そのため，めまい・頭痛があり，耳鳴りがしたり目が眩んだりすることが多い。腎陰が不足し，心と腎が交わらないため，睡眠は浅く，よく夢をみる。風陽が体内で動き。痰を夾んで経絡を走るため，脈絡の流れが悪くなり，突然口眼喎斜が始まり，舌がこわばってしゃべることが不自由になり，さらには半身不随になる。脈弦は肝風の表れであり，脈細かつ数・舌質紅は肝腎陰虚で内熱が生成されたことを表す。もし苔膩・脈滑であれば湿痰を兼ねる。

治　法 滋陰潜陽・熄風通絡

方　薬 鎮肝熄風湯加減。

本処方中の白芍・玄参・天門冬は，滋陰柔肝熄風に働く。竜骨・牡蛎・亀板・代赭石は鎮肝潜陽，さらに牛膝を多く用いて引血下行をはかる。天麻・鈎藤・菊花を加えて平肝熄風の力を強める。痰熱が重いものは，胆南星・竹瀝・川貝母を加えて清化痰熱を行う。心中に煩熱がある者は，山梔子・黄芩を加えて清熱除煩する。頭痛が重い者は，羚洋角・石決明・夏枯草を加えて清熄風陽を，眠りが浅く夢を多く見る者は，珍珠母・竜歯・夜交藤・茯神を加えて鎮静安神をはかる。

[中臓腑]

中臓腑の主な症状は，突然意識を失って倒れ，人事不省になることである。正邪の状況に

よって，閉証と脱証に区別される。閉証は主に実邪が体内に閉塞されたもので，実証に属し，早急に祛邪をする必要がある。一方，脱証は主に陽気が離脱しようとするもので，虚証に属し，早急に扶正する必要がある。閉証も脱証もどちらも重篤な重症であり，治法も異なる。したがって，必ず明確に弁別して正しく応急処置を行う必要がある。

1 閉証

閉証の主な症状は，突然意識を失って倒れ，人事不省になる。あごはしっかりと閉じられ，口が開けられず，両手はしっかりと握られ，大小便は出ない。四肢や身体はこわばり，痙攣する。熱証の有無によって，さらに陽閉と陰閉に分類される。

① 陽閉

症状 上述の閉証の症状・顔面が赤い・身体が熱い・息が荒く口臭がある・身体がザワザワして落ち着かない・煩熱。苔黄膩・脈弦滑かつ数。

証候分析 肝陽が暴発して，陽が上昇し，風が動く。気血が上逆する。痰火を夾むと上逆して清竅を覆う。それによって突然意識を失って卒倒し，人事不省になる。『素問』調経論篇には，「血と気が合わさって上昇すると，重篤な厥証を引き起こす（血之与気，并走於上，則為大厥）」とある。風火痰熱の邪気が経絡を塞ぐため，顔色が赤くなり，身体は熱をもち，口をしっかりと閉じ，手を堅く握り，呼吸が荒く口臭がし，便秘・舌苔黄膩・脈弦滑数がみられる。

治法 清肝熄風・辛涼開竅

方薬 局方至宝丹もしくは安宮牛黄丸。羚羊角湯加減を併用する。

まず局方至宝丹もしくは安宮牛黄丸を強制的に流し込み（もしくは経鼻栄養法で与えて），辛涼透竅をはかる。さらに羚羊角湯加減を併用して，清肝熄風・育陰潜陽する。処方中の羚洋角は清肝熄風作用をもつ主薬で，これに菊花・夏枯草・蝉退を加えて火降風熄をはかり，気血を下へ帰らせる。亀板・白芍・石決明は育陰潜陽に，牡丹皮・生地黄は涼血解毒に働く。もし痙攣がみられれば，全蠍・蜈蚣・僵蚕を用いる。痰が多い者には，竹瀝・天竺黄・胆南星を加える。もし痰が多く，昏睡している場合は，鬱金・菖蒲を加えて豁痰透竅の作用を強める。

② 陰閉

症状 上述の閉証の症状・顔面が白く唇は暗い・静かに横になる・四肢は温かくない・痰涎が多い。舌苔白膩・脈沈滑緩。

証候分析 痰湿が盛んであるため，風に痰湿が夾まれ，上部へ昇って清竅を覆う。経絡が閉塞しているため，突然意識がなくなって卒倒し，人事不省になる。口を閉ざし，両手はを固く握っている。四肢や身体は硬くこわばり，痙攣が起こる。痰湿は陰に属するため，煩熱がなく，静かに横になっている。痰湿が陽気を阻滞するため，温煦できず，四肢は温かくなく，顔色は白く，唇は暗い。苔白膩・脈沈滑緩は，湿痰が体内で盛んであることを表す。

治法 豁痰熄風・辛温開竅

方薬 緊急に蘇合香丸。さらに滌痰湯。

まず緊急に蘇合香丸をお湯で強制的に流し込み（もしくは経鼻栄養法で与え）温開透竅をはかる。さらに滌痰湯を煎じて服用する。本処方中の半夏・橘紅・茯苓・竹茹は，燥湿化痰の作用をもち菖蒲・胆南星は開竅豁痰に働く。枳実は降気して風痰を下方へ動かす。さらに天麻・鉤藤を加えて平肝熄風をはかってもよい。

閉証の治療の際には，針灸療法も同時に行うと，効果がさらに高まる。

2 脱証

症状 突然意識がなくなり卒倒する・人事不省になる・目は閉じ口は開いている・呼吸は微かになり鼾をかく・手は広げたままである・四肢の冷え・汗が多い・大小便を失禁する・肢体が軟弱無力になる・舌が縮み軟弱で動かせない。脈細弱もしくは微で絶えそうである。

証候分析 陽が上へ浮き上がり，陰が下で竭

き，陰と陽が離別しようとしている。正気は虚脱し，心神はすっかり衰えてしまうため，突然意識を失って卒倒し，人事不省になり，目は閉じ口は開いている，呼吸は微かで鼾がある，手は握っておらず，舌痿，大小便の失禁などがみられるが，これらは五臓がいまにも絶えようとする危険な証候である。呼吸は微かで，汗が止まらない・四肢の厥冷・脈細弱で微などは，いずれも陰精が絶える寸前，陽気の暴脱を表している。

治法 益気回陽・救陰固脱
方薬 ただちに，大量の参附湯と生脈散。

本処方には，人参・麦門冬・五味子が大補陰気として含まれ，附子には回陽救逆の働きがある。汗が多く，止まらない場合は黄耆・竜骨・牡蛎・山茱萸を与えて，斂汗固脱をはかる。

中風により意識を失って卒倒し，人事不省となった場合は，まず閉証か脱証かの区別をする必要がある。臨床では比較的に閉証がよくみられ，脱証はあまりみられない。しかし閉証と脱証は互いに転化し，ときに同時にみられることがある。閉証をすぐに治療できなかったり，治療を誤ったり，あるいは正気が邪気に勝てなかったりした場合には，脱証に変化することがある。脱証は，治療を行えば正気が徐々に回復し，症状も消えて好転しうる。したがって閉と脱の転化の過程において，閉と脱の症状が同時にみられる場合もある。治療では，常に標本緩急と扶正祛邪の原則を守らなくてはならない。一般的には，閉証は開閉祛邪を原則として主に標を治療する。脱証は，固脱扶正により主に本を治療する。閉証と脱証のどちらの症状もみられる場合は，主要な症状と副次的な症状とを比較判断し，標本をともに考慮する。もし閉証に脱証の症状がみられれば，それは病状が重篤になっていることを示すので，祛邪と同時に扶正にも注意する。

❸ 後遺症

中風の救急治療を行って，意識が回復しても，多くの場合に後遺症が残る。例えば半身不随・言語障害・口眼喎斜などがある。そのため機会を逃さずに，積極的な治療を行う必要がある。

① 半身不随

気虚血滞・脈絡瘀阻：気虚により血を運ぶことができないために，気が行かず，血が盛んにならず，気血が瘀滞して脈絡が痺阻し，四肢が機能しなくなる。半身不随や四肢の軟弱無力の症状の他に，患部側の手足に浮腫が起こる，言語障害・口眼喎斜・顔色はくすんだ黄色で艶がないかもしくは暗く血色がない・苔薄白・舌淡紫もしくは舌体の位置が正中にない・脈細渋無力などがみられる。治療は補気活血・通経活絡をはかり，処方は補陽還五湯加味を用いる。本処方は黄耆を大量に用いて補気し，さらに桃仁・紅花・当帰・赤芍・地竜で養血活血化瘀をはかる。さらに全蝎・烏梢蛇・川牛膝・桑枝・地鱉虫・川断などで通経活絡の力を増強する。もし小便を失禁する場合は，桑螵蛸・山茱萸・肉桂・益智仁・五味子などを用いて，補腎収渋をはかる。もし下肢が軟弱になり立つことができずに不随となり，力が入らない場合は，桑寄生・鹿筋などの補腎壮筋薬を用いる。上肢が不随となった場合は，桂枝を加えて通絡をはかる。もし患部の手足の腫れが著しい場合は，茯苓・沢瀉・薏苡仁・防已などの淡滲利湿薬を用いる。もし言語障害がある場合は，鬱金・菖蒲・遠志で祛痰利竅をはかる。もし，口眼喎斜があれば，白附子・全蝎・僵蚕などで祛風通絡をはかる。さらに四肢や身体が痺れるものは，陳皮・半夏・茯苓・胆南星で理気燥湿し祛風痰をはかる。便秘のものは，火麻仁・郁李仁・肉蓰蓉などを加えて潤腸通便をはかる。

肝陽上亢・脈絡瘀阻：肝陽上亢し，火が上昇して風を動かし，気血がともに逆上すると，絡が破れて血が溢れ出し，経脈を閉塞させる。そのために，半身不随になる。患部側が硬直し，筋肉がひきつり，さらに頭痛やめまい・顔色が赤くなる・耳鳴りがみられる。舌紅絳・

苔薄黄・脈弦有力。治療は平肝潜陽・熄風通絡をはかる。処方は鎮肝熄風湯もしくは天麻鈎藤飲加減を用いる。

② 言語障害

風痰阻絡：風痰が上部を阻むため，経絡が調和を失う。それによって舌がこわばり，言語障害が現れる。四肢や身体は痺れ，脈弦滑。治法は祛風除痰・宣竅通絡，処方は解語丹を用いる。本処方中の天麻・全蠍・胆南星・白附子などは平肝熄風祛痰に，遠志・菖蒲・木香などは宣竅行気通絡に，羌活は祛風に働く。

腎虚精虧：腎虚により精気を上方へ届けられないために，言葉を話すことができない。動悸・呼吸が続かない，腰や膝がだるく力が入らないなどの症状がある。治療は滋陰補腎利竅をはかる。処方は地黄飲子から肉桂・附子を去り，杏仁・桔梗・木胡蝶を加えて開音利竅をはかる。

肝陽上亢・痰邪阻竅：天麻鈎藤飲あるいは鎮肝熄風湯に，石菖蒲・遠志・胆南星・天竺黄・全蠍を加えて平肝潜陽・化痰開竅をはかる。

③ 口眼喎斜

風痰が絡道を阻むために起こる。治療は祛風・除痰・通絡を中心とし，処方は牽正散を用いる。処方中の白附子は祛風・化痰・通絡に，僵蚕・全蠍は熄風・化痰・鎮痙に働く。本処方は散剤にして服用する方が湯液にするよりも効果がある。口や目がピクピク動くものは，天麻・鈎藤・石決明を用いて平肝熄風をはかる。

結語

以上に述べたように，中風の病因病機は非常に複雑である。本証は心・肝・腎・脾および経絡・血脈に関わる。主として病因は累積した内傷であり，臓腑が失調し，陰もしくは陽のいずれかが盛んになる。真中は脈絡が空虚になり，風邪が経絡に入って引き起こされる。また，類中は陽が風を動かし，気血が上逆し，痰・火がともに経絡に流れ込むことによって清竅に覆いかぶさって引き起される。本病は中年以降によくみられるが，40歳を越えると陰気が半減し，気血が次第に衰えるため，そこにさらに休息が不十分であったり，情志を損傷したりすることで誘発される。それはまるで高い建築物の基礎がしっかりとしていなかったために，大風で突然崩壊するかのようである。いったん発病すると，治療は難しい。特に卒中で倒れて昏迷した場合，経過はよくない。後遺症は短期での回復，あるいは完全な回復が難しい。さらに再発する可能性もある。再発すると，症状と経過はさらによくない。したがって，発作の起こる前に中風の予兆がみられたら，まず予防に努める必要がある。『衛生宝鑑』中風門には「およそ親指・人差し指の感覚がなくなるか，またはまったく動かなくなるものは，三年の間に中風が起こる」とあり，さらに『証治匯補』予防中風篇には「健康な者で手の指が痺れ，ときにめまいが起こるのは，中風の予兆である。生活リズムを調整し，飲食を摂生し，性行為を慎しみ，情緒を安定させ，予防に努めなければならない」との記載がある。臨床において，40歳を越えた人に頭痛やめまい・四肢の痺れ・筋肉がピクピク動くなどの症状や，一過性の言語障害などがみられた場合には，中風の予兆に属することが多いため，特に注意を払う必要がある。李用粋が『証治匯補』の中で提唱した生活における注意事項以外にも，病因病機に合わせて薬物を与える必要がある。また「頭暈」に対する弁証論治も参考にし，平素から太極拳や気功などで身体を鍛え，体力を増強すれば予防に効果がある。

文献摘要

『素問』風論篇「風之傷人也，……或為偏枯」

『金匱要略』中風歴節病「寸口脈浮而緊，緊則為寒，浮則為虚，寒虚相搏，邪在皮膚。浮者血虚，絡脈空虚。賊邪不瀉，或左或右。邪気反緩，正気即急，正気引邪，喎僻不遂。邪在於絡，肌膚不仁，邪在於経，即重不勝。邪入於腑，即不識人。邪入於臓，舌即難言，口吐涎」

「夫風之為病，当半身不遂，或但臂不遂者，此為痺」

『諸病源候論』中風候「三陽之筋，并絡於頷頰，夾於口，諸陽為風寒所客則筋急，故口噤不開也」「血気偏虚，為風所乗故也」

『素問玄機原病式』六気為病　火類「暴病暴死，火性疾速故也，斯由平日衣服飲食，安処動止，精魂神志，性情好悪，不循其宜，而失其常，久則気変興衰而為病也。或心火暴盛而腎水衰弱，不能制之，熱気怫鬱，心神昏冒，則筋骨不用，卒倒而無所知，是為僵仆也。甚則水化制火，熱盛而生涎，至極則死，微則発過如故，至微者，但眩瞑而已，俗云暗風。由火甚制金，不能平木，故風木自甚也」

『医経溯洄集』中風弁「中風者，非外来風邪，乃本気自病也。凡人年逾四旬，気衰之際，或因憂喜忿怒，傷其気者，多有此疾。壮歳之時無有也，若肥盛則間有之，亦是形盛気衰而如此」「……殊不知因於風者，真中風也。因於火，因於気，因於湿者，類中風，而非中風也。……弁之為風，則從昔人以治。弁之為火，気，湿，則從三子以治，如此庶乎析理明而用法当矣」

『丹渓心法』「中風大率主血虚有痰，治痰為先，次養血行血，或属虚，夾火与湿，又須分気虚血虚。半身不遂，大率多痰，在左属死血瘀血，在右属痰有熱，并気虚」「案内経已下，皆謂外中風邪，然地有南北之殊，不可一途而論。……東南之人，多是湿土生痰，痰生熱，熱生風也」

『景岳全書』非風「非風一証，即時人所謂中風証也。此証多見卒倒，卒倒多由昏憒，本皆内傷積損頽敗而然，原非外感風寒所致」「人於中年之後，多有此証，其衰可知。経云人年四十而陰気自半，正以陰虚為言也」「非風麻木不仁等証，因其血気不至，所以不知痛痒，蓋気虚則麻，血虚則木，麻木不已則偏枯痿廃，漸至日増」「凡非風口開眼閉，手撒遺尿，吐抹直視，声如鼾睡，昏沈不醒，肉脱筋痛之極，発直搖頭上竄，面赤如粧，或頭重面鼻山根青黒，汗綴如珠，痰声漉漉者，皆不治。非風之脈，遅緩可生，急数弦大者死」

『張氏医通』中風門「不治諸証，発直吐沫，搖頭上擁，魚口気粗，直視，眼小目瞪，喉声如鋸，面赤如粧，汗出如珠，循衣摸床，神昏不語，頭面手足爪甲青黒，大吐大瀉，吐血下血，其脈堅急躁疾短渋者，皆不治」

『臨証指南医案』中風　華岫雲按「今葉氏発明内風，乃身中陽気之変動。肝為風臓，因精血衰耗，水不涵木，木少滋栄，故肝陽偏亢，内風時起，治以滋液熄風，濡養営絡，補陰潜陽……或風陽上僭，痰火阻竅，神識不清，則有至宝丹芳香宣竅，或辛涼清上痰火。……至於審証之法，有身体緩縦不収，耳聾目瞽，口開眼合，撒手遺尿，失音鼾睡，此本実先撥，陰陽枢紐不交，与暴脱無異，并非外中之風，乃純虚証也。故先生急用大剤参附以回陽，恐純剛難受，必佐陰薬，以挽回万一。若肢体拘攣，半身不遂，口眼喎斜，舌強言蹇，二便不爽，此本体先虚，風陽夾痰火壅塞，以致営衛脈絡失和，治法急則先用開関，継則益気養血，佐以消痰清火，宣通経隧之薬，気充血盈，脈絡通利，則病可痊癒」

[35] 痙証

　痙証とは背中が激しくこわばり，四肢が痙攣し，はなはだしくなると弓なり反張を呈する病証のことをいう。痙証は多くの疾病においてみられる。歴代の医学者は，痙証が発症する原因について，外感によるものから徐々に内傷によるものへと認識を深めていった。病因学説が発展するに従って，痙証の治療にも新たな方法が次々と考え出された。『内経』では痙証の病因は主に外邪であるとして論じており，風寒湿邪が人体を侵襲し，経絡を壅阻することによって起こると述べている。例えば『素問』至真要大論篇では「およそ痙攣したり，首筋が硬直したりする病気は，すべて湿気に関連している（諸痙項強，皆属於湿）」「およそ急激に体が硬直するものは，すべて風気に関係している（諸暴強直，皆属於風）」と述べているほか，『霊枢』経筋篇では「経筋の病気は，寒によって起こったものは体が折れ曲がって筋が痙攣する（経筋之病，寒則反折筋急）」と述べている。『金匱要略』では『内経』の理論を基礎としたうえで，表実無汗と表虚有汗の二種類をそれぞれ剛痙と柔痙に分けて論じている。さらに治療を誤ったときに出現する痙について理論を展開し，表証で汗を出しすぎたり，風病に誤って下法を用いたり，瘡家を誤って発汗させたりした場合や，産後の血虚の患者を発汗させて中風を生じた場合などにおいて，外邪が侵襲して津液を損傷し，筋脈が養われなくなって，本証が発症すると述べている。『金匱要略』において，津液がなくなることによって痙証が起こるという理論が述べられたことは，『内経』の理論を発展させただけでなく，同時に歴代の医学者に内傷によって痙証が生じる理論的基礎を与えた。『景岳全書』痙証篇では「陰虚血少に分類される者で，筋脈を栄養することができないために，痙攣・硬直して倒れる者は，みなこの証である。中風でこの症状が現れる者は，高齢による衰退と陰の減少による。産婦でこの症状が現れる者は，失血が多く，衝脈・任脈が涸れたことによる。瘡〔皮膚炎〕を患う者にこの症状が現れれば，血が膿とともに体外に流れ出し，営気が涸れたことによる。……これらの症状は，すべて陰虚に属するものである」と述べている。温病学が発展し，理論が成熟するに従って，さらに痙証の病因病機に対する認識は深まっていった。熱が盛んになり，津液を傷つけ，肝風内動を生じて痙証を引き起こすという論述が，痙証の病因学説をさらに完全なものにしている。例えば『温熱経緯』薛生白湿病篇では，「水気の涸渇により木気が盛んになったものは，火を生じて，さらに風を生み，その本を焚くため，痙攣や硬直の症状が現れる」としている。同時に外邪によって痙証になる場合も「湿熱が経絡や髄の中に侵入する」という認識を補足している。

　一方，中医学には「瘈瘲（けいしょう）」と呼ばれる証がある。「瘈瘲」とはすなわち，痙攣のことを指す。『張氏医通』瘈瘲篇には「瘈とは筋脈がひきつるものである。瘲とは筋脈が弛緩するものであり，俗にいう抽である」とある。『温病条弁』痙病瘈瘲総論篇ではさらに，「痙とは硬直することを指し，後にいう角弓反張であり，古人は痙と称した。瘈とは，ピクピクと収縮することを指し，後にいうひきつりであり，古人は瘈と称した」と記されており，瘈瘲は痙証にみられる症状の一つであり，また瘈瘲のみが単独で現れることもある。

このほか，刃物による傷などの傷口を清潔にしなかったために，風毒の邪を感受し，痙証を発症する場合もある。これを「破傷風」と呼ぶ。一般の痙証と性質が異なるので，これについては外科で論じる。

病因病機

痙証の病因病機は，大きく分けると外感と内傷の二つの方面に分類できる。外感では風寒湿邪が人体を侵襲し，経絡を阻み，気血のめぐりが悪くなる。もしくは熱が盛んになり風を動かし，さらに熱が津液を灼くために，痙証となる。一方，内傷では陰虚によって血が少なくなり，虚風が内動し，筋脈が養われず，痙証となる。外感と内傷は病因上では異なるが，しかし痙証を引き起こす病機は，いずれも陰陽が失調し，陽が動き出し陰が潤わないことによる。以下に分類して解説する。

1 邪が経絡を阻む

風寒湿邪が脈絡に壅滞し，気血の運行が不利になると，筋脈が養われず，ひきつって痙となる。『金匱要略方論本義』痙病総論篇では痙証の形成について，「脈とは正気・正血の通る道である。邪風・邪湿・邪寒が入り込むと，脈の道は詰まって滞り，ひきつりやこむら返りなどが起こるようになる」と指摘している。

2 発熱がはなはだしくなる

熱が裏ではなはだしくなり，津液を灼いて消耗させる。陰液が傷つけられると，筋脈が潤わなくなり，痙証が発生する。もしくは熱病で陰が損傷され，邪熱が営血まで伝わり，熱が盛んになって動風を引き起こす。その結果，本証を引き起こす。例えば『臨証指南医案』痙厥篇では，「五液がすべて奪われ，陽気と内風が広がり，痙に変化する」と記している。

3 陰血の虧虚

陰虚血虚の体質の者や，亡血や過剰な発汗・瀉下によって，陰血を損傷した場合，筋脈を濡養することが難しくなり，痙証を生じる。これは『景岳全書』痙証篇に「およそ陰虚血少に属する者は，筋脈を栄養することができず，痙攣して倒れる」と述べられている。

以上より，痙証は筋脈の病気であるといえる。風寒湿邪によって経絡が阻まれ，気血のめぐりが悪くなるために，筋脈を潤すことができなくなる。もしくは高熱によって陰を消耗したり，亡血，あるいは過度の発汗・誤った下法などによって陰血が虧虚し，筋脈がひきつって，痙証となる。『景岳全書』痙証篇には，「痙の病とは，……病は筋にあり，筋脈がひきつるために反張する」と記されている。

類証鑑別

痙証は，中風，癇証と以下の点において鑑別される。

中風：中風にも筋脈がひきつって痙攣を起こす症状があるが，同時に口眼喎斜・半身不随などの症状が現れ，そのほかに意識が戻ったときに後遺症がみられることが多い。

癇証：昏迷しているときに筋脈がひきつり，四肢が痙攣を起こすが，発症時間が短い。また涎沫を吐き，奇声を発することもある。ただし，覚醒すると痙攣は止まり，正常に戻る。

痙証：背中が激しくこわばり，四肢が痙攣し，はなはだしくなると弓なり反張がみられるものを主症状とする。また，多くの疾患の経過中にみられる症状である。

弁証論治

本証は背中が激しくこわばり，四肢が痙攣し，はなはだしくなると弓なり反張がみられることを主要な病証とする。臨床ではまず外感と内傷，虚と実を詳細に弁証する。外感は実に，内傷は虚になることが多い。治療に当たっては実の場合は祛邪を行い，祛風・散寒・除湿・清

熱をはかる。虚の場合は扶正するべきであり，滋陰養血・熄風舒筋通路をはかる。

1 邪壅経絡

症　状　頭痛・背中が堅くこわばる・悪寒発熱・四肢や身体が重だるい。舌苔白膩・脈浮緊。

証候分析　風寒湿邪が経絡を阻滞し，頭痛がして背中が硬くこわばる。外邪が肌表に侵襲し，営衛が不和となり，悪寒・発熱する。湿が経絡や筋肉を阻むため，四肢や身体が重だるく感じる。舌苔白膩・脈浮緊はともに，風寒湿邪が表にある証候である。

治　法　祛風散寒・和営燥湿

方　薬　羌活勝湿湯。

本処方中の羌活・独活・防風・藁本は，祛風勝湿に働く。川芎・蔓荊子は通絡祛風止痛に働く。邪が去り絡が通じると，痙は自然に治まる。もし寒邪がはなはだしくなると，苔薄白，脈浮緊となり，病は剛痙に属する。治療は解肌発汗をはかり，葛根湯を用いる。本処方中の葛根は解肌養筋の作用があり，ひきつりを和らげることができる。麻黄・桂枝は解表散寒に，芍薬・甘草は益陰和裏に働き，さらに麻黄と桂枝の激しい発汗の作用を抑える。生姜・大棗は調和営衛に働く。もし風邪が盛んで，背中が強くこわばり，発熱があるが悪寒はなく，頭痛に発汗があり，苔薄白・脈沈細の場合は柔痙に属し，和営養津をはかって治療する。処方は栝楼桂枝湯を用いる。桂枝湯には営衛を調和し，解散表邪する働きがある。栝楼根には清熱生津・柔和筋脈の作用がある。

2 熱甚発痙

症　状　発熱および胸悶・口が開けられなくなる・歯軋りする・背中は硬くこわばる・弓なり反張・手足が激しく痙攣する・腹部が張って便秘になる・口やのどが渇く・心煩してイライラする。はなはだしいものは意識が朦朧として譫語が現れる。舌苔黄膩・脈弦数。

証候分析　邪熱が陽明気分を薫蒸し，中焦に宿滞すると，陽明の燥熱が内結して腑気が通じなくなる。それによって胸悶・腹脹・便秘などの症状が現れる。熱が盛んになると，津液が傷つき，筋脈を養えなくなる。そのために口が開けられなくなる・歯軋りする・背中が硬くこわばる・弓なり反張が現れる。手足は激しく痙攣し，腹部が張って便秘になる。口やのどが渇く。熱が神明に達すると，心煩してイライラする。はなはだしいものは意識が朦朧として譫語が現れる。舌苔黄膩・脈弦数は実熱が壅盛になっていることを表す。

治　法　泄熱存津・養陰増液

方　薬　増液承気湯。

本処方中の大黄は蕩滌積熱に，芒硝は軟堅化燥に，玄参・生地黄・麦門冬は養陰増液・滋潤腸燥に働く。熱が去り，津液が回復すると，熱痙は治まる。もし熱が盛んなために津液が傷つけられても，腑実証がない場合は，白虎加人参湯で清熱救津を行う。もし痙攣がはなはだしい場合は，地竜・全蠍・菊花・鈎藤など熄風通路の生薬を用いる。もし煩躁がはなはだしい場合は，淡竹葉・山梔子で清心除煩をはかる。

温病の邪熱が営血に伝わり，熱が盛んになって動風を生じると，壮熱・頭痛・意識昏迷・口が開けられなくなる・痙攣・弓なり反張がみられ，舌質は紅絳・舌苔黄燥・脈数弦となる。治療は涼血熄風・清熱透竅をはかる。方剤は羚羊鈎藤湯を用いる。羚羊角・鈎藤・菊花・桑葉は清熱涼肝・熄風止痙の作用をもつ。白芍・生地黄・甘草は養陰増液・柔肝舒筋に，貝母・竹筎は清熱化痰に，茯神は寧心安神に働く。意識が朦朧として，譫語が現れたり，昏迷して意識がない状態であれば，安宮牛黄丸もしくは至宝丹を用いて清熱透竅をはかる。邪熱が長期にわたって留まり，真陰が灼かれて損傷すると，ときに痙を発する。この場合，舌乾少苔・脈虚数であれば大定風珠を用いて平肝熄風・養陰止痙をはかる。以上の治療に関しては，温病と関係する病証を参考にしてもよい。

3 陰血虧虛

症　状　陰が不足した血虚の体質であったり，失血や過度の発汗・下法を行った後に，背中が激しくこわばり，四肢が痙攣し，頭や目が眩んでめまいを起こす。自汗・元気がない・息切れする。舌淡紅・脈弦細。

証候分析　気血両虚により，筋脈を栄養することができないため，背中が激しくこわばり，四肢が痙攣する。血虚により脳へ上がれないため，頭や目が眩んでめまいを起こす。血が不足し，元気が消耗されると衛外が堅固にならず，自汗・元気がない・息切れなどの症状がみられる。舌淡紅・脈弦細は陰血虧虛の表れである。

治　法　滋陰養血

方　薬　四物湯合大定風珠加減。

本処方中の当帰・川芎・白芍・熟地黄は補血調血に働き，百脈を養うことができる。大定風珠には平肝熄風・養陰止痙の作用がある。陰血が回復すると，筋脈は柔和になり，痙証は解消される。またためまい・心煩・不眠のみられる者は炒梔子・淡竹葉・夜交藤などを加えて清熱安神をはかる。食欲がなく腹部が膨満する者は，砂仁・鶏内金・陳皮を用いて理気和胃をはかる。もし便が泥状で，顔色㿠白，舌質淡・脈細の者は，党参・白朮などを用いて益気健脾をはかる。

結語

痙証は陰陽が失調し，陽が動き出し陰が潤わないために，筋脈が養われなくなることを主要な病機とする病証である。治療の際には，まず外感と内傷，虚証と実証の弁別を行い，けっして鎮潛熄風の生薬を濫用して標を治そうとし，その本を疎かにすることがあってはならない。一般に，外感によって痙証を発する場合は，実に属することが多く，外邪が経絡を阻み，気血の運行が順調でなくなる。もしくは邪気が裏へ入り，熱が盛んになって動風し，さらに津液が灼かれて，筋脈が養われなくなり，痙証となる。邪が盛んな者は，まず邪を除去する。邪が風寒湿邪であれば，まず何が主で，何が副次的なものかをはっきりとさせ，祛風・散寒・徐湿をはかるとよい。もし邪熱が裏に入り込むと，実熱が内結して，陰液を灼いて痙証になる。したがって，治療を行うときは泄熱存陰をはかる。内傷によって痙証となる場合は，多くは虚証となる。陰血が不足して，筋脈が養われず，肝風が躍動することによって発症する。正虚である者は，まず扶正を行い，治療は滋陰養血をはかる。痙証は臨床では陰が損傷し，血が少ない者によくみられる。したがって治療の際は，営陰を滋養することをけっして軽視してはならない。

痙証はしばしば疾患の危険な段階にみられ，生命を脅かす場合もあるため，その予防と治療は非常に重要である。高熱や失血などの症状がみられたら，まず清熱・滋陰・養血を適宜行い，痙証の発生を防がなければならない。

文献摘要

『霊枢』経筋「足少陰之筋……其病……主癇瘈及痙…在外者不能俛，在内者不能仰，故陽病者，腰反折不能俛，陰病者不能仰」

『素問』骨空論篇「督脈為病，脊強反折」

『金匱要略』痙湿暍病「太陽病，発熱無汗，反悪寒者，名曰剛痙」「太陽病，発熱汗出，而不悪寒，名曰柔痙」「太陽病，其証備，身体強，几几然，脈反沈遅，此為痙，栝楼桂枝湯主之」「太陽病，無汗而小便反少，気上衝胸，口噤不得語，欲作剛痙，葛根湯主之」「痙為病，胸満口噤，臥不着席，脚攣急，必齘歯，可与大承気湯」

『景岳全書』痙証「愚謂痙之為病，強直反張病也。其病在筋脈，筋脈拘急，所以反張。其病在血液，血液枯燥，所以筋攣」「痙之為病，即内経之瘈病也，以痙作瘈，蓋伝写之誤耳。其証則脊背反張，頭搖口噤，戴眼項強，四肢拘急，或見身熱足寒，悪寒面赤之類皆是也」

『温熱経緯』薛生白湿熱病篇「湿熱証，三四日即口噤，四肢牽引拘急，甚則角弓反張，此湿熱侵入経絡脈隧中，宜鮮地竜，秦艽，威霊仙，滑石，蒼耳子，絲瓜，海風藤，酒炒黄連等味」

[36] 瘿病

　瘿病は，情志による内傷や，飲食・風土が適当でないために，気滞・痰凝・瘀血が頸前部に壅結することによって引き起こされる。臨床では頸前部の喉頭隆起の両側に腫瘤ができることを主な特徴とする疾病である。

　瘿病という病名は，『諸病源候論』瘿候にはじめて記載がみられる。中医学書の中では，瘿・瘿気・瘿瘤・瘿囊・影袋とも呼ばれている。

　紀元前3世紀に，中国ではすでに瘿病に関する記載がみられる。戦国時代の『床子』徳充符に，「瘿」という病名がみられる。また『呂氏春秋』尽数篇では「塩分や鉱物質の多い水が多い場所には禿と瘿病が多い」とあり，瘿病の存在が明記されているほか，瘿病の発病と地理的環境の間に密接な関係があることについて認識されている。『三国志』魏書では，『魏略』からの引用として，賈逵が「怒りによって瘿ができて大きくなってしまったので，医者に切らせてみたいと思います」というのを，曹操が「瘿を切った者の九割は死んでいるという話だ」と言って諌めたという歴史上のエピソードが述べられているように，3世紀以前に，すでに手術による瘿病の治療が試みられていたことがわかる。

　『肘後方』には，瘿病の治療に昆布・海藻を用いたことがはじめて記載されている。『諸病源候論』瘿候では，瘿病の主な病因が情志による内傷や，風土的な要素にあることを指摘している。したがって，「瘿病は憂いや怒りによって気が結ぼれてできるものである。また砂水を飲み，砂が気とともに脈中に入り，首の周りに滞積してできるものもある」「もろもろの山水の黒土から泉が湧き出ているところでは，長期間の居住は望ましくない。その水を長期に飲んでいると瘿病が起こり，感情の起伏により悪化する」と記載されている。『千金要方』および『外台秘要』には，数十に及ぶ瘿病の治療方剤の記載がある。その中でよく使われている生薬は，海藻・昆布・羊靨〔羊の甲状腺〕・鹿靨〔鹿の甲状腺〕などである。このことからわかるように，ヨウ素を含む生薬を使用したり，甲状腺を用いて臓器療法を行ったりすることに関して，すでに一定の理解があったものと思われる。『聖済総録』瘿瘤門では，瘿病は山間部において発病が多く，「山に住む者には首に瘿病が出ることが多い。危険な場所で瘿が起こるのである」と記している。また病因にもとづいて五瘿に分類をしている。すなわち「石瘿・泥瘿・労瘿・憂瘿・気瘿を五瘿という。そのうち石瘿と泥瘿は山水での飲食が原因で，憂瘿，労瘿，気瘿は七情にその本がある」と述べている。『三因極一病証方論』瘿瘤証治では，瘿病の局所的な証候の違いにより，瘿病をさらに違った観点から分類し，「硬くて動かないものを石瘿，皮膚の色が変わらないものを肉瘿，筋脈がはっきりと見えるものを筋瘿，赤い血脈が交じり合うものを血瘿，感情によって大きさが変化するものを気瘿という」，さらに「五瘿はいずれもむやみに破ってはならない。破れると膿と血が溢れ出し，多くは死にいたる」と述べている。『儒門事親』瘿では，「若布・昆布・海草の三味は，海で採れるものであり，そのうちの二種を水甕に入れていつも食べていれば治る」と瘿病の治療・予防方法を記している。『医学入門』外科脳頸門・瘿瘤では，瘿病のことを瘿気あるいは影囊と呼んでいる。原文には「憂いや怒りの感情により起こるために，瘿気とも呼ばれる。いまの世にい

う影嚢がそれである」との記載がある。『本草綱目』では，黄薬子に「涼血降火・消瘦解毒」の効能があることが明記されている。また黄薬子酒で瘦病を治療するに当たっては，「よく鏡を見て，しこりが消えたと感じたら飲むのをやめる」，さらに「糸で毎日計り，その効果を確かめるとよい」と述べ，その治療効果の観察法を示している。『外科正宗』瘦瘤論では，瘦瘤の主要な病理は，気・痰・瘀が壅結することにあるという観点を提示している。原文には「瘦瘤の症状とは，陰陽正気が結ばれて脹れているのではなく，五臓の瘀血・濁気・痰が滞ってできたものである」との記載があり，「行散気血」「行痰順気」「活血消堅」を主な治療法として採用している。本書に書かれている海藻玉壺湯などの方剤はいまでも用いられている。『雑病源流犀燭』瘦瘤では，「瘦瘤とは，気血の凝結によって，年数を経てゆっくりと生じる病症である。瘦とは何か。その表面は幅広く，さくらんぼの実（桜桃）に似ていることから瘦といい，また瘦気とも影袋とも呼ばれるものである」とあり，瘦を別名で瘦気または影袋と呼ぶことや，多くが気血凝滞によって時間が経過するにつれて凝結して形成されることを指摘している。

本病は，頸前部の喉頭隆起の両側に塊ができることを特徴とする病証である。

病因病機

瘦病は，情志による内傷や，飲食・風土が適当でないことが主な病因となって起こる。ただし，体質自体とも密接な関係をもつ。

1 情志による内傷

長期にわたってイライラしたり，気が塞ぎ込んだり，怒ったり，悩みごとや考えごとがあったりすると，気機が鬱滞し，肝気が暢やかさを失う。津液の正常な循行と分布はともに気の統率によっているため，気機が鬱滞すると津液が凝集して痰を形成する。気滞痰凝により頸前部に壅結を生じ，瘦病となる。その発症と消失は常に情志と関係がある。痰気が長期間にわたって停滞して凝結すると，血液の運行にも障害を及ぼし，血行が瘀滞する。その結果，瘦腫が硬くなったり結節を生じたりする。『諸病源候論』瘦候には「瘦病は憂いや怒りによって気が結ばれてできるものである」「感情の起伏により悪化する」とあり，『済生方』瘦瘤論治には「瘦瘤とは，多くが喜怒に節度がない，憂いや思慮が過度になるなどの原因で生じるものである。人の気血というものは，全身を循環しているものであり，常に滞留による病を避けようとしていても，日頃の摂生を欠くと気や血の凝集を招き，瘦や瘤となる」との記載がある。

2 飲食・風土の不適

飲食が不適当であったり，高山地区などに居住してそこの風土がよくなかったりすると，まずはじめに脾胃の働きに影響が及び，脾が健運の作用を失う。その結果，水湿を運化できなくなり，それが聚まって痰が形成される。続いて，気血が正常に運行できなくなり，痰気が頸前部に壅結して瘦病になる。古代の瘦病の分類には，泥瘦・土瘦の名称がみられる。『諸病源候論』瘦候では「砂水を飲む」「もろもろの山水の黒土の中」で容易に瘦病が発生するという記載がある。また『雑病源流犀燭』頸項病源流にも「西北の山の麓の水の周りに集まり生活する民は，その渓谷の水を飲み，冷毒の気を受ける。そこに住む婦女には多く腫れものや瘤が生じるようになる」との記載があり，どちらも瘦病の発生と水土との間に密接な関係があることを説明している。

3 体質による要因

女性の月経・妊娠・出産・授乳などの生理的特徴は肝経の気血と密接な関係をもっている。さらに情志や飲食などの発病因子があると，気鬱痰結・気滞血瘀・肝鬱化火などの病理変化を引き起こす。したがって，女性は瘦病を患いやすい。一方で，もともと陰虚の体質の人が痰気鬱滞を起こすと，容易に火を生

じ陰をさらに傷つけることになるため，疾患は長期にわたる。

以上からわかるように，気滞・痰凝・瘀血が頸前部に壅結することが瘿病の基本的な病理であり，時間が経過するに従って血脈が瘀阻され，気・痰・瘀の三者が合わさった疾患となる。一部の症例では，痰気が鬱結して火となり，火熱が陰精を消耗し，陰虚火旺へと病理変化する。そのなかでも，特に肝・心の二臓の陰虚火旺の病変が目立つ。

瘿病は，初期には実が多い。しかし，時間が経過するにつれて虚に変化し，特に陰虚・気虚が中心になり，虚実夾雑証が現れる。

類証鑑別

瘿病は，頸前部の喉頭隆起の両側が腫大することが最も基本的な特徴であり，女性に多く発症する。望診と切診は本病の診断において重要な意味をもつ。本病の主要な症状として頸前部に塊ができ，唾を飲み込むと一緒に上下に動く。はじめて発生したときはサクランボか指先くらいの大きさであり，一般に成長する速度は遅い。大きさも一定ではなく，大きなものは袋状で，触っても軟らかく，表面は滑らかである。しかし時間が経過するに連れて硬くなり，隆起した瘤に触れるようになる。

瘰癧は頸項部にできる腫瘤であり，区別する必要がある。鑑別の要点の一つは具体的な発病部位，もう一つは腫瘤の性質と形状である。瘿病の腫瘤は頸前部中央にでき，脹れはかなり大きい。この点は『外台秘要』瘿病篇に「瘿病はよく首の下にできる。真ん中にでき，脇に寄らない」と記されている。一方瘰癧の発病部位は頸項部の両側であり，腫瘤は通常小さめで，せいぜいソラマメ大の大きさであり，個数にはそれぞればらつきがある。これは『素問病機気宜保命集』瘰癧論に「瘰癧とは，内経にいう結核である。耳の前後，そこから頷関節，下方には欠盆にまで連なるものすべてが瘰癧である」と記されており，『外科正宗』瘰癧論にも「瘰癧とは，ゴツゴツと数珠のように，3～5個ほどが繋がっている」という記述がみられる。

弁証論治

瘿病は，頸部に瘿腫と呼ばれる塊ができることを基本的な特徴とする。治療は，理気化痰・消瘿散結を基本とする。瘿腫が硬く，結節を生じていれば，活血化瘀の生薬を配合する。火鬱消陰により陰虚火旺の症状が現れている者は，滋陰降火を主とする。

1 気鬱痰阻

症　状　頸前部中央が膨らみ，軟らかく，痛みを伴わない。頸部が張っているように感じる・胸悶・ため息が多い・胸脇部に遊走痛がある・情志によって病状が変化する。舌苔薄白・脈弦。

証候分析　気機が鬱滞し，痰濁が頸部に壅阻したため，頸前部中央が膨らみ，軟らかく，痛みは伴わず，頸部が張っているように感じる。情志が塞いで，肝気が鬱滞すると，胸悶・ため息・胸脇部の遊走痛が現れる。そのため，これらの症状は情志の変化と関係がある。脈弦は肝鬱気滞を表す。

治　法　理気舒鬱・化痰消瘿

方　薬　四海舒鬱丸加減。

本処方中の青木香・陳皮は疏肝理気に，昆布・海帯・海藻・海螵蛸・海蛤殻は化痰軟堅・消瘿散結に働く。胸悶・脇痛のみられる者は，柴胡・鬱金・香附子を用いて理気解鬱をはかる。咽頸部がすっきりしないものは，桔梗・牛蒡子・木蝴蝶・射干を用いて利咽消腫をはかる。

2 痰結血瘀

症　状　頸前部に腫瘤ができ，押すと硬く結節を生じている。腫瘤はなかなか消えず，食欲不振や胸悶がみられ，舌苔薄白もしくは白膩・脈弦もしくは渋。

証候分析　気機が鬱滞し，津液が凝結して痰になる。痰と気が互いに妨げ合い，時間が経過するに伴って血の循環が悪くなり，血脈が瘀滞する。気・痰・瘀が頸前部に壅結し，比較的硬い癭腫あるいは結節ができ，時間が経過してもなかなか消えない。気鬱痰阻によって，脾の健運作用に異常をきたし，胸悶・食欲不振を生じ，舌苔薄白もしくは白膩・脈弦もしくは渋となる。これらは体内に痰湿および気滞血瘀があることを表す。

治法　理気活血・化痰消癭

方薬　海藻玉壺湯加減。

　本処方中の海藻・昆布・海帯は化痰軟堅・消癭散結に，陳皮・青皮・半夏・貝母・連翹・甘草は理気化痰散結に働く。また，当帰・川芎は養血活血に働き，あわせて理気活血・化痰消癭の作用を現す。結塊が硬いか，結節を有する場合は，適宜，黄薬子・三稜・莪朮・露蜂房・山甲片・丹参などを用いて活血軟堅・消癭散結作用を増強する。胸悶して不快なときは，鬱金・香附子を加えて理気開鬱をはかる。鬱が長引いて火を生じ，煩熱・舌紅・苔黄・脈数となった場合には，夏枯草・牡丹皮・玄参を加えて清熱瀉火をはかる。食欲がなく，便が泥状である場合は，白朮・茯苓・淮山薬を加えて健脾益気をはかる。

3 肝火旺盛

症状　頸前部に軽度の癭腫があり，通常は軟らかく表面は滑らかである。煩熱がある・汗をかきやすい・性格はせっかちで怒りやすい・眼球突出・手指振戦・顔のほてり・口が苦い。舌紅・舌苔黄・脈弦数。

証候分析　痰気の壅結および気鬱化火が，本証の主な病機である。痰気が頸前部に壅結するために，癭腫が現れる。鬱が長引くと火を生じ，肝火が旺盛になるため，煩熱・イライラして怒りっぽい・顔のほてり・口が苦く感じるなどの症状がみられる。火熱が津液に迫って外へ漏らすため，汗が出る。肝火が上炎すると体内の風陽が盛んになって，眼球が突出したり，手指が震えたりする。舌紅・苔黄・脈弦は肝火が亢進していることを表す。

治法　清泄肝火

方薬　梔子清肝湯合藻薬散加減。

　梔子清肝湯中の柴胡・芍薬は，疏肝解鬱清熱作用をもつ。茯苓・甘草・当帰・川芎は益脾養血活血に，山梔子・牡丹皮は清泄肝火に働く。さらに牛蒡子を配合して，清熱利咽消腫をはかる。藻薬散中の海藻・黄薬子には，消癭散結作用があるほか，黄薬子には涼血降火の作用がある。肝火亢旺によりイライラして怒りやすく，脈が弦数の者は，夏枯草・竜胆草を加えて清肝瀉火をはかる。風熱内盛により手指振戦のみられる者は，石決明・鈎藤・白蒺藜・牡蛎を加えて平肝熄風をはかる。さらに胃熱内盛で，いくら食べても満腹感がない者は，石膏・知母を加えて胃熱を清泄する。

4 心肝陰虚

症状　癭腫は大きい場合も小さい場合もあるが，軟らかく，発病は比較的緩やかである。動悸が治まらない・イライラして眠れない・汗をかきやすい・手指が振戦する・目が乾燥する・倦怠感があり身体に力が入らない。舌質紅・舌体が振戦する・脈弦細数。

証候分析　痰気が頸前部で鬱結し，徐々に癭腫となる。火が鬱すると陰を傷つけ，心陰虧虚により，心を養うことができなくなるため，動悸が治まらず，イライラして眠れない。肝陰虧虚のために筋脈を養うことができず，倦怠感や身体に力が入らないなどの症状が現れる。肝は目に開竅するため，目を養うことができず，目が乾燥して眩むこともある。肝陰虧虚により虚風が体内で動き，手指や舌体が振戦する。舌質紅・脈弦細数は陰虚で熱があることを表す。

方薬　天王補心丹加減。

　本処方中の生地黄・玄参・麦門冬・天門冬は養陰清熱に働くほか，人参・茯苓・五味子・当帰は益気生血に，丹参・酸棗仁・柏子仁・遠

志は養心安神に働く。肝陰虧虚のために肝経が和せず，脇部に隠痛がある者は，一貫煎に枸杞子，川楝子を加えて養肝疏肝をはかる。虚風が体内で動くことにより生じる手指や舌体の振戦には，鈎藤・白蒺藜・白芍を用いて平肝熄風をはかる。脾胃の運化が失調したことにより泥状便や便の回数の増加がみられる者は，白朮・薏苡仁・淮山薬・麦芽を用いて健運脾胃をはかる。腎陰虧虚による耳鳴り，腰膝のだるさがあるものは，亀板・桑寄生・牛膝・兎絲子を用いて滋補腎陰をはかる。病気が長引いて正気を消耗し，精血不足を生じて痩せ衰え，身体に力が入らず，女子では過少月経あるいは月経の停止，男子ではインポテンツがみられる者は，黄耆・山茱萸・熟地黄・枸杞子・製首烏などを加えて補益正気・滋養精血をはかる。

　癭病では，それぞれの証候の間に一定の関係がある。痰結血瘀は気鬱痰阻が発展したものであるし，肝火旺盛と心肝陰虚はそれぞれ癭病の中でみられる火旺と陰虚の二つの証候を概括したものといえる。しかし，火旺と陰虚はどちらも病理的な表現であり，互いに影響し合っているため，臨床上では同時に出現する場合もある。痰結血瘀と気鬱痰阻の二証に関しては，一般に治療方針は理気化痰・活血軟堅・消癭消結が中心となり，肝火旺盛と心肝陰虚の二証に関しては，治療方針は滋陰降火を重視する。このとき消癭散結の生薬として，黄薬子を用いる場合が多いが，黄薬子には小毒があるため，長期間服用すると肝臓によくない。癭病は治療期間が長いため，長期服用させる際には，黄薬子は12gを超えないようにし，肝障害の副作用が出ることを防ぐ必要がある。

　癭病の予後は大部分は良好である。癭腫が小さく，また軟らかくて，経過が長期に及んでいない患者では，すぐに治療を行えば治癒する場合が多い。しかし，癭腫が比較的大きい場合は容易には消失しない。もし腫瘤が硬く，移動性が悪く，成長が速い場合は，予後は深刻である。肝火旺盛および心肝陰虚の軽症・中間症の場合は，治療効果は比較的よい。ただし，重症の患者で陰虚火旺の各種症状が経過とともに悪化し，さらに情緒が不安定でイライラし，高熱や脈疾などの症状が現れれば，重篤になったことを示す。

　日頃から精神をリラックスさせて情志による内傷を防ぐこと，および風土上の要因に対して飲食面で配慮することが，癭病を予防するための二つの重要な事項である。癭病が発症しやすい地区では，日頃から昆布類を摂取し，ヨウ素を含む食塩（食塩の中にヨウ化カリウム，もしくはヨウ化ナトリウムを1万分の1の割合で配合したもの）を使用して，予防するようにする。

結語

　癭病は，頸前部に腫瘤ができることを基本的な臨床上の特徴とする。主に情志による内傷，飲食および風土的要素が原因となるが，本来の体質とも密接な関係がある。基本的な病理は，頸前部に気滞痰凝による壅結を生じ，時間が経過するに従って血行が瘀滞し，脈絡が瘀阻される。一部の病例では，痰気が鬱結して火を生じ，肝火旺盛および心肝陰虚などの陰虚火旺の病理変化が現れる。癭病の治療は主に理気化痰・消癭散結・活血軟堅・滋陰降火を原則とし，それぞれの証候に適した処方を選ぶことが必要である。また，情志による内傷の予防と飲食の摂生の二つが癭病の予防において重要となる。

文献摘要

『諸病源候論』癭候「癭者，由憂恚気結所生，亦曰飲沙水，沙随気入於脈，搏頸下而成之。初作与桜核相似，而当頸下也，皮寛不急，垂捶捶然是也。恚気結成癭者，但垂核捶捶無脈也。飲沙水成癭者，有核瘰瘰無根，浮動在皮中」「養生方云，諸山水黒土中出泉流者，不可久居，常食令人作癭病，動気増患」

『外台秘要』癭病方「小品癭病者始作与癭核相

似，其瘿病喜当痙下，当中央不偏両辺也」

『儒門事親』瘿「夫瘿嚢腫悶，稽叔夜養生論云，頸如険而瘿，水土之使然也，可用人参化瘿丹，服之則消也。又以海帯，海藻，昆布三味，皆海中之物，但得二味，投之於水甕中，常食可消矣」

[37] 瘧疾

　瘧疾とは，瘧邪が原因となって引き起こされるものであり，臨床では身震い・壮熱〔39℃以上の発熱〕・頭痛・発汗などの間歇性反復発作が特徴的に現れる疾患であり，夏秋季に多くみられる。

　中国では，かなり昔から瘧疾が認識されており，古くは殷墟〔中国河南省の殷代の遺跡〕から発掘された甲骨文にすでに「瘧」の字の記載が見られる。そのほか，早期の文献である『素問』にも「瘧論篇」「刺瘧篇」などの各論形式で，瘧疾の病因・病機・症状・針灸による治療法などが体系的かつ詳細に論じられている。これらの点から，われわれは，古代中国において，すでに瘧疾についてレベルの高い研究が行われていたことを見て取ることができる。

　さまざまな伝染病のうち，古代医書の中で最も詳細な記録が見られるのもまた瘧疾である。『素問』瘧論篇では瘧疾の病因を瘧気としており，「瘧気は経絡に随い，沈んで内に迫る。そのため衛気に応じて発作が起こる（瘧気随経絡，沈以内薄，故衛気応乃作）」と述べている。多くの記載では「日をおいて発作が起こる（間日而作）」としているが，実際には毎日発作を起こす例もある。発作時の臨床症状としては，「瘧の発症初期は，まず体表に起こり，あくびが出て，悪寒で身震いし，顎をガクガク鳴らし，腰や背が痛む。寒気が去ると体の内外が熱を発し，頭が割れるように痛み，口渇して冷たいものが飲みたくなる（瘧之始発也，先起於毫毛，伸欠乃作，寒慄鼓頷，腰脊俱痛，寒去則内外皆熱，頭痛如破，渇欲冷飲）」などがあり，寒熱の亢進状態によって寒瘧・温瘧・瘴瘧に分けられる。治療タイミングの選択については，『素問』刺瘧篇には「通常，瘧を治療するには，発作の前，食事を取るくらいの時間に行うべきである。このときを逃すと時期を逸する（凡治瘧，先発如食頃，乃可以治，過之則失時也）」との記述がある。

　その他の典籍における瘧疾に関する記載は，以下の通りである。

　『神農本草経』には，常山の瘧疾治療効果についての明確な記載がある。

　『金匱要略』瘧篇では蜀漆による治療を行っており，『内経』の認識を基礎に，瘧母という証を補充している。『金匱要略』の中で温瘧を治療する処方である白虎加桂枝湯と，瘧母を治療する処方である鼈甲煎丸は，今日の臨床においても用いられている。

　『肘後備急方』治寒熱諸瘧方では，はじめて瘴瘧の名称が用いられている。治療面では常山を瘧疾治療の主薬としているほか，これに加えてはじめて砒石・青蒿が利用されている。なお，その毒性の強さのために，近代以降は瘧疾治療に砒石が利用されることはほとんどなくなっている。

　『諸病源候論』間日瘧候では，間日瘧という病名をあげている。同・山瘴瘧候では，瘧疾が嶺南地区に多いことや，瘴湿毒気によって引き起こされ，病状が他の瘧疾よりも重篤であることを記している。ほかにも同書・労瘧候の中では労瘧という証を補足している。

　『備急千金要方』では，常山・蜀漆を主薬とする瘧疾治療方剤を複数創出しているほか，馬鞭草で治療を行う例が見られる。

　『三因極一病証方論』瘧病不内外因証治では，「一年の間に，年齢を問わず似通った症状を示

すもの、または流行性伝染病を罹患し、寒熱症状に変化したものを疫瘧と呼ぶ」と、疫瘧の特徴が明確化されている。

『儒門事親』瘧非脾寒及鬼神弁では、瘧疾の原因を食生活に求めることの誤りを指摘して、「夏に冷たいものを摂りすぎたり、消化の悪い果実類を摂りすぎたりして起こるものを食瘧とするものがあるが、これは誤りである」と記している。またほかにも、1206年の瘧疾の大流行の様子が記されている。

『脈因症治』瘧では、伝染の概念が出現し、「母瘧にさらに母〔元〕がある。これを伝染と呼ぶのである」とある。

『証治要訣』では、瘧疾と他の往来寒熱症状が現れる疾患とを区別している。

『証治準縄』寒熱門・瘧では、瘧疾に対する患者の感受性・免疫力・地域差などについての観察が見られ、「南部の人間は瘧疾を恐れないが、北部の人間はこれを恐れる。北部の人間で南方で発症したものは特にこれを恐れる」とある。

『景岳全書』瘧疾にも、この問題について論じた部分がある。瘧疾病因に関する認識について、張景岳は瘧邪によるものとする説を推奨し、痰や食によるものではないことを述べ、「痰なくして瘧作らず」「食なくして瘧成らず」という説に批判と反論を加えている。彼はほかにも『質疑録』論無痰不作瘧の中で「瘧邪は人体の衛気とともに出入りするものであるがゆえに、時間の早晩があり、一日おきの間歇性発作を起こすのである。……これは痰によるものではない」と述べ、さらに『景岳全書』瘧疾でも「瘧疾の発作は……外邪をその根本とするのであって、食・痰から瘧疾になるものなどありようがない」と述べている。

『症因脈治』瘧疾総論には、瘴瘧についての優れた記述が見られる。「瘴瘧の症は、発作時に意識が混濁する。意識の混乱を起こすものは、声が出なくなることがある」とし、その病機を「瘴気が臓腑に入り、血が上焦に聚まり、敗血が心竅に滞留し、病理的な痰が肝脾に集まると、瘴毒瘧疾の症状が起こる」とし、二日おいて発作を起こす瘧疾を三瘧と呼び、「三瘧の症は三陰経の瘧疾である。二日の間隔をおいて発作を起こすため、三瘧症と称される。邪気が三陰に入るものは経の位置が深いため、その発症も遅れ、三日に一回発作が起こるのである」としている。

清の韓善征は『瘧疾論』案の中で、明確に三日瘧を病名として位置づけた。また、同書・早晏の中で、「二日間隔で起こるものを三陰瘧といい、他の瘧疾に比べて症状が重い。二、三年治らないものもあれば、二、三カ月で治癒するものもある。これは寒熱の軽重・長短を見て、その程度の深さをはかるべきである。以上より、三陰瘧が突然死を招く道理はない」と述べ、三日瘧の罹患期間が長期にわたるという特徴を指摘している。

以上からも、中医学は古代においてすでに瘧疾の病因病機・症状・発作型・治療方法などについて非常に高度な認識を有していたということが看取できよう。

病因病機

瘧疾は、瘧邪によって引き起こされる。瘧邪は『内経』では、瘧気とも称される。

瘧邪は人体に侵入した後、半表半裏に潜伏し、体内では五臓に影響し、横軸では募原と連なるようになる。瘧邪と正気が争うことにより、虚実状態が入れ替わりに生じ、陰陽が絶えず交代することによって、一連の瘧疾の症状が引き起こされる。瘧邪は営衛と競り合い、体内に入って陰気とぶつかると、陰盛陽虚を引き起こし、悪寒・震えの症状が起こる。また、体表に出て陽気とぶつかると、陽盛陰虚を引き起こし、高熱・発汗の症状を起こす。瘧邪が営衛を離れると、これらの発作は止まり、再び営衛と接触すると次の発作を引き起こす。これらについては、すでに『素問』瘧論篇において「邪気が内に五臓に迫り、横に募原と連なることに

よる（由邪気内薄於五臓，横連募原也）」「陽明経が虚すれば悪寒身震いして顎をガクガク鳴らす。太陽経が虚すれば腰・背や頭・項が痛む。三陽経がともに虚すれば，陰気が強くなり，陰気強くなれば骨が冷えて痛む。寒が内から生ずるため，中と外すべて冷える。陽盛となれば外面が熱し，陰虚になれば内面が熱する。内外がともに熱すれば，喘ぐほどに口渇する。ゆえに冷たいものが飲みたくなる（陽明虚，則寒慄鼓頷也。巨陽虚則腰背頭項痛，三陽俱虚則陰気勝，陰気勝則骨寒而痛，寒生於内，故中外皆寒。陽盛則外熱，陰虚則内熱，外内皆熱，則喘而渇，故欲冷飲也）」との記述を見ることができる。

　瘧疾の発作は，一定時間を置いて起こるパターンが最もよくみられる。『素問』瘧論篇ではこれを「日を隔てて発作が起こる者は，邪気が体内で五臓に迫り，横軸に募原と連なっているのである。その経路は遠く，その邪気は深く，その循行は遅く，衛気とともに行くことができず，体外に出ることができない。そのため日を隔てて発作が起こるのである」と表現している。

　本疾患で最もよく観察されるのは正瘧である。熱の勢いの強いものは温瘧となり，寒の勢いの強いものは寒瘧となる。瘴毒によって引き起こされるものは，瘴瘧となる。瘴毒もまた瘧邪の一つであり，嶺南地区でよく観察され，症状は非常に重篤になる。瘧邪が長期にわたり体内に存在すると，気血を消耗し，疲労による発作を引き起こしやすい労瘧となることがある。また，瘧疾が長期にわたって治癒しないと，血瘀・痰凝を引き起こし，腋下に集結して，瘧母を形成することもある。

類証鑑別

　瘧疾は，寒熱往来が現れるその他の疾患と区別されなければならない。
- **虚労における陰虚内熱**：午前中発熱症状はそれほどはっきりせず，午後から夜間にかけて潮熱〔潮の干満のように定期的に起こる発熱〕が起こることが特徴である。発熱は午前中軽く，午後に激しくなる点では瘧疾と似ているものの，瘧疾の寒熱往来・反復発作とは特徴を異にし，さらに手掌と足底の熱感および心煩・盗汗・不眠などの症状を伴う点に違いがみられる。一般的には陰虚内熱は情動による内傷が原因で起こるとされ，病状は重くなりがちであり，特に重篤な者は長期化する傾向があり，短期間での解消は難しい。しかし，瘧疾による発熱の場合，すぐに治療を施すことで比較的短時間で全快させることができる。
- **風温による発熱**：邪気が衛分に留まっている段階では，身震い・発熱・無汗または微量の発汗などがみられる。気分に進むと，衛分の症状は解消し，発汗でも解消しない壮熱・咳・のどの渇き・煩悶・便秘など，肺・胃両経にまたがる諸症状がみられるようになる。この段階で比較してみると，風温の初期には病位は肺衛にあるが，瘧疾の病位は少陽にあるという違いがみられる。風温が衛分に入った場合には，発汗によって熱を下げることができる。邪気の勢いが激しい場合には気分に入り，発汗によっても解消されない壮熱の症状が現れる。これに対して瘧疾の場合は，発汗によって一時的に発熱は解消しても，時間をおいてまた再発することが特徴である。季節的には，風温が冬・春季に多くみられるのに対し，瘧疾は夏・秋季に多く発生する。
- **淋証の初期**：湿熱が体内にこもり，邪気と正気の衝突が起こる。寒がる・身震いする・発熱などの症状が起こるが，多くは腰痛・頻尿・排尿困難・排尿痛などの症状から瘧疾と区別することができる。

弁証論治

　瘧疾の弁証は，病状の程度・寒熱のバランス・正気の状態・罹患期間の長短などの要素にもとづいて，正瘧・温瘧・寒瘧・瘴瘧・労瘧のどれに該当するかを判断する。

祛邪截瘧〔邪気を祛い瘧の進行を断ち切ること〕が治療の基本原則である。確実に瘧疾であると診断ができれば、即時截瘧法による治療を施すべきである。また、その基礎のうえで、異なる証候に合わせてその他の原則を組み合わせた治療を施すことができる。瘧疾における服薬時間は、発作の2時間ほど前が望ましい。

1 正瘧

症　状　身震い・壮熱・定期的な発作。まず欠伸・脱力感が起こり、続いてガチガチと顎（歯）を鳴らして震え出す・寒気が去ると全身が発熱を起こす・頭痛・顔が赤くなる・激しいのどの渇きなど。最終的に全身発汗し、熱が退き、体温が平常に回復する。舌質は紅・舌苔は薄白あるいは黄膩・脈弦。

証候分析　本証は、瘧邪が体内に侵入し、半表半裏の位置に潜伏した状態である。瘧邪と営衛がぶつかり合い、正邪が拮抗し、瘧疾症状の発作が引き起こされたものである。病邪が体内に入って陰分とぶつかると、陰盛陽虚となり、陽気が抑え込まれるため、欠伸・脱力感・歯をガチガチ鳴らすほどの震えなどが起こる。そして病邪が体表に向かうと、陽分とぶつかり、陽盛陰虚となり、壮熱・発汗・のどが渇き水分を欲しがるなどの症状が現れる。瘧邪が営衛から離れ、邪気が潜伏状態に戻ると、発作は治まる。発作初期には舌苔は薄く白色を呈し、熱に転化すると黄膩となる。瘧疾の脈は弦を基本とし、弦緊であれば寒の亢進、弦数であれば熱の亢進とみることができる。

治　法　祛邪截瘧・和解表裏

方　薬　柴胡截瘧飲加減。

本処方中の小柴胡湯は表裏を和解し、邪気を体外に導く。そこに祛邪截瘧に働く常山・檳榔と、生津和胃作用のある烏梅を配合し、常山の嘔吐の副作用を軽減する。のどの渇きが激しい者は、生津止渇作用のある葛根・石斛を加えることができる。胸腹部に痞悶があり、舌苔が膩である者は、気の流れを滞らせ湿気を増す恐れのある人参・大棗などを去り、利気化湿作用のある蒼朮・厚朴・青皮などを加える。煩熱と口渇があり、舌苔が黄色く、脈が弦数の者は、体内に熱がたぎっている状態であるから、辛温補中作用のある人参・生姜・大棗を去り、代わりに清熱生津作用のある石膏・天花粉を加える。

また本証には截瘧七宝飲加減を用いることもできる。本方は祛邪截瘧作用をもつ常山を主薬とし、辛香理気・化痰散結作用のある草果・檳榔、理気和中・化湿祛痰作用のある厚朴・陳皮・青皮、および諸薬を調和する甘草からなる。

上記の二方剤のほか、以下の単味方剤・有効方剤を用いることもできる。

① 馬鞭草30〜60gを煎じ、2回に分け、瘧疾発作2時間前・4時間前にそれぞれ服用する。瘧疾発作が収まってからも3日間連続服用する。

② 青蒿30gを煎じ、発作2時間前に服用する。3日間連続服用する。

③ 常山・檳榔・半夏・烏梅各9gを煎じ、3日間連続服用する。

2 温瘧

症　状　熱証傾向が強く、寒証傾向は弱い。汗が出きらない・頭痛・関節がだるい・強烈なのどの渇き・便秘・尿の色が濃い。舌紅・苔黄・脈弦数。

証候分析　陽盛体質であるところに、さらに瘧邪を感受し、あるいは同時に夏季の暑邪を受けたことで、暑熱が体内にこもり、裏熱が異常亢進したために、強い熱証傾向・強烈なのどの渇き・便秘・尿が赤いなどの症状が現れる。また夏季に冷気に当たりすぎ、風寒が体表を覆い、営衛の調和が崩れたために、汗が出きらない・頭痛・関節の重だるい痛みなどの症状が現れる。舌紅・苔黄・脈弦数はいずれも熱が体内にこもっていることを示す。

治　法　清熱解表・和解祛邪

方　薬　白虎加桂枝湯加味。

本処方中の白虎湯は清熱生津、桂枝は疏風散寒の作用をもつ。他に和解祛邪作用のある青

蒿・柴胡を加えてもよい。

熱証が寒証よりも顕著で，息切れ・胸部の煩悶があり，発汗が多く，関節に痛みがないなどは，熱の勢いが激しいために起こった津気両傷証であるので，清熱・生津・益気作用のある白虎加人参湯の加味方を用いることもできる。津液の損傷が激しく，激しいのどの渇きを訴えるものには，養陰生津作用のある生地黄・麦門冬・石斛・玉竹などを適宜加えるとよい。

③ 寒瘧

症状 熱証傾向は弱めで，寒証傾向が強い。のどは渇かない・胸～心窩部の痞えと煩悶感・精神疲労・身体の倦怠感。舌苔白膩・脈弦。

証候分析 陽虚体質であるところに，さらに瘧邪を感受し，あるいは同時に寒湿邪を受け，寒湿が体内にこもって，中陽を塞ぎ込み，陽気が外側への運動を妨げられたために，熱証よりも寒証が顕著で，のども渇かず，疲労倦怠感を覚えるようになる。また，寒湿が体内に留まり，脾胃の正常な運化作用が妨げられると，気の動きが鈍り，胸部の煩悶や腹部の痞えが現れる。舌苔白膩・脈弦などはいずれも寒湿内阻を示す。

治法 和解表裏・温陽達邪

方薬 柴胡桂枝乾姜湯合截瘧七宝飲加減。

柴胡桂枝乾姜湯には，和解表裏作用をもつ柴胡・黄芩，温陽達邪作用をもつ桂枝・乾姜・甘草，軟堅散結作用をもつ天花粉・牡蛎が用いられている。発汗の鈍いものは牡蛎を去る。寒証のみで熱証がないものは，苦寒の黄芩を去る。截瘧七宝飲には，理気祛痰・散寒化湿作用をもつ常山・檳榔・草果・厚朴・青皮・陳皮・甘草が用いられている。本方は，痰湿傾向の強い寒瘧に用いると，優れた截瘧作用を発揮する。

④ 瘴瘧

① 熱瘴

症状 熱証が激しく，寒証は微か。あるいは壮熱のみで寒証がない。さらに頭痛・四肢および身体の煩熱と痛み・顔の赤み・目の充血・胸部の煩悶・嘔吐・のどが渇いて冷たいものを欲する・便秘・排尿時の灼熱感・尿の色が濃い，意識混濁・うわごとを言うなどの症状がみられる。舌質深紅・舌苔黄膩または垢のような物が付着して黒色・脈洪数または弦数。

証候分析 瘴毒瘧邪が人体に侵入した場合に，陽盛体質であると，熱が湿よりも重くなったり，あるいは湿が熱化したりして熱毒が体内にこもり，心神を封じ込めてしまい，熱瘴を発症する。熱が体内にこもるために，熱証が顕著で寒証が微かであるか，または寒証を伴わない壮熱がみられ，四肢や身体の痛みが現れる。熱毒が上行すると，頭痛・顔の赤み・目の充血などが現れる。熱毒が中焦を犯すと胃気の逆上を招き，胸部の煩悶や嘔吐が現れる。熱が強まると津液を損傷するため，のどが渇き水分を欲する・便秘などの症状が現れる。熱が膀胱に移ると排尿時に灼熱感を覚え，尿も色が濃くなる。熱毒が心竅を覆い塞ぐと，神明を支配できなくなり，意識混濁・譫語が現れる。舌紅絳・舌苔黄膩または垢のような物が付着して黒色・洪数脈または弦数脈は，いずれも熱毒内盛を示す。

治法 解毒除瘴・清熱保津

方薬 清瘴湯加減。

本処方は，清熱解毒作用をもつ黄芩・黄連・知母・柴胡，祛邪除瘴作用をもつ青蒿・常山，清胆和胃作用をもつ竹筎・枳実・半夏・陳皮・茯苓，清暑利湿安神作用をもつ益元散からなる。

壮熱があり寒証のみられない者には，清熱瀉火作用のある石膏を加える。

熱証の亢進により津液が損傷し，のどの渇き・煩悶がみられ，舌紅・舌上の津液の少ない者には，生地黄・玄参・石斛・玉竹を加える。

意識の混濁がみられる者には，速やかに清心開竅作用のある紫雪丹もしくは至宝丹を与える。

② 冷瘴

症状 寒証が激しく熱証は微かである，もしくは寒証のみで熱証表現がみられない。または嘔吐・下痢，ときに意識不明。舌苔白厚膩・脈弦。

証候分析　瘴毒瘧邪を感受し，陽虚体質，熱よりも湿が重い，あるいは湿が寒化するなどの要素から瘴毒湿濁が増長すると，寒湿が体内で亢進し，心神を覆い塞いで，冷瘴が現れる。寒湿邪の増長は陽気の全身に広がる動きを封じるため，寒証が目立って，熱証が微かであるか，あるいは寒証のみが現れる。寒湿邪が脾胃機能を妨げている者は，気の昇降が失調し，運化作用にも障害が起こるため，嘔吐・下痢の症状が起こる。瘴毒湿濁邪が心竅を覆い塞ぐと，意識を正常に保つことができなくなり，意識不明に陥る。舌苔の白膩・弦脈はいずれも寒湿内阻を示す。

治　　法　解毒除瘴・芳化湿濁
方　　薬　不換金正気散加味。

　本処方中には，健脾理気・燥湿化濁作用をもつ蒼朮・厚朴・陳皮・甘草・藿香・半夏・佩蘭・荷葉と，截瘧理気除湿作用のある檳榔・草果，および豁痰宣竅作用をもつ菖蒲が用いられている。

　瘴毒湿濁邪が心竅を覆い塞ぐことに起因する意識の喪失には，さらに芳香開竅作用のある蘇合香丸を投与してもよい。

5 労瘧

症　　状　倦怠感・脱力感・息切れ・しゃべるのが億劫・少食・顔色はくすんだ黄色で艶がない・身体が痩せ細る・疲労時に瘧疾を再発して寒熱発作を繰り返す。舌質淡・脈細かつ無力。

証候分析　瘧疾が長期化し，気血を損傷しているところに，脾胃の虚弱が重なり，気血の生成源が不足すると，倦怠感・脱力感が起こり，息切れ・しゃべるのが億劫・顔色はくすんだ黄色で艶がない・身体が痩せ細るなどの症状が現れる。瘧疾が長期化すると正気が衰え，さらに瘧邪がまだ体内に残っているために，過度の疲労などによって正気が損なわれると瘧疾が再発しやすくなり，寒熱の発作がしばしば起こるようになり，労瘧を形成する。これは『諸病源候論』労瘧候にいう，「瘧疾が長期にわたって癒えない者は，表裏ともに虚し，邪気も散らず正気も回復しない。そのため一時的に治癒したようにみえるが，疲労するとたちまち発作が起こる」という症状である。

治　　法　益気養血・扶正祛邪
方　　薬　何人飲加減。

　本処方中には，益気扶正作用のある人参，補益精血作用のある製何首烏・当帰，理気和中作用のある陳皮・生姜が含まれる。発作時には，祛邪截瘧作用のある青蒿・常山を加える。

　瘧疾の慢性化により気の動きが鈍化し，血行が悪くなり，瘀血・痰濁を生じ，左腋下に結節を形成することがある。これは『金匱要略』にいう瘧母である。この治療には軟堅散結・祛瘀化痰法を用い，方剤には鼈甲煎丸を用いる。気血虧虚の証候を示す者には，補益気血作用のある八珍湯または十全大補湯などを組み合わせ，虚実を同時に治癒し，扶正祛邪を行う。

　このほか，現代研究によって，青蒿から抽出したアルテミシニンが，瘴瘧を含む各種瘧疾に優れた治療効果を発揮することが明らかになっている。通常，アルテミシニンは錠剤または注射剤として，1日1gを2日間投与する。

結語

　瘧疾は，瘧邪によって引き起こされる疾患であり，身震い・高熱・間歇性発作を特徴とする。

　祛邪截瘧を治療の基本原則とし，異なる併発証候に合わせてその他の原則を組み合わせる。正瘧には和解表裏法を用いる。温瘧の場合は裏熱が亢進し，熱証が強く寒証は弱いため，清熱保津法を用い，寒瘧の場合は裏寒が亢進し，寒証が強く熱証は弱いので，辛温達邪法を用いる。

　瘴瘧の場合は発病が急であり，病状も深刻で，往々にして瘴毒邪気が心竅を覆ってしまうために意識が混濁する。本証は寒熱の亢進状況にもとづいて，熱瘴・冷瘴に分類される。熱瘴には解毒除瘴・清熱保津法を用い，意識障害がある場合には，清心開竅法を組み合わせる。冷

瘴には解毒除瘴・燥湿化濁法を用い，意識障害がある場合には，さらに芳香開竅法を組み合わせる。

　瘧疾が長期化すると，正気が衰弱して邪気が潜伏し，疲労すると発作が起こる労瘧に変わる。その治療には，益気養血・扶正祛邪法を用いる。

　瘧疾が慢性化し，瘀血や痰濁が腋下に結ぶと，瘧母を形成する。その治療には軟堅散結・祛瘀化痰法を用い，それぞれの状況に応じて補益気血の薬剤を配合するようにし，虚実両面に配慮する。

文献摘要

『素問』瘧論篇「夫瘧者之寒，湯火不能温也，及其熱，氷水不能寒也，此皆有余不足之類，当此之時，良工不能止，必須其自衰乃刺之」

『素問』瘧論篇「夫風之与瘧也，相似同類，而風独常在，瘧得有時而休者，何也。岐伯曰，風気独留其処，故常在，瘧気随経路沈以内薄。故衛気応乃作」

『金匱要略』瘧病「温瘧者，其脈如平，身無寒但熱，骨節疼煩，時嘔，白虎加桂枝湯主之」「瘧多寒者，名曰牝瘧，蜀漆散主之」

『普済方』諸瘧門「労瘧者，以久瘧不瘥，気血俱虛，故雖間歇，労動則発。故謂之労瘧。邪気日深，真気愈耗，表裏既虛，故食減肌痩，色悴力劣，而寒熱如故也」

『医学綱目』瘧寒熱「衛与邪相并，則病作，与邪相離，即病休，其并於陰則寒，并於陽則熱。離於陰則寒已，離於陽則熱已。至次日又集而并合，則復病也」

『証治準縄』寒熱門・瘧「常山治瘧，是其本性，雖善吐人，亦有蒸制得法而不吐者，瘧更易愈。其功不在吐痰明矣。亦非吐水之剤。但能敗胃耳」

『景岳全書』瘴気「人謂嶺南水泉草木地気之毒，故凡往来嶺南之人及宦而至者，無不病瘴而至危殆者也。又謂土人生長其間，与水土之気相習，外人入南必一病，但有軽重之異。若従而与之俱化，則免矣」

『類証治裁』瘧症「瘧疾四時皆有，而多発於夏秋」

『瘧疾論』疫「凡沿門闔境，長幼之瘧相似者，皆名疫瘧」

[38] 水腫

　水腫とは，体内に貯留した水液が皮膚に溢れる疾患であり，眼瞼や顔面・四肢・腹部・背部のほか，はなはだしいと全身に浮腫が生じる。症状の重篤な者では，胸水・腹水などの症状を伴うことがある。

　本病は『内経』では「水」と呼ばれている。症状の違いによって，風水・石水・湧水に分けられる。これに関しては，『霊枢』水脹篇において「水脹病の初期には，下瞼が微かに脹れ，寝起きのときのようになる。その人迎脈ははっきりと拍動し，ときに咳をし，太股の内側が寒く，脛の部分が脹れ，腹が脹れて大きくなる。これらの症状が現れたときにはすでに水病が形成されているのである。手で腹を押えて離すと，手につれて腹が戻り，ちょうど水を入れた袋を押えたのと似ている（水始起也，目窠上微腫，如新臥起之状，其頸脈動，時咳，陰股間寒，足脛腫，腹乃大，其水已成矣。以手按其腹，随手而起，如裹水之状，此其候也）」と，その症状について詳細な描写を行っている。また，その原因については，『素問』水熱穴論篇では「その根本は腎に，末端は肺にある（故其本在腎，其末在肺）」と述べ，『素問』至真要大論篇でも「湿により起こった浮腫・脹満はすべて脾に関連する（諸湿腫満，皆属於脾）」と指摘している。このことから，『内経』の時代にはすでに，水腫病についての明確な認識が確立されていたことがわかる。

　『金匱要略』では水腫を「水気」と呼んでいる。表裏上下を基準に風水・皮水・正水・石水・黄汗などの五つのタイプに分類しているほか，五臓の発病機序とその証候から心水・肝水・肺水・脾水・腎水に分類している。

　『諸病源候論』水腫候では臓腑機能の変化と結びつけ，「十水候」のさまざまなタイプをあげ，水腫と胃との関係を以下のように説明している。「腎は水を主り，脾胃はともに土を主る。土性は水を克す。脾と胃は互いに表裏をなし，胃は水穀の海であるから，胃虚によって水気を伝送・化成できなければ，水気は経絡に溢れかえり，臓腑を浸し……そのため水気は皮膚に溢れ，腫れを引き起こす」。

　『東垣十書』では脾胃学説の理論にもとづき，水腫を寒・熱二つのタイプに分類している。そして，寒証の多くは虚証・熱証の多くは実証であり，前者が大部分を占めると述べている。

　『丹渓心法』水腫では本病を陰水・陽水に分類し，「全身が浮腫み，のどの熱さと渇きを訴え，小便が赤みを帯びてかつ排出しにくく，大便が排出できないものは陽水」であり，「全身が浮腫み，のどの熱感と渇きはなく，大便が水様で，小便が少なくて赤みや出渋りのないものは陰水」であることを指摘している。

　明代の張景岳と李中梓の両氏は，ともに水腫が肺・脾・腎の関係する疾患であるとしながらも，それぞれ独自の見解を示している。『景岳全書』は，水と気の相互転化原理にもとづき，水腫と気腫の相違と相互関係を述べている。『医宗必読』水腫腫満では，虚実を基準に水腫を弁別し，「陽証は熱となり，熱のある者は多くが実証である。陰証は寒となり，寒のある者は多くが虚証である」と述べている。

　『医学入門』では陰水・陽水説を基礎に，証・病因・脈・治療の各方面から分類し，外界の邪気を受けた者の多くは陽証を呈し，内傷による者の多くは陰証となると述べている。

治法にいたっては，すでに『素問』湯液醪醴論篇に「臓腑・陰陽の二脈を調和させ，瘀血・積水を解消し……汗を出させ，尿を通じさせる（平治於権衡，去宛陳莝……開鬼門，潔浄府）」などの原則が述べられており，『金匱要略』水気病ではさらに明確に「各種の水のある者で，腰から下が脹れる者は小便を利すのがよい。腰から上が脹れる者は，発汗させれば治る（諸有水者，腰以下腫，当利小便。腰以上腫，当発汗乃愈）」と記している。なお，近年では，『血証論』の「瘀血が水に化したものも水腫を発する。これは血病が水を兼ねるからである」という理論を基礎に，活血化瘀法を用いた治療が効果をあげている。

病因病機

水は自らめぐることができず，その運行は気の力に頼らなければならない。そのため，水腫の証は一種の全身の気化機能障害の表れであり，関係する臓腑は多いが，病症の根源は腎にあると考えられる。外邪の侵襲・飲食や生活リズムの乱れ・疲労や内傷などはいずれも肺の通調機能・脾の転輸機能・腎の開閉機能を失調させ，最終的には膀胱の気化機能を低下させて三焦の水道の流れを妨げる。このようにして水液は滞留して皮膚に溢れ，水腫を形成するようになる。以下に，よくみられる病因病機を簡単にまとめる。

1 風邪外襲・肺失通調

風邪が体外から侵入し，肺に留まることにより，肺の宣降機能が失調し，水道が通わなくなる。それによって，風と水が互いに塞ぎ止め合って拮抗する結果，水液が皮膚層に溢れ出し，水腫を呈する。

2 湿毒浸淫・内帰脾肺

皮膚の癰瘍瘡毒などが治癒・解消せず，その毒素が体内にめぐり，脾・肺に流入した結果，水液代謝が妨げられる。行く先を妨げられた水液が皮膚に溢れ，水腫を呈する。

3 水湿浸漬・脾気受困

長期間湿気の多い土地に居住したり，または長時間雨に濡れたり，水に漬かるなどして，水湿の気が体内に入り込んだもの。または日頃の飲食の不摂生，生ものなどの摂りすぎなどによっても，湿による脾の機能不全を招き，水湿が輸送されなくなり，皮膚に溢れ，水腫を形成する。

4 湿熱内盛・三焦壅滞

湿熱が長期にわたり解消しないか，または湿がこもって熱に転化したために，中焦にある脾胃の清気を上行させ濁気を降下させる機能が不全となり，三焦が塞がれ滞り，水道不通となって水腫を形成する。

5 飲食労倦・傷及脾胃

飲食の不摂生・過労などにより，脾気が不足して弱まり，運化作用が失調すると，水湿が停滞して運行できなくなり，皮膚に溢れて水腫を形成する。

6 房労過度・内傷腎元

出産回数が多すぎたり，過度の性生活などにより腎精が枯渇したりすると，腎気が体内で消耗し，気化作用・水液の運行作用が弱まり，膀胱の気化作用の失調を招いて，腎の開閉機能が働かなくなる。その結果，水液が体内に留まり，水腫を形成する。

上述の各種病因は，単一で原因となることもあるが，複数のものが合併して発病することもある。後者の場合，その病状は非常に複雑な様相を呈する。

発病機序の面では，肺・脾・腎は互いに関係し，影響し合っていると考えられる。例えば，腎虚水汎により肺に水液が逆流した場合，肺気は降下できなくなり，水道の通調機能が失調することで，腎気がさらに不足し，水腫も深刻化する。また，脾虚によって水液をコントロールできなくなった場合，水湿は大いに盛んになり，陽気を傷つける。それが慢性化すれば，腎陽はさらに衰弱化する。逆に，腎陽が衰弱すれ

ば，脾土を温め培う機能も低下し，脾・腎ともに虚し，病状はさらなる悪化をみる。この点は『景岳全書』腫脹篇でも「およそ水腫などの証は，肺・脾・腎の三臓の関係する疾患である。水は至陰であるから，その本は腎にある。水は気によって化すものであるから，その標は肺にある。水は唯一土を畏れるため，その抑制は脾が行う。肺が虚すれば，気が精と化せず水と化し，脾が虚すれば，土が水を抑えられず，反克する。腎が虚すれば，水はその主を失い妄りに動く」と解説されている。ここでは腎を根本とし，肺をその表現と考え，脾は水液をコントロールする臓器であると考えている。

このほかに，瘀血が滞ることによって三焦の水道が損傷された場合にも，水腫が長引いて難治化する傾向がある。

類証鑑別

本病は鼓脹と区別されなければならない。

鼓脹は通常，まず腹部が大きく脹れ，続いて下肢または全身の浮腫に発展し，腹部の皮膚表面に青筋が浮き出る。

水腫は顔面部または下肢が先に脹れ出し，全身に広がる。通常皮膚の色は変化せず，腹部の皮膚にも青筋はみられない。

弁証論治

水腫の発症初期には，ほとんどの浮腫が眼瞼から始まって，顔面・四肢・全身へと発展する。そのほかに，下肢に始まり全身に発展するものもある。重篤な場合には，腹部の張りと胸部の痞えや，呼吸切迫による横臥不能などの諸症がみられることがある。弁証においては，やはり陰陽を綱としたうえで，風邪・水気・湿毒・湿熱などの諸邪気を受け，表・熱・実に属する諸症状のみられる者は，陽水として治療を行う。『金匱要略』に見られる風水・皮水の多くはこれに属する。それに対し，飲食・疲労・過度の性生活・正気の損傷により，裏・虚・寒に類する諸症状がみられる者は，陰水として治療を行う。『金匱要略』に見られる正水・石水は，ほぼこれに属する。ただ，ここで注意しなければならないのは，陰水・陽水は互いに転化する可能性を有しているという点である。もし陽水が長期化し，解消されない場合には，正気が減退して水邪が亢進し，陰水に転化することがある。逆に，陰水を基礎としてそこに外邪を感受し，水腫が悪化した場合に，標証が主体となっているときは，「急なれば標を治す」の原則に則り，陽水として治療を行うべきである。ただし陽水の初期と違い，投薬に際しては正気が体内で虚弱化していることを考慮しなければならない。治療に当たっては，発汗・利尿・攻逐などの方法のほかに，健脾・温腎などの方法が考えられるが，一般的な治療法によって効果が得られない者や，瘀血の兆候のみられるものには，活血化瘀法を取り入れて治療することもできる。以上の諸法は，単独で用いても，複数を併用してもよい。これは病状に応じた必要性から選択するべきであろう。

以下に水腫の弁証論治について，陰水・陽水にそれぞれ分類して述べる。

[陽水]

1 風水汎濫

症　状 浮腫が眼瞼から始まり，四肢・全身に急速に広がる。大部分の患者に悪寒・発熱・四肢関節のだるさ，小便不利などの症状がみられる。風熱傾向の強い者は，咽喉部の発赤を伴う腫れと痛み・舌紅・脈浮滑数，風寒傾向の強い者は，悪寒・咳喘・苔薄白・脈浮滑または緊などの症状が見受けられ，水腫が激しい場合には，脈沈であることが多い。

証候分析 風邪が体表を襲い，肺の宣降機能および水道の通調機能が失調し，邪気が膀胱に注ぐために，悪風・発熱・四肢関節のだるさ・小便不利・全身の浮腫などの症状が現れる。風は陽邪であり，軽く，浮き上がる性質をもった

め，水とぶつかり合うと水の動きを助長する。そのため水腫は顔面部から起こり，すばやく全身に広がる。風邪に熱が伴う場合は，咽喉が赤く腫れて灼熱感を伴う痛みがあり，舌質紅・脈滑数が現れる。風邪に寒を伴う場合は，邪気は体表にあり，衛陽が押え込まれるため，肺の気が排出できなくなって，悪寒・発熱・咳喘などの症状が現れる。浮腫が悪化すると，陽気が体内に押し込められ，沈あるいは沈滑数・沈緊などの脈象が現れる。

治　法　散風清熱・宣肺行水
方　薬　越婢加朮湯加減。

本処方は，麻黄の宣散肺気・発汗解表作用によって体表の水気を解消し，生石膏で解肌清熱しながら，さらに土を支えて水を抑える目的で健脾化湿作用をもつ白朮・甘草・生姜・大棗を組み合わせている。ほかに，宣肺利水消腫作用をもつ浮萍・沢瀉・茯苓を加えることができる。咽喉に腫れや痛みがあるときには，清咽散結解毒作用をもつ板藍根・桔梗・連翹を加える。熱証が強く尿が少ない場合は，清熱利尿作用をもつ鮮茅根を加える。風寒邪が盛んな場合には，石膏を取り除き，紫蘇葉・防風・桂枝を加えて，麻黄の辛温解表作用を補強する。咳喘がひどい場合には，降気止喘作用をもつ前胡・杏仁を加える。発汗があり風に敏感な者は，衛陽が虚している状態であるから，防已黄耆湯加減を用いて衛分の水の運行を助ける。

表証が解消に向かっているのに，身体が重く水腫が引かない者は，後述する水湿浸漬証を参考に治療を行う。

2 湿毒侵淫

症　状　眼瞼から全身に及ぶ浮腫・小便不利・皮膚の損傷またはびらん・悪風発熱・舌質紅・舌苔薄黄・脈浮数または滑数。

証候分析　皮膚は脾・肺の主る領域であるため，皮膚の損傷が起こる。湿毒がすぐに解消できずに，体内の臓腑に影響を及ぼすため，中焦の脾胃の水湿運化機能が低下する。それによって清陽の上行と濁陰の下降が順調に行われず，肺が水道を疏通・調整できないために小便不利となる。また，風邪は百病の元であることから，病の初期段階は多くが風邪を兼ねている。そのため，腫れが眼瞼から全身に瞬時に広がったり，悪風発熱の症状がみられたりする。舌質紅・舌苔黄・脈浮数あるいは滑数などは，風邪が湿毒を夾んでいることの表れである。

治　法　宣肺解毒・利湿消腫
方　薬　麻黄連翹赤小豆湯合五味消毒飲。

前者には，宣肺行水作用のある麻黄・杏仁・桑白皮，清熱散結作用をもつ連翹，利水消腫作用をもつ赤小豆が含まれている。後者には，金銀花・蒲公英・紫花地丁・紫背天葵が含まれ，清解湿毒作用が強化されている。膿毒が強い者には，蒲公英・紫花地丁を多量に用いる。湿邪が強くびらんがみられる者には苦参・土茯苓を加える。風邪が強く痒みのある者には白蘚皮・地膚子を加える。血熱による赤みを帯びた腫れがある者には，牡丹皮・赤芍を加える。便秘の者には，大黄・芒硝を加える。

3 水湿浸漬

症　状　水腫が全身に及び，指で押すと指が埋まるくらい沈む。小便は量が少ない・身体が重く動きづらい・胸が痞える・食欲がない・吐き気を催す。舌苔白膩・脈沈緩。発病は緩慢で，罹患期間が比較的長い。

証候分析　水湿邪が皮膚を侵襲し，留まって動かないため，四肢および全身の浮腫が解消しない。水湿が体内に集まると，三焦の水液代謝が滞り，膀胱の気化機能に異常をきたすため，尿の量が減少する。水湿は日が経つにつれて量が増し，出口がないために皮膚に広がるため，浮腫は日を追って悪化し，押すと指が埋もれるくらい陥没する。脾が湿によってその機能を抑制されると，陽気が展開できなくなるため，身体が重い・胸の痞え・食欲不振・吐き気などの症状が現れる。舌苔白膩・脈沈緩はいずれも湿勝脾弱の表れである。湿邪は粘り気のある邪気

であるため，すぐに解消することがない。そのため病気も長期化しがちになる。

| 治　　法 | 健脾化湿・通陽利水
| 方　　薬 | 五皮飲合胃苓湯。

　前者は，化湿利水作用をもつ桑白皮・陳皮・橘皮・大腹皮・茯苓皮・生姜皮から構成される。後者は，健脾化湿作用をもつ白朮・茯苓，燥湿健脾作用をもつ蒼朮・厚朴，利尿消腫作用をもつ猪苓・沢瀉，温陽化気行水作用をもつ肉桂から構成される。腫れがひどく，喘ぎ・呼吸切迫の症状がみられる場合は，麻黄・杏仁・葶藶子を加えることで，その宣肺瀉水作用によって症状を安定させることができる。

4 湿熱壅盛

| 症　　状 | 浮腫が全身に及び，皮膚は張りつめて光沢感がある。胸から上腹部にかけて痞えてモヤモヤする・身体が中心部からほてるように熱く感じられる・のどが渇く・小便は少量で色が濃い・または大便が乾燥して便通が悪くなる。舌苔黄膩・脈沈数あるいは濡数。

| 証候分析 | 水湿邪がこもって熱化したり，もしくは湿熱邪が皮膚の経絡間に詰まったりして，全身が浮腫の状態となり，皮膚も張りつめて光沢をもつほどになる。ここでは湿熱邪が三焦に詰まって動かないため，気の昇降運動に異常をきたし，胸腔・上腹部にも痞えと不快感を伴うようになる。熱邪が強い場合には，津液が消耗されるため，のどの渇き・小便が少量で赤みを帯びる・大便が乾燥して排便が困難になるなどの症状がみられる。舌苔黄膩・脈沈数あるいは濡数は，いずれも湿熱証の表れである。

| 治　　法 | 分利湿熱
| 方　　薬 | 疏鑿飲子。

　本処方は，疏風透表作用のある羌活・秦艽を用いており，汗を通じて表層の水気を解消することをねらっている。大腹皮・茯苓皮・生姜皮はともに皮膚の水邪を排除する効果を強める。沢瀉・木通・椒目・赤小豆は，商陸・檳榔とともに大小便の通じを助け，体内の水邪を下焦から排出する。疏表は通裏を助け，通裏は疏表を助ける。こうした上下表裏のそれぞれの邪気排出作用により，湿熱邪は解消され，浮腫も自ずと解消する。

　腹部の張りが取れず，便秘症状のある場合は，已椒藶黄丸を組み合わせて攻瀉の力を増強し，大便を通じさせることで水邪を排泄する。

　浮腫がひどく，息が荒く，横臥できず，脈が弦で力がある場合は，水邪が胸中にあり，肺を侵しているために，肺気が下行できなくなっているものであるから，瀉肺行水をはかるとよい。方剤は五苓散・五皮散などと葶藶大棗瀉肺湯の合方を用い，胸中の水邪を排出する。

　湿熱が慢性化しているものは，燥化することがあるため，水腫と傷陰が同時に現れるケースもある。水腫は水湿の貯留によるものであり，のどの渇きや便の乾燥・便秘は津液の消耗によるものである。この場合には，滋陰を行うと水邪を助長する恐れがあり，利水を行うとさらに陰液を損なう恐れがある。治療には非常に困難を伴うため，両者をともに考慮して『傷寒論』の猪苓湯を用いる。本処方は水邪を取り除く作用をもつ猪苓・茯苓・沢瀉・滑石と，滋養陰血作用をもつ阿膠を含んでおり，滋陰清熱利水作用をもつ。

　湿熱の邪が膀胱に下注し，血絡に影響を与え，排尿痛・血尿などの症状が現れた場合，適宜大薊・小薊・白茅根などの涼血止血薬を加える。

　攻逐療法は，歴史的には陽水による浮腫の治療法として用いられてきた方法である。うまく用いればたちどころに効果を発揮するが，病状を観察して的確に用いなければならない。病症の初期段階では，腫れはひどいものの正気はまだ盛んなため，タイミングを捉えて攻下逐水薬を用いれば，水邪を大小便を通じて排出させることができる。水邪の勢いが退いたら，補法などでケアを行い，その後の変化に備える。末期には脾・腎気がともに減少・虚弱化するため，水腫がさらに悪化する。そのため，無理やり攻

逐薬を使用すれば，水勢を一時的に抑えることはできるが，多くの正気を損なうことになる。その場合，病気を根治できていないため，そこにさらなる水邪が襲った場合，その勢いはさらに強いものとなり，病状はかえって悪化することになる。この点は『丹渓心法』水腫篇にも「芫花・大戟・甘遂などの勢いの猛烈な作用をもつ薬物は過剰に用いてはならない。これらは一度作用すると歯止めが利かない。私は，これらの薬物は，急激に放出することはできても塞ぐことが難しいため，水気の回復に備えられずかえって治すことができなくなることを恐れるものである」と記載されている。

以上の点から，激しい逐水作用をもつ薬物の使用には慎重を期さなければならない。

[陰水]

1 脾陽虚衰

[症　状] 全身の浮腫。腰以下が特にひどく，指で押した後の凹みが回復しにくい。腹部が張って苦しい・食欲減退・便が泥状になる・顔色がくすんだ黄色で艶がない・元気がなく四肢が冷える・尿量が少ない。舌淡・舌苔白膩または白滑・脈沈緩または沈弱。

[証候分析] 中焦陽気の機能が十分に発揮されず，脾の運化機能が失調し，気が水を転化することができなくなり，下焦の水邪が全身に溢れ出たために，全身に浮腫が現れ，腰以下で特にひどくなり，指で押した後の凹みが回復しにくい。脾虚により運化の働きが弱まるために，胸部・腹部が不快になり，食欲も減退し，腹部が張り，便も泥状になる。また脾虚のために顔の血色が悪くなり，陽気の温煦作用が失調するため，顔色がくすんだ黄色になり，元気がなくなって四肢が冷える。陽気が気を転化することができなくなると，水湿をめぐらすことができなくなり，尿の量が減少する。舌淡・舌苔白膩または白滑・脈沈緩または沈弱は，脾陽虚衰・水湿内聚の表れである。

[治　法] 温運脾陽・以利水湿

[方　薬] 実脾飲。

本処方は，温陽散寒作用のある乾姜・附子・草果，健脾補気作用のある白朮・茯苓・炙甘草・生姜・大棗，利水祛湿作用のある大腹皮・茯苓・木瓜，理気作用のある木香・川厚朴・大腹皮の組み合わせからなる。これらの作用により気がめぐれば，水もまためぐる。息切れし，発声も弱く，気虚が激しい場合は，健脾補気作用のある人参・黄耆を加えてもよい。また，尿量の減少があるものには，桂枝・沢瀉を加えて膀胱の気化・行水作用を補助することもできる。

本証と前述の水湿浸漬証の違いは，本証は水邪の勢いの強さによる中焦陽気の停滞が招いた水腫であるのに対し，水湿浸漬証は脾陽不振による水湿の停滞が招いた水腫であることにある。治療に当たっては，正邪のどちらが主か，どちらがより深刻であるかに気をつけなければならない。

またほかにも浮腫の証として，長期にわたる飲食の失調から脾胃が虚弱になり，栄養分を取り出すことができなくなって生じるものがある。血色不良・全身浮腫（朝起床時頭部に始まり，その後動くと下肢にも生じる）・食事は摂れるが，疲労感があり力が入らない・大便は正常あるいは泥状・尿量はかえって増える・舌苔は薄膩・脈は軟弱など，これらの症状は，前述の水腫とは異なっている。これは脾気が虚弱であるために，気が暢やかに展開することができなくなり，水湿を運化できなくなって起こるものである。治療に当たっては，利水法では気を傷めてしまうため，健脾化湿法を用いる。方剤は参苓白朮散加減を用いるか，またはそれを基礎に桂枝・黄耆を加えて益気通陽をはかる。さらに補骨脂・附子を加えて温腎助陽をはかることで気化作用を強化することができる。適宜栄養に配慮し，補助治療として大豆・落花生などを使った料理を摂取させてケアすれば，多くは治癒する。

❷ 腎気衰微

症　状　顔面および全体に浮腫を生じ，腰以下で特にひどく，指で押すとその凹みが戻らない・動悸・息切れ・腰が重だるい・尿量の減少または増加・四肢の冷え・寒さに怯える・元気がない・顔色は灰白色を呈する。舌淡胖・舌苔白・脈沈細または沈遅無力。

証候分析　腰以下は腎気が主る部位である。腎気が弱まったために，陽気による気化ができなくなり，水湿が下方に集まるために，腰以下の浮腫が激しく，指で押すと凹んだ部分が戻らない。水気が上方の肺を侵すために，動悸・息切れが起こる。腰は腎の府であるため，腎虚によって水気が体内に溜まると，腰痛と腰の重だるさが現れる。また，腎は膀胱と表裏をなしている。腎陽の不足は膀胱の気化不良を招き，それによって尿量の減少や，下元不固による多尿を招く。そのため，浮腫と多尿が同時にみられるようになる。腎陽が減少して弱まり，命門の火が弱まると，身体を温めることができなくなり，四肢が冷え，寒さに敏感になり，元気がなくなる。また，陽気が身体上部を温めることができないため，顔面の血色が悪くなり，灰白色を呈するようになる。舌淡胖・舌苔白・脈沈細または沈遅無力は，いずれも陽気虚衰・水湿内盛の外的表現である。

治　法　温腎助陽・化気行水
方　薬　済生腎気丸合真武湯。

腎は水火の臓であるため，ここでは陰陽互根の理に結びつけて考えるべきである。陽をうまく補うには，陰中に陽を求めると，その生成に無限の源をもたらす，といわれる。そこで，滋補腎陰作用のある六味地黄丸を用い，そこに温補腎陽作用のある肉桂・附子を合わせることで，水中の火を補い，腎中の陽気を温めることができる。白朮・茯苓・沢瀉・車前子は排尿を促し，生姜は水寒の気を温めて解消する。白芍は営陰を調和し，牛膝は薬効を下行させて直接下焦に到達させ，足腰を強化する。もし尿が無色で量が多い場合は，沢瀉・車前子を去り，兎絲子・補骨脂を加えて下元を温め固摂をはかる。動悸・チアノーゼ・脈虚数または結代などの症状は，水邪の上逆により心陽が抑え込まれ，瘀血が体内で滞留していることによるものであるから，附子を多めに加え，桂枝・炙甘草・丹参で温陽化瘀をはかるとよい。喘ぎ・発汗・脈虚浮かつ数などの症状がみられる者は，水邪が肺を侵し，腎が納気できなくなったものであるから，人参・蛤蚧・五味子・山茱萸・牡蛎などを多量に用いるか，あるいは黒錫丹を服用し，喘息による脱証を予防しなければならない。

本証はしばしば脾陽不振とともに現れ，脾腎両虧・水寒内盛証が現れる。そのため，健脾と温腎の薬物が常に同時に投与される。しかしその際も，脾と腎のどちらが主で，どちらが重いかに気をつけ，その比重を考慮して治療に当るべきである。

病気が慢性化し，再発を繰り返して治癒しない場合や，正気が衰え，そこに外邪を感受した場合には，発熱・悪寒・浮腫の悪化・尿量減少などが起こる。この場合には風水として治療を行うが，その一方で正気の虚弱を考慮し，解表薬は多量に用いてはならない。処方は越婢湯を使用し，適宜党参・兎絲子などの補気温腎薬を加え，扶正と祛邪を同時に行う。

末期には腎陽が長期にわたって衰えたために，陽だけでなく陰も損傷し，腎陰虧虚の状態になることがある。この場合には，水腫発作の反復・元気がない・腰の重だるさや遺精・口やのどの乾燥・手掌と足底の熱感および心煩・舌紅・脈細弱などの症状が現れる。その治療には滋補腎陰法を中心として，水湿の排除を同時に考慮する。ただこの場合，滋陰とはいっても，涼・膩の傾向が強すぎてはならない。なぜならば，水邪の勢いを強め，陽気を傷つけるからである。処方は，左帰丸に沢瀉・茯苓・冬葵子などを加えたものを用いる。

腎陰の虧虚が慢性化すると，水不涵木の原理によって肝腎陰虚・肝陽上亢・上盛下虚といった複雑な様相を呈することがある。症状として

は，顔色の紅潮・めまい・頭痛・動悸・不眠・腰の重だるさ・遺精・足元に力が入らない・四肢や身体の震えなどがある。これは肝腎の陰が下焦で虚し，肝陽上擾が起こったことによるものである。治療は育陰潜陽法を用い，方剤は左帰丸に重鎮潜陽作用のある珍珠母・竜骨・牡蛎・鼈甲・桑寄生などの殻類を中心とした薬剤を加えたものを用いる。

また，腎気が極端に虚し，中焦の陽気も衰弱し，濁陰が下行できなくなって，元気がなく常に眠りたがる・嘔吐，はなはだしいと口に尿の匂いがするなどの症状がみられるときは，病状が深刻であるため，附子に製大黄・黄連・半夏を組み合わせ，解毒降毒をはかる。

ほかにも，水腫病の治療には，「血がめぐれば水もまためぐる」という理論にもとづいて，しばしば活血化瘀法が用いられる。これは『医門法律』脹病諸方にも，当帰・大黄・桂心・赤芍などの薬を用いた例が見られる。近代の臨床ではよく益母草・沢蘭・桃仁・紅花などが用いられている。これらの利尿消腫の効果は，実際の臨床においても確認されている。

結語

水腫の原因には，外感・内傷の両者があるが，病理変化は主として肺・脾・腎の三臓に起こり，なかでも腎をその根本とする。臨床での弁証は陰陽を基準とするが，陰陽・寒熱・虚実の間における交錯と転化にも注意を払わなければならない。治療方法には発汗・利尿・攻逐・健脾・温腎・降濁・化瘀などがある。発症後間もないもの，または栄養障害による浮腫は，早期に治療を行いさえすれば予後は良好である。発病後時間が経ち，発作を繰り返しているものは，正気が虚し邪気が残留している傾向があり，治癒しにくい。また浮腫のひどい者で，そのほかに唇が黒い・欠盆が平ら・臍が突出している・足の裏が平ら・背中が平ら，または動悸・唇が青い・呼吸の切迫により横臥できない，ひいては尿閉・下血などのみられるものは，病状の重篤なものである。また，疾患が長期化した場合には，正気が枯渇し，濁邪が上部に溢れ，肝風内動が起こるなど，予後は往々にして不良であり，随時変化が起こる可能性があるため，その時々の症状に応じた治療と，病状変化に対する細やかな観察が必要となる。

水腫の初期には，無塩の食事を摂取すべきである。浮腫が消退してからは，徐々に低塩食に移行し，時間をかけて普通の食事に戻していくようにする。辛いもの・タバコ・酒などの刺激物を摂取することは，避けるべきである。栄養障害を伴うものは，低塩食を特に強調する必要はなく，淡白なものを摂取するよう心がければよい。ほかにも，普段の養生に気をつけ，生活リズムを正常に保ち，感冒を予防し，過労を防ぐことが必要である。なかでも，性生活は控えるようにして，真元を傷つけないよう気をつけるべきである。

文献摘要

『素問』湯液醪醴論篇「平治於権衡，去宛陳莝，微動四極，温衣，繆刺其処，以復其形，開鬼門，潔浄府，精以時服，五陽已布，疏滌五臓，故精自生，形自盛，骨肉相保，巨気乃平」

『素問』水熱穴論篇「勇而労甚則腎汗出，腎汗出逢於風，内不得入於蔵府，外不得越於皮膚，客於玄府，行於皮裏，伝為胕腫，本之於腎，名曰風水」

『金匱要略』水気病「風水，其脈自浮，外証骨節疼痛悪風。皮水，其脈亦浮，外証胕腫，按之没指，不悪風，其腹如鼓，不渇，当発其汗。正水，其脈沈遅，外証自喘。石水，其脈自沈，外証腹満不喘。黄汗，其脈沈遅，身発熱，胸満，四肢頭面腫，久不癒，心致癰膿」

『済生方』水腫論治「又有年少，血熱生瘡，変為腫満，煩渇小便少，此為熱腫，素問所謂結陽者腫四肢是也」「赤小豆湯，治年少血気倶熱，遂生瘡疥，変為腫満，或煩，或渇，小便不利」

『景岳全書』腫脹「温補即所以化気，気化而痊癒者，癒出自然。消伐所以逐邪，逐邪而暫癒者，愈出勉強。此其一為真癒，一為仮癒，亦豈有仮癒而果癒者哉」

『医門法律』水腫門「経謂二陽結謂之消，三陰結謂之水。……三陰者，手足太陰脾肺二臓也。胃為水穀之海，水病莫不本之於胃，経乃以属之脾肺者，何耶。使足太陰脾，足以転輸水精於上，手太陰肺足以通調水道於下，海不揚波矣。唯脾肺両臓之気，結而不行，後乃胃中之水日畜，浸灌表裏，無所不到也。是則脾肺之権，可不伸耶。然其権尤重於腎。腎者，胃之関也，腎司開闔，腎気従陽則開，陽太盛則関門大開，水直下而為消，腎気従陰則闔，陰太盛則関門常闔，水不通為腫。経又以腎本肺標，相輸俱受為言，然則水病，以脾肺腎為三綱矣」

[39] 淋証

　淋証とは，排尿が頻繁・少量・困難（しずくが滴るようである）で，刺痛・残尿感・少腹の締め付けられるような痛み（ときに腰・腹部に及ぶ）が現れる病証を指す。

　淋の名称は『内経』にはじめて見られ，『素問』六元正紀大論篇に「淋閟」と記されているが，これは『金匱要略』五臓風寒積聚病篇にいう「淋秘」と同じものである。同・消渇小便不利淋病篇では本病の症状について「淋に罹ると，粟粒のような小便がポタポタと出て，小腹がギュッと締まって，痛みが臍の裏にまで走る（淋之為病，小便如粟状，小腹弦急，痛引臍中）」と述べている。ここでは，淋病は排尿困難と尿道の痛みを主症状とする点をあげている。

　淋証の分類については，『中蔵経』にすでに冷・熱・気・労・膏・砂・虚・実の八種類があげられている。これは淋証の分類の雛形となるものである。『諸病源候論』は淋証を石・労・気・血・膏・寒・熱の七種に分類し，「諸淋」と総称している。『備急千金要方』には「五淋」の名称が見られ，『外台秘要』は「集験方では，『五淋とは，石淋・気淋・膏淋・労淋・熱淋のことである』と論じている」と，その内容を具体的に示している。現代の臨床でもなお五淋の名称は使用されているが，気淋・血淋・膏淋・石淋・労淋とするものもあれば，熱淋・石淋・血淋・膏淋・労淋とするものもある。実際の臨床では，熱淋と気淋がともによくみられるため，本篇では気淋・血淋・熱淋・膏淋・石淋・労淋の六種に分けてそれぞれ解説する。

病因病機

　淋証の病因について，『金匱要略』五臓風寒積聚病篇では「熱が下焦にある」ためであると認識している。『丹渓心法』淋篇では「淋証には五種類あるが，いずれも熱に属するものである」とも記している。『諸病源候論』淋病諸候ではさらに論を進めて「もろもろの淋証は，腎虚により膀胱が熱をもったことにより起こるものである」と述べている。後世の医学者は本病について，その多くが膀胱に熱が蓄積したことによると認識しているが，一方で気鬱から腎虚を招いて発症するものもあると考えている。『景岳全書』淋濁篇では「淋病の初期は，いずれも熱の亢進状態にあり，弁別はできない。……また淋が長期にわたり，痛みや排尿困難が改善しても膏液が止まらない者や，尿が白濁する者は，中気下陥と命門不固の証候である」と述べている。『証治要訣』淋閉篇では，「気淋とは気鬱が原因で起こるものである」としている。これらの記述を元に，近代の知見を取り入れて改めて整理すると，淋証の病機は以下のようにまとめることができる。

1 膀胱湿熱

　辛いもの・熱性をもつもの・油っこいもの・甘いものの過度の摂取，または飲酒過多により，湿熱が形成され，膀胱に注がれる。あるいは陰部が不潔であったために，穢れた邪気が膀胱に侵入し，湿熱を形成し，淋証が現れる。排尿時，灼熱感・刺痛を伴うものは，熱淋である。湿熱が蓄積し，尿がその熱を受けて濃縮され，その状態が長期化することにより，尿中の物質が結晶化して砂・石状になる

ものは，石淋である。湿熱が下焦に蓄積し，気の運動が阻害され，清濁の分別ができなくなり，液状の脂肪が尿中に混じり，尿が脂状を呈するものは膏淋である。熱が盛んになって血絡を傷つけ，血の妄動を助長し，排尿困難や血尿が現れるものは血淋である。

②　脾腎虧虚

淋証が長期化したことで，湿熱によって正気が損傷されるか，あるいは，高齢・慢性病によって身体が虚弱になる・過労・性生活の不摂生などの原因により，脾腎虧虚を招く。脾虚は中気下陥を引き起こし，腎虚は下元不固を招くため，尿が切れることなく滴る。これらが疲労時に発症するものを労淋，中気不足で気虚下陥になり発症するものを気淋，腎気虧虚で下元不固となって，脂液を制約できず，尿液が白濁するものを膏淋，腎陰虧虚によって虚火が血絡を損傷し，尿に血が混入するものを血淋という。

③　肝鬱気滞

悩みや怒りによって肝が損傷されて気滞を生じ，気が展開できず鬱して火に転化したり，または，気と火が下焦に鬱し，膀胱の気化機能を妨げたりすると，下腹部が張って排尿困難となって痛み，尿の切れが悪くなり，気淋を形成する。これは気淋でも実証に属するものである。中気下陥による気淋は，気淋の虚証タイプである。そのため『医宗金鑑』淋証篇には「気淋には虚実の別がある」と記されている。

上記からわかるように，淋証の病巣は膀胱と腎にあり，肝脾とも関係がある。その病機は主として湿熱が下焦に集まり，膀胱の気化を妨げるものと考えられる。病が長期化すると，熱が鬱して陰を損傷し，また湿邪が陽気を妨害したり，もしくは陰邪が気を損傷したりするために脾腎気がともに虚し，膀胱の気化機能が失調することとなり，病証も実から虚へ転化して虚実の混在した状況を呈する。

類証鑑別

淋証とその他の病証の鑑別に関しては，以下の通りである。

癃閉：癃閉は排尿困難・排尿量の減少や滴り，尿閉などを特徴とする。排尿困難と量の減少は淋証と似ているが，淋証は頻尿および排尿痛がみられ，毎日の排尿量は一般に正常である。癃閉は排尿時の痛みこそないものの，毎日の排尿量は正常よりも少なく，病状が深刻な場合には完全尿閉となる。

血尿：血淋と血尿はともに排尿時に出血がみられ，尿が赤くなる，または血液のみが排出されるなどの共通症状をもつ。区別に当たってのポイントは，排尿時の疼痛の有無である。血尿は一般に疼痛を伴わず，その過程において軽微な腫れるような痛み・灼熱感を伴う痛みが感じられることもあるが，血淋のように尿の滴りやそれに伴う強烈な痛みは伴わない。そのため，一般には痛みのあるものを血淋，無痛のものを血尿と呼んでいる。

混濁尿：淋証の尿の濁りと混濁尿との違いは，混濁尿は尿が不透明で，米のとぎ汁のように濁り，見た目は膏淋に近いものの，排尿時には淋証のように疼痛や出渋り感を伴うことはない点にある。

各種淋証の鑑別法は，以下の通りである。

尿の回数が多い・一回あたりの量が少ない・出が悪い・排尿がポタポタと滴るようであり切れが悪い・下腹部が締め付けられるように痛む・または腰や腹部に痛みが走るなどの症状は，淋証に共通する症状である。一方で，それぞれの淋証には異なる特徴的症状が存在し，それが鑑別のポイントとなるので，以下に整理する。

- **石淋**：尿とともに石が排出されることを主証とする。
- **膏淋**：淋証の症状に加え，尿が米のとぎ汁状に混濁，あるいはペースト状。
- **血淋**：尿に血が混じり，痛みを伴う。

気淋：下腹部の膨満感が顕著，排尿困難で痛みを伴い，切れが悪い。
　熱淋：排尿に灼熱感と刺痛を伴う。
　労淋：尿がポタポタと出て止まらず，疲労によって発症しやすい。

弁証論治

　弁証に当たっては，各種の淋証を区別したうえで，さらに証候の虚実を見極めなければならない。一般には，発病当初や急性発作の段階では実証であり，膀胱湿熱・砂石結聚・気滞不利が主証として現れる。疾患が長期化した場合，多くは虚証となり，病位は脾腎にあるため，脾虚・腎虚・気陰両虚が主証となる。また，同一の淋証であっても，さまざまな要素の影響により，病機もまたそれほど単純なものではない。

　例えば，同じ気淋にも，実証・虚証が存在する。実証は気滞不利によるもので，虚証は気虚下陥によるものであり，一方は虚証，一方は実証と，はっきりとした違いがみられる。また，同じ血淋でも，湿熱下注により熱が盛んになり経絡を損傷したものは実証に属し，陰虚火旺により虚火が経絡を熱で損傷したものは虚証に属する。ほかにも，熱淋の治療の結果，湿熱が完全に解消しきらず，そこにさらに腎陰不足や気陰両傷などが形成され，虚実が同時にみられる証候になることもある。

　実証であれば清利法，虚証であれば補益法を用いるというのが，淋証治療の基本原則である。

　実証治療では，膀胱湿熱を主証とする場合は清熱利湿法を，熱傷血絡を主証とする場合は涼血止血法を，砂石結聚を主証とする場合は通淋排石法を，気滞不利を主証とする場合は利気疏導法を，それぞれ用いる。

　虚証治療では，脾虚を主証とする場合は健脾益気法を，腎虚を主証とする場合は補虚益腎法を，それぞれ用いる。この点について，徐霊胎は『臨証指南医案』淋濁篇を批評して，「淋の治療法には，通すもの，塞ぐものがあり，治療に当たってはきちんと分類されるべきである。瘀血が尿道を塞いだものは，まずそれを通すべきである。瘀積があり，虚性の漏出のみられるものは，急ぎ激しく補うべきである」と指摘している。

　淋証の治療については，昔から発汗と補益を忌む学説がみられる。『金匱要略』では「淋証の患者は発汗させてはならない（淋家不可発汗）」とし，『丹渓心法』淋篇では「補気薬は最も用いてはならないものである。気を補えば膨れ上がり，血を補えば滞り，熱を補えば盛んになるからである」と述べている。しかし，実際の臨床に照らしてみると，必ずしもそうとは限らないケースがみられる。淋証には往々にして畏寒・発熱の症状がみられるが，これは外邪が体表を襲ったために起こるものではなく，湿熱が盛んになって正邪が拮抗したことによるものであり，発汗解表法は当然適切ではない。また淋証はその多くが膀胱に熱をもっており，陰液の不足が常に存在するため，ここで辛散発表薬を誤って使用することは，熱を下げることができないだけでなく，営陰を損傷するという弊害をもつ。しかし，もしも淋証が外感によって誘発されたものであったり，もとから淋証が存在するところに，さらに外邪を感受したものであったりして，悪寒・発熱・鼻水・鼻づまり・咳・咽喉の痛みなどの症状がみられる場合には，適宜辛涼解表剤を組み合わせて投与することも可能である。ほかにも淋証には補薬を投与してはならないとの説があるが，これは実熱証について述べたものであり，脾虚中気下陥・腎虚下元不固などの証については，それぞれ健脾益気・補腎固渋などの方法で治療を施すべきであり，こうした説にとらわれるべきではない。

1 熱淋

　症　状　尿は少量で回数が多い・排尿時に灼熱感と刺痛を伴う・尿は黄赤色・下腹部に切迫感と膨張感がある。または寒け・発熱・口の苦味・吐き気がある。または触れることができ

ないような腰痛・便秘。舌苔黄膩・脈濡数。

証候分析 湿熱が下焦に滞留し，膀胱の気化運動が失調した状態となるために，排尿量が減少して頻尿となり，排尿時には灼熱感と刺痛を伴い，尿の色も黄赤色になる。腰は腎の府であるため，湿熱の邪気が腎を侵すと腰が痛み，触れると痛みが増す。湿熱が体内にこもり，正邪が拮抗すると，入れ替わりに寒けと発熱が起きたり，口が苦くなったり，吐き気を催したりする。熱邪が強いと大腸に波及して，便秘を引き起こす。舌苔黄膩・脈濡数は，いずれも湿熱証の表れである。

治法 清熱利湿通淋

方薬 八正散。

本処方は通淋利湿作用をもつ萹蓄・瞿麦・木通・車前子・滑石，清熱瀉火作用をもつ大黄・山梔子・甘草梢からなる。便秘で腹部の張っている場合は，生大黄を多めに用いて枳実を加え，通腑泄熱をはかる。寒けと発熱・口の苦味・吐き気がみられる場合は，和解少陽作用をもつ小柴胡湯を組み合わせることができる。湿熱で陰を損傷している場合は，大黄を去り，養陰清熱作用をもつ生地黄・知母・白茅根を加える。

2 石淋

症状 排尿時に砂石が混入する・排尿困難または排尿途中で突然排尿が止まる・尿道が締め付けられるように痛む・下腹部が拘縮するかまたは腰から腹部が締め付けられるように激しく痛む・尿に血液が混入する。舌質紅・舌苔薄黄・脈弦または帯数。長期化し砂石が排出しきらない場合，顔色に艶がない・元気がない・呼吸が弱々しい・全身がだるいなどの症状が現れ，舌質淡・舌縁に歯痕がある・脈細かつ弱となる。もしくは腹部・腰部がジクジク痛む・手掌と足底がほてる・舌質紅・舌苔少・脈細帯数となる。

証候分析 湿熱が下注し，尿を煮詰めたことにより，結晶化し砂石を生じたもの。砂石が尿とともに排出されないために，排尿時の疼痛がある。砂粒が大きいと，尿道を詰まらせ，排尿が途中でストップし，詰まりにより激しい痛みが起こる。結石は脈絡を傷つけるため，尿に血液が混入する。発症初期には陰血が損傷しておらず，湿熱も盛んなため，舌質が紅，舌苔が薄黄，脈も弦または帯数となる。長期化すると陰血が損傷され，正気をも損なうため，陰虚となったり，気虚となったりして，虚実の混在する証候がみられるようになる。陰虚の場合は，腰が重だるくなってジクジク痛み，手掌と足底がほてり，舌質紅，舌苔少，脈細帯数となる。気虚の場合には，顔色に艶がなく，精神状態も落ち込みがちになり，呼吸も弱々しく，全身に力が入らず，舌質淡，舌縁に歯痕ができ，脈細かつ弱になる。

治法 清熱利湿・通淋排石

方薬 主として石葦散。

本処方には清熱利湿・通淋排石作用がある。そこに金銭草・海金砂・鶏内金などを加え，排石消堅作用を強化する。腰や腹部に締め付けられるような痛みがある場合は，緩急止痛作用をもつ芍薬・甘草を加えることもできる。尿に血液の混入がみられる場合は，涼血止血作用をもつ小薊草・生地黄・藕節を加えることもできる。さらに発熱がみられる場合，清熱瀉火作用をもつ蒲公英・黄柏・大黄を加えることもできる。石淋が長期にわたり，虚実の混在する証候を呈した場合は，症状と病機をともに考慮し，気血が不足し虚している場合には二神散と八珍湯の合方を，陰液を損傷している場合には六味地黄丸と石葦散の合方を，それぞれ投与する。

3 気淋

症状

- 実証：尿が出渋りポタポタと滴って出きらない・下腹部が張って痛む。舌苔薄白・多くは脈沈弦。
- 虚証：下腹部が下方に引っ張られるような膨張感・排尿の切れが悪い・顔色晄白。舌質淡・脈虚細無力。

証候分析 下腹部は足厥陰肝経の循環する場所である。感情・意思が鬱すると，肝は条達の性質を失い，気が鬱結し，膀胱の気化運動が失調するため，排尿困難・ポタポタと滴り出きらない・下腹部が張って痛むなどの症状が現れる。脈の沈弦は肝鬱の表れである。これは気淋でも実証のものである。長期にわたり治癒しないか，または苦寒・疏利の薬物を使いすぎると中気を損傷し，気が虚し下陥するため，下腹部が下方へ引っ張られるような膨張感が起こる。気虚により尿のコントロールが効かなくなるため，尿の切れが悪い。顔色㿠白・舌質淡・脈虚細であるのはいずれも気血虧虚によるものである。これは気淋でも虚証のものである。

治法 実証には利気疏導，虚証には補中益気

方薬 実証には沈香散加味方。虚証には補中益気湯。

沈香散は利気作用をもつ沈香・橘皮，柔肝作用をもつ当帰・白芍，清熱作用をもつ甘草，利尿通淋作用をもつ石葦・滑石・冬葵子・王不留行などからなる。胸が痞え腋下に張りがある場合は，肝気の疏通作用をもつ青皮・烏薬・小茴香を加える。経過が長く気滞血瘀傾向のある場合は，活血行瘀作用をもつ紅花・赤芍・川牛膝を加える。

虚証には，補中益気湯を用いて中気を補う。さらに血虚腎虧傾向を伴う場合には，八珍湯を用い，組成中の茯苓を二倍にし，益気養血作用をもつ杜仲・枸杞子・懐牛膝を加えることで，脾腎をともに補うことができる。

4 血淋

症状

実証：排尿時に灼熱感・出渋り・刺痛を伴う。尿色は深紅を呈しているか，血塊が混入する。痛み・張り・尿意も激しくなる。いらつきがみられることもある。舌苔黄・脈滑数。

虚証：尿は薄い赤色・痛みや排尿困難はそれほど顕著ではない・足腰に力が入らない・やつれて全身がだるい。舌質淡紅・脈細数。

証候分析 湿熱邪が下焦膀胱を侵し，熱が盛んになると，絡脈を損傷して血の妄行を促し，尿の出渋りと排尿時の痛み・血液の混入がみられるようになる。血塊が尿道を塞ぐために，疼痛・張り・切迫感が激しくなる。心火の亢進がある場合には，いらつきがみられることがある。舌苔黄・脈数はいずれも実熱によるものである。

長期化すると，腎陰不足となり，虚火の熱が絡脈を損傷する。絡脈を損傷すると，脈管から血が溢れるため，尿が淡紅色に変化する。出渋りや痛みが顕著でなく，足腰に力が入らないものは，血淋でも虚証に属するものである。

治法 実証には清熱通淋・涼血止血，虚証には滋陰精熱・補虚止血。

方薬 実証には小薊飲子合導赤散。虚証には知柏地黄丸。

小薊飲子合導赤散は涼血止血作用をもつ小薊草（30gまで使用可）・生地黄（新鮮なものがよい）・蒲黄・藕節，降心火・利小便作用をもつ木通・竹葉，三焦の火を清し排泄する作用をもつ山梔子，利水通淋作用をもつ滑石，引血帰経作用をもつ当帰，瀉火しながら陰茎に達し止痛作用を発揮する生甘草梢からなる。出血が多く，痛みが強い場合には，これとは別に参三七・琥珀粉を頓服し，化瘀・通淋・止血をはかる。

虚証には，知柏地黄丸を用いて滋陰清熱を施す。ほかにも補虚止血のために旱蓮草・阿膠・小薊草などを加えることができる。

5 膏淋

症状

実証：尿は混濁して米のとぎ汁のようである・放置すると綿毛状の沈殿が生じる・上澄みにはラードのような油が浮かぶ・固形の油が混在する・血液が混在する。排尿時には尿道に灼熱感・出渋り感・疼痛が感じられる。舌質紅・舌苔黄膩・脈濡数。

虚証：長期にわたり治癒せず，繰り返し再発し，ラードのような脂が排泄される。出渋りや痛みは軽減するが，身体は日増しに痩せ細り，めまい・脱力感があり，足腰に力が入らない。舌質淡・舌苔膩・脈細弱かつ無力。

証候分析 湿熱邪が下焦を侵し，気化不全となり，脂液が制約を受けなくなったために，尿が米のとぎ汁のように混濁し，また尿道に灼熱感・出渋り感・疼痛などの実証症状が現れる。病症が長期にわたり再発して治癒しないと腎虚となり，腎気の固摂作用が弱まるため，脂液が制約されずに排出され，その結果，脂状の尿・痩せ細り・めまい・脱力感・足腰に力が入らないなどの虚証の症状が現れる。

治法 実証には清熱利湿・分清泄濁，虚証には補虚固渋

方薬 実証には程氏萆薢分清飲加減。虚証には膏淋湯。

程氏萆薢分清飲加減は，湿毒清利作用をもつ萆薢・菖蒲，清熱利湿作用をもつ黄柏・車前子，健脾除湿作用をもつ白朮・茯苓，清心活血通絡作用をもつ蓮子心・丹参からなり，これらの協同作用により清濁が分けられ，湿熱邪は解消され，絡脈が通じ，脂液が本来の経路に復帰するようになる。下腹部が張り尿が出渋る場合には，烏薬・青皮を加える。尿に血が混入する場合には，小薊草・藕節・白茅根を加える。

虚証には膏淋湯を用いる。本処方は補脾作用をもつ党参・山薬，滋腎作用をもつ地黄・芡実，脂液固渋作用をもつ竜骨・牡蛎・白芍からなる。脾腎がともに虚し，中気下陥となり，腎の固渋作用が失調している場合には，補中益気湯合七味都気丸を用い，益気昇陥・滋腎固渋を施す。

6 労淋

症状 尿の赤み・出渋りはそれほど激しくないが，滴りが止まらない・悪化と好転を繰り返す・疲労により症状が引き起こされる・足腰にも力が入らない・やつれて全身がだるい。舌質淡・脈虚弱。

証候分析 各種淋証の長期化，寒涼薬の過量服用，罹患期間が長期にわたったために身体が弱る，あるいは過労などの原因により，脾腎両虚の状態になるもの。湿毒が体内に留まり解消されないために，尿の色や痛みは激しくないものの滴りが止まらず，疲労によって症状が再発する。気血不足のため，舌質淡・脈弱になる。

治法 健脾益腎

方薬 無比山薬丸加減。

本処方は健脾利湿作用をもつ山薬・茯苓・沢瀉，益腎固渋作用をもつ熟地黄・山茱萸・巴戟天・菟絲子・杜仲・牛膝・五味子・蓯蓉からなる。脾虚気陥による下腹部の下垂感と張り・尿の滴りなどの症状が現れた場合には，補中益気湯を用いて益気昇陥をはかる。腎陰虧虚により，顔色の周期性紅潮・手掌と足底のほてり・いらつきなどがあり，舌質紅・脈細数の場合は，滋陰降火作用をもつ知柏地黄丸を併せて用いることができる。腎陽虚衰の場合には，温補腎陽作用をもつ右帰丸を併せて用いるか，鹿角粉3gを二度に分けて頓服すると，さらに良い効果が得られる。

以上のように各種淋証の弁証論治について分類して述べてきたが，それぞれの間には一定の転生関係が存在している。具体的には，虚実間の転化として現れる。例えば実証の熱淋・気淋・血淋は虚証の労淋に転化することがあるし，逆に虚証の労淋も実証の熱淋・気淋・血淋に転化しうる。また湿熱が解消しきっておらず，さらに正気がすでに損傷し，実証が虚証に移行しつつある段階においては，虚実の混在する証候が現れる。気淋・血淋・膏淋などの淋証自身の内部にも，こうした虚実が転化し合う状況が同様に存在する。例えば石淋が実から虚へと転化するときは，砂石が排出されていないために，正虚邪実の証となって現れる。

そのほかには，一部の淋証の間での相互転化や，同時に複数の淋証がみられる。前者は熱淋が血淋に転化するものであり，後者には石淋を

基礎としてさらに熱淋・血淋を発症したり，膏淋に熱淋や血淋を併発したりするケースがある。こうした淋証の各種の転化関係を知ることは，臨床において臨機応変に弁証論治を行ううえで，実用的な価値をもつ。

淋証の予後は，往々にしてその証型と病状の程度に関係する。一般に淋証の発症初期の場合には，そのほとんどが比較的容易に治癒する。しかし，少数の熱淋・血淋では，湿熱が三焦にびまんし，湿熱が営血に侵入して，高熱・意識障害・譫語などの重篤な証候が現れる。淋証が長期化して治癒をみない，または発作が反復して起こる場合には，労淋に転ずることがある。労淋に転ずると脾腎両虚を招き，はなはだしいと脾胃気が極度に弱まることになる。そして腎気の不足は肝気を盛んにし，肝風が身体の上部を襲う結果，めまい・四肢の脱力感・吐き気・嘔吐・食欲減退・イライラして落ち着かない・昏迷・ひきつりなどの証候が現れるようになる。ほかにも，長期にわたる血淋で，血尿がダラダラと続いて止まらないと，患者の顔色は憔悴し，身体も痩せ細る。ときとして少腹部に触知できる腫れものがみられることがあるが，これは気滞血瘀の悪化によって形成された癥積である。臨床においては，処方の際に化瘀軟堅法を取り入れ，丹参・蒲黄・赤芍・紅花・石見穿・白花蛇舌草・山慈姑・夏枯草などから薬物を選んで用いるとよい。

結語

淋証とは，尿の回数増加・量の減少・排尿困難・排尿が途切れ途切れである・排尿時に刺痛を伴う・残尿感・下腹部の拘縮・または腰や腹部に牽引痛がみられる病証をいう。

淋証の主な病因は，膀胱の湿熱であり，病位は腎と膀胱にある。発症初期は多くが邪実証であり，経過が長引くと実から虚への転化がみられるか，あるいは虚実の混在する証候となる。その臨床症状には二種類があり，一つは膀胱の気化失調が引き起こした証候，もう一つは各種淋証の特殊な症状である。前者は淋証と診断するための根拠となり，後者は各種淋証を区別するための特徴である。淋証と区別しなければならない病証には癃閉・尿血・尿濁がある。

淋証はそれぞれ熱淋・石淋・気淋・血淋・膏淋・労淋の六種に分類される。弁証に当たっては，各種淋証の違いを区別しなければならないだけでなく，証候の虚実を見極めなければならない。

発症初期の湿熱の凝集による膀胱の気化失調によって発症したものは実証であり，治療には清熱利湿通淋法を用い，同時に行気に配慮する。経過が長引き，脾腎気がともに不足し，膀胱が気化能力を失った場合は虚証であり，培補脾腎法で治療する。虚実の混在する証候には，症状と病機に同時に配慮した治療が必要となる。また，各種淋証の特徴に応じて，止血・排石・泄濁などの方法を組み合わせていく。

各種淋証の間には，一定の関係が存在する。その一つは虚実の相互転化であり，複数の異なる淋証の間や同一の淋証内にそのような状況が存在する。もう一つは各種淋証間の相互転化である。ほかにも，二種の淋証に虚実が同時にみられる状況も存在する。これらの転化について知っておくことは，実際の臨床に役立つであろう。

【附】尿濁

尿濁とは，尿が米のとぎ汁のように混濁する症状をいう。排尿時には疼痛を伴わない。

本病の病因病機は，脂っこいものや甘いものの過量摂取により，脾の機能が失調して湿邪が熱邪を生むか，または病後に湿熱の余邪が残り，下焦に蓄積されて清陽濁陰が分別されなくなり，尿濁を引き起こすことによることが多い。熱が盛んで血絡を損傷した場合には，血絡から血が溢れるため，尿濁にさらに血が混じる。また，疾患が長期化すると脾腎気がともに損傷し，脾が虚して中気が下陥し，腎も虚して固摂が失調するため，精微の脂液が下焦に流れ

ることになる。また、脾の統血機能が失調したり腎陰が損傷したりしても、尿濁に血が混じることがある。もしそのうえさらに脂の多いものや味の濃いものを食べたり、過労状態になったりすると、尿濁はさらに進行するか、または一度好転したものが再発することがある。

本疾患は初期には多くが湿熱によって発病し、実証であるので、清熱利湿法で治療する。疾患が長期化して脾腎が虚し不足した場合には、培脾補腎・固摂下元法で治療する。虚実の入り混じった状態には、双方に配慮した治療を行う。以下に各証型に分けて解説する。

1 湿熱内蘊

症　状 尿が混濁するか、あるいは固形物が混じる・尿の上澄みに油が浮く。または血の色・血が糸状に凝固したもの・血の塊を伴うか、排尿困難や排尿時の灼熱感を伴う。のどが渇く。舌苔黄膩・脈濡数。

証候分析 脂っこいものや甘いものを大量に摂取したことにより、脾胃に湿熱が溜まり、それが膀胱に下注する。

治　法 清熱化湿

方　薬 程氏萆薢分清飲。

2 脾虚気陥

症　状 尿濁症状を繰り返し、長期化して治らず、尿は真っ白に濁り、下腹部は張って下垂感を伴う。排尿感がすっきりせず、顔色に艶がなく、元気がなく脱力感やだるさがある。脂っこいものを摂取すると発作が起きたり、症状が悪化する。舌質淡・脈虚数。

証候分析 脾虚気陥を原因とした精微の流出による。

治　法 健脾益気・昇清固渋

方　薬 補中益気湯合蒼朮難名丹加減。

尿濁に血の混じる場合は、適宜小薊草・藕節・阿膠・墨旱蓮を加える。脾虚が腎に影響し、下肢の冷え・泥状便の症状がある場合には、附子・炮姜を加えてもよい。

3 腎元虧虚

症　状 尿濁が長期にわたって治癒せず、尿が脂肪の塊やゼリー状あるいは乳白色である。元気がない・痩せこけてだるい・足腰にも力が入らない・めまい・耳鳴り。陰虚の場合は、煩熱・口腔の乾燥・舌質紅・脈細数。陽虚の場合は、顔色㿠白・寒がりで四肢が冷える・舌質淡白・脈沈細。

証候分析 腎の固摂機能が失調し、脂液が流出する。

治　法 腎陰虚傾向の場合は滋陰益腎、腎陽虚傾向の場合は温腎固渋

方　薬 腎陰虚傾向の場合は知柏地黄丸あるいは二至丸。腎陽虚傾向の場合は鹿茸補渋丸。

文献摘要

『諸病源候論』淋病諸候「諸淋者、由腎虚而膀胱熱故也……腎虚則小便数、膀胱熱則水下渋、数而且渋、則淋瀝不宣、故謂之為淋」「熱淋者、三焦有熱、気搏於腎、流入於胞而成淋也、其状小便赤渋」「石淋者、淋而出石也、腎主水、水結則化為石、故腎客沙石。腎虚為熱所乗、熱則成淋、其病之状、小便則茎裏痛、尿不能卒出、痛引少腹、膀胱裏急、沙石従小便道出、甚者塞痛令悶絶」「膏淋者、淋而有肥、状似膏、故謂之膏淋、亦曰肉淋、此腎虚不能制於肥液、故与小便俱出也」

『丹渓心法』淋「血淋一証、須看血色分冷熱。色鮮者、心、小腸実熱、色瘀者、腎、膀胱虚冷」

『証治匯補』下竅門「労淋、遇労即発、痛引気街、又名虚淋」

［40］癃閉

　癃閉とは尿量が少なく，ポタポタと滴るように尿が排出され，はなはだしいと完全尿閉となる症状を主とする疾患である。このうち，尿の出が悪く，排尿は滴るようでかつ量も少なく，発症の緩やかなものを「癃」，排尿できず，発症の急なものを「閉」と呼ぶ。癃と閉には区別が存在するが，いずれも程度の差はあるが排尿困難を指すものであることから，両者を合わせて癃閉と称することが多い。

　癃閉という名称は『黄帝内経』にはじめて見られる。『内経』では癃閉の病位・病因・病機について，詳細な論述を行っている。例えば，『素問』霊蘭秘典論篇では「膀胱とは，州都の官にあたり，津液を蔵するところである。気化によってそれが排出される（膀胱者，州都之官，津液蔵焉，気化則能出矣）」とし，また「三焦とは，決瀆の官にあたり，全身の水の道を主宰する（三焦者，決瀆之官，水道出焉）」と述べている。また同・宣明五気篇では「膀胱の不利を癃，不約を遺溺という（膀胱不利為癃，不約為遺溺）」とし，同・標本病伝論篇では「膀胱が病になると，小便不通となる（膀胱病，小便閉）」とする。ほかにも，『霊枢』本輸篇では，「三焦は……それが実証となると閉癃し，虚証となると遺溺となる（三焦……実則閉癃，虚則遺溺）」と，それぞれに本疾患の病位は膀胱であり，膀胱と三焦の気化不全が本疾患の発症を招くことを述べている。

　『諸病源候論』小便諸候篇では，「小便不通」と「小便難」の原因をすべて腎と膀胱の熱であるとし，「熱気が盛んになりすぎる」と「小便不通」になり，「熱の勢いが非常に微かになる」と「小便難」になると論じ，熱の程度の違いによる二つの症状の区別を説明している。『備急千金要方』には小便不通の治療方剤十三種が記載されている。『外台秘要』には小便不通治療の方剤が十三種，小便難・小便不利治療の方剤が九種記載されている。また，『備急千金要方』膀胱腑篇には「胞嚢とは腎膀胱に属すものであり，津液と尿を貯える。臓が熱病に侵されると，胞の気が滞り，小便不通となり，……これは胞が歪んで，津液が不通となったものである。葱の葉の先端を取り除き，陰茎の穴に三寸差し入れ，軽く吹いてやると，胞が膨らみ，津液がすっきりと通り，症状も解消される」としている。これはカテーテル導尿術を用いて尿閉の治療を行った最も早期の例である。

　元代の朱丹渓は，小便不通には「気虚」「血虚」「痰」「風閉」「実熱」など，多くの原因があると考えた。これは巣元方よりさらに進んだ見解である。朱丹渓は弁証論治の精神にもとづき，探吐法を用いて小便不通の治療を試みている。『丹渓心法』小便不通篇に「気虚には，人参・黄耆・升麻などを用いて先に服用させて後に吐かせるか，または参耆薬中で探吐をはかってもよい。血虚の場合は，四物湯を服用させて後に吐かせるか，または芎帰湯で探吐をはかってもよい。痰が多い場合には，二陳湯を服用させて後に吐かせる。これらはいずれも探吐法として用いるものである。もし痰気閉塞がみられる場合には，二陳湯に木通・香附を加えて探吐をはかるべきである」と述べ，さらに探吐法をスポイトに喩えて，上の穴を塞ぐと下の穴が通らないが，その上を開くことで下の穴は必ず通じることを述べている。

　また張景岳は，癃閉の病因を以下の四種に帰

納している。①火邪が小腸・膀胱に結集した場合には，水の源泉が枯渇し，気門が熱によって閉塞し通じなくなる。②熱が肝腎に留まった場合には，精気が衰弱したり，あるいは血が涸渇したりして，水道が塞がれて尿が通じなくなる。③真陽が下焦で涸渇し，元海（腎水）が無根となった場合には，気が虚して気化できなくなって尿閉を生じる。④肝気が盛んになり，気逆が起こり，膀胱の気化を妨害した場合には，気実の尿閉を生じる。

　火邪が下焦にあり，膀胱が熱によって塞がれて通じなくなった場合には，利法で治療することができる。肝腎の実火が盛んな場合には，その火を清すことにより水は自ずと通じるようになる。肝気が強く，気逆が起こり，閉塞して通じない場合には，破気・行気を施すことができる。張景岳は『景岳全書』癃閉篇において，「膀胱は水を蔵する腑である。入る水は気によってもたらされるものであるから，気があれば水もまたある。出る水は気を通じるものであるから，水がそこになければ排尿はできない。経典にも『気化すれば出ずる』と言っている通りである。気化により入ることができ，また気化により出ることができる。気化がなければ出入りはありえない。これは出入りにはすべて気化が関わっているということである。これは気化の本来の意味合いであり，出るもののみが気化と呼ばれるものではない。そして水の中に気があるということは，気はすなわち水である。気の中には水がある，つまり水はすなわち気である。気虚により閉証となった者は，真陽が下焦で衰え，元海〔腎陰〕が無根になり，水火が交わらず，陰陽も離れ隔たる。そのため気は気から気となり水とならず，水は水から水となり貯留してめぐることができない。気が水にならなければ水の腑は枯れる者があり，水が止まって動かなければ浸かって腐敗する者がある。気化ができないものを，無理に通そうとしても通るはずはない。陰の中に陽がないのに苦寒の薬品を用いたら，それこそ悪化するというものである」と，気虚による閉証の病機を詳細に述べている。以上に鑑みて，張氏は気虚による閉証に対しては，「気化をもたら」し，「臓気の寒熱を区別しなければならない。もとより内熱の傾向のない場合は，陽虚もしくは病がまだ進行していない状態である。ここでは左帰・右帰・六味・八味などの湯液・丸薬を用いて，水を補って分清をはかるか，あるいは火を補って気を生み出し，状況に応じて運用することで，確実にその根源を断つことができる。病がすでに悪化している場合は，八味丸料や金匱腎気湯加減を分量を多めに煎じて服用する」「元より陽臓に内熱傾向があり，温補に耐えられず，なおかつ尿閉している場合は真陰が敗絶し，陰がないために陽も生まれず，水が虧欠している証候である。補陰抑陽によって治療し，化陰煎の類をもって治療する。陽気が亢進気味で水が火を抑えられない状態になっている場合は，李東垣のように滋腎丸を用いてもよい」と述べている。このように張氏は気虚不化による癃閉の治療に関して，その進歩に大きく貢献した。

　清代になると，本疾患についての認識はすでに相当豊富になっていた。李用枠は『証治匯補』癃閉篇で，本疾患の原因を次のようにまとめている。すなわち「熱が下焦に結び，胞内を塞ぎ，気道が滞っている者，肺中に伏熱があり，水を生み出すことができず，気化が行われない者……多汗状態が長期にわたり，津液が枯渇した者，憤怒のために肝経に気閉を生じ通じなくなった者，脾虚気弱で通調機能が失調した者」である。李氏はあわせて癃閉の治療法について次のように詳述している。「全身の気は肺に関わる。肺が清らかであれば気はめぐるが，肺が濁っていると気は詰まる。そのため，尿が通じなくなるのは，肺気の宣発が滑らかでない者が多く，清金降気を中心にして他の症状を参考にしながら治療するべきである。肺が燥いて水を生み出せない場合は，滋腎滌熱をはかるとよい。滋腎滌熱は，これを正治と呼ぶ。清金潤燥は，これを隔二の治と呼ぶ。燥脾健胃は，こ

れを隔三の治と呼ぶ。ほかにも，水液が大腸のみを潤し，小腸がそのために枯れる状態があるが，これはそれぞれを利することによって治療できる。気滞で不通となり，それが元で水道が閉塞した場合は，とりあえず順気を考える。実熱証は，鹹寒性のものを与えて冷やさなければ陽気を化すことができない。虚寒証には，温補をもってしなくては陰が生まれない。痰閉証には，吐提法を用いることができる。瘀血の場合は，疏導法を同時に施すべきである。脾虚気陥の場合は，中気を引き上げる。下焦が陽虚の場合は，命門に温補を施す」。

中医は本疾患についても，早期からその深刻さを認識している。『医部全録』大小便門にも，『備急千金要方』の「流行性疾患を患い，治癒した後に尿が通じなくなり命を落とす者もある。この症状はけっして軽視してはならない」という一文が記されており，癃閉も死亡のきっかけとなりうることを述べ，われわれに注意を促している。

病因病機

健常人の尿の滞りない排泄は，三焦の正常な気化作用に依存しており，三焦の気化作用は主として肺・脾・腎の三臓により維持されている。そのため，本疾患は腎と密接な関係がある以外に，一般に肺・脾・三焦とも関わりがある。

肺は粛降を主り，水道を通じさせ調節する機能をもつ。肺気の粛降により，上焦の水液は絶えず膀胱に注ぐことができ，それによって尿の正常な排泄が維持されている。肺の粛降機能が失調し，水道の通調ができなくなり，膀胱に注ぐことができなくなると，癃閉の発生を招くことがある。

脾は運化を主る。脾は水穀の精微を消化輸送すると同時に，人体で必要とされる水液を身体の各所に送り届けている。これは脾の輸送機能である。この脾の輸送機能が失調し，昇清降濁が行われなくなると，癃閉を引き起こすことが

ある。腎は水液を主り，二便を司り，膀胱と表裏をなす。

「腎は水液を主る」とは，腎が体内の水分バランスの調節に重要な役割を果たしていることをいったものである。体内の水液の分布と排泄は，主として腎の気化作用によって行われている。腎の気化が正常であれば，開閉にも節度がある。正常な体調のもとでは，水液は胃の受納・脾の運輸・肺の粛降などの働きにより腎にいたり，そこで腎による気化を経て，清気は肺へと戻されて全身に分配され，濁気は膀胱に注ぎ，体外に排出される。このようにして人体の正常な水液の運化は維持されているが，腎の気化機能に異常をきたすと，関門の開閉不利を招き，癃閉を起こすことになる。

ほかにも，肝気の鬱滞・血瘀による閉塞なども三焦の気化に影響を及ぼし，癃閉を引き起こすことがある。

本疾患の病因病機について，以下に証型別に述べる。

① 湿熱蘊結

中焦の湿熱が解消されず，膀胱に下注するか，または腎の熱が膀胱に移行して生じるもの。膀胱が湿熱によって機能を妨げられ，気化不全を招き，尿が通じなくなり，癃閉となる。この点については，『諸病源候論』小便病諸候も「小便が通じないのは膀胱と腎のいずれにも熱があるからである」と指摘している。

② 肺熱気壅

肺は水の上源であるため，熱が肺に集まり，肺気が粛降できなくなると，津液の運行と分布が失調し，水道の通調機能も不順となり，膀胱に注ぐことができなくなる。さらに熱気が過剰になり，膀胱に移行して，上焦・下焦ともに熱気によって正常な流れが塞がれると，癃閉となる。

③ 脾気不昇

過労により脾を損傷したり，飲食が不摂生であったり，長期にわたる疾患により身体が衰弱したりすると，脾虚となって清気が上昇

できず，濁陰も下降しにくくなり，排尿も不順になる。『霊枢』口問篇にも「中気が不足すると，尿や便が不調となる（中気不足，溲便為之変）」と指摘されている。

④ 腎元虧虚

高齢で身体が弱っているか，あるいは長期にわたる疾患により身体が衰弱しているなどの原因で腎陽が不足し，命門の火が衰え，いわゆる「陽がなければ陰は生まれない」状態となり，膀胱の気化が無力となり，排尿が行われなくなる。また，下焦に熱が集まり，長期にわたり治癒しないために，津液が消耗されて腎陰不足を招き，いわゆる「陰がなければ陽も生まれない」状態も，癃閉を起こすことがある。

⑤ 肝鬱気滞

極端な感情変化を原因とした内傷によって肝気鬱結を引き起こし，疏泄が順調に行われず，三焦の水液運化と気化機能に影響を与えると，水道の通調機能が阻まれ，癃閉を発症することがある。さらに，経脈の分布からみても，肝経は陰器を巡り，下腹部に至る。これもまた肝経の病から癃閉が引き起こされることの原因である。そのため『霊枢』経脈篇も「肝は足の厥陰の脈である……本経が主る肝によって生じる病は……遺溺・閉癃などである」と述べている。

⑥ 尿路阻塞

瘀血・敗精・腫塊（できもの）・結石などが尿の通り道を塞ぎ，尿の排泄を困難にすると，癃閉を形成する。これは張景岳のいう「あるいは敗精，あるいは槁れた血が水道を塞いで通じなくなったもの」である。

以上をまとめると，本疾患の病位は膀胱にあるが，三焦・肺・脾・腎との関係も非常に密接であることがわかる。

上焦の気が気化できないものは，肺に原因を求めるべきである。これは肺の機能が損なわれたために，水道を通調して膀胱に注ぐことができなくなるからである。

中焦の気が気化できないものは，脾に原因を求めるべきである。これは脾土が虚弱化すると，昇清降濁ができなくなるからである。

下焦の気が気化できないものは，腎にその原因を求めるべきである。これは腎陽が虧虚すると，気が水を化生ことができず，腎陰が不足すると，湿熱が結集するからである。

以上のいずれもが膀胱の気化失調を招き，癃閉を形成する。

肝鬱気滞もまた三焦の気化を鈍らせ，癃閉を起こすことがある。

このほかにも，さまざまな原因によって引き起こされた尿管の閉塞も，また癃閉を引き起こすことがある。

類証鑑別

癃閉は淋証と区別しなければならない。

淋証は，頻尿・尿量減少・尿の出渋り・排尿は滴り出るようでありかつ刺痛を伴う・残尿感を特徴とする。淋証は，尿量減少・排尿困難の点では癃閉と似ているが，排尿が頻繁であり，排尿時に痛みを伴い，さらに毎日の排尿量はほとんどの場合正常範囲にある。それに対して，癃閉は刺痛がなく，毎日の排尿量が少なく，はなはだしいと完全尿閉となる。『医学心悟』小便不通篇では，「癃閉と淋証は違うものである。淋は排尿回数が多く陰茎が痛み，癃閉は尿が滴り排尿が困難である」と述べ，癃閉と淋証について明確に区別している。

弁証論治

癃閉の症状は，主として尿が滴り落ちるか，まったく出ないかのどちらかである。発症は，突然である場合とゆっくりな場合とがある。下腹部は，張る場合とそうでない場合があるが，尿道に痛みはない。病状が重篤な場合には，めまい・頭痛・悪心・嘔吐・息苦しさ・喘息・水

腫・はなはだしいと意識不明などの症状が現れることもある。

本疾患の弁証は，まず虚実を弁別することから始まる。湿熱蘊結・濁瘀阻塞・肝鬱気滞・肺熱気壅を病機とするものは，ほとんどが実証に属する。脾気不昇・腎陽虧虚・命門火衰・気化が膀胱に及ばないなどを病機とするものは，いずれも虚証である。虚実を見分ける主な根拠としては，実証の場合はほとんどが突然発症し，下腹部に張りや痛みがあり，尿量が減少して色も赤みを帯び，排尿時に灼熱感を伴う。また舌苔は黄膩または薄黄であり，脈は弦渋または数である。一方，虚証の場合では，ほとんどは発病が緩やかであり，顔色に血色がなく艶がない・尿の排泄に力が入らない・元気がない・息切れ・声が低くか細い。舌質淡・脈沈細弱である。

癃閉の治療では，「腑は通ずることをその作用とする（腑以通為用）」の原則にもとづいて，通じさせることに重点を置く。しかし，通じさせる方法は虚実によって異なってくる。実証の場合には，湿熱を清し，瘀結を散らし，気機を利すことで水道を通じさせる方法をとる。虚証の場合には，脾胃を補い，気化を助け，気化の正常化によって尿を通じさせる方法をとる。それと同時に，病因にもとづいた治療を行い，病変が肺・脾・腎のいずれにあるかによって，それぞれに対応した弁証治療を行うようにし，妄りに利尿薬を用いてはならない。

1 膀胱湿熱

症　状 尿は滴る程度で，排泄されない・または排泄量がきわめて少なく赤みを帯びる・排尿時に灼熱感を伴う・下腹部が張る・口に苦味や粘りが生じる。あるいは，口渇はあるが水分を欲しない・または大便の出が悪い。舌根部の舌苔が黄膩・舌質紅・脈数。

証候分析 湿熱が膀胱に集まって蓄積したために，排尿困難となり，尿は赤みを帯び，さらに排泄時に灼熱感を伴い，はなはだしいとまったく排泄できなくなる。湿と熱が結びつき，膀胱の気化が妨げられるために，下腹部が張る。湿熱が体内で盛んになるために，口に苦味や粘り気を感じる。津液が拡散しないため，のどは渇くが水分を欲しない。舌根部の苔が黄膩・舌質紅・脈数・大便の出が悪いなどは，いずれも下焦の湿熱によるものである。

治　法 清熱利湿・通利小便
方　薬 八正散加減。

本処方は通閉・利尿作用をもつ木通・車前子・萹蓄・瞿麦，三焦の湿熱を清して解消する作用をもつ山梔子，下焦の湿熱を清して解消する作用をもつ滑石・甘草，通便・瀉火作用をもつ大黄からなる。舌苔が厚膩の場合は，清化湿熱作用を強化するために蒼朮・黄柏を加える。いらつきがあり，口腔内に炎症やびらんがみられる場合は，導赤散を合わせて用い，心火を清い，湿熱を解消する。また，湿熱が長期にわたって下焦に留まり，腎陰を損傷し，口やのどの乾燥・潮熱・盗汗・手掌や足底のほてりおよび心煩・光剝苔・舌質紅などの症状が現れた場合には，滋腎通関丸に生地黄・車前子・牛膝などを加えたものに切り替え，腎陰を補い，湿熱を清すことで気化を補助する。湿熱が三焦に集結し，気化不利となり，尿量が極度に減少するか，または尿閉・顔色は暗滞・悪心・嘔吐・口から尿臭がする・はなはだしいと意識不明・譫語などの症状が現れる。このような症状には黄連温胆湯に車前子・白茅根・木通などを加えたものを用いて，降濁和胃・清熱化湿をはかる。

2 肺熱壅盛

症　状 尿が滴る程度で通じない・または滴るのみで出きらない。煩熱を伴うのどの渇きのために水分を欲する。呼吸が浅く頻繁・または咳嗽がある。舌苔薄黄・脈数。

証候分析 肺熱がきわめて盛んになり，粛降作用が失調したために，水道を通じさせて調節することができず，熱が膀胱に下るために，尿が滴る程度で通じなくなるか，または滴るのみで出きらない。肺熱が上方に押し寄せ，気は上

逆し降下しないために，呼吸が浅く頻繁，または咳嗽がある。煩熱を伴うのどの渇き・舌苔薄黄・脈数などは，いずれも裏熱内鬱によるものである。

| 治　　法 | 清肺熱・利水道
| 方　　薬 | 清肺飲加減。

本処方は清泄肺熱・滋養肺陰作用をもつ黄芩・桑白皮・麦門冬，清熱通利作用をもつ車前子・木通・茯苓・山梔子からなり，上焦の熱を清し，下焦を利すことによって，尿を通じさせる。心火が旺盛で胸部にもやつきを覚え，舌尖に赤みがみられる場合には，心火を清す作用をもつ黄連・竹葉を加える。舌質紅かつ少津，肺陰不足の場合には，肺陰を滋養する作用をもつ沙参・茅根などを加える。大便が通じない場合は，宣肺通便作用をもつ大黄・杏仁を加える。鼻づまり・頭痛・浮脈などの表証がみられる場合は，解表宣肺作用をもつ薄荷・桔梗を加える。

3 肝鬱気滞

| 症　　状 | 精神的に塞ぎ込む・またはイライラして怒りっぽくなる・尿が通じない・または通じてもすっきりしない・脇腹部が張る。舌苔薄または薄黄・舌質紅・脈弦。
| 証候分析 | 精神的な原因によって内傷を生じ，気機が鬱滞したことにより，肝気の疏泄機能が失調すると，水液の排出が阻まれ，尿が通じなくなるか，または通じてもすっきりしない。脇腹が張るのは肝気横逆による。脈弦・イライラして怒りっぽくなるなどは肝気が旺盛であることを表す。舌苔薄または薄黄・舌質紅は，いずれも肝鬱に火化の兆しのあることを示す。

| 治　　法 | 疏調気機・通利小便
| 方　　薬 | 沈香散加減。

本処方は肝気を通す作用をもつ沈香・橘皮に，さらに下焦の気血を運行させる当帰・王不留行と，水道を通じさせる石葦・冬葵子・滑石を加えている。もし本処方の理気作用が不足している場合には，六磨湯を合わせて加減を行う。気鬱化火がみられる場合には，竜胆草・山梔子などを加えてその火を清すとよい。

4 尿路阻塞

| 症　　状 | 尿がポタポタと滴る・または排尿の様子が細い糸のようである。はなはだしいとまったく排尿がみられない・下腹部が張って痛む。舌質紫暗または瘀点がある・脈渋。
| 証候分析 | 瘀血が体内に残留するか，または塊となって膀胱と尿道の間に詰まったために，尿がポタポタと滴る，または尿が細い糸のように出るか，はなはだしいとまったく排尿がみられなくなる。下腹部が張って痛む・舌質紫暗または瘀点がある・脈渋などは，いずれも瘀阻気滞によるものである。

| 治　　法 | 行瘀散結・通利水道
| 方　　薬 | 代抵当丸。

本処方は通瘀化結作用をもつ当帰尾・山甲片・桃仁・大黄・芒硝などからなる。さらにも，紅花・牛膝を加えると活血化瘀作用を強化することができる。経過が長引いて気血両虚となり，顔色に艶がない場合には，黄耆・丹参・当帰身などを加えて気血を補うとよい。尿の不通が一時的なもので，耐えがたい尿意を催している場合は，少量の麝香を薬湯で服用する。尿管結石が認められる場合には，通淋利水作用をもつ金銭草・海金沙・冬葵子・瞿麦・萹蓄を加えることができる。血尿が認められる場合には，三七粉・琥珀粉を薬湯で服用してもよい。

5 中気不足

| 症　　状 | 下腹部が張って下垂感がある・尿意を催しても排泄できないか，あるいは少量しか排泄できない・元気がない・食欲不振・息切れ・話し声も低くか細い。舌質淡・舌苔薄・脈細弱。
| 証候分析 | 清気が上昇できず，濁陰も下降できないために，排尿が困難になる。中気不足のために，息切れし，話し声も低くか細い。中気が下陥し，内臓をつり上げる力が足りないため，下腹部が張る。脾気が虚弱で，運化する力がないため，元気がなく食欲不振となる。舌質

淡・脈細弱などは，いずれも気虚によるものである。

| 治　　法 | 昇清降濁・化気利水 |
| 方　　薬 | 補中益気湯合春沢湯加減。 |

補中益気湯は中焦の気を補い，清気を上昇させる。脾気が上昇し，正常に機能すれば，濁陰は降下しやすくなる。春沢湯は化気利水作用をもつ。

6 腎陽衰憊

症　　状	小便不通・または滴るように排泄されて切れが悪い・排尿力が弱い・顔色㿠白・生気がない・寒さを畏れる・足腰が冷えて力が入らない。舌質淡・舌苔白・脈沈細かつ尺弱。
証候分析	命門の火が弱り，気化が膀胱に及ばないため，小便不通となったり，滴るように排泄されたりする。排泄時に力が入らない・顔色㿠白・生気がないなどは，元気衰憊の表れである。寒さを畏れる・足腰が冷えて重だるく力が入らない・脈沈細かつ尺弱・舌質淡・舌苔白などは，いずれも腎陽不足によるものである。
治　　法	温陽益気・補腎利尿
方　　薬	主として済生腎気丸。

本処方は下焦の陽気を補い，腎気を奮い立たせる作用をもつ肉桂・附子，補腎滋陰作用をもつ六味地黄丸，利水作用をもつ牛膝・車前子からなる。これらを組み合わせることで温補腎陽・化気行水作用を発揮し，尿を正常に排泄させることができる。身体に力が入らず，精神的にも振るわず，さらに腰から脊椎にかけて重だるい痛みを感じる者は，精血ともに虧欠し，病が督脈に及んでいるものであり，老人に多くみられる。この場合には補養精血・助陽通竅作用をもつ香茸丸を用いるとよい。腎陽が衰弱・疲憊し，命門の火が衰退すると，三焦の気化不全をきたして尿量が減少し，はなはだしいと尿閉・嘔吐・いらつき・意識喪失などがみられる。そのような場合には，『千金』温脾湯合呉茱萸湯を用いて温補脾腎・和胃降逆をはかる。

以上の内服薬のほかにも，以下のような外治法がある。

①くしゃみや嘔吐を誘発する方法　くしゃみや嘔吐は，肺気を開き，中気を持ち上げることで下焦の気を通すことができる，簡便でありながら有効な排尿誘導法である。方法は，消毒綿棒で鼻の中を刺激してくしゃみを起こすか，咽喉を刺激して嘔吐を起こす。ほかに，皂角の粉末を0.3～0.6g鼻から吸い込むことで，くしゃみを誘発することが可能である。

②貼布法
　A．丸ニンニク（全体が一つの球状になっているニンニク）1玉・山梔子3枚・塩少々を擦りつぶし，紙に延ばして臍に貼り付ける。しばらくすると効果が現れる。
　B．食塩250gを火で炒り，布で包んで臍を温める。温度が下がったら，もう一度炒って用いる。
　C．葱白500gを擦りつぶし，麝香を少々入れて均等に混ぜ，二包みに分け，温めたものをまず臍の部位に15分当て，次にもう一つを冷やして同様に15分当てる。入れ替わりに用い，尿が出るまで続ける。

③針灸・マッサージ　針は足三里・中極・三陰交・陽陵泉などのツボを刺し，繰り返し捻転・提挿し，強い刺激を与える。身体が虚弱になっている場合は，関元・気海に灸を施す。また，あわせて下腹部の膀胱部位にマッサージを行ってもよい。

④カテーテル管を使った導尿法　内服薬や針灸などの治療が奏効せず，下腹部の張りが激しく，下腹部の膀胱部位を叩くと鈍い音がする場合には，導尿法を用い，急場をしのぐ。

以上の方法は，尿貯留に用いた際には効果がみられるが，腎不全による尿量減少や無尿にはそれほど効果は期待できない。

癃閉は早期に有効な治療が施されれば，尿量は次第に増加するようになる。これは病状が好転している証であり，さらなる治療を行うことで完治させることができる。しかし治療を行わなかったり治療が不適切であったりすると，重篤な状態に陥ることがある。その場合には，めまい・目のかすみ・息苦しくなる・呼吸困難・悪心・嘔吐・水腫，はなはだしいと意識不明・痙攣などの症状が現れる。これは癃閉から関格に転じたためであり，速やかに治療が施されなければ死亡することもありうる。まさに『景岳全書』癃閉篇にいう「尿が通じないのは癃閉であり，これは最も危険で緊急を要する症状である。水道が通じなければ，上に脾胃を侵して脹れ，外には肌肉を侵して腫れ，中焦に溢れれば嘔吐し，さらに上焦に及べば喘息となる。数日通じなければ，耐えがたく逼迫し，危篤症状に陥ること必至」である。

結語

癃閉とは尿量が少なく，滴るように排泄され，はなはだしいと尿が通じないなどを主症状とする疾患である。癃閉と淋証とは，鑑別が必要である。

癃閉の病位は膀胱であるが，三焦・肺・脾・腎・肝のいずれとも密接な関係をもっている。癃閉を引き起こす病因病機には，湿熱蘊結・肺熱気壅・肝鬱気滞・尿路阻塞・脾気不昇・腎元虧虚がある。

癃閉の弁証に当たっては，まず虚実を区別し，次にその優先順序を考慮し，治療を行う。実証には湿熱を清す・瘀結を散らす・利気によって水道を通ずるなどの方法を用いる。虚証の治療には脾胃を補い，気化を助長し，気のめぐりの改善によって尿を自ずと通じさせる。尿がわずかに滴る程度で通じない状況では，内服薬では急場をしのげないため，他の各種の治療法を用いる。現在，臨床でよく用いられるのは導尿法・針灸療法である。いずれも簡便で有効であるので，状況に応じて選択して使用する。

文献摘要

『霊枢』本輸「三焦者……実則閉癃，虚則遺溺，遺溺則補之，閉癃則瀉之」

『諸病源候論』小便不通候「小便不通，由膀胱与腎俱有熱故也。……熱入於胞，熱気大盛，故結渋令小便不通」

『類証治裁』閉癃遺溺「閉者，小便不通。癃者小便不利……閉為暴病，癃為久病。閉則点滴難通，……癃為滴瀝不爽」

『謝映廬医案』癃閉門「小便之通与不通，全在気之化与不化。然而気化二字難言之矣，有因湿熱鬱閉而気不化者，用五苓，八正，禹功，舟車之剤，清熱導湿而化之。有因上竅吸而下竅之気不化者，用搐鼻法，探吐法，是求北風開南牖之義，通其上竅而化之。有因陰無陽而陰不生者，用八味丸，腎気湯，引入腎命，熏蒸而化之。有因無陰而陽無以化者，用六味丸，滋腎丸，壮水制陽光而化之。因中気下陥而気虚不化，補中益気，昇挙而化之。有因冷結関元而気凝不化，真武湯，苓姜朮桂之類，開氷解凍，通陽泄濁而化之。有因脾虚而九竅不和者，理中湯，七味白朮散之類，扶土利水而化之。古法森立，難以枚挙，総之，治病必求其本」

[41] 腰痛

　腰痛は，腰部の疼痛を主症状とする一連の病証であり，症状は腰の片側または両側に現れる。腰は腎の府であるため，腰痛は腎と最も関係が深い。

　腰痛には，外感によるもの・内傷によるものの両者がある。この点は，古代の文献にすでに記述が見られる。『素問』脈要精微論篇には「腰は腎の府であるから，もしも腰が動かせなくなったら，それは腎気が絶えようとしているということである（腰者腎之，転揺不能，腎将憊矣）」と，腎虚による腰痛の特徴を述べた箇所がある。同・刺腰痛篇は経絡にもとづいて，足三陰・足三陽・奇経八脈の病から生じた腰痛について説明し，それぞれに応じた針灸療法を紹介している。『金匱要略』五臓風寒積聚病篇には「腎著」の病名が見られる。これについては「その（病気の）人は身体が重く，腰が冷え，水中に座っているかのようであり……腰以下は冷えて痛み，腹部はまるで銅銭の塊を巻きつけたように重い（其人身体重，腰中冷，如坐水中……腰以下冷痛，腹重如帯五千銭）」と解説している。この症状は寒湿内侵によるものである。『諸病源候論』と『聖済総録』では，腰痛について，①少陰陽虚，②風寒邪が腰を侵す，③過労により腎気が傷られる，④落下により腰を傷める，⑤湿気の多い土地で生活している，という五つの状況と関係があるとしている。『丹渓心法』腰痛篇では，「腰痛には，湿熱・腎虚・瘀血・捻挫・痰積などがある」としており，また『七松岩集』腰痛篇では「痛みには虚実の違いがある。虚とは両腎の精神気血が虚しているものであり，虚証という言い方は腎自体が病を得たものを指す。実とは，腎が実証となっているのではなく，両腰の経絡血脈が風寒湿の邪気に侵されたり，急な腰の捻挫などによって気機が阻害されたり，または腰内部の空間に湿・痰・瘀血があり，気血の運行が滞って痛みを生じたものであり，脈証を詳細に弁じてそれぞれに治療を施さなければならない」とし，腰痛によくある病因とその分類についてまとめている。治療については，『証治匯補』腰痛篇が「治療には補腎を優先し，次に邪気が顕著に現れているところを治療する。標が吃緊である者は標を，本が吃緊である者は本を対象に治療する。急激な痛みであれば邪気の詰まりを通し，経脈を整えるようにし，慢性の痛みであれば補腎をはかり，血気を養う」と指摘している。このような標・本の治療における優先順位と緩急についての原則は，臨床実践において非常に大きな意味合いをもつものである。

病因病機

1 寒湿邪の感受

　長期にわたって寒冷湿地に居住する・水に漬かる・雨に濡れる・運動して汗をかいた後で風に当たる・濡れた着衣のまま行動し身体を冷やすなどの要因は，いずれも寒湿邪の感受を引き起こしうる。寒邪は凝集し留まりやすく，また収縮する性質をもつ。一方，湿邪は粘性をもち，一箇所に固まって解消しにくい。そのために足腰の経脈の通りが妨げられ，気血の動きも悪くなり，腰痛が起こる。これは，『金匱要略』五臓風寒積聚病篇が「身体労働して発汗し，衣服の内側が湿って冷たくなり，その状態が長期間にわたるとこの病

気になる（身労汗出，衣裏冷湿，久久得之）」と指摘しているものである。

2 湿熱邪の感受

時節の湿熱の気が盛んになった・長夏季・湿熱邪の錯綜・寒湿邪が長期間鬱積し熱化したなどの要因は，いずれも湿熱を生じうる。人間がこの邪気を感受すると，経脈の通りが妨げられ，腰痛を引き起こす。

3 気滞血瘀

転倒などによる外傷のために，経脈の気血が損傷された・慢性病により気血の動きが鈍った・姿勢が悪く腰に無理な負担がかかり，捻挫や気機の乱れなどを引き起こし，経絡の気血の運動が制限を受けて通じなくなったなどの要因は，いずれも腰部に瘀血を留まらせ，疼痛を引き起こす。

4 腎虧体虚

先天的な虚弱体質に過労が重なった・慢性病で体力が落ちた・高齢のために体力が落ちた・節度のない性生活などの要因により，腎精を損傷し，筋脈を潤い栄養することができなくなると腰痛が起こる。『景岳全書』腰痛篇は腎虚腰痛の多発性を指摘しており，「腰痛は十中八九が虚証によるものである。観察すれば表邪もなく，湿熱もない。高齢によるもの，過労によるもの，飲酒・性生活による消耗，情志によるもの，いずれも真陰虚証に属するものである」と述べている。

腰は腎の府であり，腎の精気が注ぎ潤すところである。腎と膀胱は表裏をなし，足太陽経が通過するほか，任・督・衝・帯の各脈がその間に分布する。内傷は腎虚に他ならず，また外感の風寒・湿熱の諸邪気は湿の性質をもつため，一カ所に纏わりつきやすく，特に腰部に定着しやすい。そのため，外感病は湿邪に留意しなければならない。また，内外の病因は互いに影響し合うものである。『雑病源流犀燭』腰臍病源流篇にも「腰痛は精気が虚したことにより邪気が侵して起こる病である。……腎虚がその本であり，風寒湿熱痰飲，気滞血瘀や腰部の捻挫は標である。標から治療しても，本から治療しても，そのポイントをつかむことが重要である」とあるが，これも腎虚が発症のポイントであることを説明し，風寒湿熱の滞留と不通は往々にして腎虚により起こると述べている。そうでなければ，外邪を感受したとしても，腰痛の症状は現れようがないからである。一方，過労や捻挫などによるものは瘀血と関係があり，臨床でも同様によく見受けられる症状である。

弁証論治

腰痛の弁証は，まず表裏・虚実・寒熱を区別しなければならない。これは『景岳全書』腰痛篇が「本証には表裏・虚実・寒熱の違いがある。この六種を知れば，すべてを知ったも同じであり，この治療に当たっても難所はない」と述べる通りである。本証において，外邪によるものは，その証の多くは表・実に類するものであり，発病が急激である。その治療には祛邪通絡法を用い，寒湿・湿熱の違いにもとづいて，治療を行う。腎精の欠損によるものは，その証の多くは裏・虚に類するものであり，常に慢性的な反復発作がみとめられる。その治療には補腎益気法を用いる。ここで，邪気が長期にわたり解消されないと腎気を損ない，実中夾虚証となる。また，腎気が長期間にわたり虧欠して衛陽が不足し，そこに淫邪を感受すると，虚中夾実証となる。治療に当たる者は，正邪のバランスを細かく観察し，標・本をともに考慮した治療を行わなければ，効果を期待することはできない。気滞血瘀症状のある患者は，実中夾虚証となることが多いため，治療は主として活血行瘀・理気通絡をはかり，症状が好転した後に腎気を調整するようにしなければ，確実な治療効果は得られない。

1 寒湿腰痛

症　状 腰の冷痛が激しい・腰を捻ること

ができない・次第に症状が悪化する・横になってじっとしていても痛みが治まらない・曇りや雨の日に痛みが激しくなる。舌苔白膩・脈沈かつ遅緩。

| 証候分析 | 寒湿邪が腰を襲い，経絡を詰まらせ，寒邪の収縮する性質と湿邪の粘着し停滞する性質により，冷痛と回転困難が起こる。湿邪は陰邪であるため，陽気の助けを得なければ活動することができない。したがって，横たわると余計に一カ所に留まりやすくなるため，横になって休んでも痛みは治まらない。曇りや雨など寒冷気候の日には，寒湿がさらに強くなるため，疼痛も激しくなる。舌苔白・脈沈かつ遅緩は，いずれも寒湿の停滞の表れである。

| 治　　法 | 散寒行湿・温経通絡
| 方　　薬 | 甘姜苓朮湯加味。

　本処方は別名を腎着湯ともいう。組成は散寒暖中作用をもつ乾姜・甘草，健脾滲湿作用をもつ茯苓・白朮からなる。脾は肌肉を主り，水湿の運化を司る。脾陽の不振は寒湿邪を腰の筋肉に留めることになるため，暖土勝湿法を用いて寒邪を取り除き湿邪を解消することによって，諸症状は自然に解消する。臨床では，温経通絡作用のある桂枝・牛膝や，補腎壮腰作用のある杜仲・桑寄生・続断を加えることができる。寒邪が強いものは，冷痛を主症として，筋肉がこわばり不快感を伴う。この場合には，温腎祛寒作用をもつ附片を加えることができる。湿邪が強い者は，痛みとともに重だるさが伴い，舌苔厚膩となる。この場合には，燥湿散邪作用のある蒼朮を加えることができる。腰痛の発症部位が左右不定であり，両足・肩・背部に牽引痛が起こったり，各関節に遊走する痛みがある者は，風邪を併せもっている状態であるから，腎着湯合独活寄生湯加減を用い，祛風活絡・補益肝腎をはかるとよい。

　寒湿の邪気は，陽気を傷つけやすいため，高齢で体質の弱っている患者や疾患が慢性化して治癒しない患者などでは，腎陽の損傷が必至となり，足腰の弱化・脈沈かつ無力などの症状がみられるようになる。その場合には，散寒行湿法を核として，腎陽の補益にも配慮し，適宜温陽散寒作用のある兎絲子・補骨脂を加えるべきである。

2 湿熱腰痛

| 症　　状 | 腰にじわりと広がる痛みがある・疼痛箇所に熱感を伴う・高温日や雨天には痛みが増す・痛みは運動によって軽減することがある・尿は少量で赤みを帯びる。舌苔黄膩・脈濡数または弦数。

| 証候分析 | 湿熱が腰一帯に溢れ，筋脈が弛緩し，経絡の気が通らないために，腰にじわりと広がる熱感を伴う痛みが現れる。高温日・雨天には熱気・湿気が増加するため，疼痛が悪化する。運動することで気のめぐりがのびやかになると，湿の停滞も減少し，痛みが軽減することがある。湿熱が膀胱に下ると，尿は量が減少し赤みを帯びるようになる。舌苔の黄膩，脈の濡数はいずれも湿熱の表れである。

| 治　　法 | 清熱利湿・舒筋止痛
| 方　　薬 | 四妙丸加減。

　本処方は薬性が苦温で燥湿作用をもつ蒼朮，および苦寒で下焦で清熱に働く黄柏，さらに清利湿熱作用のある薏苡仁，通利筋脈・引薬下行・腰膝強壮作用のある牛膝が配合されており，湿熱を下部で解消し，足腰を強くして疼痛を治療する。臨床では応用として木瓜・絡石藤を適宜加えることで，舒筋・通絡・止痛作用を強化することができる。もし舌質紅・口渇・尿量減少と尿の赤み・脈弦数などの症状がみられる場合は熱象が強いものであるので，適宜山梔子・沢瀉・木通などを加えて湿熱の排除と解消を助ける。湿熱の邪気が解消されずに時間が経った場合や，熱象が強い場合なども，陰津を消耗するため，結果として腰の痛みやのどの渇き，手掌と足底の熱感などの症状がみられることがある。この場合には清利湿熱法を主として，滋補腎陰法を併用してもよい。しかし，ここでは女貞子・旱蓮草などのような滋陰作用をもつが湿

を助長しない薬物を選ばなければならない。

3 瘀血腰痛

|症　　状| 腰に刺すような痛みがある・痛みの部位は固定している・日中よりも夜に痛みが強くなる・症状の軽い者は動作に不便がある・重症の者は寝返りが打てない・疼痛箇所を押すと嫌がる。舌質暗紫または瘀斑がある・脈渋。一部の患者には外傷歴がある場合がある。

|証候分析| 瘀血が経脈の流れを妨げ，気血がスムーズに流れないために，腰の一定部位に刺痛が生じ，触れると痛みが増す。舌質紫暗または瘀斑がある・脈渋・日中より夜に症状が悪化するのは，いずれも瘀血内停証の特徴である。

|治　　法| 活血化瘀・理気止痛

|方　　薬| 身痛逐瘀湯加減。

本処方は活血祛瘀作用のある当帰・川芎・桃仁・紅花，消腫定痛作用をもち，あわせて祛瘀作用を強める没薬・五霊脂，行気作用によって活血をはかる香附子，瘀血を下行させるとともに足腰の強壮作用をもつ牛膝からなる。臨床では䗪虫を加えて方剤中の地竜と組み合わせ，通絡祛瘀をはかることができる。ここでは全身の痺痛はみられないため，秦艽・羌活を取り除くことができる。風湿の症状があわせてみられる者には，独活・金狗脊を加えて祛風勝湿作用を狙うことがき，同時に狗脊は牛膝と併用することで足腰に対する強壮効果を現す。腎虚症状がみられる者には，補腎・壮筋骨作用のある杜仲・続断・熟地黄を加えるとよい。

無理な姿勢や力の入れ損ないなどによる明らかな捻挫・挫傷歴のある者には，乳香を加えて没薬と組み合わせると，行気・活血・止痛作用が強められ，そこにさらに青皮を加え香附子と組み合わせることで，行気作用をさらにいっそう強化することができる。

4 腎虚腰痛

|症　　状| 腰痛は主に，腰がだるくて力が入らない・手で押えたり揉んだりすると症状が軽減する・足腰に力が入らない・疲労により悪化する・横臥すると軽減する・しばしば反復して発症する。陽虚傾向のある者は，下腹部が痛む・顔色㿠白・手足が冷たい・呼吸が弱い・全身に力が入らない・舌質淡・脈沈細。陰虚傾向のある者は，心煩・不眠・口やのどの乾き・顔の紅潮・手掌や足底のほてり・舌質紅・脈弦細数。

|証候分析| 腰は腎の府であり，腎は骨髄を主る。腎の精気が減少して弱まると，腰と背筋に栄養が行き渡らなくなる。そのため腰には力が入らず，痛みも長引き，手で押えたり揉んだりすると痛みが軽減するが，これらは虚証によくみられる所見である。疲労すると気は消耗する。そのため，疲労によって症状は悪化し，横になると軽減する。陽虚の場合，筋肉を温めることができないために下腹部が痛み，四肢が温められないために手足が冷える。顔色㿠白・舌質淡・脈沈細であるのは陽虚で寒を生じている状態の表れである。陰虚の場合は陰津が不足し，虚火症状が身体上部に発するため，いらつき・不眠・のどの渇き・手掌や足底のほてりがある。舌質紅・少苔・脈弦細数は，いずれも陰虚で熱を生じている状態の表れである。

|治　　法| 陽虚傾向のある者には温補腎陽，陰虚傾向のある者には滋補腎陰

|方　　薬| 主として陽虚傾向のある者には右帰丸。陰虚傾向のある者には左帰丸。

右帰丸は命門の火を温める。処方中には腎精を補う作用のある熟地黄・山薬・山茱肉・枸杞子が用いられるが，これには陰中に陽を求める意味がある。ほかにも強腰益精作用のある杜仲，肝腎への補益作用のある兎絲子，補血行血作用のある当帰が含まれている。これらの薬物は同時に用いることで温腎壮腰作用を発揮する。

陰虚傾向のある者には，左帰丸を処方する。処方中では腎陰を補填する作用をもつ地黄・枸杞子・山茱肉・亀板膠を中心に，温腎壮腰作用のある兎絲子・鹿角膠・牛膝を加えることで，腎が栄養され，虚証の痛みは解消する。虚火が盛んな者には，大補陰丸を加えて服用させる。

もし腰痛が慢性化してなかなか治癒せず，なおかつ陰陽虚の偏りが明らかでない者には，補腎作用のある青娥丸を用いて治療を行う。

腎は先天，脾は後天であり，両者が互いに連絡することで全身は温められる。腎虚が長引き，脾土が温められないか，または長時間の歩行や直立により，疲労が蓄積されると，腰の筋肉疲労が起こり，脾気の虧虚や，激しい場合には下陥が引き起こされる。臨床では腎虚症状がみられるほかに，呼吸不全・だるさ・発声が弱くなる・食事量の減少・下痢・腎臓の下垂などがみられる。これらの治療には補腎を中心に，健脾益気・昇挙清陽法を組み合わせるべきである。薬物は党参・黄耆・升麻・柴胡・白朮など，補気昇提作用をもつものを加え，腎の気を上昇させ持ち上げる作用を補助する。

結語

腰痛は外感・内傷のいずれによっても生じる病証である。その病変は往々にして腎虚を本とし，外邪の感受・転倒・捻り・捻挫などの症状を標としていることを特徴とする。そのため，本証の治療に当たっては散寒行湿・清利湿熱・活血祛瘀・舒筋活絡法のほかに，多くは補腎強腰の薬物を組み合わせることで扶正祛邪の目的を達成することができる。臨床では，上述の証型が単独で現れることは少なく，複数で現れることが多い。腰痛が長引くと，虚実が混在するようになるため，用薬はそれぞれを参考にすることが望ましい。

本病の治療には，内治法以外にも，針灸・マッサージ・理学療法・抜罐法・膏薬・薬物による薫蒸や洗浄などの方法を用いて総合的に治療すると，比較的良い効果が得られる。

寒湿腰痛・腎虚腰痛・瘀血腰痛の治療においては，内服薬を基礎として，温湿布法を用いることができる。肉桂・呉茱萸・葱頭・花椒を擦りつぶして炒め，シルクのハンカチに包んで痛む箇所に当てて用いる。冷たくなったらさらに炒めて用いる。外用の阿魏膏を貼り付けてもよい。

本病の予防には，腰部の運動を中心にした健康体操・運動を頻繁に行うことや，冷えないようにすること，低温・高湿度の環境で着座・横臥しないようにすること，過労や過度の性生活を避けることを心がけるようにする。

一般に，外邪を感受したばかりの者・捻挫などの外傷による場合は，総合治療に積極的に取り組むことで，良好な予後が期待できる。逆に腎虚により邪気が長期にわたり解消しきらない場合は，しばしば再発し，治りにくいことが多い。

文献摘要

『金匱要略』五臓風寒積聚病「腎着之病，其人身体重，腰中冷，如坐水中，形如水状，反不渇，小便自利，飲食如故，病属下焦，身労汗出，衣裏冷湿，久久得之，腰以下冷痛，腹重如帯五千銭，甘姜苓朮湯主之」

『証治準縄』腰痛「有風，有湿，有寒，有熱，有挫閃，有瘀血，有滞気，有痰積，皆標也。腎虚其本也」

『景岳全書』腰痛「腰痛証凡悠悠戚戚，屡発不已者，腎之虚也。遇陰雨或久坐痛而重者，湿也。遇諸寒而痛，或喜暖而悪寒者寒也。遇諸熱而痛及喜寒而悪熱者熱也。鬱怒而痛者気之滞也。憂愁思慮而痛者，気之虚也。労動即痛者，肝腎之衰也。当弁其所因而治之」

『医学心悟』腰痛「腰痛拘急，牽引腿足，脈浮弦者，風也。腰冷如氷，喜得熱手熨，脈沈遅，或緊者，寒也，并用独活湯主之。腰痛如坐水中，身体沈重，腰間如帯重物，脈濡細者，湿也，蒼白二陳湯加独活主之。若腰重疼痛，腰間発熱，痿軟無力，脈弦数者湿熱也，恐成痿証，前方加黄柏主之。若因閃挫跌扑，瘀積於内，転側如刀錐之刺，大便黒色，脈渋，或芤者，瘀血也，沢蘭湯主之。走注刺痛，忽聚忽散，脈弦急者，気滞也，橘核丸主之。腰間腫，按之濡軟不痛，脈滑者，痰也，二陳湯加白朮，萆薢，白芥子，竹瀝，姜汁主之。腰痛似脱，重按稍止，脈細弱無力者，虚也，六君子湯加

杜仲，続断主之。若兼陰冷，更佐以八味丸。大抵腰痛，悉属腎虚，既挟邪気，必須祛邪，如無外邪，則惟補腎而已」

[42] 消渇

　消渇(しょうかつ)とは，多飲・多食・多尿・身体消痩，または尿濁・尿に甘味があることなどを特徴とする病証である。

　消渇の名称の初出は『黄帝内経』である。『霊枢』五変篇には「五臓が皆弱っている人は消癉になりやすい（五臓皆柔弱者，善病消癉）」とあり，五臓の虚弱が消渇を引き起こす重要な要素であることを指摘している。また，飲食の不摂生，情緒障害などの病因について，それぞれ論及している部分もある。例えば，『素問』奇病論篇では「これは食事が豊かすぎることにより誘発された疾患である。この疾患に罹る者は，大部分が脂っこいもの・甘いもの・味の濃いものを好んで食べる。濃厚な味のものは体内で熱を生みやすく，甘味のものは胸・腹部を張らせて苦しくさせる。そのため，その気が上昇すると消渇になる（此肥美之所発也，此人必数食甘美而多肥也。肥者令人内熱，甘者令人中満，故其気上溢，転為消渇）」とし，『霊枢』五変篇では「怒れば気が逆上して，胸中に蓄積し，血と気は互いに阻み合って滞留し，……鬱熱を生じ，熱が生じると肌肉と皮膚を消損し，消癉となる（怒則気上逆，胸中畜積，血気逆留……転而為熱，熱則消肌膚，故為消癉）」としている。さらに，発病要因と臨床表現の違いを元に分類した名称「消癉」「消渇」「肺消」「膈消」「消中」などの記載が見受けられる。

　歴代の医学者らは，『内経』を基礎として，さらに本疾患に関する研究を発展させている。『金匱要略』では消渇を単独で章立てし，三消の症状と治療方案を取り上げている。『外台秘要』消中消渇腎消篇では，『古今録験』を引いて「のどが渇き，水を多く飲み，尿が多く，脂が出て，麩片のような甘味があるものは，すべて消渇病」であり，また「毎回発作が起こると尿は非常に甘く」「色黒く痩せこける」としている。『衛生宝鑑』では「消渇とは，……頻尿でその色は濃い油のようであり，上澄みには油膜が浮き，味は蜜のように甘い」とし，消渇病の臨床における特徴についてさらに進んだ認識を記している。

　『諸病源候論』消渇候篇には，「その病変は多く癰疽を引き起こす」と述べられており，この点については，『聖済総録』消渇門においても「消渇とは……長引くと経絡が詰まり，流れが滞り，肌肉に留まり，癰疽に変化する」としている。『河間六書』宣明論方・消渇総論篇では，消渇は「鳥目や内障に変化することがある」とする。『儒門事親』劉河間三消論篇では「消渇は多く聾・盲・瘡癬・痤痱などに変化」し，「あるいは骨蒸による熱で虚汗が出，肺痿・労嗽となる」としている。これらから，古代の医学者らが消渇の合併症についてすでに高度な認識をもっていたことが看取される。

　それより後世の医学者は，臨床実践から得られた情報を元に，本疾患の「三多」症状の軽重を基準に，『証治準縄』消癉篇のいう「のどが渇き水をたくさん飲むのは上消（『内経』では膈消），消化が早くよく空腹を訴えるものは中消（『内経』では消中），のどが渇き尿が増え固形の脂のようなものが排出されるものは下消（『内経』では腎消）」のように，本疾患を上・中・下の三消に分類するようになった。これは臨床における弁証論治レベルの向上に役立つものであるが，実際の治療においてはこうした境界線を絶対化するべきではない。その理由は，三消

という区分は成立するが，その病機は一つであり，いずれもが肺・胃（脾）・腎と密接な関係をもつからである。『聖済総録』消渇門にいう「もとよりその本は一つであり，それが三種の標に発展していると思われる」とは，この点を指摘したものである。

病因病機

本疾患は主として陰虚体質・飲食の不摂生を基礎とし，そこに情緒失調・過度の性生活が重なり引き起こされたものである。

1 飲食の不摂生

長期にわたり油っこいもの・甘いもの・酒類・味の濃厚なものを過量に摂取したことにより，脾胃の運化機能が失調し，蓄積された熱が体内で亢進し，燥化し津液を消耗すると，消渇となって現れる。『千金要方』消渇篇では「飲酒に歯止めがなく，塩気のものを食し，やたらと酸味や鹹味を摂ることを長年続け，酔いに身を任せるような生活をしていれば，三焦は熱が強くなり，五臓も乾燥する。樹木や石でさえ乾き枯れるのに，人間がこうしていてのどの渇きを覚えずにいられようか」と記している。また，『丹渓心法』消渇篇では「飲酒に節度がなく，炙った肉などを好み……そして炎は身体上部を燻し，臓腑は熱を生み，燥熱が強くなれば，津液は枯れ，のどが渇き，自ら抑えきれない勢いで水を飲むようになる」と述べている。これらはいずれも，飲食の不摂生が本証の発症と密接な関係をもつことを述べたものである。

2 情緒の失調

長期にわたる精神面での刺激が，気のめぐりを鬱結させ，火を生じ，肺胃の陰津を消耗して消渇となる。『儒門事親』河間三消論篇では「消渇とは……精神が消耗し，その度合いが常軌を逸して……引き起こされるものである」とし，『臨証指南医案』三消篇では「心が塞ぐと，内火が自ずと生じ，消渇のひどい症状になる」としている。これらはいずれも，激しい情動により，熱が鬱して津液を損傷することが本証発症の重要な要素であることを述べたものである。

3 節度のない性生活

陰虚体質でありながら，性生活を控えず，過度の性生活を営むと，陰精が損傷され，陰虚火旺となり，肺・胃に熱が及び，消渇となって現れる。『備急千金要方』消渇篇では，消渇について「好き放題な生活をする者が多い。壮年の頃に自愛をせず，快楽に身を任せ，性生活にばかりふけっていると，少々年をとった頃には腎気が衰え，……これらはすべて性生活の不節制の致す所である」であると述べ，『外台秘要』消渇消中篇では「過度の性生活は，腎気を消耗させるものである。下焦に熱が生じ，熱が生まれれば腎も燥く。腎が燥けば渇く」と記している。これらからいえることは，過剰な性生活が招く腎燥精虚の状態が，本証の発症と一定の関係をもっているということである。

以上の各点から，消渇の病機には，主として以下のような特徴があることがわかる。

(1) 陰虚が本であり，燥熱は標である

両者は往々にして因果関係にある。燥熱が強ければ陰をさらに虚することがあり，陰虚がさらに進めばますます燥熱が激しくなる。病変は主に肺・胃・腎の三臓にあるが，なかでも腎が中心となる。三者はそれぞれに偏りがあり，同時に互いに影響し合っている。肺は治節を主り，水の上源である。肺燥陰虚となり，津液が全身に行き届かなくなって滋養できなくなれば，胃は潤いを失い，腎も滋潤の源を失う。胃熱が強い場合は，肺の津液と腎陰がその熱により消耗される。腎陰が不足すると，陰虚火旺となり，肺・胃にその熱が及ぶ。最終的に，肺燥・胃熱・腎虚は，しばしば同時に存在することがあり，多飲・多食・多尿もまた同時に見受けられる。『臨証指南医案』三消篇が「三消の証は，

上・中・下の別はあるが，いずれも陰虧陽亢・津涸熱淫の枠から出ることはない」としている点からも，本証の病機の特徴は陰虚熱淫〔陰が虚し，熱が増長した状態〕にあるといえる。

(2)気・陰がともに損傷し，陰・陽がともに虚す

本証の経過が長引くと，陰の損傷が陽にも影響し，気陰両傷や陰陽倶虚の証候がみられるようになり，はなはだしいと腎陽衰微の証候が現れる。また，発病当初に気虚や陽虚が同時にみられることがあるが，これは多くが患者の陽虚・気虚体質と関連している。臨床上稀なケースではあるが，軽視すべきではない。

(3)陰虚燥熱から，多くの変証が現れる

①肺が潤いを失い，その状態が長期にわたると，肺癆を併発することがある。②腎陰が欠損すると，肝が栄養の源を失い，肝腎の精血が耳・目を潤すことができなくなるため，白内障・鳥目・耳聾を併発することがある。③燥・熱が体内で結合し，営陰が熱によって損傷され，絡脈が詰まると，毒邪が凝縮され，熱化して膿を生じ，瘡瘍・癰疽を発症する。④陰虚燥熱が体内で亢進し，液質を煮詰めて痰にし，その痰が経絡を詰まらせて心竅が覆われ，中風・半身麻痺となる。⑤陰の損傷が陽に及び，脾・腎が極度に衰弱すると，水湿が貯留して皮膚に溢れ，水腫を形成する。⑥陰津が極度の消耗状態となり，虚陽が浮き上がった状態になると，顔面の紅潮・頭痛・いらつき・吐き気・嘔吐・目がくぼむ・唇や舌が乾いて紅くなる・呼吸深長などの症状となる。⑦末期には陰陽ともに極限まで消耗し，昏睡・四肢の冷え・脈微細で消えそうになるなどの危篤症状がみられるようになる。

このほか，消渇の発症は血瘀と関係することが多い。『血証論』発渇篇にあるように，「瘀血による渇きは，津液の発生の源が腎水にあるため……瘀血が存在すると，気が血によって妨げられて上昇することができず，水津の気による上昇と散布ができなくなる」ために渇するのである。これはつまり，陰虚燥熱は消渇血瘀の主要な原因とみなしてよいということである。陰虚内熱によって津液が消耗されれば瘀血を生じるが，そのほかに陰の損傷が陽に及んで陰陽がともに虚し，陽虚により寒凝が起こることによっても血瘀になることがある。

類証鑑別

本疾患は多飲・多食・多尿・体重減少がみられることを特徴とする。これらは一部の疾患にみられるような，のどが渇いて水分を欲する・頻尿・痩せ細り・顔面の皮膚の黒ずみなどの，命門火衰・虚陽浮越が原因で生じる症状とは区別しなければならない。前者が飲・食・尿が健康な状態に比べ倍量になるのに比べて，後者はのどが渇いてもそれほど水分を摂取せず，場合によっては食欲も不振である。前者は尿が多く，色も濁っており，味も甘いのに対し，後者は頻尿ではあっても量は多いとは限らず，色も透明で甘味もない。また前者は舌質紅・脈数であるのに対して，後者の多くは舌質淡・脈緩である。

弁証論治

本疾患には上・中・下の別，肺燥・胃熱・腎虚の別があるが，実際には「三多」症状は同時に存在することが多い。これらは例えば，多飲・多食・多尿のうちの一つが顕著で，他の症状がそれぞれ軽度であるなど，症状の現れ方に違いがみられるものである。これらの三消症状にはそれぞれ偏りがみられるために，上・中・下の三タイプに分け，弁証の指標としている。通常，多飲症状が目立つものを上消，多食症状が目立つものを中消，多尿症状が目立つものを下消と呼んでいる。治法面では，『医学心悟』三消篇にある，「上消の治療には肺を潤し，同時に胃を清す。中消の治療には，胃を清し，同時に腎を滋す。下消の治療には，腎を滋し，同時に肺を補う」の一文が消渇治療のポイントをよく捉えている。一般に本証の発病初期には，燥熱に類

するものが多く，経過の長引いたケースでは，陰虚と燥熱が同時にみられ，慢性化した場合は陰虚が主となる。治療に当たっては，上・中・下三消のいずれの場合においても滋腎養陰を基礎にすべきである。そのうえで，もし燥熱が激しい場合には清熱し，下消を長期間患い，陰の損傷が陽にも及んでいる場合には陰陽を同時に補うようにする。また消渇では陰虚燥熱証がみられることが多いため，血瘀を引き起こしがちである。その場合には以上の各法を中心にしながら，適宜活血化瘀の薬物を配合するとよい。

[上消]

肺熱津傷

症　　状 煩熱があり口が渇き，大量に水分を摂取する。口舌が乾燥する・頻尿・多尿になる。舌辺尖紅・舌苔薄黄・脈洪数。

証候分析 肺熱の亢進により，津液が消耗されるために，口・舌が渇き，多量の水分を欲する。肺は治節を主るため，燥熱が肺を損傷すると，治節機能が失調する。それによって，水が津液に変化せずに直接下焦に向かうため，頻尿・多尿となる。舌辺尖紅・舌苔薄黄・脈洪数は，いずれも内熱が極度に亢進したことによるものである。

治　　法 清熱潤肺・生津止渇

方　　薬 消渇方加味。

　本処方は生津清熱作用をもつ天花粉，清熱降火作用をもつ黄連，養陰増液作用をもつ生地黄・藕汁などからなり，さらに，適宜生津止渇作用の強化をはかるために葛根・麦門冬を加えてもよい。脈が洪数無力・煩熱と口渇が治まらない・頻尿などの症状がみられるときは，肺腎気陰虧虚によるものであるから，二冬湯を用いることができる。この処方には，益気生津作用をもつ人参（もしくは沙参）が多量に用いられており，さらに清熱解渇作用をもつ天門冬・麦門冬・天花粉・黄芩・知母で構成されている。舌苔が黄燥，煩熱と口渇で水分を欲し，脈洪大の場合は肺・胃の熱が亢進して，気・陰を損傷

した状態であるから，白虎加人参湯を用い，肺・胃の熱を清し，生津止渇する。

[中消]

胃熱熾盛

症　　状 多食ですぐに空腹感を覚える・身体が痩せ細る・大便が乾燥する。舌苔黄・脈滑実かつ有力。

証候分析 胃火が強く旺盛になり，水穀を腐熟する力が強いため，食事量が多く，なお空腹感を覚える。陽明経の熱が盛んなために，津・血を損傷し，皮膚と筋肉を栄養できないため，身体が痩せ細る。胃の津液不足により，大腸もまた潤いを失い，大便が乾燥する。舌苔黄・脈滑実有力は，いずれも胃熱熾盛によるものである。

治　　法 清胃瀉火・養陰増液

方　　薬 玉女煎加黄連・山梔子。

　本処方は肺・胃の熱を清す作用をもつ石膏・知母，肺・胃の陰液を益す作用をもつ生地黄・麦門冬，清熱瀉火作用をもつ黄連・山梔子，熱を下方に導く作用をもつ牛膝からなる。便秘症状がある場合は，潤燥通腑作用をもつ増液承気湯を用い，便秘が解消してから前者を用いて治療を行う。

[下消]

１　腎陰虧虚

症　　状 頻尿・多尿・尿に軟膏状の混濁または甘味がある・のどが渇く・唇が乾燥する。舌質紅・脈細数。

証候分析 腎虚により尿を制約できなくなり，頻尿・多尿となる。腎の固摂機能が失調し，水穀の精微が下焦に直接流入するため，尿が軟膏状に混濁し，甘味をもつ。のどの渇き・手掌と足底の熱感と心煩・舌質紅・脈沈細数はいずれも腎陰虧虚・虚火妄動によるものである。

治　　法 滋陰固腎

方　　薬 六味地黄丸。

　本処方は，山薬・山萸肉を多めに用いている。これは山薬が脾陰を養い精微を固摂すること

でき，山茱肉が固腎益精の働きにより水穀精微の下行を抑えることができるからである。腎陰不足・陰虚火旺により，いらつき・不眠・遺精・舌質紅・脈細数などの症状がみられる場合には，養陰清熱・固精潜陽作用をもつ黄柏・知母・竜骨・牡蛎・亀板を加える。尿が多量で混濁している場合には，益腎縮泉作用をもつ益智仁・桑螵蛸・五味子・蚕繭などを加える。気陰がともに虚しており，眠気・息切れ・舌質淡紅などの症状がみられる場合は，益気作用をもつ党参・黄耆などを適宜加えるとよい。

2 陰陽両虚

症　状　頻尿・尿が軟膏状に混濁する・はなはだしいと水分を摂取するごとに排尿するようになる・顔色は黒い・耳輪も黒く乾燥する・足腰がだるく力が入らない・身体は常に寒気を覚える・インポテンツとなる。舌質淡・舌苔白・脈沈細無力。

証候分析　腎の固蔵機能が失調し，腎気が落ち込むため，頻尿・尿の混濁が現れる。腎気が衰え弱り，制約が不全となるため，飲んだ側から排尿する。水穀の精微が尿液とともに排出され，全身を潤い充たすものがなくなり，また残留した濁陰が排出されないため，顔色は黒くなって栄えない。腎は骨を主り，耳に開竅し，腰は腎の府であるため，腎が虚したことで耳輪は乾燥し，足腰も重だるく力が入らない。命門の火が衰え，全身の筋肉が緩むため，寒さに敏感となり，インポテンツになる。舌質淡・舌苔白・脈沈細無力はいずれも陰陽がともに虚したことによるものである。

治　法　温陽滋腎固摂

方　薬　『金匱』腎気丸。

本処方は温補腎陽作用をもつ附子・肉桂，腎陰を補う作用をもつ六味地黄丸からなる。陰陽気血のいずれもが虚している場合には，鹿茸丸を用いることができる。両者のいずれにも，さらに補腎固摂作用をもつ覆盆子・桑螵蛸・金櫻子を適宜加えることができる。

以上の各種証型の消渇において，血瘀の証候がみられる場合には，活血化瘀作用をもつ丹参・山楂子・紅花・桃仁などを適宜使用することで，治療効果を向上させることができる。

[合併症]

白内障・鳥目・耳聾などは，肝腎の精血が不足し，上行して耳目を潤すことができなくなるために起こる症状である。治療には滋補肝腎法を用い，方剤には杞菊地黄丸を単独で用いるか，羊肝丸を合わせて用いる。瘡瘍・癰疽の発症当初は，熱毒が営分を損傷している状態であるから，解毒涼血法を用い，方剤には五味消毒飲を用いる。経過が長引くと，気営両虚となって，脈絡が詰まり，毒が凝縮して熱化し膿となる。治療は益気解毒化膿をはかり，黄耆六一湯を用いて，適宜忍冬藤を加える。肺癆・水腫・中風・厥証を併発している場合には，関連する各章を参考にして治療を行う。

このほか，弁証論治にもとづいて単方単薬による治療も適宜採用することで，治療効果を向上させることが可能であるので，以下に紹介する。

① 生地黄・黄耆各30g，淮山薬90gを水で煎じて1日1回服用する。

② 豚の膵臓1つを低温で乾燥させ，つぶして粉末にし，蜜丸剤にして服用する。毎回9gを1日2回，長期にわたって服用する。

③ 玉米須・積雪草各30gを水で煎じてお茶代わりに飲む。

本証には薬物治療のほかに，精神的ストレスを避け，性欲の節制を心がけることが必要である。飲食面では，あっさりした食事を心がけ，また食べすぎてはならない。一般的には，適量の米類に野菜・豆類・赤身の肉・卵などを組み合わせたものを摂取するとよく，辛いものや刺激の強いものは摂取を控えなければならない。これらの問題について『儒門事親』三消之説当従火断篇には「こってりした食事を控えず，欲を抑えず，感情を抑制しなければ，病気は一度は治ってもまた再発する」とあり，また，『備急

『千金要方』消渇篇では「治療の結果治るかどうかは，患者次第である。もしその患者が治療方針通りにそれぞれを慎むことができれば，十日から一カ月で治癒するが，自ら治療を心がけない者は，死あるのみである。……慎むべきものは三つある。一つは飲酒，二つに性生活，三つに塩分と麺である」としている。これらの見解は，いずれも真に参考にすべきものである。

結語

消渇は多飲・多食・多尿・羸痩を特徴とする病証である。飲食の不摂生・情緒の失調・性生活の不節制などを主な病因とし，陰虚燥熱をその主要病機としつつ，さらに気陰両傷や陰陽倶虚，はなはだしいとその他の疾患を招く。併発する疾患としては，特に癰疽の類がよく見受けられる。治療に当たっては滋陰によって本治を，清熱によって標治を行う以外にも，その他の状況にも配慮しなければならない。さらに単独処方の生薬を組み合わせたり，生活指導を行うことで，治療効果を向上させることができる。

文献摘要

『景岳全書』三消乾渇「三消之病，三焦受病也。上消者渇証也，随飲随渇，以上焦之津液沽涸，古云其病在肺，而不知心脾陽明之火，皆能薫炙而然，故又謂之膈消也。中消者中焦病也，多食善飢，不為肌肉，而日加消痩，其病在脾胃，又謂之中消也。下消者下焦病也，小便黄赤，為淋為濁，如膏如脂，面黒耳焦，日漸消痩，其病在腎，故又腎消也。此三消者，古人悉認為火証，然有実火者，以邪熱有余也。有虚火者，以真陰不足也。使治消証而不弁虚実，則未有不誤者矣」「凡治消之法，最当先弁虚実。若察其脈証，果為実火，致耗津液者，但去其火，則津液自生而消渇自止。若由真水不足，則悉属陰虚，無論上中下，急宜治腎，必使陰気漸充，精血漸復，則病必自癒。若但知清火，則陰無以生，而日見消敗，益以困矣」

『医学心悟』三消「三消之証，皆燥熱結聚也。大法治上焦者，宜潤其肺，兼清其胃，二冬湯主之。治中消者，宜清其胃，兼滋其腎，生地八物湯主之。治下消者，宜滋其腎，兼補其肺，地黄湯，生脈散并主之。夫上消清胃者，使胃火不得傷肺也。中消滋腎者，使相火不得攻胃也。下消清肺者，滋上源以生水也。三消之治，不必専執本経，而滋其化源，則病易痊矣」

『臨証指南医案』三消「如病在中上者，隔膜之地，而成燎原之場，即用景岳之玉女煎，六味之加二冬，亀甲，旱蓮，一以清陽明之熱，以滋少陰。一以救心肺之陰，而下顧真液。如元陽変動而為消爍者，即用河間之甘露飲，生津清熱，潤燥養陰，甘緩和陽是也。至於壮水之主，以制陽光，則有六味之補三陰，而加車前，牛膝，導引肝腎。斟酌変通，斯誠善矣」

[43] 遺精

　性生活に起因せずに精液が漏出する病証を，遺精という。なかでも夢に起因する遺精を「夢遺〔夢精〕」，夢とは関係なく，目覚めているときにも精液が流出する症状を「滑精〔遺精〕」という。

　本疾患に関する記述は『黄帝内経』の『霊枢』本神篇が初出である。そこでは「恐れや思慮が過ぎると神がダメージを受け，神がダメージを受けるといつでもオドオドし……恐れの感情が常に外面に発露する……恐れが解けなければ精にダメージを与え，精がダメージを受ければ関節が軟弱になって萎縮し，四肢は冷たくなり，精液が常に漏れ出すようになる」と，「精液がいつでも漏れ出す」症状の病機に関して明確な解説を行っている。

　夢遺に関しては，『金匱要略』血痺虚労病脈証并治篇に「夢失精」という名称が見られる。『諸病源候論』虚労失精候篇には「腎気が虚損し，精を蔵えることができないため，精が漏れ失われる」とあり，本疾患の病機についてまとめている。『備急千金要方』腎臓篇では，「失精羸痩」「夢泄精」「虚労失精」のそれぞれについて，方剤による治療と灸法を示している。これは本疾患の主証候について対症療法を行う，比較的早期の記載である。

　滑精は多く夢遺の発展したものである。『景岳全書』遺精篇では，「夢遺と滑精は，いずれも失精の病である。証候に不同はあれ，そこにいたった病因は一つである」とし，両者の病因は基本的に一致していると述べている。

　ここで注意しなければならないのは，未婚の男子，または既婚者でも夫婦別居している者に1カ月に1～2回の遺精現象がみられるのは正常な生理現象であり，一般に顕著な症状はみられないという点である。そのため『景岳全書』遺精篇はまた「壮年で気の勢いが盛んであり，長期にわたり性生活を控えていたことによる遺精は，（腎精が）満ちて溢れたものである」としている。

　しかし，一部にはなお，生理面の知識に欠けることにより不安を抱き，結果的にめまい・だるさ・動悸などの症状が起こることもある。なお，毎週2回以上の多量な遺精，または非睡眠時における遺精，ならびにめまい・無気力・足腰が弱る・不眠などの症状を伴う場合，それは病理的なものであり，すみやかに治療を施すべきである。

病因病機

　本疾患の発病には，腎気の固摂機能不全がその根底に存在する。その腎気不固状態を招く原因は，精神失調・過度の性生活・自慰による腎気の損傷・飲食の不摂生・湿熱下注などの要素と関係が深い場合が多い。

　本疾患の病機には，以下の数種がある。

1 君相火動・心腎不交

　心は蔵神を主り，気は腎と交わる。明代の黄承昊は『折肱漫録』遺精篇で「夢遺証は……多くが心腎不交により起こるものである」と述べ，精神・感情面の失調や，気を遣いすぎたり，絶えず性的な衝動にかられたりすることにより，心陽が単独で亢進し，心陰が熱に侵されると，十分に深い睡眠をとることができなくなり，神がその居所を守らず，淫らな夢を見て，精が泄れるようになるとし

ている。また，ほかにも，心火が長期にわたり妄動を持続すると，腎水を損傷して，「水」が「火」を抑えられない状態となる。それによって君火が上焦を侵し，肝腎の相火が下焦で呼応し，精室を襲うと，陰精が居場所を失って夢に反応して泄れ出すことになる。

ほかにも，陽気が盛んになり始めた頃の若者が恋心を抱く・思い焦がれる・伴侶を失った男性が長期の禁欲状態の中で性的欲望をもつなどの状況は，いずれも心神を動揺させ，腎精を妄りに泄らすことになる。この点については，清代の尤怡が『金匱翼』夢遺滑精篇に「心が動くと，神が上に揺れ，夢精が起こる」と記している。

以上の病機のポイントは，心・腎二経の陰虚火旺にある。発病当初は心火が活発になり，肝火が動かされ，長期化すると腎陰が消耗し，滑脱して止まらない状態になることもある。

② 湿熱下注・熱擾精室

明・龔信『古今医鑑』遺精篇では「夢遺滑精について，一般には腎虚として治療をするが……じつはこの証が脾胃病であり，濃厚な味を好む，痰火・湿熱の者に多くこの症状が見受けられることを知らない」と述べている。飲酒や濃厚な味のものを好むと，脾胃を傷つける。その結果，脾の昇清機能を失調させ，湿濁を生む。そして，湿濁が下焦に注いで，蓄えられて熱を生み出し，その熱が精室を侵したり，あるいは湿熱が肝脈に注ぎ，疏泄機能が失調したりした結果，遺精が起こるのである。

以上の病機のポイントは，肝・脾の二経にある。湿熱下注・経気の鬱滞・長期の遺精などは，いずれも精関不固を招くことがある。

③ 労傷心脾・気不摂精

『景岳全書』遺精篇は「疲労すると遺精がみられる者は，筋に力が入りきらないためである。これは肝脾が弱っている表現である」「思慮過多により遺精が起こる者は，中気が不足しているためである。これは心脾気の虚陥の表現である」と述べている。つまり，中気不足・心脾気虚の患者は，疲労が重なると，気も損傷する。また，思慮過多は脾気を損傷する。これらはいずれも，気不摂精による遺精を引き起こす要素である。

以上の病機のポイントは，心脾の二経における気虚下陥にある。

④ 腎虚精脱・精関不固

腎は蔵精を主り，肝は疏泄を司る。正常であれば，腎の陰陽は穏やかに安定しており，性的欲求が起こっても，性行為に及ばなければ精液が排出されることはないが，腎が陰虚陽亢の状態になると，火が腎精の居所を侵して夢精を引き起こす。明・趙献可『医貫』夢遺并滑精篇では，この点について「腎陰が虚となれば精を蔵せず，肝陽が強くなれば火は盛んになる。盛んな火が蔵されていない精に影響を与えると，夢を見るごとに漏れる」とし，またこの状態のまま経過が長引くと，精気が漏れ出して腎は精気を貯蔵しなくなり，夢を見ていない状況下でも遺精を起こすようになる。

以上の病機のポイントは，腎虚滑脱・精関不固にある。しかし，腎虚滑脱不固の原因を突き詰めれば，①心腎不交・長期の夢精，②自慰や頻繁な性行為，③先天不足・生まれつきの体質不良，④他の証型の遺精が長期にわたり治癒しない，⑤疏泄機能がバランスを崩し，精関不固を引き起こす，などによるものである。したがって，本証型の遺精は心・肝・脾・胃の各経とも関係をもっているといえる。

腎虚による長期にわたる遺精の場合は，真元が下方に漏れ出している状態であり，それによって極度の陰虚が陽虚を引き起こすと，遺精の症状が悪化することもある。明・王肯堂『証治準縄』遺精篇では，この症状について「腎の陰が虚すると精を貯蔵できなくなる。肝陽が強くなると気の固摂作用が弱くなる。……ここ

でいう「陽が強い」とは，臓腑の真陽ではなく，肝臓に寄るところの相火が強くなっている状態をいうものであり……その火の勢いが治まらなければ，逆にその臓腑の真陽を消滅させることになる」と述べている。

遺精の病理転化は，いくつかのパターンに分かれるが，相互に伝変することもあれば，それぞれが錯綜した状態で現れることもある。例えば，以下のような例が考えられる。①心陽が暗に動くと腎陰を消耗するが，それが長期にわたれば腎虚不蔵，もしくは心腎両虚・心血不足の状態となる。②相火妄動の場合は，疏泄に節度がなくなり，腎水を損傷し，腎虚不蔵となり，相火の勢いがさらに盛んになる。③過労により気を損なった場合は，中気不足となり，精微の輸送障害を起こしやすく，湿熱下注を起こす。④思慮過多は心血を損傷し，心神を不安定にし，君火を盛んにする。⑤湿濁が肝脈に流入すると，経脈を詰まらせ，熱を生み出し，また相火を刺激し，疏泄を失調させる。

以上からわかるように，遺精は複数の臓腑との関係が考えられ，さらに主従関係の混乱した病理転化を現すことがある。しかし，実際の臨床においては，次の二点に注意したい。①本疾患の大部分は，精神・感情面の失調や，過剰な飲酒や性行為（一部の患者には長期にわたり行為が行われなかったことによる遺精も存在する）により，精神的刺激を受けて遺精するものである。その病機は心・肝・脾・腎など臓腑の機能失調と関係があると考えられるが，なかでも心・腎との関係が最も深いとみられる。②腎は蟄を主る。腎は五臓六腑の精を受けこれを貯蔵する。そのため，火旺・湿熱・過労・色欲など，いずれの病因によるものでも，経過が長引けば陰精を消耗し，腎を損傷することになる。清・林佩琴『類証治裁』遺泄篇では「臓腑の精はすべて腎に注ぎ，常に火に晒されている。そのため，火が動けば腎の封蔵は緩くなる」と記している。よく言われる「火が動かなければ腎は侵

されず，腎が虚さなければ精も漏れない」とは，この点をいったものである。

類証鑑別

遺精は一般に夢遺・滑精の二者に分類される。前者は夜中に淫らな夢を見たことにより，精液が夢の影響下で排出されるものである。後者は夢と関係なく遺精するもので，その程度によっては精関不固となり，トイレでいきんだり，自転車に勢いよく跨ったりした際や，五官による刺激などによっても遺精が起こる。

早泄〔早漏〕とは性行為に際して持久力がなく，ちょっとした刺激で射精してしまう症状である。本章の疾患とは異なっているものの，その病機は滑精と相似点をもつ。またほかに，走陽という病証もある。これは性行為の際に精液の漏出が止まらない症状であり，これも本疾患と似通った症状といえる。

以上の諸証は，いずれも精液の排出異常が現れる疾患である。

さらに，同様の排泄障害である淋濁についていえば，淋証では尿の出が悪く，濁証では尿が混濁し，尿道に詰まるような痛みを伴うことが多い。淋濁は尿の排出孔竅の疾患である点が，精竅からの排出障害である遺精とは異なっている。

弁証論治

遺精の弁証要領については，古人は夢を伴うものを「心火」，夢を伴わないものを「腎虚」としている。これは真に無駄のない説ではあるが，やはり詳細に発病した臓腑を分析し，虚実を分析しなければ，納得のいく治療はできまい。

ほとんどの夢遺には虚実の別がある。発病初期は一般に心火・肝鬱・湿熱がその大半を占める。君火・相火が妄動し，精気は居場所を失い，夢の刺激によって排泄される。経過が長期にわたると，多くが腎虚となる。一方滑精の場合は多くが夢遺から変化したものか，体質虚弱によ

るものであり（性行為過多・自慰などを原因とする場合もある），虚証が多数を占める。

よくみられる病例から考えてみると，夢遺の発病当初には，患者自身もそれほど気にしておらず，症状が長期にわたるようになってからはじめて診察に訪れることが多い。そのため，臨床で見受けられる遺精は，腎虚証が大部分を占めるようになる。この点は清・兪震『古今医案按』遺精篇にも「注。古来医書は，夢を伴う遺精は心火に，夢を伴わないそれは腎虚に起因するとしており，非常に的を射た指摘であると思われるが，私の経験では夢の有無にかかわらずいずれも虚証である」と記されている。

精の貯蔵は腎が主るとはいえ，遺精にいたる病因はすべてが同一ではない。そのため，治法上は，明・李中梓『医宗必読』遺精篇にも「単純に腎の病による遺精は腎を治療するが，他の臓腑に起因するものは，その臓腑と腎を同時に治療すべきである」とあるように，臨床においては，過去の経過や具体的な脈・証候からいずれの臓腑に属するかを推断し，患者の健康状態と疾患の新旧・虚実を参考にし，仔細な検討を行った後でなければ，その病機の要領を把握することはできない。夢の有無のみを根拠におおまかな判断をするのみでは，治療に無理が生じることになる。

❶ 君相火動・心腎不交

症　状　眠りが浅く夢をよく見る・夢を見ると遺精が起こる・胸部のもやつき・めまい・元気がない・身体がだるい・程度の異なる動悸・ビクビクする・健忘・のどが渇く・尿量が減少し赤みを帯びる。舌質紅・脈細数。

証候分析　心火が妄動することにより，神が不安定となり，眠りが浅い・夢をよく見る・胸部のもやつきなどの症状が現れる。火邪が精室を侵したために，夢を見ると遺精が起こる。寝つきが悪いために困憊し，元気がなく，全身にだるさを覚える。精気が神を滋養できないため，めまいが起こる。心は神志を主る臓腑であ

るため，心火の亢進は心血を消耗し，激しい動悸・健忘・驚きやすいなどの症状が現れる。火邪は陰液を損傷し，陰虚は火の勢いを増すため，胸部の熱感やのどの渇きが現れる。尿の減少と赤みは，心火が小腸に転移したことによるものである。心は血脈を主り，舌に開竅する臓腑のため，心火が強くなれば舌質紅・脈細数になる。

治　法　清心安神・滋陰清熱

方　薬　黄連清心飲。あるいは天王補心丹加菖蒲・蓮子，三才封髄丹，知柏地黄丸または大補陰丸。

心火が単独で亢進し，神が不安定になったために夢遺がみられる場合には，黄連清心飲を用いる。本処方は清心瀉火作用をもつ黄連，滋陰涼血作用をもつ生地，和血安神作用をもつ当帰・酸棗仁，養心寧志作用をもつ茯神・遠志，益気和中作用をもつ人参・甘草，補益心脾・収渋精気作用をもつ蓮子からなる。

心腎不交により火邪が心陰を侵した場合は，天王補心丹に菖蒲・蓮子を加えたものを用い，滋陰安神を施す。

相火の妄動により，水・火の循環に障害のある場合は，三才封髄丹を用いる。組成は滋水養陰作用をもつ天門冬・熟地黄，寧心益気作用をもつ人参・甘草，堅陰瀉火作用をもつ黄柏，行滞悦脾作用をもつ砂仁からなる。

長期の遺精によって腎を損傷し，陰虚火旺になっている場合は，知柏地黄丸または大補陰丸を用いて滋陰瀉火を施す。

ここで注意しなければならないのは，本証型の患者は，特に精神面の調節に配慮し，雑念を排除させるように心がけなければならない点である。『景岳全書』遺精篇にも，「遺精は始めすべて精神面から生じる……すでに病となって治療に訪れるものには，特にその精神面をまず捉え，その後に証候に対応した調整・管理を行えば，治癒しないものはない。原因を追究することなく，すべてを薬に頼ろうとするのは，無理というものである」とあるが，まさに経験にも

とづいた一言である。

ほかにも，君・相火が妄動することで，心腎不交となったものは，もと陰虚火動に属するものであり，経過が長引けば腎陰を損傷し，腎虚不蔵・精関不固に転化する。治療に当たっては先を考えて腎に対するケアを常に心がけなければならないが，重点はなお心・肝の熱を清す点に置かれなければならない。これは朱丹渓のいうところの「君だけが相を動かし，相だけがその精を漏らす」であり，このタイプの治療には清心火・瀉肝熱と同時に滋陰を行い，軽重を反対に捉えたり，固渋・補腎などの腎治療の方法だけを単独で用いるようなことをしてはならない。

2 湿熱下注・擾動精室

症　状　遺精が頻繁に起こる・ときに排尿時に少量の精液が流れ出る・尿は熱く赤みを帯び，かつ混濁しているか出渋りがあって切れが悪い・口に苦味があるかまたは口が渇く・寝つきが悪い・口内炎・大便は泥状で悪臭を伴う・排便後もすっきりしない・心窩〜腹部の痞悶感がある・ときに吐き気を催す。舌苔黄膩・脈濡数。

証候分析　湿熱が下注し，精室を掻き乱すため，しばしば遺精が起こる。湿熱が膀胱に注いだ場合には，膀胱の分利機能が失調するため，排尿時の熱感および尿の赤み・混濁・出渋りと切れの悪さがみられる。湿邪がこもって熱が生じると，心神を侵し，口の苦味や渇き，胸部のもやつき・眠りが浅い・口内炎などの症状が現れるようになる。湿邪が下焦に注ぐと，伝化機能が失調するため，大便が泥状になって，悪臭を伴い，排便後にもすっきりしない。湿邪が中焦を侵すと，正常な運化が行えなくなり，心窩〜腹部の痞悶感や吐き気がみられるようになる。

治　法　清熱利湿

方　薬　程氏萆薢分清飲。

本処方は清利湿熱作用をもつ萆薢・黄柏・茯苓・車前子，清心安神作用をもつ蓮子心・丹参・菖蒲，健脾利湿作用をもつ白朮からなる。ほかにも清化湿熱作用をもつ猪肚丸に健脾薬を加え

て用いてもよい。

また，脾の昇清機能が落ちて湿邪が下焦に注ぎ，下焦の相火と結びついて発病したケースには昇清化湿をはかるとよく，蒼白二陳湯に黄柏・升麻・柴胡を加えたものを用いることができる。

湿熱が肝脈に注いで解消されない場合には，苦味薬で厥陰の熱を排泄するとよく，封髄丹を用いる。はなはだしい場合には，清熱利湿作用をもつ竜胆瀉肝湯を用いる。

ここで注意しなければならないことには，まず，このタイプの遺精は湿熱下注によって疏泄異常が起こったことにより生じたものであり，初期にいきなり固渋薬を投与してはならない点がある。さらに，中焦の脾胃の運化機能の低下により湿熱が生じたケースについては，健脾昇清を施さなければ化湿泄濁はできない点があげられる。これはいわゆる「中焦の治療には，その源を潤し湿熱を解消することで流れを作るべきである」を実践するものである。ここで苦寒薬を多く用いるなどして胃の機能を妨げてはならない。

3 労傷心脾・気不摂精

症　状　激しい動悸・不眠・健忘・顔がくすんだ黄色になり艶がない・四肢がだるい・食が進まない・大便が泥状・疲れると遺精する。舌苔薄・舌質淡・脈弱。

証候分析　心は蔵神を主り，神を廻らせる働きをする。思慮過多になると，神は不安定になり，激しい動悸や健忘・不眠を引き起こす。脾は運化を主り，脾が弱まると運化も失調し，気血の生成源が充たされないため，顔の血色が悪くなり，食も進まず大便も泥状になる。脾気が虚弱化・不足し，四肢に行き渡らないために，肢体もだるく感じる。過労の状態になると，さらに中焦の気を損傷し，気が虚すると神も落ち着きを失って固摂機能が弱まるため，遺精が起こる。舌質淡・舌苔薄・脈弱などは，いずれも心脾気血不足によるものである。

|治　　法| 調補心脾・益気摂精
|方　　薬| 妙香散加減。

本処方は益気生精作用をもつ人参・黄耆，扶脾作用をもつ山薬・茯苓，清心調神作用をもつ遠志・朱砂，煦気作用をもつ木香，昇清作用をもつ桔梗からなる。これらの作用により気が充実し，神も安定し，遺精も自ずと治癒する。

注意すべきは，一つにはこのタイプの病因は思慮過多が脾を損傷し，疲労が重なって気を損傷し，心脾気虚を招いている点がある。この状態から過労になると気虚はさらに激しくなり，清陽が下陥し，気が精気を固摂できなくなる。すでに清降収渋薬が奏効する範囲にはないので，益気昇清を施さなければならない。もう一つは，一部の患者では心脾気虚・営血不足によっても心神浮越・心火不寧証が現れることがある点である。ただし，その病機は陰虚火旺とは異なるため，清心降火法を用いてはならず，重点を養血煦脾に置き，心血を充たすことによって神明を落ち着かせる。

このほか，気虚の患者では，飲食への配慮を欠いたり，飲酒が過ぎたりすると，湿熱下注を形成しやすい。そして遺精が長引くと腎気を侵しやすく，脾腎両虧となる。この場合には下焦を中焦と同時に治療し，化湿昇清・補腎固本をはかる。ここでは単純に補益心脾法を用いてはならない。

4 腎虚滑脱・精関不固

|症　　状| 夢遺が頻繁に起こり・はなはだしいと滑精を起こすこともある・足腰に力が入らない・のどが渇く・イライラする・めまい・耳鳴り・健忘・不眠・微熱・両頬部が赤くなる・身体の痩せ・盗汗・髪が抜ける・歯がぐらつく。舌質紅・舌苔少・脈細数。

一部の患者は，遺精・滑精が長く続いたことにより，寒け・四肢の冷え・インポテンツ・早漏・精冷〔精液が希薄で温度が低い〕・夜間の頻尿もしくは尿量の減少と浮腫などが起こる。尿は透明であるか，切れが悪い。顔色恍白か，あるいは血色が悪く艶がない。脈沈細・舌苔白滑・舌質淡嫩かつ歯痕がある。

|証候分析| 先天の不足・自慰または過度の性行為・長期にわたる遺精などはいずれも腎精を損傷する。腎虚により腎精を蔵す機能が失調すると，夢遺・滑精となる。腰は腎の府であるから，腎虚になると腰がだるく感じ，足にも力が入らない。腎陰が不足すると，髄を生み出して脳海を充たすことができなくなるため，めまい・耳鳴り・健忘・不眠が起こる。陰虚は内熱を生むため，微熱と両頬部の紅潮・いらつき・のどの渇きが起こり，陰虚によって陽気が体表に向かって浮き上がると陰液を外に漏出させるため，盗汗となる。腎は骨を主り，その華は髪にある。そのため，腎虚は脱毛と歯のぐらつきを起こす。舌質紅・少苔・脈細数はいずれも陰虚内熱によるものである。

滑精が長く治癒しないと，陰虚が陽にも影響し，精関不固・命門火衰となり，肉体を温めることができなくなる。そのため，寒気を覚えたり，四肢が冷たくなったり，精冷・インポテンツ・早漏が起こる。腎陽が衰え，膀胱の気化作用が失調すると，固摂機能も低下するため，尿が少量になり，浮腫が起こる，または夜中に何度も無色尿を排泄したり，さらに切れが悪かったりする。陽気の衰えは，顔面への栄養供給にも影響するため，顔は血色がなくなるか，枯れた色となり，やつれた様子になる。舌質淡嫩・舌苔白滑・脈沈細などはいずれも陽虚によるものである。

|治　　法| 補益腎精・固渋止遺
|方　　薬| 六味地黄丸または左帰飲。あるいは左帰丸，右帰丸，金鎖固精丸合水陸二仙丹，斑竜丸または桑螵蛸散加減。

腎陰不足の場合には，六味地黄丸または左帰飲を用いて腎陰を補う。腎精が激しく損傷し，足腰に力が入らない場合には，左帰丸を用いてもよい。

陰虚が陽気に影響し，腎中の陰陽がいずれも虚している場合には，陰中求陽法を考慮に入

れ，右帰丸を用いて治療する。組成は精血補養作用をもつ熟地黄・山薬・山萸肉・枸杞子・当帰，壮腰摂精作用をもつ兎絲子・杜仲，温補腎陽作用をもつ鹿角膠・肉桂・附子からなる。

腎虚により腎精を蔵せなくなり，精関不固になっている場合には，補腎のほかにも固渋止遺法を補強策として用いるべきである。方剤には金鎖固精丸・水陸二仙丹を併せて用いることができる。

心腎不交から発展した状況には，補腎益精を施す際に，寧心安神法を併用する。方剤には斑竜丸や桑螵蛸散の加減方を用いることができる。

ここで注意すべきことは，まず本証の多くは長期の遺精による虚証または先天的不足によるものであり，腎虚滑脱を特徴としているという点である。したがって，本来，この場合の治療は補腎益精を本とし，腎気を固めてその流失を防ぐ方法を取らなければならない。しかし，本証の腎虚の多くは心腎不交・陰虚火旺・湿熱下注による長期の遺精の結果，虚となったものであったり，脾腎両虧・気不摂精の発展型であったりするため，治療には単純な補腎法だけではなく，交通心腎・滋陰瀉火・清利湿熱・益気昇清などの方法を臨機応変に用いなければならない。特に湿熱下注の発展型の場合には，早期の固渋は禁物であり，まずは泄熱分利を施すべきである。またもう一つの注意点として，慢性病による腎虧・陰陽両虚の場合には，陰中求陽法を使うべきであり，もっぱら滋陰をしたり，温陽薬を用いて強烈な温燥をもたらすのではなく，温潤の方法を取るべきである。そしてさらにもう一つは，脾腎両虧の場合には，脾土の正常な働きを促すことで，腎精を養うべきであるという点である。この時点で下手に補薬を用いると，かえって脾の動きを鈍らせることになる。

本疾患は薬物による治療のほかに，精神面の調整にも配慮しなければならない。妄想することなく，性行為を控え，自慰行為を禁じ，栄養に気を配り，濃厚な味の食べものや飲酒を控えるなどの措置を講じなければ，最良の治療効果は得られない。

夢遺証においては，精が腎に貯蔵されることと，神が心に主宰されていることから，心腎不交によって不眠や動悸などの心血不足の証候がよく併発する。もし長期にわたって遺精・滑精が治癒しないと，腎精の消耗によって早漏・インポテンツ・不妊などの症状が同時にみられるようになることもある。また，「腎は五臓の精を受けて蔵する」原理により，本疾患は虚労に発展することもある。

結語

以上のように，遺精はその多くが精神や感情の失調・飲食の不摂生・過度の性行為によって起こるものである。主要病機には，「心腎不交・君相火旺」「湿熱下注・疏泄失度」「労傷心脾・気不摂精」「腎虚不蔵・精関不固」などの数種がみられる。本疾患は五臓のいずれとも関連があるが，精が腎に蔵され，神が心に主宰されることにより，発病時には心腎不交・君相火動など，虚実が混在している状況が多くみられる。そのため，治療の際にはまず清心安神・疏泄相火を行う。経過が長引くと腎精が消耗され，虚証に転ずる。滑精は多くが夢遺の慢性化によって形成されるものであり，腎虚不蔵・精関不固といった虚証であるケースが多いため，治療は補腎固精を中心とした方法を取る。湿熱が下方に注いで疏泄に影響を与え，気虚下陥をきたして腎精を固摂できなくなった場合は，多くが脾胃機能の失調が原因であり，虚・実の両面をもつため，清心補腎のみにこだわることなく，昇清・益気・健脾・利湿・散鬱・疏肝などの方法を的確に応用すべきである。総じて治療原則の要点は，上焦においては清心安神を，中焦においては脾胃の調節と陽気の昇挙を，下焦においては益腎固精をそれぞれ行うことにある。

【附】陽痿〔インポテンツ〕

陽痿とは，勃起不能，あるいは性行為に臨む際に勃起が起こっても一定の堅さを伴わない症状を指す。

『霊枢』邪気臓腑病形篇では「陰痿」と呼び，陰痿とはつまり陽痿であると説明している。歴代の医学者は，本疾患の大部分が肝・腎・陽明の三経に関係するものと考えている。

１ 命門火衰

性行為過多や，若年時の自慰過多により，精気虚寒・命門火衰となったもの。症状はインポテンツ・顔色㿠白・めまい・生気がない・足腰に力が入らない，舌質淡・舌苔白・脈は多くが沈細。治療は補腎壮陽をはかり，方剤は五子衍宗丸または賛育丹加減を用いる。

２ 心脾受損

思慮過多により心・脾を損傷し，気血両虚を招き，陽痿となったもの。『景岳全書』陽痿篇に「思慮・焦燥・憂鬱が度を過ぎた者は，その多くが陽痿になる。陽明は宗筋の会であり……思慮が過ぎれば，心脾を損傷し，病は陽明衝脈に及ぶ……気血は欠損し，陰茎も振るわなくなる」との記述がみられる。症状はインポテンツ・元気がない・睡眠不良・顔色に艶がない・舌苔薄膩・舌質淡・脈細。治療は補益心脾をはかり，方剤は帰脾湯加減を用いる。

３ 恐惧傷腎

『景岳全書』陽痿篇はまた「驚きや恐怖の癒えぬ者も，また陽痿となる。『内経』にある『恐は腎を傷る』とはこれをいったものである」と述べている。症状はインポテンツ・精神的な苦悶・ビクビクする・猜疑心が強くなる・動悸・不眠・脈弦細・舌苔薄膩・またはときに舌質淡青。治療は益腎寧心をはかり，大補元煎を用い，適宜酸棗仁・遠志などの養心安神薬を組み合わせる。

４ 湿熱下注

『類証治裁』陽痿篇では「ほかにも湿熱下注・宗筋弛縦により陽痿となる場合がある」と述べている。症状はインポテンツ・尿量が減り赤みを帯びる・下肢が重くだるい・舌苔黄・脈沈滑または濡滑かつ数。治療は清化湿熱をはかり，方剤は知柏地黄丸加減を用いる。臨床でみる限り，陽痿は命門火衰が主であり，湿熱の傾向をもつ者はそれほどみられない。この点は『景岳全書』陽痿篇でも「火衰の者が七八割を占め，火盛の者はわずかしかいない」と指摘されている。

このほかに，命門火衰・精気虚寒による陽痿については，羊の睾丸二つに紹興酒を少々加えたものを，毎朝蒸して服用してもよい。1カ月を1クールとする。効果が得られても，なお正常に回復しない場合は，さらに1カ月服用してもよい。服用期間中は性行為に及んではならない。

文献摘要

『霊枢』経筋「足厥陰之筋，其病……陰器不用，傷於内側不起，傷於寒則陰縮入，傷於熱則縦挺不収」

『素問』六節蔵象論「腎者主蟄，封蔵之本，精之処也」

『霊枢』淫邪発夢篇「厥気客於陰器，則夢接内」

『金匱要略』血痺虚労病脈証治「夫失精家少腹弦急，陰頭痛，目眩，髪落，脈極虚芤遅，為清穀，亡血，失精。脈得諸芤動微緊，男子失精，女子夢交，桂枝竜骨牡蛎湯主之」

『明医雑著』夢遺精滑「夢遺精滑，世人多作腎虚治，而為補腎渋精之剤，不効。殊不知此証多属脾胃，飲食厚味，痰火湿熱之人多有之」

『医宗必読』遺精「按古今方論，皆以遺精為腎気衰弱之病，若与他臓不相干渉。不知内経言五臓六腑各有精，腎則受而蔵之。以不夢而自遺者，心腎之傷居多，夢而後遺者，相火之強為害。若乎五臓各得其職，則精蔵而治。苟一臓不得其正，甚則必害心腎之主精者焉。治之之法，独因腎病而遺者，治其腎。由他臓而致者，則他臓与腎両治之。如心病而遺者，必血脈空

虛，本縦不収。肺病而遺者，必皮革毛焦，喘急不利。脾病而遺者，色黄肉消，四肢懈惰。肝病而遺者，色青而筋痿，腎病而遺者，色黒而髄空。更当以六脈参詳，昭然可弁」

『証治準縄』遺精「丹渓書分夢遺，滑精為二門。因夢与鬼交為夢遺，不因夢感而自遺者為精滑，然総之為遺精也。其治法無二，故合之」

『景岳全書』遺精「因夢而出精者，謂之夢遺。不因夢而精自出者，謂之精滑……情動者当清其心，精動者当固其腎，滑精者無非腎気不守而然……」「治遺精法，凡心火甚者，当清心降火。相火盛者，当壮水滋陰。気陥者，当昇挙。滑泄者，当固渋。湿熱相乗者，当分利。虚寒冷利者，当温補下元。元陽不足，精気両虚者，当専培根本」

『景岳全書』陽痿「凡驚恐不釈者，亦致陽痿。経曰恐傷腎，即此謂也。故凡遇大驚卒恐，能令人遺失小便，即傷腎之験。又或於陽旺之時，忽有驚恐，則陽道立痿，亦其験也」

『臨証指南医案』陽痿「又有陽明虚則宗筋縦，蓋胃為水穀之海，納食不旺，精気必虚，況男子外腎，其名為勢，若穀気不充，欲求其勢之雄壮堅挙，不亦難乎。治唯通補陽明而已」

[44] 耳鳴・耳聾

耳鳴・耳聾は，いずれも聴覚に異常をきたす疾患である。耳鳴は，患者の自覚症状として耳内部に音が鳴り響き，潮騒のような響きが聞こえる。音は小さいことも大きいこともあり，聴覚を妨げるものである。一方，耳聾は聴力が減退し，会話に支障が出て，はなはだしいと聴覚が失われて外部の音声が聞こえなくなり，日常生活に影響が及ぶものである。そのうち軽症の者は，重聴〔難聴〕と呼ばれている。

臨床では，耳鳴・耳聾は単独でみられる以外にも，両者がともにみられることもある。耳聾は耳鳴から発展する場合もある。『医学入門』にも「耳鳴とは聾の兆しである」とあるように，両者は症状にこそ違いはあっても，発病のメカニズムは基本的に一致している。

本病は『内経』にすでに論述が見られる。『霊枢』脈度篇には「腎気は耳に通じているので，腎の機能が調和していれば，耳は五音を聞き分けることができる（腎気通於耳，腎和則耳能聞五音矣）」と，同・海論篇には「髄の海が不足すると，目がまわり，耳鳴りがする（髄海不足，則脳転耳鳴）」と，同・決気篇には「精が大量に消耗すると，耳が聞こえなくなり，……液が大量に消耗すると，……頻繁に耳鳴りがする（精脱者，耳聾，……液脱者，……耳数鳴）」と，同・口問篇には「およそ上気が不足すると，脳髄が充たされず，耳鳴りに苦しむ（故上気不足，脳為之不満，耳為之苦鳴）」「耳はたくさんの経脈の集まるところであるから，胃の中が空になると，それらの脈は虚す。経脈が虚すと，陽気は上に昇らず，（耳部分の）気血が枯渇するため，耳鳴りがする（耳者，宗脈之所聚也，故胃中空則宗脈虚，虚則下溜，脈有所竭者，故耳鳴）」と，それぞれ記されている。『外台秘要』風聾方篇では，「病の源は足少陰腎経で，宗気が集まる場所であり，その気は耳に通じる。その経脈が虚せば，風邪はそこに乗じる。風邪が耳の脈に入ると，経気が詰まって発散されなくなるために，耳が聞こえなくなる」と述べている。『仁斎直指附遺方論』耳篇には「腎は耳に通じ，精を主る。精気が調和し，腎気が十分であれば耳はよく聞こえる。疲労によって気血を損なうと，風邪が虚した場所を襲い，腎精は損傷・消失し，腎は疲労し，耳も聞こえなくなる」とある。こうした論述はいずれも，耳鳴・耳聾の原因が腎精虧損・胃気不足・肝火・痰濁上蒙あるいは風邪が耳竅を襲うことなどにあるとの認識を示すものである。

本章では，主として内傷により引き起こされた耳鳴・耳聾について解説する。急激な振動・外傷・薬物・腫れものなどによって引き起こされた同種の症状についても，本章の弁証原則を参考にして対応することができる。

病因病機

本病の発生は，さまざまな原因により引き起こされた耳竅閉塞と関係がある。先天性の聾のほか，急性発熱性疾患・反復する上気道感染などによって邪熱が竅を覆ったり，痰火・肝熱が身体上部を侵したり，あるいは身体虚弱による慢性病のために，気血が身体上方の清竅を潤せないなどの原因によって引き起こされる。その多くは，肝・胆・脾・腎などの臓腑機能の失調と関係があり，特に腎との関係が深い。

1 腎気不足

病後に精血が減少したり，または性生活の不節制により腎精を消耗したりしたもの。耳は腎の外竅であり，内側で脳に通じている。そのため，腎精が損傷・消耗して髄海が空虚になり，上部の清竅を潤すことができなくなり，そこに無根の火が浮上すると，耳の内部に大きな音が響き，意識がぼんやりする。この点については，『医林縄墨』耳篇に「耳は足少陰腎経に属し，……腎気が虚敗すれば耳聾となり，腎気が不足すれば耳鳴となる」と述べられている。

2 脾胃虚弱

脾の機能が弱まり，気血の生成源が不足したため，経脈が空虚になり，上方の耳に気血が行き届かないか，または，脾が虚したために清陽が振るわず，清気も上行できなくなって，耳鳴・耳聾が起こるもの。これは『医碥』耳篇に「もし気が虚し下陥すると耳聾になりうる。これは清気が自ずから下り，濁気が自ずから上り，清が昇らず濁が降りなくなるためである」とある。

3 情志失調

肝気が疏泄できず，鬱した結果火邪と化したか，または，憤怒により気逆が起こり，肝胆の火が経絡を通じて上方に影響し，清竅が塞がれたもの。これは，『中蔵経』論肝臓虚実寒熱生死順逆脈証之法篇にいうところの「肝は……その気が上逆すれば頭痛・耳聾となる」である。

4 脾胃湿熱

日頃から飲酒や濃厚な味のものを好んで摂取しているために，痰熱を形成し，それが長期化して火邪と化した結果，痰火が上行して清竅を塞ぎ，耳鳴となるもの。はなはだしいと気閉を招き，耳聾となる。これは『古今医統』耳証門にいう「痰火が鬱結し，清竅を塞ぐと聾となる」である。

5 風熱外乗

外感風熱の邪気が体内にこもり，体外に排出できないために，経絡を通じて上部を侵し，清気の通り道を塞き止めてしまい，耳聾となる。または熱性病の回復期に熱が解消せず，清竅が不通となるか，ほかにも反復性の上気道感染により邪気が耳を覆うなど，いずれの要因も耳鳴・耳聾を引き起こすことがある。

以上をまとめると，本病の病因には外因として身体の上部器官が風熱の邪気を受け，邪気が孔竅を覆うことにある。内因には，①痰火・肝熱などが濁気を蒸し上げて上行させ，孔竅を犯すもの，②慢性病により肝腎虧虚を招き，臓器の真気が不足するもの，③脾胃の気が弱まったことにより，清陽が上行することができず，身体上部の清竅を潤すことができないものなどがあり，その要素は非常に複雑である。しかし，これらの原因について注意すべきことは以下の二点に絞られる。一つは慢性の耳鳴・耳聾は，病因の内外に関わらず，多く精気の不足と関係があるということである。これは『済生方』耳論治篇にいう「疲労が過度になると，まず精気が虚す。すると風寒暑湿などの邪気は外部から入り込むことができる。喜・怒・憂い・思慮などは内傷を招き，耳が聞こえない・耳鳴りなどの症状を起こす」に相当する。つまり，疲労により精気を損傷することは，本病の根本的原因の一つなのである。もう一つは，五臓のうち，耳の疾患は脾・腎・肝・胆との関係が比較的密接であるということである。耳は腎の外竅であり，十二経の宗脈の注ぐ場所であり，体内で脳に通じる。脳は髄の海であり，腎精が満たされることで髄海も潤い，聴覚が正常になる。そのため，腎精が損傷・消耗すると，髄海も空虚になり，耳鳴・耳聾が現れる。そのほかにも，少陽経脈は上行して耳に注ぐことから，肝胆の火が経脈を上行して耳竅を塞ぐと，耳鳴・耳聾が形成されやすい。しかし，肝は腎の子臓であり，腎水が肝を潤せないことで肝火上炎が起きている場合もある。さらに肝火が体内で鬱すると，何にも増して腎陰を傷つけやすく，その結果，

症状を悪化させることになる。脾は精気の輸送を主り、なかでも上昇させる働きをもっているため、その機能が弱まると、清気が耳に届かなくなり、耳は濁気に覆われることとなる。同時に、脾が虚すれば運化機能にも影響を及ぼすため、湿濁の邪が消化されず、痰液が生み出されることになる。痰は体内に滞留し、さらに熱を生み出し、上部の清竅を塞ぐ。そのため、痰火・湿濁によって引き起こされた耳鳴・耳聾は、同時に脾胃の気虚と関係があることが多い。

弁証論治

清代の張三錫『医学準縄六要』治法匯篇は「耳鳴・耳聾は新旧虚実を区別しなければならない」と述べ、『景岳全書』耳証篇は「耳鳴りが突然起き、音の大きな者には実証が多く、徐々に耳鳴りがし始めて音の小さな者には虚証が多い。若年の者・身体が丈夫な者で熱の盛んな者には実証が多く、高齢・虚弱体質で火の弱い者には虚証が多い。よく飲酒し、味の濃厚な食べものを好み、普段から痰火の傾向のあるものには実証が多く、身体が弱々しく脈細で、普段から疲労傾向のあるものには虚証が多い」としている。これらの記述は、本病の性質についてかいつまんで要点を述べたものである。臨床所見からまとめると、①風熱による場合は突然の耳鳴・耳聾と表証がみられる、②肝火による場合には大きな音が間隔を置いて繰り返し響き、憤怒した際に激しくなるという特徴がみられる、③痰濁による場合は耳鳴・めまいが悪化と軽快を繰り返し、煩悶と不快感を伴う、④腎虚の場合は耳鳴の音はか細く、蟬の声のようで持続し、腰のだるさを伴い、顔つきがやつれる、⑤気虚の場合は耳鳴が不定期にみられ、休息すると軽減し、疲労すると悪化する、⑥陰虚の場合は午後に悪化する特徴がみられる。その治法は肝胆の治療には実証の方法を、脾腎の治療には虚証の方法を、上焦には清疏法・中焦には昇補法・下焦には滋降法を用いることが好ましい。臨床で

は、さらに全体の症状を考慮に入れた弁証論治を行うべきである。

1 肝胆火盛

症　状　耳鳴・耳聾が突然起こる。頭痛・赤ら顔・口に苦味がある・のどが渇く・イライラしがちで怒りやすく、怒ると症状が悪化する。または、夜寝つきが悪く、胸脇部が張って詰まったような不快な感じがする。大便は便秘気味、尿は少量で赤みを帯びる。舌質紅・舌苔黄・ほとんどは脈弦数。

証候分析　極度の憤怒が抑え込まれ、体外に出られない肝火が、少陽経脈を伝わって身体の上部を侵したため、清竅の機能が失調し、耳鳴・耳聾・頭痛・赤ら顔・口の苦味・のどの渇きとなって現れる。肝胆の火が強いと、心神に影響するため、イライラ・怒りやすい・夜寝つきが悪いなどの症状が現れる。肝気が鬱して溜まり、経絡の気のめぐりが悪くなるため、胸脇部に張りと不快感を覚える。怒りは気逆を引き起こすため、耳鳴・耳聾症状がさらに悪化する。肝火が体内で鬱すると、腸内の津液が熱により消耗されるため、便秘し、尿量が減って、赤みを帯びる。舌紅・舌苔黄・脈弦数は、いずれも肝胆火盛の表れである。

治　法　清肝泄火

方　薬　竜胆瀉肝湯加減。

本処方は苦泄胆火作用をもつ竜胆草・山梔子、疏肝清熱作用をもつ柴胡・黄芩、熱を下方に導く作用をもつ木通・車前子・沢瀉など、滋陰養肝作用のある生地黄・当帰からなる。便秘の者には大黄を加えてもよい。

肝火による耳鳴・耳聾は、その多くが実証であるが、竜胆瀉肝湯は虚実に関わりなく肝火に湿邪の混在した症状を治療する方剤である。下焦の湿熱が軽い者は、適宜、木通・沢瀉などの薬を減量すればよい。肝火上炎証では多くが腎水を消耗するので、もし腎虚がひどく、虚実の入り組んだ状態であれば、牡丹皮・女貞子・旱蓮草などを用いて腎水を潤す。腎虧肝旺証で、

実証の症状が少なく，虚証の症状が目立つ者は，腎精不足証として治療を行う。肝の気鬱の強い者には，適宜，柔肝・理気・解鬱作用のある白芍・夏枯草・川楝子を加えることができる。

2 痰火鬱結

症　状　両耳に蟬の鳴くような響きがあり，悪化と軽快化を繰り返し，ときに耳聾のように耳が聞こえなくなることがある。胸部にモヤモヤと詰まったような不快感を伴い，痰が多く，口に苦味がある，または脇部に痛みがあり，ため息をよくつき，耳下に腫れた痛みがあり，大小便の通じが悪い。舌苔薄黄かつ膩・脈弦滑。

証候分析　普段から痰火鬱結傾向が強く，それが清竅に集まって塞ぐため，潮騒のような耳鳴が起こり，悪化と軽快化を繰り返し，悪化時には気閉により聴覚を失うこともある。痰濁が中焦の機能を阻害し，気が動かなくなると，胸部の痞え・痰が多い・のどの不快感・ため息が頻繁に出るなどの症状が現れる。痰火が中焦の働きを阻害し，正常な運化機能に影響を与えると，口中の苦味・大小便の不通となって現れる。痰火が多量に流れ込み，肝胆の経絡の通りが悪くなると，耳下に腫れたような痛みが起こる。舌苔黄膩・脈弦滑はいずれも湿熱痰火の表れである。

治　法　化痰清火・和胃降濁

方　薬　温胆湯加減。

本処方は燥湿化痰作用をもつ陳皮・半夏，淡滲利湿作用をもつ茯苓，清胃降濁作用をもつ竹筎・枳殻からなる。痰の多い場合は化痰作用のある胆南星・海浮石を，鬱結のひどい者には清熱化痰作用をもつ浙貝母・天花粉を，不眠の者には遠志・竜骨を，膈上煩熱の傾向があるものには桔梗・山梔子・豆豉を，熱証の強い者には，瀉火作用をもつ黄芩・黄連をそれぞれ加える。痰が多く，胸の痞えがあり，大便の通じの悪いものには，降火逐痰作用をもつ礞石滾痰丸を用いる。

痰火の鬱結が引き起こす耳鳴・耳聾は多くが実証である。もしも怒りにより症状が激しくなった場合は，疏肝解鬱作用をもつ柴胡・青皮・連翹・鬱金や，柴胡疏肝散などを用いて治療すると，良好な効果が得られる。

湿痰が中焦に滞留し，清陽が動きを妨げられたために，濁気が上行して起こった耳鳴・耳聾については，これらとは分けて考えなければならない。この場合の治療には，健脾昇陽法を用いる（詳細は後述の「5 清気不昇」の記述を参照）。

3 風熱上擾

症　状　外感熱病の発展過程において現れる耳鳴または耳聾。同時に頭痛・めまい・吐き気・胸部の不快感・耳内のむず痒さなどを伴うことがある。ほかにも，悪寒・発熱や身体痛などの表証を伴うことがある。舌苔白膩・脈浮または弦数。

証候分析　外感風熱の邪気が身体上部を襲ったため，耳鳴・頭痛・めまいが起きる。胃気が和やかでなく，気の動きが乱れるために，吐き気・胸部の不快感が起こる。外邪が身体上部を侵し，耳が塞がれるため，耳内にむず痒さを覚える。邪気が解消しないため，悪寒・発熱や身体の痛みが取れない。脈浮・舌苔薄膩はいずれも外感病の表れである。

治　法　疏風清熱

方　薬　銀翹散加減。

本処方は清熱散鬱作用をもつ金銀花・連翹・薄荷，解表疏風作用をもつ荊芥・豆豉，清熱化痰作用をもつ葦茎・桔梗からなる。それぞれの証に随って，疏風作用をもつ僵蚕・蒺藜・蟬退・菊花，疏肝作用をもつ柴胡・青皮を加えたり，悪寒・発熱の解消されない者には防風・川芎を加えたりすることができる。

熱性病の後期または感冒を繰り返した後に，耳聾症状が治らない者は，病後の脾胃・肝胆の余熱による。このような症状には，清降法は用いてはならず，養陰和胃法を用いることで，食欲が回復し，耳鳴・耳聾も治癒に向かう。

4 腎精虧虚

症　状　耳鳴・耳聾症状がある。ほとんどの場合，さらに，めまい・足腰がだるく力が入らない・両頬の赤み・口の渇き・手掌と足底の熱感および心煩・遺精などの症状がみられる。舌質紅・脈細弱または尺脈が虚大。

証候分析　精血が不足して清竅を充足できないために，邪火がその隙に入り込み，耳鳴・耳聾やめまいを引き起こす。腎陰の虧虚により虚火が上部を襲ったため，頬の赤み・口の渇き・手掌と足底の熱感と心煩などが起こる。相火の妄動の結果，精室が掻き乱されて遺精が起こる。腎虧による精髄不足のために，足腰の無力感やだるさが起こる。舌質紅・脈細弱は，いずれも腎精不足の表れである。陰虚火旺証の場合には尺脈が虚大になることがある。

治　法　滋腎降火・収摂精気
方　薬　耳聾左慈丸加減。

　本処方は腎陰の補益作用をもつ六味地黄丸，鎮摂作用をもつ磁石，斂精作用をもつ五味子からなる。ほかにも滋陰填精作用をもつ亀板・阿膠・竜骨・牡蛎・女貞子・桑椹子などや，腰・膝の強壮作用をもつ牛膝・杜仲を加えることができる。

　腎虧にさらに風邪を感受し，下虚上実証を招き，経脈の気が塞がり，頭痛・口の渇きがみられる者には，本事地黄湯を併せて用いると，滋陰・疏風の両作用を発揮することができる。腎陽の不足により固摂作用が働かなくなり，下肢の冷え・インポテンツ・腰のだるさ・頬の色が暗い・毛髪が細り光沢が消えるなどの症状が現れ，舌質淡・脈虚弱の者は，温補腎陽法を用いるとよく，方剤は貞元飲を用いて黒錫丹を服用する。

　腎精の不足による水不涵木証から肝熱内鬱証にいたった場合には，滋腎養肝舒鬱作用をもつ滋水清肝飲を用いることができる。

5 清気不昇

症　状　耳鳴・耳聾が軽快と悪化を繰り返す。休息すると症状が軽減し，疲労によって悪化する。四肢にだるさを伴う・疲憊し生気がない・恍惚状態で食事も進まない・大便が泥状。脈細弱・舌苔薄白膩。

証候分析　脾気の虚弱により，陽気が上部の清竅を潤すことができないため，耳鳴・耳聾・生気がない・恍惚とするなどの症状が起きる。脾が弱り運化が滞るため，胃も虚し食欲もなくなるため，食が細り，便も泥状になる。脾陽が四肢を満たせないため，身体に力が入らない。疲労すると中焦の気を消耗するため，耳鳴が悪化する。脈細弱・舌苔白膩は，いずれも脾気が弱って萎縮した状態の表れである。

治　法　益気昇清
方　薬　益気聡明湯加減。

　本処方は中焦の気を補う作用のある人参・黄耆，清気を上昇させる作用のある升麻・葛根，清気を上昇させ孔竅を開く作用をもつ蔓荊子，反佐薬として和降作用を通じて陰火を清す黄柏・芍薬からなる。ほかにも，清心通竅作用をもつ菖蒲・葱葉・茯神を加えてもよい。

　酒や炙った肉類を好んで摂取するなど，日頃から脾湿が盛んな傾向にあると，清陽が昇らず，濁陰が下らないことから，痰湿が上行し，めまい・頭が何かを被っているかのように重い，胸が痞えて吐き気がするなどの症状が現れ，脈濡滑・舌苔膩である場合は，黄柏・芍薬を去り，健胃化痰作用をもつ白朮・天麻・半夏，利湿泄濁作用をもつ茯苓・沢瀉を加えるか，半夏白朮天麻湯を用いるとよい。

　以上の脾・腎虧虚の両タイプは，多くが虚証に属するものである。『素問』陰陽応象大論篇に「人は四十歳を過ぎると陰気が半分になる（人年四十而陰気自半也）」という一文があるが，これは人間は中年を境に精気が徐々に衰えることをいったものである。そしてそれゆえに慢性耳鳴・耳聾証は高齢の者に多くみられる。ここでは，精気が虚弱なために耳まで届かず，道が長期間誰も往来しないために塞がってしまうように，耳もその機能が衰えてしまったものであ

る。この場合の治法は脾腎虧虚の者と同様であるが，腎精が失われ，全身の気も弱っている状態のため，大多数は回復が難しい。

臨床では急性の耳聾は少なく，多くは慢性の耳聾である。上実下虚・虚実の入り組んだ者などもよく見受けられる。これらの患者に対しては，一辺倒に補虚固本を施してはならず，標と本を同時に治療することを考慮しなければならない。それぞれの病機はもちろん，同時に風・痰・火・鬱などの実邪を解消しなければ，清竅を通じ，閉塞を開く目的を達することはできない。例えば腎虚証による耳聾は，水不涵木となって，そこに肝火上盛証を兼ねることがあるため，その場合には，滋陰清降を考えなければならないし，脾虚証の場合は常に痰火・湿濁証が存在するため，昇清降濁に注意しなくてはならない。肝脾鬱遏証は風熱上擾証を伴いやすいため，疏肝・散風・解鬱を施さなくてはならず，涼降法ばかりを行ってはならない。痰濁鬱結証から起こった火は，肝火によって上昇しやすいため，順気和肝を心がけ，清熱化痰ばかりに気を取られていてはならない。

以上はすべて，臨床において耳鳴・耳聾で虚実の入り組んだ者については，治療の際にきめの細かい弁証を行い，虚実を見極め，標と本の両者を考慮するようにし，けっして単純な治療に走ってはならないということをそれぞれ述べている。『仁斎直指附遺方論』耳聾篇にある「風は疏散し，熱は清利し，虚は調養し，邪気が退いた後には，通耳・調気・安腎の方剤で治療すべきである」とあるが，これは，治療原則を非常に簡潔にまとめたものである。参考にされたい。

結語

本病の弁証は慢性・急性，および虚・実を分けて考えることから始まる。一般に急性のものは，ほとんどが風熱・客邪・痰火・肝胆鬱熱などによって起こったものである。臓腑の真気が消耗していない者は病が経絡にあり，耳鳴は激しく，実証に属するものである。その治療は，疏風・散熱・開鬱・宣竅・化痰などの方法によって，覆い閉ざされた状況を開く。治療は比較的やさしく，治療期間も比較的に短い。病気が慢性化していて体質が弱い者は，脾腎が不足し，臓腑の気も損傷しているため，上方の気を充たすことができない。そのため，濁邪が清竅を占拠してしまう。この場合には腎の元気がすでに損なわれており，病が臓腑にあるため，長期化して好転しにくく，治療効果もすぐには期待できない。

文献摘要

『医学心悟』耳「耳者，腎之外候，『中蔵経』曰，腎者，精神之舎，性命之根，外通於耳。然足厥陰肝，足少陽胆経，皆絡於耳。凡傷寒邪熱耳聾者，属少陽証，小柴胡湯主之。若病非外感，有暴発耳聾者，乃気火上衝，名曰気閉耳聾，宜用逍遙散加蔓荊子，石菖蒲，香附主之。若久患耳聾，則属腎虚，精気不足，不能上通於耳，宜用六味地黄丸加枸杞，人参，石菖蒲，遠志之類。其患耳鳴，如蟬声，如鐘鼓声，皆以前法治之」

『証治匯補』耳病「大意　北方黒色，入通於腎，開竅於耳（『内経』）」「分新旧治之。新聾多熱，少陽陽明火盛也。旧聾多虚，少陰腎気不足也（『匯補』）」

内因「腎通乎耳，所主者精。精盛則腎気充足，耳聞耳聴（『心法』）」「若疲労過度，精気先虚，四気得以外入，七情得意内傷，遂致聾聵耳鳴（『大全』）」

外候「腎気充盛則耳聴，腎気敗則耳聾，腎気不足則耳鳴，腎気結熱則耳膿（『縄墨』）」

風聾「耳者宗脈之所附，宗脈虚而風邪乗之，使経気否而不宣，是為風聾，内必作痒（『丹渓』）」

厥聾「十二経上絡於耳，其陰陽諸経，適有交并，則蔵気逆而為厥，厥気搏於耳，是為厥聾，否塞不通，必兼眩暈（『丹渓』）」

労聾「労役傷於血気，淫慾耗其真元，憔悴為疲，昏昏憒憒，是謂労聾，有能将息得宜，則其聾自軽，如日就労傷，則為久聾（『心法』）」

虚聾「虚聾由漸而成，必有兼証可弁。如面頬黧黒者精脱。少気嗌乾者，肺虚。目眩善恐者，肝虚。心神恍惚，驚悸躁者，心虚。四肢懶倦，眩暈少食者，脾虚（『匯補』）」

脈法「脈証以腎為主，遅濡為虚，洪動為火，浮大為風，沈濇為気，数実為熱，滑利為痰（『入門』）」

治法「腎竅於耳，而能聴声者，肺也。因肺主気，一身之気貫於耳故也。凡治聾，必先調気開鬱（『入門』）」，其次「風為之疏散，熱為之清利，虚為之補養，鬱為之開導，然後以通耳調気安腎之剤治之（『匯補』）」

【附 耳鳴】耳鳴是痰火上昇，壅閉聴戸，有漸聾之機焉。大抵因痰火在上，又因悩怒而得，怒則気上，少陽之火客於耳也。腎虚而鳴者，其鳴不甚，当具労怯之状（『雑著』）」

[45] 痺証

　痺証とは，風・寒・湿・熱等の外邪が人体を襲い，経絡を詰まらせ，気血の運行が妨げられて生じる，筋肉・筋骨・関節のだるい痛み・痺れ・重苦しさ・屈伸不利，または関節の腫脹および熱感などの症状を主な臨床表現とする病証である。

　古代の医学者らは，かなり早期から本疾患について詳細な観察と記述を試みている。『素問』痺論篇では，本病の病因・発病原理・証候分類とその変遷などの内容について，それぞれ言及し，中医学の痺証に対する認識の基礎を築いている。そこでは，例えば病因であれば「いわゆる痺は，それぞれの季節において，風・寒・湿の三邪気を重ねて感受することで起こる（所謂痺者，各以其時，重感於風寒湿之気也）」とし，証候分類については「風気の強いものを行痺，寒気の強いものを痛痺，湿気の強いものを着痺と呼ぶ（其風気勝者為行痺。寒気勝者為痛痺。湿気勝者為著痺也）」としている。『金匱要略』中風歴節病篇の歴節もまた痺証類の疾患を指したものであり，そこでは桂枝芍薬知母湯と烏頭湯の二方剤を治療方剤として示している。また『諸病源候論』風痺候篇では「痺とは，風・寒・湿の三者が複雑に錯綜して侵入し，それぞれが混合して生じた病気である。その症状は筋肉が硬く盛り上がり，または痛みがある。これは身体が弱く，腠理が開いていたために風を受けたものである」とし，同・風湿痺候篇では，風湿痺は「血気が虚することにより，風湿の邪を受け，この病を形成する」と述べている。『備急千金要方』『外台秘要』などの医書には，多くの有効処方が収載されている。現代でも常用される独活寄生湯もまた，『備急千金要方』の諸風篇に収録されている方剤である。『症因脈治』痺証論篇は風痺・寒痺・湿痺のみならず，熱痺についても，その病因・症状・治療について論じている。『医宗必読』痺篇では，痺証の治療原則について優れた総括を行っている。そこでは主証と客証の見分け方や，適宜祛風・除湿・散寒法を採用すること以外にも，例えば，行痺であれば補血を，痛痺であれば補火を，着痺であれば補脾・補気を，それぞれ施すべきであると提唱している。清代の『医学心悟』『類証治裁』などの医書も，痺証の治療には基本的にこの治療原則を用いている。

病因病機

　痺証の発生は，主として正気不足を基礎に，風・寒・湿・熱の邪気を感受することによるものであり，内因がその発症の基礎となる。虚弱体質・正気の不足・腠理の緩み・衛外の失調などが，痺証を引き起こす内在要因である。それらの要因が人体に外邪の侵入を許し，さらに風・寒・湿・熱などの邪気を感受することで，筋肉・関節・経絡などの気の運行が阻まれ，痺証を形成する。これは『霊枢』五変篇に「肌のきめが粗くて肉が堅くない人は，痺にかかりやすい（粗理而肉不堅者，善病痺）」と説明されている。『済生方』痺篇はまた「虚弱体質で，腠理がしっかりとしていない場合に，風寒湿の気を受けて痺になるのである」と述べている。

1 風寒湿邪が人体を侵す

　居住地が高湿度である・水に浸かる・雨を浴びる・気候が急激に変化する・暑くなったり寒くなったりするなどの条件により，風・

寒・湿の邪気が虚に乗じて人体を襲い，経絡に注ぎ，関節に留まり，気血を詰まらせることによって痺証を引き起こす。感受した邪気のバランスの違いにより，臨床における症状にもそれぞれ違いがみられる。これは『素問』痺論篇でも「風寒湿の三者が複雑に錯綜して侵入し，それぞれが合わさって生じた病気である。風気が強いものは行痺に，寒気の強いものは痛痺に，湿気の強いものは着痺になる（風寒湿三気雑至，合而為痺也。其風気勝者為行痺。寒気勝者為痛痺。湿気勝者為著痺也）」としている。風は移動しやすく，変化に富む性質をもつことから，痺の痛みが一定の場所に留まらずに移動する行痺を生じる。寒気は凝結し気の動きを鈍らせることから，気血を固まらせて通じなくさせ，強烈な痛みをもつ痛痺を引き起こす。湿気は粘着性をもち，鈍重化の傾向をもつため，皮膚や関節を麻痺・鈍重化させ，痛みが一定箇所に生じる着痺を形成する。

2 熱邪を感受するか，またはその他の邪が長期にわたり鬱して熱化する

風熱の邪気を受け，湿と結びつき，風湿熱が合わさって，痺証を引き起こす。あるいは体質が陽盛または陰虚で熱をもった状態にあり，そこに外邪を感受すると，容易に熱化する。または，風寒湿痺が長期化して，邪気が関節に長期にわたって留まったために鬱して熱化し，関節の発赤腫脹・発熱などの症状が現れ，熱痺を形成する。これらについては『金匱翼』熱痺篇に「熱痺とは熱が体内にこもったものをいう。……臓腑経絡にまず鬱積した熱があり，そこに風寒湿の邪気がこもったものである。熱は寒の鬱した結果である。気が通じなくなった結果，それが長期化すると，寒もまた熱化し，頑痺は身体の中から熱をもつように感じる」という記述が見られる。

また，痺証が長期化すると，次の三種の病変が起こりやすくなる。

① 風寒湿痺または熱痺が長期にわたって治癒しないと，気血の運行が日を追って悪化し，瘀血や痰濁が経絡を塞ぎ，皮膚の瘀斑・関節周囲の結節・関節の腫れ・屈伸不利などの症状が現れる。

② 疾患の長期化は気血を消耗させ，程度の異なる気血虧虚の症状が現れるようになる。

③ 痺証が長期にわたって治癒せず，別の邪気を感受する。病邪が経絡から臓腑に及び，臓腑痺の証候がみられるようになる。そのなかでも心痺が比較的よく見受けられる。この点は，『素問』痺論篇に「五臓と五体は内外で対応している。病邪が長く体表に留まると，その部位に対応する臓腑に侵入する（五蔵皆有合，病久而不去者，内舎於其合也）」「心痺になると，血脈が通らなくなり，胸が苦しくて心下部に鼓動を感じ，激しく気が衝き上げてきて呼吸が粗くなる（心痺者，脈不通，煩則心下鼓，暴上気而喘）」と記されている。

類証鑑別

痺証では，痿証との識別が重視される。両者はいずれも主として肢体・関節に症状が現れる。痺証は筋骨・筋肉・関節のだるい痛み・重だるさ・屈伸不利などが特徴的症状であり，ときとして感覚麻痺や腫脹を伴うものの，組織の萎縮あるいは不随の症状はない。一方，痿証には肢体筋肉の萎縮と筋力低下による動作障害，筋肉の痩せ細りなどの特徴がみられる。痿証では四肢・関節に痛みはなく，痺証ではそのどちらにも痛みを伴う。これが二証の識別のポイントである。

弁証論治

痺証の治療に当たっては，まず風寒湿痺か熱痺かを区別しなければならない。熱痺は関節の発赤と灼熱感を伴う疼痛を特徴とする。風寒湿痺は関節にだるい痛みがあるものの，局部の発

赤や灼熱感を伴う腫脹はない。そのうち，関節痛の場所が一定しないものは行痺，痛む場所が一定で強烈な痛みをもつものは痛痺，肢体にだるい痛みがあり，重だるく，皮膚に麻痺感のあるものは着痺に，それぞれ分類する。さらに，罹患期間の長いものについては，気血の損傷がないか，臓腑虧虚の証候がないかを見極める必要がある。

　痺証は，ほとんどが風・寒・湿・熱によるものであるため，祛風・散寒・除湿・清熱と舒筋通絡の各法が治療の基本原則となり，治療の後期段階では，適宜正気を補益する薬物を取り入れるべきである。風寒湿痺の治療については，古代の医学者がその邪気の強弱と病理特徴にもとづき，そのポイントを非常に簡潔にまとめている。「行痺を治療する場合は，散風を主とし，除寒祛湿薬を適宜配し，通常はさらに補血の薬物を少々加える。これは『風を治めるにはまず血を治めよ』といわれているように，血がめぐれば風も自ずと解消するというものである。痛痺の治療は散寒を主とし，疏風燥湿を適宜配し，通常はさらに補火の薬物を少々加えるようにする。これは，熱すれば流れ通じ，寒を得れば固まって塞がり，通ずれば痛みはなく，痛むものは通じないといわれているものの応用である。着痺の治療は，燥湿を主とし，祛風散寒を適宜配し，通常はさらに補脾の薬物を少々加える。これは土が強くなれば湿に勝つことができ，気が充溢すれば痺れも自ずと解消するからである」（『医学心悟』痺篇）。

［風寒湿痺］

1 行痺

症　状　肢体の関節にだるい痛みがある・痛みの部位が固定しない・関節の屈伸不利がある。または悪風・発熱の症状がある。舌苔薄白・脈浮。

証候分析　関節の痛み・屈伸不利は，風寒湿邪が経絡に滞留し，気血を詰まらせたために起こる，風寒湿痺に共通する症状である。行痺は風邪が盛んな状態で，風邪のもつ，よく動きよく変化する性質により，行痺に関節の遊走性疼痛がみられ，ときとして上肢に，ときとして下肢に起こるのが特徴である。外邪が体表を襲い，営衛が調和を失うために悪寒・発熱が起こる。舌苔白・浮脈はともに邪気が外部から侵入したことを表すものである。

治　法　祛風通絡・散寒除湿

方　薬　防風湯加減。

　本処方は，祛風散寒作用をもつ防風・麻黄のほか，活血通絡・解肌止痛作用をもち，「風を治めるにはまず血を治めよ，血がめぐれば風も自ずと解消する」作用を発揮する当帰・秦艽・肉桂・葛根，および健脾滲湿作用をもつ茯苓，和中調営作用をもつ生姜・大棗・甘草からなる。

　だるい痛みが肩や肘などの上肢関節に主として生じる者は，祛風通絡止痛作用をもつ羌活・白芷・威霊仙・姜黄・川芎を選択して加えてもよい。痛みが膝や踝など下肢関節に主として生じる者は，通経活絡・祛湿止痛作用をもつ独活・牛膝・防已・萆薢を選んで加えてもよい。痛みが腰や背部を中心にみられる者は，多くの場合腎気不足との関連が考えられるため，温補腎気作用をもつ杜仲・桑寄生・淫羊藿・巴戟天・続断を適宜加えるとよい。また，関節の腫れがあり，舌苔薄黄で，邪気に熱化の現象がみられる者は，桂枝芍薬知母湯加減を用いて寒熱併用の治療を行うとよい。

2 痛痺

症　状　肢体の関節の疼痛が比較的激しい・痛む部位が固定している・温めると痛みは軽減し，冷やすと痛みが激しくなる・関節は屈伸できない・患部の皮膚に赤みはない・触っても熱をもっていない。舌苔薄白・脈弦緊。

証候分析　風寒湿邪が経絡を詰まらせ，さらに寒邪が盛んな状態にある。寒邪は陰邪であり，固まりやすく動きが鈍いため，痛む部位は固定しており，痛みが比較的激しい。温まると気血のめぐりがよくなり，痛みは軽減するが，

冷えると血の動きが鈍くなり，痛みも激しくなる。寒邪は陰邪であるため，患部は赤みを帯びず，手で触れても熱を感じない。舌苔薄白もまた寒の表れである。脈弦緊は痛・寒の表れである。

治　法　温経散寒・祛風除湿
方　薬　烏頭湯加減。

本処方は温経散寒・除湿止痛作用をもつ烏頭・麻黄，緩急止痛作用をもつ芍薬・甘草，益気固表作用をもち，さらに利血痛痺作用をも併せもつ黄耆からなる。本証にはほかにも烏附麻辛桂姜湯加減を用いることができる。こちらは温経散寒止痛作用をもつ製川烏・附子・乾姜，散寒疏風除湿作用をもつ麻黄・細辛・桂枝，諸薬を調和する甘草からなる。

薬物の加減については，「**1** 行痺」を参照のこと。

3 着痺

症　状　肢体の関節が重く，だるい痛みや腫脹がある・疼痛の部位が固定している・手足が重く動きが不自由である・皮膚に感覚がない。舌苔白膩・脈濡緩。

証候分析　風寒湿邪を感受し，そのなかでも湿邪が比較的盛んな状態にある。湿邪は重く，粘着性があるため，疼痛部位が固定している・感覚麻痺・重だるさ・腫脹などがみられる。湿邪が筋肉に留まり，関節の動きを阻害するため，手足が重くなり，活動が不自由になる。舌苔白膩・脈濡緩は湿邪の盛んな状態の表れである。

治　法　除湿通絡・祛風散寒
方　薬　薏苡仁湯加減。

本処方は，健脾除湿作用をもつ薏苡仁・蒼朮，祛風勝湿作用をもつ羌活・独活・防風，温経散寒除湿作用をもつ川烏・麻黄・桂枝，養血活血作用をもつ当帰・川芎，健脾和中作用をもつ生姜・甘草からなる。

関節の腫脹がある場合は，利水通絡作用をもつ萆薢・木通・姜黄を加えることができる。皮膚の痺れには祛風通絡作用をもつ海桐皮・豨薟草を加える。

風寒湿邪の亢進が顕著でない場合は，風寒湿痺に対する共通の基礎方剤として蠲痺湯を用いて治療をすることができる。組成は，祛風・除湿・散寒作用をもつ羌活・独活・海風藤・秦艽・桂枝，活血通絡止痛作用をもつ当帰・川芎・乳香・木香・桑枝・甘草からなる。風邪の強い場合は防風・白芷を加え，寒邪が強い場合は附子・川烏・細辛を加え，湿邪が強い場合には防已・萆薢・薏苡仁をそれぞれ加える。いずれの邪気が旺盛であるのか状況を観察し，症状に応じた加減を行うべきである。

[風湿熱痺]

症　状　関節が痛み，患部に発赤・腫脹・灼熱感がある。冷やすと痛みは和らぐが，痛くて触ることができない。一カ所または複数の関節に発症する。多くの場合，発熱・悪風・のどの渇き・イライラして落ち着かないなどの全身症状を伴う。舌苔黄燥・脈滑数。

証候分析　熱邪が経絡・関節を塞ぎ，気血が詰まって通らないため，関節が痛んで屈伸ができなくなり，患部が赤く腫れて熱をもつ。熱が盛んになり，津液を消耗するため，発熱・悪風・のどの渇き・イライラして落ち着かないなどの症状がみられる。舌苔黄燥，脈滑数はいずれも熱の盛んな状態の表れである。

治　法　清熱通絡・祛風除湿
方　薬　白虎加桂枝湯加味。

本処方は，清熱除煩・養胃生津作用のある白虎湯，および疏風通絡作用のある桂枝からなる。清熱解毒作用をもつ銀花藤・連翹・黄柏や，活血通絡・祛風除湿作用をもつ海桐皮・姜黄・威霊仙・防已・桑枝を加えることができる。皮膚に紅斑が出ている場合は，涼血散風作用をもつ牡丹皮・生地黄・地膚子・赤芍などを適宜加える。本証には，『温病条弁』の宣痺湯を投与してもよい。組成は祛風除湿・疏利経絡作用をもつ防已・蚕砂・薏苡仁・赤小豆，清熱利湿作用をもつ連翹・山梔子・滑石からなる。

熱痺が火化して津液を損傷し，関節が赤く腫

れ，痛みが激烈で，夜になると症状が悪化し，強い熱感と強烈なのどの渇きがあり，舌質紅かつ少津・脈弦数の場合には，清熱解毒・涼血止痛法で治療するとよく，方剤は犀角散を用い，適宜，養陰涼血作用をもつ生地黄・玄参・麦門冬や，清熱除湿・通絡止痛作用をもつ防已・姜黄・秦艽・海桐皮を加える。

　各種痺証は，長期化して治癒しないと正気が虚し，邪気が居座ることになり，瘀血が経絡の通りを妨げ，津液が固まって痰となり，痰瘀痺阻証に発展する。ときに軽く，ときに重くなる痛みが現れ，関節の腫れ・はなはだしいと強直および変形・屈伸不利を生じ，舌質紫・舌苔白膩・脈細渋などの症状が現れた場合は，化痰祛瘀・捜風通絡をはかり，桃紅飲を基本として，養血活血・化瘀通絡には穿山甲・地竜・䗪虫を，祛痰散結には白芥子・胆南星を，捜風通絡には全蠍・烏梢蛇などを加える。

　痺証が長期化すると，風寒湿邪が経絡や関節を閉塞したために起こる症状以外に，気血不足や肝腎虧虚の症状が現れる。この場合は，祛風散寒除湿と同時に補益気血・滋養肝腎の薬物を投与し，攻・補を同時に施して祛邪扶正を行うべきである。その場合には独活寄生湯の加減方を用いることができる。組成は，祛風除湿・散寒止痛作用をもつ独活・防風・秦艽・細辛・肉桂，補益気血作用をもつ人参・茯苓・甘草・当帰・川芎・地黄・芍薬，補養肝腎作用をもつ杜仲・牛膝・桑寄生からなる。痺証が長期化し，病が心に及び，動悸や息切れがして活動すると症状が悪化する・顔色に艶がない・舌質淡・脈虚数または結代である場合は，益気養心・温陽復脈をはかり，炙甘草湯加減を用いる。

　痺証の治療の過程において，風寒湿痺で疼痛が激しい場合には，しばしば附子・川烏などの祛風除湿・温経止痛作用をもつ薬物が用いられる。これらの薬物を応用する際には，投薬量を少量から徐々に増やしていくこと，煎薬時間を長くするか，あるいは甘草とともに煎じること

でその毒性を緩和すべきである。服用後，患者に唇や舌の痺れ・手足の麻痺・吐き気・心拍数の増加・脈拍数の減少などの症状がみられた場合は，状況に応じて投薬量を減少するか，もしくは投薬を停止するなどし，同時に救急治療を行わなくてはならない。痺証が長期にわたり，ひきつるような痛みや，肢体の痙攣がみられた場合には，地竜・全蠍・蜈蚣・穿山甲・白花蛇・烏梢蛇・露蜂房などの通絡止痛・祛風除湿作用をもつ虫類薬物がよく配合される。これらの薬物の多くは辛温の性質をもち，薬効も比較的に強く，一定の毒性を有するため，投与量は多すぎてはならず，また長期服用は避けるようにし，効果が出た時点で服用を中止しなければならない。上記の薬物のうち，全蠍・蜈蚣の二薬は，擦りつぶして粉末にして服用することで，薬量を抑え，さらに効果を向上させることができる。

　本疾患の治療では，内服薬のほか，針灸・マッサージ・薫蒸および洗浄などの治療法も一定の効果がある。具体的な方法はそれぞれの関係専門書を参照されたい。

　また，病状の軽い者には，以下のような簡易処方を用いてもよい。

① 豨薟草・臭梧桐各 15g を水で煎じて服用する。風寒湿痺に用いる。
② 絡石藤・秦艽・伸筋草・路路通各 12g を煎じて服用する。風寒湿痺に用いる。
③ 豨薟草 15g，白朮・薏苡仁各 12g を水で煎じて服用する。風寒湿痺に用いる。
④ 海風藤・老鸛草・五加皮・常春藤・桑枝などを任意に 1〜3 種選び，それぞれ 9〜12g を水で煎じて服用する。風寒湿痺に用いる。

　日頃から身体を鍛え，居住は湿気の多い場所を避け，温度調節に気をつけることは，外邪の侵襲を防止し，痺証の予防にある程度効果がある。痺証は予後は良好であるが，長期化するケースが多く，さらに外邪を感受すると再発しやすい。長期化すると，痰瘀痺阻証を引き起こ

し，関節の変形が起こることもあり，また邪気が臓腑に侵入し，心痺を引き起こした場合には回復が難しく，予後も芳しくない。

結語

痺証は臨床でよくみられる疾患であり，正気の不足が発病の内在要因として存在する。そして，風・寒・湿・熱の邪気を感受することが発病の外因となるが，そのなかでも風寒湿の三者が入り混じることで引き起こされる場合が多い。主な病機は経絡の閉塞による気血の運行不良である。臨床では風寒湿痺と熱痺に二分される。風寒湿痺のうち，風邪の強いものを行痺，寒邪の強いものを痛痺，湿邪の強いものを着痺とする。

治療の基本原則は祛風・散寒・除湿・清熱と舒経通絡であり，どの病邪が強いかによって状況に応じて使い分ける。行痺は祛風薬を基本として散寒除湿薬を組み合わせ，養血薬を佐薬として加えて治療する。痛痺は温経散寒薬を基本として祛風除湿薬を組み合わせて治療する。着痺は除湿薬を基本として祛風散寒薬を組み合わせ，健脾薬を佐薬として加えて治療する。熱痺は，清熱薬を基本とし，祛風除湿薬を組み合わせて治療する。痺証が長期化した場合には，正気の損傷の程度によって益気養血・補養肝腎薬などを取り入れ，扶正祛邪をはかり，標・本を同時に治療すべきである。

文献摘要

『素問』痺論篇「五臓皆有所合，病久而不去者，内舎於其合也，故骨痺不已，復感於邪，内舎於腎。筋痺不已，復感於邪，内舎於肝。脈痺不已，復感於邪，内舎於心。肌痺不已，復感於邪，内舎於脾。皮痺不已，復感於邪，内舎於肺」

『医宗必読』痺「治外者，散邪為急，治蔵者養正為先。治行痺者，散風為主，御寒利湿仍不可廃，大抵参以補血之剤，蓋治風先治血，血行風自滅也。治痛痺者，散寒為主，疏風燥湿仍不可缺，大抵参以補火之剤，非大辛大温，不能釈其凝寒之害也。治着痺者，利湿為主，祛風解寒亦不可缺，大抵参以補脾補気之剤，蓋土強可以勝湿，而気足自無頑麻也」

『証治匯補』痺証「……風勝加白芷，湿勝加蒼朮，南星，熱勝加黄柏，寒勝加独活，肉桂，上体加桂枝，威霊仙，下体加牛膝，防已，萆薢，木通」

『雑病源流犀燭』諸痺源流「痺者，閉也。三気雑至，壅蔽経絡，血気不行，不能随時祛散，故久而為痺」

『類証治裁』痺証「諸痺……良由営衛先虚，腠理不密，風寒湿乗虚内襲。正気為邪所阻，不能宣行，因而留滞，気血凝渋，久而成痺」

［46］痿証

　痿証とは肢体の筋脈が弛緩・軟化・無力化し，長期にわたって随意運動ができなくなるために，筋肉の萎縮をきたす病症を指す。『素問玄機原病式』五運主病篇では「痿とは手足が萎縮し弱って使えないものをいう」としている。臨床では下肢の萎縮が多くみられるため，「痿躄」と呼ばれる。「痿」とは肢体が筋肉の萎縮と弱化によって不随となった状態を指し，「躄」とは下肢の軟化・無力化によって歩行不能となった状態を指すものである。

　『内経』の痿証に関連する記述は，非常に詳細である。『素問』痿論篇中では特に本疾患を取り上げ，その主要病機として「肺熱葉焦」をあげている。つまり，肺燥により精気が五臓に運ばれなくなり，五体が栄養されなくなって，萎縮・軟化証候が現れるとする。そしてその病因・証候の違いによって，痿証を皮・脈・筋・肉・骨の五痿に分類している。実際には五痿を機械的に分類することはできないが，その程度には確実に差が存在する。治療原則面では同・痿論篇において「痿証治療には陽明経を中心にすべきである（治痿者独取陽明）」という説が出されている。同時に同・生気通天論篇にはまた「湿邪によるものは首がくるまれたようであり，湿熱が解消されないと，大筋はひきつって伸びず，小筋は弛緩して力が入らなくなってしまう。ひきつって伸びないものを拘，弛緩して力の入らないものを痿という（因於湿，首如裹。湿熱不攘，大筋軟短，小筋弛長，軟短為拘，弛長為痿）」とあり，湿熱もまた痿証の発病要因の一つであることを述べている。

　後世，漢・唐の時期には，本疾患に関する論述は少なくなる（その多くは，風・痺・厥・虚労などの疾患の一部として論じられている）。宋代になると，『三因極一病証方論』五痿叙論篇が，人体の五体は内部で五臓につながり，「感情に任せて妄りに行動し，情動変化が激しく，疲労が重なると，内臓の精血が消耗され，営衛が失調し……皮毛・筋骨・肌肉が萎縮・弱化・無力化して運動できず，痿躄となる」と指摘し，「痿躄証は内臓の気の不足によるものである」と非常に明確に病機の特徴を指摘している。これは『内経』の諸痿証についての総括といえる。

　『儒門事親』指風痺痿厥近世差互説篇で，張従正は風・痺・厥証の証候と痿証との差異研訂を行っている。また『素問』のいう内熱が肺を熱して痿証となるとの病機について検討し，「痿の症状は……腎水が心火に勝てず，心火が上方の肺金を熱し，肺金が火によって炙られ，六葉すべてが焦げ，皮毛が虚弱が激しく貧弱になると，痿躄を生じる」と考察している。ほかにも，張氏は「痿に寒なし」と断言している。

　朱丹渓は張従正の説をさらに拡大し，「風痿混同」の誤りを糾し，「南方を瀉し，北方を補う〔清内熱，滋腎陰を指す〕」という痿証治療の原則を提起した。そして具体的な弁証論治に関しても，湿熱・湿痰・気虚・瘀血に分類し，後世に臨床思考法を示した。

　『景岳全書』痿証篇はまた，痿証は火証には限らないと指摘し，「元気が敗られると精が虚して灌漑できず，血虚により栄養できない場合もまた多くみられる。もしすべてを火として考えると，真陽衰敗と土衰火涸の症例を説明できないであろう」と，痿証の病機をすべて陰虚火旺として扱う説の不備を補っている。

　『臨証指南医案』痿篇の鄒滋九の注釈では，

前人の説をまとめ，さらに明確に本疾患を「肝・腎・肺・胃四経の病である」と指摘し，上記四臓の気・血・津・精の不足が痿証を引き起こす直接の要因であることを説明している。

以上から痿証とは，臓気の内傷によって，肢体が栄養されなくなり，萎縮・軟化を生じて，身体不随が引き起こされる疾患であることがわかる。

病因病機

痿証とは，肢体が萎縮・軟化して自由に運動できなくなることを主症状とする疾患である。肢体の萎縮と軟化を引き起こす原因は非常に複雑であり，『素問』痿論篇があげるもののみでも「亡失するものがあったり，欲しいものが得られなかったりすると……痿躄となり，……悲しみが過ぎると……脈痿となり，……思考が止まなかったり，希望が適わなかったり，気を遣いすぎたり，性生活が頻繁すぎたりすると……筋痿となり，……長期にわたり大量の湿気に接触したり，水中で仕事をしたり，住まいが高湿度であったりすると……肉痿となり，……遠い場所に出向いて疲労したり，高温の環境によってのどが渇いたりすると……骨痿となる（有所失亡，所求不得……発為痿躄。……悲哀太甚……伝為脈痿。思想無窮，所願不得，意淫於外，入房太甚，……発為筋痿。……有漸於湿，以水為事……居所相湿……発為肉痿。……遠行労倦，逢大熱而渇……発為骨痿）」などがある。ここからわかることは，情緒障害による内傷・外感では湿熱邪・過労・過度の性生活などのいずれもが内臓の精気を損傷し，筋脈から栄養を奪い，痿証を引き起こすということである。『証治準縄』痿篇にいう「八十一篇の説をまとめて考えれば，五労・五志・六淫は，すべて五臓の熱となり痿を引き起こすということがわかるだろう」とは，まさにこの点を述べたものである。

1 肺熱傷津・津傷不布

温熱の毒邪を感受し，高熱が下がらない，または，病後の余熱が盛んなために津や気を消耗したなど，いずれの場合も「肺熱葉焦」により津液を配分して五臓を潤すことができなくなり，四肢の筋脈が栄養を失い，萎縮・弱化して機能しなくなる。これは『素問』痿論篇のいう「五臓は肺熱葉焦のために栄養失調となり，その結果痿躄を発症する（五臓因肺熱葉焦，発為痿躄）」の通りである。

以上の病機の重点は肺熱葉焦にあり，そのために五臓が潤いを失い，筋脈も栄養を失うことになる。速やかに治療が行われないと，五臓の精気を損傷し，痿証がさらに深刻化することがある。

2 湿熱浸淫・気血不運

長期にわたり湿地に居住したり，雨水を浴びたりすると，湿邪が経脈を侵し，営衛の運行が妨げられて熱を生じる。それが長期化すると気血の運行が悪くなり，筋・脈・肌・肉は栄養を失い，伸びたまま収縮しなくなり，痿証となる。これは『素問』痿論篇のいう「長期にわたり大量の湿気に接触したり，水中で仕事をしたり，住まいが高湿度であったりして，水湿が体内に留まるか，または高湿の場所に居住していると，肌・肉が湿邪に浸蝕され，麻痺して感覚がなくなり，最後には肉痿を発症する（有漸於湿，以水為事，若有所留，居処相湿。肌肉濡漬，痹而不仁，発為肉痿）」である。ほかにも，飲食の不摂生，例えば，脂っこいものや甘いもの・酒・辛いものを摂取しすぎるなどして，脾胃を損ない，体内に湿熱を生じ，運化が阻害され，脾の運化・輸布機能が不全となり，筋・脈・肌・肉が栄養を失い，痿証となるものもある。同時に陽明経に湿熱があり解消されないと，肺金を侵しやすく，痿証を悪化させることになる。これはまさに『張氏医通』痿篇にいう「痿証は，臓腑の病因は異なるものの，大部分に陽明湿熱があり，体内で勢いが盛んになり解消されないことから起こる。肺が熱を受けて徐々に水分を失い，脾は湿邪に侵され徐々に水湿が

溢れ，その結果として上方が枯れ下方が湿る状態となる」である。以上の病機は，脾胃に重点がある。湿熱が脾気の動きを封じ込め，長期化すると中気を損傷して脾虚湿熱となり，虚実が同時に混在する状態になるか，あるいは下焦に流入して，腎陰を損傷する。

③ 脾胃虧虚・精微不輸

脾胃は後天の本である。生まれつき脾胃が虚弱であるか，または慢性病により虚すなどにより，中気が損傷し，受納・運化・輸布などの機能が失調し，気・血・津・液の生成源が不足したために，五臓を潤し血気をめぐらすことができなくなり，筋骨が栄養されず，関節も不自由になり，肌・肉も瘦せ細り，肢体が萎縮・弱化して機能しなくなる。

もともと痿証があり，長期にわたって治癒せず，脾胃の虚弱化を招いた場合は，痿証がさらに深刻化する恐れがある。このことについて，『医宗必読』痿篇は「陽明とは胃を指したものである。水穀を納めることを主り，精微を化成して表裏を栄養するため，五臓六腑の海とされ，下に宗筋を潤し……骨を束ね関節を利することを主る」「陽明が虚すると血気が少なくなり，宗筋を潤せなくなるために，弛緩してしまう。筋肉が緩み帯脈による引き戻しも効かなくなるため，足は萎縮し機能しなくなる」などと記されている。

以上の病機は重点が脾胃二経にあり，その多くが虚証である。脾胃が虚弱であると，往々にして湿熱内滞や痰湿邪が混在するようになる。

④ 肝腎虧損・髄枯筋痿

体質的な腎虚傾向，あるいは過度の性行為や，飲酒後の性行為などによる，腎精の極度の損傷・過度の疲労などにより，肝と陰精を損傷し，腎中の水が涸渇して火が盛んになり，筋脈がその栄養を失うと，痿証を生じる。

あるいは五志の失調により体内に火が生じ，腎水が虚しているためにそれを統制できないと，熱邪が肺を侵して，肺の治節機能が失調し，津液を流通・調節して五臓を潤すことができず，臓気が損なわれて肢体が栄養されなくなり，痿躄を生じる。これらは『儒門事親』指風痺痿厥近世差互説篇に「痿の病は腎水が心火に勝てず，……腎は両足を主るため，骨髄が極度に涸渇し，内火を盛んにしすぎたがために生じたもの」と記されている。

このほかにも，脾虚により湿熱が解消せず，下焦に流注し，それが長期化した場合にも肝腎を損傷し，筋骨が栄養されないことがある。『脾胃論』脾胃虚弱随時為病随病制方篇にある「痿とは湿熱が腎肝に乗じたものであるから，急ぎ湿熱を解消することを考えなければならない。さもないと下焦の元気が涸渇し，軟化・不随となる」とは，このような状況をいったものである。

以上の病機の重点は肝腎の二臓にある。ほかにも，肺燥・脾虚・湿熱が長期にわたって解消されないなどの原因によっても起こりうる。臨床の現場ではさまざまな類型のものが混在するケースも多く見受けられる。また，真臓が虧虚損傷しているために，病状が重篤で治癒しにくいことが多い。

痿証の主な病機は以上の通りであるが，しばしば互いに伝変が起こる。例えば肺熱葉焦の場合，津が全身に配分されなくなるが，この状態が長期にわたると，五臓が潤いを失い，内熱がそれぞれに起こり，腎水は下焦で涸渇する。また逆に，水が火を抑えられなくなると，肺が熱に犯されるようになり，肺が熱し津が損傷する。脾虚と湿熱は，さらに互いに因果関係にある。湿熱は，また腎にも注いで，腎陰を損傷しうる。そのため，本疾患の病証は，常に多臓に波及し，一経一臓に留まるものではない。しかし，全体的にみると，肝は血を臓して筋を主り，腎は精を臓し髄を生じ，津は胃から生まれ肺によって配分されるものであることから考えても，本疾患は肝・腎・肺・胃との関係が最も深いといえよう。

実際の臨床では以下のいくつかの点に注意しなければならない。①痿証は多くが五臓の内傷に属する。精血が損傷し，陰虚火旺となったものであり，一般に熱証・虚証が多数を占め，虚実の混在する状況も少なくない。実証・寒証は少なめである。『素問』生気通天論篇には「湿熱の邪気が長時間排除されないと……萎縮・軟化し，痿証となる（湿熱不攘，……弛長為痿）」という一節があるが，実際は多くが脾胃の虚弱・内傷により引き起こされるものであり，湿熱による筋の損傷は，発病機序の一環にすぎない。②痿証は内熱をその根本としているが，この熱はまた肺の熱と関係をもつことが多い。しかし以上の病因のいずれもが五臓を損傷し五痿を生じることが可能であるため，本疾患に混在する諸証も，また軽視してはならない。『証治匯補』痿躄篇では「内熱が痿を生じるというのは，病の根本を述べたものである。もしも誘発されるものがある場合は，それは混在する別の証により起こったものである」とする。よくみられる痰湿・死血・湿熱・温邪・積滞などについても，配慮を怠ってはならない。③内傷により痿証となり，徐々に全身の関節が伸びきって縮められなくなる場合は，臓気の損傷が顕著になっており，その場合はほとんどが重症で治療が困難である。外邪を感受したことにより筋を損傷して痿証となった場合には，発症が急なときもあるが，軽症ではないので，速やかに治療を行って症状を進行させないようにしなければならない。

類証鑑別

痿証は痺証と区別することが必要である。痺証の後期にも，肢体の関節が痛んで運動することができず，長期にわたり機能障害を生じた結果，痿証と類似した痩せと萎縮がみられることがある。しかし，痿証では一般に関節の痛みはない。痺証は必ず痛みを伴い，病因病機についても痿証とは異なっており，治法もそれぞれに異なる。両者は以上の点にもとづいて区別されなければならない。

弁証論治

本疾患は，下肢の萎縮・無力化などによる歩行不能の症状が最も多くみられ，ときとして手足ともに無力になる場合もある。重症になると，足は地を踏みしめられず，手は物を握ることができなくなり，長期化すると筋肉が萎縮し，はなはだしければ不随となる。

痿証を臨床において弁証する際には，まず虚実を見極めることが重要である。発症が急であり，進展も速く，肺熱傷津証や湿熱浸淫証に属するものは，ほとんどが実証である。一方，病歴が長く，発症も進展も緩やかなものには，脾胃や肝腎の虧虚が多くみられ，両者はともに虚証である。また，なかには虚証と実証の混在するものもある。

痿証の治療に関しては，『素問』痿論篇に「痿証の治療は陽明経脈を中心にすべきである（治痿者独取陽明）」という説が見られる。ここでいう「陽明を中心にする」とは，一般に後天の本の補益を治療原則とすることをいったものである。『素問』痿論篇では，また「陽明とは，五臓六腑の海であり，全身の筋肉を潤す役目をもち，筋肉は骨をまとめ，関節を滑らかにする（陽明者，五臓六腑之海，主潤宗筋，宗筋主束骨而利機関也）」と述べている。肺の津液の源は脾胃であり，肝腎の精血は脾胃の活動によって生み出される。脾胃が虚弱化すると，受納・運化機能が失調し，津・液・精・血の生成源が不足し，肌・肉・筋・脈のいずれもが栄養を失い，肢体が萎縮・軟化し，さらに回復も困難になる。脾胃の機能が正常になれば，食事量も増加し，気血津液も十分に供給され，臓腑の機能も活発になり，筋脈にも潤いと栄養がもたらされて，痿証の回復に有利となる。そのため，これまで臨床治療では，方薬の選択であれ，針灸における取穴であれ，常に脾胃の調整が重視されてきた。しかし，ここでは単純に「陽明を対

象とする」だけですべての痿証を治療しようとするのではなく，具体的症状に応じた弁証論治が必要である。

ほかにも，七情六欲により引き起こされた痿証はその病原も複雑である。そのため，治療に際しては，混在する症状を見極め，湿熱を清す・化痰する・祛瘀する・鬱熱を清すなど，証を見極めて治療を施さなければ理想的な効果は得られない。こうした場合には「痿証の治療には陽明経を中心にすべきである」ことに捕らわれるべきではない。

1 肺熱津傷・筋失濡潤

症　状　発病初期の発熱時，あるいは発熱後に突然肢体の軟化や無力症状が現れる・皮膚が水分を失って乾燥する・心煩およびのどの渇きがある・咳きこんで少量の痰が出る・のどが乾燥し不快感を伴う・尿は黄色く量が少ない・大便は乾燥している。舌質紅・舌苔黄・脈細数。

証候分析　温熱の邪気が肺を侵し，肺の気陰が損傷を受け，津液が不足し，全身に循環させることができなくなる。それによって筋脈・皮膚が栄養を失い，肢体が無力化し，皮膚が乾燥する。熱邪が津を損傷するため，心煩・のどの渇きがあり，尿は量が少なく，大便は乾燥している。肺津が肺系統を潤すことができないため，咳きこみがあり，少量の痰がある。のどが乾燥して不快感を伴う。舌質紅・舌苔黄・脈細数などは，いずれも陰傷津涸・虚熱内熾によるものである。

治　法　清熱潤燥・養肺生津

方　薬　清燥救肺湯加減。

本処方は，養肺生津作用をもつ人参・麦門冬，清熱潤燥作用をもつ石膏・桑葉・杏仁・麻仁からなる。熱が気分を侵し，高熱・のどの渇き・多汗などの症状がある場合には，石膏を大幅に増量し，さらに清熱祛邪作用をもつ知母・金銀花・連翹を加える。咳きこみ・少痰のある場合は，適宜，清潤粛肺作用をもつ栝楼・桑白皮・川貝母・枇杷葉などを加える。のどが乾燥して不快な場合には，滋陰清潤作用をもつ天花粉・玉竹・百合・芦根を加える。

身体の熱が退き，食欲が減退し，口腔や咽喉の乾燥が激しい場合は，肺胃陰傷の状態と考えられる。この場合には益胃生津作用をもつ益胃湯に薏苡仁・山薬・穀芽などを加えたものを用いるとともに，陽明病に関する治療法を参考にして治療する。

ここで注意しなければならないのは，まず本証型の痿証は発病が急激なことである。さらに大部分において，外感邪気の熱化・熱邪が津液を傷つけ営分を侵した経過がみられ，内熱傾向がはっきりとしている。そのため，治療は清熱救津を施すべきである。甘寒は上焦を清し，肺を清粛すれば，火も自ずとその勢いが治まる。苦寒・燥湿・辛温の薬物は，津液を多量に失うことになるので，妄りに使用してはならない。次に，肺熱傷津の状態においては，胃の陰液の消耗が避けられないため，養胃清火の方法を取り入れなければならない。胃火が清されれば肺気は粛降する。これはまた「痿証の治療は陽明経を中心とする」という原則の臨床応用ともいえる。最後に，本証型は治療が施されないと長期化し，肺熱が津液を消耗して五臓も熱に侵され，肝腎陰虧・脾胃津傷となるケースがしばしばみられる。

2 湿熱浸淫・気血不運

症　状　四肢が萎縮し無力になる・身体も重苦しくなる，もしくは痺れや軽い浮腫が下肢を中心にみられる，または，ふくらはぎから上に強い熱気を感じる，または，発熱があり胸が痞えて上腹部が張る・尿は量が少なく，色が赤く，排泄時に出渋りと痛みを伴う。舌苔黄膩・脈細数。

証候分析　湿熱が皮膚を侵したため，身体が重苦しく，軽い浮腫が下肢を中心にみられるようになる。湿熱が解消せず，気血の運行に障害が出るため，痺れが出る。湿熱が経脈を侵し，気血の運行を阻害するために，四肢が萎縮し無

力になる。湿熱がこもって盛んになり，気化が順調に行われないと，身体の発熱が治まらない。胸・横隔膜部の痞えと苦しさは，湿邪が気の運動を妨げるために生じる。湿熱が下注するために，尿は量が少なく色が赤く，排泄しにくく，痛みを伴うようになる。舌苔黄膩・脈細数はいずれも湿熱内蘊によるものである。

｜治　法｜ 清熱利湿・通利筋脈
｜方　薬｜ 加味二妙散加減。

　本処方は，清熱作用をもつ黄柏，燥湿作用をもつ蒼朮，湿熱を尿から排出する作用をもつ萆薢・防已からなる。利湿通絡作用をもつ木通・薏苡仁・蚕砂・木瓜・牛膝などを加えてもよい。

　湿が旺盛で，胸部・上腹部が痞えて苦しく，下肢が重く，かつ腫れを伴う場合は，適宜，理気化湿作用をもつ厚朴・茯苓・沢瀉を加えることができる。長夏・雨季には，適宜，化湿作用をもつ藿香・佩蘭を加える。身体が痩せ細り，自覚症状としてふくらはぎから熱気が込み上がるのを感じ，イライラし，舌質紅または中央が剝苔で脈細数の場合には，熱が強いために陰液を損傷したものであるから，上記方剤から蒼朮を去り，養陰清熱作用をもつ生地黄・亀板・麦門冬を適宜加える。肢体が麻痺し，関節の動きが不自由で，舌質紫・脈細渋の場合は，瘀証が混在しているものであるから，活血通絡作用をもつ赤芍・丹参・桃仁・紅花を適宜加える。

　ここで注意すべきことは，まず一つ目に，本証は湿熱浸淫によるものであるから，妄りに補益を施してはならないという点である。ここで補益を行うと湿邪を助長することとなる。二つ目は，本証の湿熱は肺腎を損傷しやすいため，除湿を行うのと同時に適度に清肺・養腎を行わなければならない点である。三つ目は，本証には湿熱が解消せず，腎に流入し，腎が熱に侵されて陰虧状態となり，標本・虚実が混在する状態になる場合がある。そのため，祛湿の際には辛温苦燥薬を安易に投じてはならず，湿熱が陰液を損傷した場合には，善後策として清滋法に転じる。

3 脾胃虧虚・精微不運

｜症　状｜ 肢体の萎縮・無力化が次第に重くなる。食が細る・泥状便・腹部が張る・顔面が腫れぼったく艶がない・息切れ・元気がなく身体に力が入らない。舌苔薄白・脈細。

｜証候分析｜ 脾胃が虚弱し，気血の生成源が充たされないため，肢体が萎縮し無力となる症状が次第に重くなる。脾が正常に運化機能を果たさないため，食が細る。脾が虚し清陽が上昇できないため，泥状便となり，また腹部が張る。気が虚し水湿を運化できないため，顔面が腫れぼったくなり，息切れする。元気がなく身体に力が入らない・顔に艶がない・脈細などは，いずれも，脾胃虚弱・気血不足によるものである。

｜治　法｜ 補脾益気・健運昇清
｜方　薬｜ 参苓白朮散加減。

　本処方は，益気健脾作用をもつ党参・白朮・山薬・扁豆・蓮子肉，利湿扶脾作用をもつ茯苓・薏苡仁，和胃理気作用をもつ陳皮・砂仁からなる。

　肥満で痰が多い場合は，補脾化痰作用をもつ六君子湯を用いてもよい。

　中気不足の場合は，補中益気湯を用いてもよい。

　注意しなければならないことは，まず一つ目に，本証では痿症状が四肢の末端に存在するが，病因は中焦にあるという点である。脾胃が虚すると，容易に食積の消化不良を伴いがちになる。ここでは運化促進薬を組み合わせ，食滞を導くようにすべきであり，適宜，穀芽・麦芽・山楂肉・神麴を佐薬として加えるとよい。二つ目に，脾虚は常に湿熱不化を伴うため，補脾益気にさらに滲湿清熱を組み合わせるべきである。三つ目に，脾は運化を主る臓であるから，脾が虚すれば五臓も潤いを失う。脾は同時に後天の本であるから，五臓の損傷はまた脾を損傷する。本証のような脾虚痿証が他証と混在するときには，その治療には常に扶脾益胃法で後天の本の源を振るい立たせるようにする。これもまた「痿証の治療は陽明経を中心にすべきである」を具現化したものである。

4 肝腎虧損・髄枯筋痿

症状 発病は緩やかである。下肢が萎縮・軟化して無力になる・背部に力が入らない・長時間立っていることができない。または、めまい・脱毛・のどの渇き・耳鳴・遺精や尿失禁・女性では月経不順を伴う。はなはだしいと歩行がまったくできなくなり、もも・ふくらはぎの肉が削げていく。舌質紅・少苔・脈細数。

証候分析 肝腎が虧虚し、精血が筋・骨・経・脈を潤し栄養することができないために、結果として痿証を形成するようになる。腰は腎の府であり、腎は骨を主る臓であるから、精髄不足になると、腰から背中にかけて力が入らず、長時間立っていることができなくなる。目は肝の外竅、耳は腎の外竅であり、髪は血の余であるから、肝腎の精血が虧虚し、上行できなくなると、めまい・脱毛・のどの渇き・耳鳴が現れる。腎は二便を司り、蔵精を主る臓である。そのため、腎虚で精を蔵すことができなくなると、遺精や尿失禁が起こる。肝腎が虧虚すると、衝・任脈が失調してしまうため、女性では月経不順を伴う。症状が慢性化すると、もも・ふくらはぎの肉が削げ、完全に歩行不能になる。舌質紅・少苔・脈細数は、いずれも陰虧内熱によるものである。

治法 補益肝腎・滋陰清熱

方薬 虎潜丸加減。

本処方は筋骨を壮くする虎骨・牛膝、温腎益精作用をもつ鎖陽、養血柔肝作用をもつ当帰・白芍、滋陰清熱作用のある黄柏・知母・熟地黄・亀板からなる。本方は肝腎陰虧有熱型の痿証を治療でき、臨床でよく用いられる。

熱の盛んな場合には、鎖陽・乾姜を去り、六味地黄丸に牛骨髄・猪骨髄・鹿角膠・枸杞子を加えたものを用いるとよい。顔がくすんだ黄色で艶がない・動悸あるいは激しい動悸・舌質淡紅・脈細弱などの症状がみられる場合には、適宜、補養気血作用のある黄耆・党参・当帰・鶏血藤を加える。慢性化し陰の損傷が陽にも影響を与え、寒がる・インポテンツ・尿が無色で多量・舌質淡・脈沈細無力の場合には、涼性の薬物を用いると生気を損傷してしまうので、虎潜丸から黄柏・知母を去り、適宜、補腎助陽作用をもつ鹿角片・補骨脂・巴戟天・肉桂・附子などを加える。または鹿角膠丸や加味四斤丸を用いる。

このほかにも、紫河車粉や猪・牛の骨髄を加えて煮込み、擦り潰して米の粉を練り混ぜ、砂糖で味付けをしたものを摂取してもよい。食欲が良好な場合には、新鮮な骨髄に適量の大豆を加えて煮込んで摂取してもよい。

注意しなければならないのは、まず一つ目に、本証は比較的よく見受けられるものであるということである。それぞれの証型の痿証は、肺熱津傷・湿熱下注・脾虚不運のいずれであれ、慢性化すると必ず腎に影響を及ぼす。水が少なくなるほどに火は盛んになり、陰がさらに損傷する結果となる。そのため、朱丹渓は痿証の治療においては「北方を補い、南方を瀉す」、つまり補腎清熱の方法を主要手段として用いた。二つ目に、本証の痿証に対しては熱の有無を区別し、虚火がある場合には滋腎法を、火がない場合には専ら填精法を、陽虚には温煦法をそれぞれ用いるが、実際には陰虚に熱を夾むものが大半を占めている。

痿証の弁証論治においては、大まかに言って前述の四種の状況が見受けられる。しかし、本疾患は慢性の重病であり、病機は多臓に及ぶため、治療に当たっては上記の四種には固執せず、標本の伝変と結びつけながら、詳細な弁証を行うべきである。『証治匯補』痿躄篇では、本病の治法について、まず気虚か陰虚かの区別をつけるべきであるとする。そして気虚であれば陽明経を治療し、陰虚であれば肝腎を補い、さらに「七情六欲が含まれる症状は多様である」ことに鑑み、「行痰瘀・清湿熱・瀉実補虚など、適宜、判断して用いるべきである」としている。例えば、痰湿内蘊には陳皮・半夏・茯苓・白朮を適量加え、瘀血内停には桃仁・紅花・当帰尾・

赤芍などを証に応じて用いる。特に内熱に関しては，一つの選択に固執せずに，経絡ごとに分けて異なる薬を用いるべきである。

痿証治療に当たっては，内服薬のみでなく，ほかにも針灸・推拿・気功・統合療法などを組み合わせることができ，また適度に身体を動かすようにすることも症状の回復と治療効果の向上に非常に有効である。

結語

以上をまとめると，痿証とは五志六淫・過度の性生活・食滞などが五臓内虚・肢体の栄養失調を招いたために引き起こされるものであり，その病状は虚証・熱証が多く，実証・寒証が少ない。主な病機には，肺熱津傷・湿熱浸淫・脾胃虚弱・肝腎髄枯の四種があり，ほかにも痰・瘀・積が混在するものがある。病機は五臓に及ぶが，特に肺・胃・肝・腎との関係が密接である。その場合の類型は肺熱津傷・湿熱浸淫・脾胃虧虚・肝腎虧損が多くみられる。治療に関して『素問』痿論篇が述べている「痿証の治療は陽明経を中心とする（治痿者独取陽明）」は，脾胃を補い，胃火を清し，湿熱を取り去る方法をもって五臓を栄養する重要な手法である。一方で，朱丹渓の用いた「南方を瀉し，北方を補う」方法は，内熱を清し，腎陰を養う方法を用いて，金水の相生関係を作り出し，五臓を滋養する方法である。根幹となる治法は『医学心悟』痿篇にある「補中祛湿，養陰清熱のみ」であるが，ほかにも，具体的な病状にもとづき，塡精・活血・化痰・運化などの方法を適宜選択して用いることが，治療を成功させる鍵となろう。

文献摘要

『素問』痿論篇「黄帝問曰，五臓使人痿，何也。岐伯対曰，肺主身之皮毛，心主身之血脈，肝主身之筋膜，脾主身之肌肉，腎主身之骨髄。故肺熱葉焦，則皮毛虚弱急薄，著則生痿躄也。心気熱，則下脈厥而上，上則下脈虚，虚則生脈痿，枢折挈脛縦而不任地也。肝気熱則胆泄口苦，筋膜干，筋膜干則筋急而攣，発為筋痿。脾気熱則胃乾而渇，肌肉不仁，発為肉痿。腎気熱則腰脊不挙，骨枯而髄減発為骨痿」

『素問』痿論篇「帝曰，如夫子之言可矣，論言治痿者独取陽明何也。岐伯曰，陽明者，五蔵六府之海，主潤宗筋，宗筋主束骨而利機関也。衝脈者，経脈之海也。主滲灌渓谷，与陽明合於宗筋，陰陽摠宗筋之会，会於気街，而陽明為之長，皆属於帯脈，而絡於督脈，故陽明虚則宗筋縦，帯脈不引，故足痿不用也」

『局方発揮』「諸痿皆起於肺熱，伝入五臓，散為諸証，大抵只宜補養，若作外感風邪治之，寧免実実虚虚之禍乎」「予曰，諸痿生於肺熱，只此一句便見治法大意，経曰，東方実，西方虚，瀉南方，補北方，此固遵生克言補瀉。而大経大法不外於此……五行之中，唯火有二，腎雖有二，水居其一，陽常有余……故経曰一水不勝二火……若嗜欲無節，則水失所養，火寡於畏而侮所勝，肺得火邪而熱矣……肺受熱則金失所養，木寡於畏而侮所勝，脾得木邪而傷矣，肺熱則不能管摂一身，脾傷則四肢不能為用而諸痿之病作。瀉南方則肺金清而東方不実，何脾傷之有，補北方則心火降而西方不虚，何肺熱之有，故陽明実則宗筋潤，能束骨而利機関矣。治痿之法，無出於此」

『丹渓心法』痿「痿証断不可作風治，而用風薬。有湿熱，湿痰，気虚，血虚，瘀血」

『景岳全書』痿証「痿証之義，内経言之詳矣。観所列五臓之証，皆言為熱，而五臓之証，又総由肺熱葉焦，以致金燥水虧，乃成痿証。如丹渓之論治，誠得之矣。然細察経文，又曰，悲哀太甚則胞絡絶，伝為脈痿，思想無窮，所願不遂，発為筋痿，有漸於湿，以水為事，発為肉痿之類，則又非尽為火証，此其有余不尽之意，猶有可知，故因此而生火者有之，因此而敗傷元気者亦有之。元気敗傷則精虚不能灌漑，血虚者不能営養者，亦不少矣。若概従火論，則恐真陽虧敗，及土衰水涸者，有不能堪，故当酌寒熱之浅深，審虚実之緩急，以施治療，

庶得治痿之全矣」

『臨証指南医案』痿　鄒滋九按「経云肺熱葉焦，則生痿躄，又云治痿独取陽明，以及脈痿，筋痿，肉痿，骨痿之論，内経於痿証一門，可謂詳審精密矣。奈後賢不解病情，以諸痿一症，或附録於虚労，或散見於風湿，大失経旨，頼丹渓先生特表而出之，惜乎其言之未備也。夫痿証之旨，不外乎肝腎肺胃四経之病。蓋肝主筋，肝傷則四肢不為人用而筋骨拘攣。腎蔵精，精血相生，精虚則不能灌漑諸末，血虚則不能営養筋骨。肺主気，為清高之臓，肺虚則高源化絶，化絶則水涸，水涸則不能濡潤筋骨。陽明為宗筋之長。陽明虚則宗筋縦，宗筋縦則不能束筋骨以流利機関。此不能歩履，痿弱筋縮之症作矣。故先生治痿，無一定之法，用法無独執之見」

［47］内傷発熱

　内傷発熱とは，内傷を病因とし，気血陰精の虧虚・臓腑機能の失調を基本病機として引き起こされる発熱をいう。一般に発病は緩やかで，罹患期間は長期化する。臨床所見としては，ほとんどの場合に微熱がみられるが，高熱を呈することもある。そのほかにも，一部の患者は自覚症状として，発熱感，あるいは手掌と足底の熱感および心煩を感じる。この発熱感には，実際の体温上昇がみられないものも含まれるが，それらも内傷発熱の範囲に含まれる。

　内傷発熱に関する記述は，『内経』にすでに見られ，その中でも陰虚内熱について比較的詳細に述べている。『素問』調経論篇は「陰虚になると体内に熱が起こる（陰虚則内熱）」とし，その病機について「人体は疲労が過ぎると，肉体と臓腑組織の機能の両者がともに消耗して虚弱になる。脾胃の運化能力も衰えて水穀の精微が正常に上焦に運ばれず，糟粕も正常に下方に排泄されず胃の中に留まってしまうと，時間が経つにつれてそれは熱邪となり，その熱は上部の胸を侵し，内熱の症状が現れるようになる（有所労倦，形気衰少，穀気不盛，上焦不行，下脘不通，胃気熱気薫胸中，故内熱）」と述べている。治療面では，『素問』至真要大論篇に「寒薬を用いてなお熱が退かない場合は，本質は陰虚であるから滋陰を施す（諸寒之而熱者取之陰）」との原則が示されている。『素問』刺熱論篇には，五臓熱病の症状と予後について詳細な記述が見られ，後世における五臓の熱病弁別の基礎を築いた。『金匱要略』血痺虚労病篇では，虚労にみられる「手足の煩熱」を小建中湯で治療しているが，これは甘温除熱法の「はしり」であるとみなすことができる。『諸病源候論』にも多くの内傷発熱の例が記載されている。例えば，同・虚労客熱候は「虚労の人は血気が微弱であり，陰陽ともに虚しているため，疲労すると熱が出る。熱は疲労から生まれるのである」と，熱が疲労から起こることを指摘している。また，同・虚労熱候は，陰虚発熱の病機について「虚労による発熱は，陰気が不足し，陽気が余ったために，内外に熱が生まれる。邪気が外部から来たものではない」とする。また，『外台秘要』第十六巻・『太平聖恵方』第二十九巻にも虚労発熱の方剤が記載されている。『小児薬証直訣』では『内経』の五臓熱病学説を基礎に，心熱には導赤散，肝熱には瀉青丸，脾熱には瀉黄散を設け，さらに腎気丸を六味地黄丸に変形するなど，陰虚内熱証の治療に重要な方剤を提供した。金元時期になると，李東垣が『脾胃論』飲食労倦所傷始為熱中論の中で，脾胃の気が衰え，元気が不足すると，陰火が生まれることを指摘し，「辛甘温性の薬を用いて中焦の気を補い，陽気を振るわせ，甘寒性の薬を用いて陰火を瀉すべきである」との治療原則を打ち出し，補中益気湯をその主要方剤として起用して，甘温除熱法を具体化し，気虚発熱の弁証治療に重要な貢献をもたらした。李氏は，その著書『内外傷弁惑論』でも当帰補血湯で血虚発熱の治療を行うことを提案し，さらに内傷発熱と外感発熱の区別について，明確な論述を行っている。一方で，朱丹渓は陰虚発熱について，それ以前よりもさらに深いレベルの論述を行っている。『丹渓心法』六鬱ではさらに「人間の身体の多くの疾患は鬱から起こるものが多い」として，気鬱・血鬱・湿鬱・痰鬱・熱鬱・食鬱などの六鬱説を打ち出し，内傷発熱の病機と治法の

内容を拡充した。明代の秦景明は，「内傷発熱」の病名をはじめて明確に示した医学者である。『症因脈治』内傷発熱篇では，内傷発熱を気分発熱と血分発熱の二類に分けて，既存方剤による治療方法を示しているほか，血虚柴胡湯などの四つの治療方剤を補充している。『証治匯補』発熱章では外感発熱以外の発熱について，鬱火発熱・陽鬱発熱・骨蒸発熱・内傷発熱（主として血虚・気虚発熱を指す）・陽虚発熱・陰虚発熱・血虚発熱・痰証発熱・傷食発熱・瘀血発熱・瘡毒発熱など十一種に分類し，それぞれに対応する方剤を配し，発熱のタイプについてほぼ全体を網羅するかたちで帰納を行った。『医学心悟』火字解篇では外感の火を賊火，内傷の火を子火と解析し，内火の治療には主に四つの方法が有効であると考えた。その方法とはそれぞれ，①「達」は「木の鬱をしてこれを達せしめることをいう。逍遥散の類を用いることができる」，②「滋」は「水の主を壮んにして陽光を鎮めることをいう。六味湯の類を用いることができる」，③「温」は「内経にいう労せる者は之を温めること，または甘温は火熱を除くことができるとするものをいう。補中益気湯の類を用いることができる」，④「引」は「辛熱を壮水の薬に混ぜ，下行に導くことをいう。これはいわゆる『竜を導き海に入れる』『火を引いてその元に帰す』である。八味湯の類を用いることができる」というものである。王清任は，瘀血発熱の弁証と治療に重要な貢献をもたらした。『医林改錯』血府逐瘀湯所治之症目で，瘀血発熱が「身体の表面は涼しく，身体の内側が熱く感じる」「夜ひとしきり熱が出る」「午後と夜前半に発熱する」などの症状を現すことに言及し，血府逐瘀湯を治療の主要方剤として創り出している。『血証論』発熱篇でも，瘀血発熱のさまざまな症状とその治療について論及している部分がある。この王・唐両氏の努力により，内傷瘀血発熱の弁証論治に対する認識の水準が一段と高まったといってもよい。

病因病機

本病は主として情志・飲食・疲労などの内因によって引き起こされる。一部には，外感病がきっかけとなり，それが慢性化して臓腑虧虚を招いたことによって引き起こされるケースもある。内傷発熱に共通する病機は，気・血・陰精の虧虚と臓腑機能の失調である。病の及ぶ臓腑は，内傷発熱の種類によって，以下のようにそれぞれ異なる。

1 肝経鬱熱

情志が抑鬱して肝気が正常に広がれなくなり，気が鬱して火化し発熱するか，または過度の怒りによって肝火が盛んになり，発熱を招くもの。その発病機序は『丹渓心法』火篇に「気に余りあるものは火になる」とまとめられている通りである。この種の発熱は感情変化と関係が深いため，「五志の火」とも呼ばれる。

2 瘀血阻滞

情志・疲労・外傷・出血などの原因により瘀血が生じ，それが経絡の流れを阻害し，気血の流れが順調でなくなった結果，経絡が詰まって流れなくなり，発熱が引き起こされる。これが瘀血発熱の主要な機序である。『霊枢』癰疽篇にも，血の流れが鈍り，停滞したことによって起こる発熱の病機に関して，「営衛が経脈の中に稽留すると，血が渋滞してめぐらず，血がめぐらなければ衛気の流れも悪くなり，塞き止められて通じなくなるため，発熱する（営衛稽留於経脈之中，則血泣而不行，不行則衛気従之而不通，壅遏而不得行，故熱）」という記述がある。このほかにも，瘀血発熱は血虚失養とも関連がある。この点について『医門法律』虚労論には「血痺になると新しい血が生まれず，またもとよりある血が堆積して動かない。そのため血痺は営虚を招き，営虚は発熱を引き起こす」としている。

③ 中気不足

過度の疲労，飲食の不摂生，または慢性病に対する不適切な治療によって，脾胃の気虚を招いて，中気が不足し，陰火が体内に起こって発熱するもの。これは現在，気虚発熱と通称される症状である。

④ 血虚失養

慢性病により心肝が血虚状態となる，または脾虚により血を生み出すことができない，または出血・産後・術後などの出血過多により血虚状態となり，全身が潤いと栄養を欠いた状態にあるもの。血は，もとより陰に属するものであり，陰血の不足は陽気の抑制を不能にするため，発熱する。この点について『証治匯補』発熱篇では「血虚発熱とは，すべての吐血・衄血・血便・産後の崩漏〔出血〕などによる血脱状態で，陽気が陰という相棒を失ったために亢進して発熱した者は，養血法で治療するとよい」と述べている。

⑤ 陰精虧虚

体質が陰虚傾向にある，または熱性疾患が長引き，陰液を消耗する，または温燥薬物の投薬過誤などにより，陰精が虧虚してそれにより陽気が亢進し，水が火を抑制しきれず，発熱を引き起こすもの。これは『景岳全書』火証篇に「陰虚の者が発熱するのは，真陰が損傷し，水が火を制約できないためである」という記述をみることができる。

以上の病因病機により引き起こされた発熱のうち，気鬱・血鬱によるものは実証に分類され，気虚・血虚・陰虚によるものは虚証に分類される。また一部の患者においては，同時に二つの病機によって発熱が引き起こされるものもある。気鬱血瘀・気陰両虚・気血両虚などがそれに当たる。病機の転化という点からいうと，慢性病では実から虚へ，軽度から重度へ，そのなかでも瘀血は，病症が長期化し，気・血・陰・陽を害し，それぞれに気虚・血虚・陰虚・陽虚が混在し，虚実の混在する証となる状況がよくみられる。そのほかには，気鬱発熱が長期化した場合に，正気も弱まり，気鬱気虚による発熱となることがある。または熱が陰津を損傷し，気鬱陰虚による発熱に転化する場合がある。気虚発熱は，長期化すると陽気を損傷し，陽虚発熱に発展する場合がある。

類証鑑別

内傷発熱は，外感による発熱と鑑別しなければならない。古代の医学者は，早くからこの問題を非常に重要視しており，詳細な論考を残している。それらをまとめると，疾患の過程と発病の特徴，および臨床症状などの面から，以下のように区別することができる。

① **疾患の経過と発病の特徴** 内傷発熱は内因によって引き起こされ，発病は緩やかであり，一般にその経過が長く，繰り返し発作が起こる。それに対して，外感発熱は外邪により引き起こされ，発病が急であり，経過も比較的に短い。

② **臨床症状** 内傷発熱の症状としては，微熱が多くみられ，一部では発熱を自覚するのみの場合もある。その発熱は間欠熱，あるいは不定期発熱として現れ，さらに多くが手掌と足底の熱感および心煩を覚え，発熱のみで悪寒がないか，または寒気を覚えても衣服を羽織ることで軽減する程度のものに留まる。通常，めまい・元気がない・自汗・盗汗・脈弱無力などの症状を伴う。それに対し，外感発熱は，その多くが高熱であり，外邪が解消されなければ熱も退かない。発熱の初期には，しばしば悪寒を伴い，その悪寒は衣服を羽織る程度では解消されない。またほかにも，頭や身体の痛み・鼻づまり・鼻水・咳・脈浮などの症状を伴う。この点については，李東垣の『内外傷弁惑論』の観点を基礎として，『医宗金鑑』雑病心法・内傷外感弁似篇が，内傷発熱と外感発熱の鑑別法について「内傷と外感はともに発熱するが，内傷の発熱はその熱

が肌肉にあり，手で押えると熱が内部から沸いてくる。これは外感の発熱のように，その熱が皮膚にあり，手で押えても内部にそれほど熱を感じないのとは違うものである」と述べており，現代においても非常に参考価値が高い。

弁証論治

内傷発熱の弁証は，まず病因病機と証候の虚実を見分けることから始めなければならない。これはつまり，発熱が内傷によるものであると確定した時点で，まず気鬱・血瘀によるものなのか，気・血・陰精の虧虚によるものなのかを見分け，さらに病状の軽重を見分けるということである。経過が長引く・治療効果が上がらない・胃気が衰弱する・正気が極度に弱るなどは，いずれも病状の重篤さを示すものである。ここでは，脈診が病状の判断に大きな意味をもつことになる。これは『張氏医通』熱篇に「もし発熱しながら脈が逆に沈細，または数疾無力，または病気と脈が逆の現れ方をしている場合は，死す」「熱がありながら脈の静かなものは治りにくく，脈象が大きく，汗が出ても熱が退かない者は死す。脈が虚で熱の下がらない者も死す。脈が弱く四肢が厥し，人に会いたがらず，食事ものどを通らず，下痢の止まらない者も死す」と述べられるものである。もちろん，この文中にある「死す」という表現は病状の重篤さを表すものとして理解することが妥当である。

治療は病機に合わせ行うのが原則である。ここでは，状況に応じて解鬱・活血・益気・養血・滋陰を内傷発熱の基本治法として論ずる。たとえ間違っても，発熱をみたらすべてに発散・苦寒の薬物を用いるようなことはしてはならない。内傷発熱の場合には，発散すれば気や津を損傷し，苦寒薬を用いれば胃気を損傷したり燥化して陰液を損なったりし，病状はかえって悪化することになるからである。虚証の発熱には補剤を用い，気・血・陰精の虧虚などの状況に応じた薬物と方剤の選択を行うべきである。

1 肝鬱発熱

症　状　ときに身体の熱っぽさや心煩を覚え，情緒の変動によって熱の程度も変化する。精神状態が塞ぎ込みイライラする・怒りっぽい。胸脇部が張って不快である・ため息をよくつく・口に苦味を覚える。舌苔黄・脈弦数。女性の場合は，月経不順や月経痛・乳房の張りなどがみられることもある。

証候分析　気鬱化火が本証の主要病機として存在する。発熱が情緒の変動によって影響を受けること・女性に多いこと・肝気鬱結の症状を伴うことなどが弁証の要点となる。

肝は疏泄を主り，条達する性質をもっている。その経脈は脇肋部を通り，膈を貫く。肝気の鬱結によって，疏泄機能が失調すると，経脈内の気の動きが滞る。そのために，塞ぎ込み・胸脇部の張りと詰まり，または月経不順・月経痛・乳房の張りなどの症状が見受けられる。ため息をつくと気の流れが一時的に軽快するため，よくため息が出る。気が鬱して火化するために，発熱・いらつき・怒りっぽい・口の苦味と渇き・舌苔黄・脈弦数などの症状がみられる。

治　法　疏肝解鬱・清肝瀉熱

方　薬　丹梔逍遥散加減。

本処方は，清肝瀉熱作用をもつ牡丹皮・山梔子，疏肝解熱作用をもつ柴胡・薄荷，養血柔肝作用をもつ当帰・芍薬，脾土を培い補う作用をもつ白朮・茯苓・甘草によりなる。熱証が強く現れ，舌質紅で，のどが渇き，便秘症状のある者は，白朮を去り，清肝瀉火作用をもつ黄芩・竜胆草を加えてもよい。胸脇部に疼痛のある者には，理気止痛作用をもつ鬱金・川楝子を加えるとよい。

体質が陰虚傾向にあり，肝鬱発熱を患った者，または肝鬱発熱が長期化して陰液を損ない，肝経に鬱熱をもちながら肝腎陰虚の症状がある者には，滋養肝腎・疏肝清熱法を用いるとよく，方剤は滋水清肝飲加減に切り替える。

2 瘀血発熱

症状 午後または夜半に発熱するか、または身体の一部に発熱を覚える。のどが渇くが水分を摂取したがらない。躯幹または四肢の固定した箇所に痛みを覚える、もしくは腫れ物がある。はなはだしいと、肌膚がかさつく、顔色は黄色くくすむかもしくは暗黒色・舌質紫暗または瘀点や瘀斑がみられる・脈渋。

証候分析 瘀血が経脈に留まり、気血の停滞が発熱を招いたもの。舌質の紫暗または瘀点・瘀斑の存在、疼痛箇所が固定している、あるいは腫れ物がある、肌膚のかさつきなどが弁証のポイントとなる。

瘀血は血分に病があり、陰に属すため、発熱は午後か夜にかけて起こることが多い。瘀血の定着した部位は気血の運行が損なわれるため、固定箇所の疼痛や腫れなどとして現れる。瘀血が体内に留まり、新しい血を生むことができず、血と気が顔面の皮膚を潤すことができないため、顔色は黄色くくすむかもしくは暗黒色で、肌膚がかさつくようになる。舌質青紫・または瘀点や瘀斑がみられ、渋脈であるのは、血行不良と瘀血内着証の重要な兆候である。

治法 活血化瘀

方薬 血府逐瘀湯加減。

本処方は、活血化瘀作用をもつ桃仁・紅花・赤芍・牛膝、養血活血作用をもつ当帰・川芎・生地黄、理気行気作用をもつ柴胡・枳殻・桔梗、諸薬を調和する甘草からなる。熱の強い者には、清熱涼血作用をもつ白薇・牡丹皮を加えてもよい。

3 気虚発熱

症状 疲労するとよく発熱症状が現れたり、悪化したりする・熱の程度は一定ではない・めまい・だるさ・呼吸が浅く言葉を発することも億劫である・自汗・感冒にかかりやすい・食事量が少ない・便が泥状である。舌質淡・舌苔白・脈細弱。

証候分析 中気の不足により、陰火が内生したことが、本証の病機の中心である。発熱が疲労によって起こる、または疲労によって悪化する点、発熱に脾胃気虚の症状を伴う点が弁証のポイントである。

脾胃の気が衰え、中気が下陥し、虚火が内生したために発熱を引き起こす。もとより気虚があるところに、疲労することで気が損われるため、疲労の後で発熱が起こるか、または悪化する。脾胃の衰弱は気血の生成を低下させ、臓腑と経絡は充溢・栄養の源を失うため、めまい・だるさ・呼吸が浅く言葉を発することも億劫になる・舌質淡・脈細弱などの症状となって現れる。気虚で表衛が堅固でなくなるため、自汗・感冒にかかりやすいなどの状態となる。脾虚で正常な運行ができないことから、食事量の減少や泥状便などがみられる。

治法 益気健脾・甘温除熱

方薬 補中益気湯加減。

本処方は益気健脾作用をもつ黄耆・党参・白朮・甘草、養血活血作用をもつ当帰、理気和胃作用をもつ陳皮、清陽に対し昇挙作用をもち、なおかつ邪熱を体外に排出する作用をもつ升麻・柴胡からなる。本方は益気昇陥作用をもつことはもちろんのこと、甘温除熱法の代表的方剤でもある。自汗の多い者には、固表斂汗作用をもつ牡蠣・浮小麦・糯稲根を加えることができる。寒けとほてりが入れ替わりに感じられ、発汗し悪風する者には営衛調和作用をもつ桂枝・芍薬を加える。胸が苦しく心窩部に痞えを感じ、舌苔膩の者には、健脾燥湿作用のある蒼朮・厚朴・藿香を加える。

4 血虚発熱

症状 発熱はほとんどが微熱・めまい・目がチカチカする・疲労感があり身体がだるい・動悸が止まない・顔色が白く艶がない・唇がかさつき色も薄い。舌質淡・脈細弱。

証候分析 血虚により栄養が失われ、陰が陽と結びつけない状態が本証の基本的病機である。発熱しているうえに、血虚の症状がある、

失血多量などの既往歴があることが，弁証のポイントである。

血は本より陰に属する。陰血が不足すると陽気の動きを抑えることができないため，発熱が起こる。血虚により頭部が潤されず，四肢にも潤いが行き渡らないため，めまい・目がチカチカする・疲労感・四肢の脱力感などの症状が起こる。血が心を栄養できないために，動悸が起こる。血虚のために顔面部が栄養を失い，血脈を充たす血が不足するため，血色がなくなり，生気も失われ，唇・爪も色が薄くなり，舌質淡・脈細弱になる。

|治　法| 益気養血
|方　薬| 帰脾湯加減。

本処方は，益気健脾作用をもつ黄耆・茯苓・白朮・甘草，補血養血作用をもつ当帰・竜眼肉，養心安神作用をもつ酸棗仁・遠志，健脾理気作用をもつ木香からなり，これらが合わさって補益心脾・益気生血の作用を発揮する。また，本証の治療の基礎方剤には，当帰補血湯を用いることもできる。

このほかにも，陽虚発熱証があり，症状として発熱・寒けがして冷えを嫌う・四肢が温まらない，または下肢が冷える・顔色が白い・めまい・常に眠気を覚える・足腰がだるい・舌質胖潤または歯痕がある・舌苔白潤・脈沈細かつ弱，または浮大かつ無力などがある。その治療は腎陽を補うとよく，金匱腎気丸加減を用いる。陽虚発熱のうち，陰盛格陽・真寒仮熱証のみられる特殊なケースには，『傷寒論』少陽病篇を参考に治療をするとよい。

5 陰虚発熱

|症　状| 午後から夜間にかけての発熱・手掌と足底の熱感および心煩・骨蒸潮熱が起こることがある・いらつき・睡眠不良・夢をよく見る・頬が赤くなる・盗汗・のどが渇く・大便が乾燥し排便困難になる・尿量が減少し濃黄色になる。舌質乾紅または裂紋がある・無苔または少苔・脈細数。

|証候分析| 陰が虚したために，陽が盛んになって，水が火を制御できなくなり，陽熱が亢進した状態が本証の主要病機である。発熱に加えて陰虚火旺証の症状がみられることが弁証のポイントである。

陰が虚し，陽が盛んになると，体内で虚火の勢いが盛んになることから，午後から夜間にかけて発熱し，手掌と足底の熱感および心煩・骨蒸潮熱がみられることもある。虚火が身体上方に熱をもたらし，心神を掻き乱すため，いらつき・睡眠不良・よく夢を見るなどの症状が現れる。内熱が津液を体外に向けて押し出そうとするため，盗汗がみられる。陰が虚し，火の勢いが増すと，津液が不足して潤いを失うため，のどの渇き・大便の乾燥・尿量の減少が起こる。舌質乾紅・少苔あるいは無苔・脈細数は陰虚火旺証の表れである。

|治　法| 滋陰清熱
|方　薬| 清骨散加減。

本処方は，清退虚熱作用をもつ銀柴胡・地骨皮・胡黄連・知母・青蒿・秦艽など，滋陰潜陽作用をもつ鼈甲，諸薬を調和する甘草からなる。盗汗が激しい者は，青蒿を去り，固表斂汗作用をもつ煅牡蠣・浮小麦・糯稲根を加えることができる。睡眠不良には，養心安神作用をもつ酸棗仁・柏子仁・夜交藤を加える。陰虚の激しい者には，陰精を滋養する作用をもつ玄参・生地黄・製首烏を加える。気虚症状があり，めまい・息切れ・疲労・脱力感のあるものには，益気養陰作用をもつ北沙参・麦門冬・五味子を加えることができる。

本証はほかに，木香知柏地黄丸を用いて治療することができる。清骨散と比較すると，本方の方が肝腎を滋養する作用が強く，虚熱を清退させる作用ではわずかに劣るが，養陰と退熱の両者に配慮した方剤であるといえる。

結語

内傷発熱は，その病状の複雑さから，なかなか病因を確定しにくい病症である。経過も長期化しがちで，数年にわたったり，発症を繰り返したりすることもある。そのため，細かく慎重な観察と弁証により，確実に治療効果をあげていくことが求められる。患者にも，バランスよい運動と休息を心がけてもらい，ゆったりとした精神状態を保つようにすることが，疾患の治療に有効である。食事はあっさりして栄養のある，消化しやすいものを摂取するようにし，また衣服も暖かめのものを着用して風に当たることを避け，外邪を受けないように気をつけるようにすることが大切である。このことは，自汗・盗汗症状のある患者に対して，特に注意を促すべきである。

内傷発熱の経過は，かなりの割合で長期化する傾向がみられる。その予後は，病因との関連が深い。臨床データによれば，大部分の内傷発熱においては，適切な治療を施すことで良好な治療効果をあげることができるが，さまざまな証が入り組んで病状が複雑になっている一部の患者では，その予後は芳しくない。

外感発熱やその他の疾患を適切に治療すること，精神的に穏やかさを保つこと，過度の疲労を避けること，飲食に注意することなど，いずれも内傷発熱の予防につながるものである。

以上からわかるように，内傷発熱は情志・飲食・疲労などの病因により引き起こされるものであり，臨床では微熱として現れることが多いが，気・血・陰精の虧虚，および臓腑機能の失調などが共通する病機として存在する。また，本証は外感発熱との区別が必要であり，治療面では，気鬱・血瘀・気虚・血虚・陰虚などの証の違いにより治法と方剤を決定し，発熱だからといって一律に辛散薬や苦寒薬を用いてはならない。さらに，精神面の安定・過労の防止・適切な飲食は，いずれも内傷発熱の治療と予防に役立つものである。

文献摘要

『素問』調経論篇「陽虚則外寒，陰虚則内熱，陽盛則外熱，陰盛則内寒」

『金匱要略』血痺虚労病「虚労裏急，悸，衄，腹中痛，夢失精，四肢痠痛，手足煩熱，咽乾口燥，小建中湯主之」

『格致余論』悪寒非寒病悪熱非熱病論「陰虚則発熱，夫陽在外為陰之衛，陰在内為陽之守。精神外弛，嗜欲無節，陰気耗散，陽無所附，遂致浮散於肌表之間而悪熱也。実非有熱，当作陰虚治之而用補養之法可也」

『医学入門』発熱「内傷労役発熱，脈虚而弱，倦怠無力，不悪寒，乃胃中真陽下陥，内盛虚熱，宜補中益気湯」

『景岳全書』寒熱「陰虚之熱者，宜壮水以平之，無根之熱者，宜益火以培之」

『医学心悟』火字解「外火，風寒暑湿燥火及傷熱飲食，賊火也。賊可駆而不可留。内火，七情色欲，労役耗神，子火也。子可養而不可害」

『金匱翼』労倦発熱「労倦発熱者，積労成倦，陽気下陥，則虚熱内生也」

『医林改錯』血府逐瘀湯所治之症目「身外涼，心裏熱，故名灯籠病，内有瘀血。認為虚熱，愈補愈瘀，認為実火，愈涼愈凝」「晩発一陣熱，毎晩内熱，兼皮膚熱一時」

『医林改錯』気血合脈説「後半日発焼，前半夜更甚，後半夜軽，前半日不焼，此是血府血瘀。血瘀之軽者，不分四段，惟日落前後焼両時。再軽者，或焼一時。此内焼兼身熱而言」

[48] 虚労

　虚労とは，別名を虚損ともいい，複数の原因から生じる臓腑虧損・気血陰陽不足を主要病機とする慢性衰弱性証候の総称である。

　歴代の医書には，虚労に関連する論述が非常に多く見られる。『素問』通評虚実論篇にある「精気が失われると虚する（精気脱則虚）」というフレーズは，虚証に関する大綱とみなされている。同・調経論篇では「陽虚になると外界の寒さを感じ，陰虚になると体内に熱を感じる」と，虚証には陰虚・陽虚の別があることを説明し，さらにそれらの主な特徴を示している。『難経』十四難では，「五損」の症状と経過を述べている。その治法については，五臓が主るものとその特徴にもとづいて，「肺の虚損は，その気を益すべきである。心の虚損は，営衛を調整すべきである。脾の虚損は，その飲食を整えて，かつ適度の温度のものにすべきである。肝の虚損は，中焦を調和させ肝気を緩和させなければならない。腎の虚損は，精を益すべきである。これらが虚損を治療する方法である（損其肺者，益其気。損其心者，調其営衛。損其脾者，調其飲食，適其寒温。損其肝者，緩其中。損其腎者，益其精，此治損之法也）」と述べている。『金匱要略』血痺虚労病篇では，はじめて虚労を病名として掲げている。治法については，温補に重点を置きながら，扶正祛邪・祛瘀生新などの方法を応用し，新しい治療の発想法を提示している。『諸病源候論』虚労病諸候篇では，虚労の原因と各種症状について詳細に論じている。五労（肺労・肝労・心労・脾労・腎労），六極（気極・血極・筋極・骨極・肌極・精極），七傷（満腹により脾が傷られる・激怒で気逆を生じ肝が傷られる・力みすぎたり重いものを持ち上げたり，あるいは高湿の場所に長い間座ったりしたことで腎が傷られる・身体の冷えや寒陰により肺が傷られる・憂いや思慮により心が傷られる・天候の変化により肉体が傷られる・恐れの感情が抑制できず志が傷られる）の具体的な内容について説明を施している。金元時代以降，多くの医学者の虚労についての認識と治療レベルは大幅に向上した。例えば，李東垣は『脾胃論』で脾胃を重視し，甘温補中法を用いた治療に長けた。朱丹渓は『丹渓心法』で肝腎を重視し，滋陰降火法を用いた治療に長じた。明代の張景岳は『景岳全書』で陰陽互根理論を深く発展させ，腎陰虚・腎陽虚治療の理論と薬剤応用の領域に新展開をもたらした。汪綺石は虚労時における肺・脾・腎の重要性に注目し，『理虚元鑑』治療有三本において「虚の治療には三つの根本がある。肺・脾・腎がそれである。肺は五臓の天・脾は百骸の母・腎は性命の根であるから，虚の治療は肺・脾・腎を治療することに尽きる」と述べている。清代の呉澄は『不居集』で，虚労の資料を系統的に収集・整理しており，虚労研究の参考書として価値が高い。病因についても，外感による虚損について理論を発展させている。治療面では『難経』の虚損治療原則を具体化している。

　虚労の範囲は広く，先天の不足・後天の栄養不足・慢性病による虚弱・疲労の蓄積による内傷・慢性化した虚弱などに起因する，多種の臓腑気血陰陽欠損を主症状とする病証は，すべて本証の範囲に含まれる。

病因病機

　虚労を引き起こす要因はさまざまである。『景岳全書』虚損篇では「疲労を顧みない者は多く労損となる」「色欲過度の者は多く労損となる」「若年で飲酒の過ぎる者は多く労損になる」「治療過誤および調整・管理をしない者は，病後多くが虚損となる」と述べている。『理虚元鑑』虚症有六因篇では，虚証を引き起こす原因として「先天によるもの，後天によるもの，痘疹や病後によるもの，外感によるもの，境遇によるもの，医薬によるもの」の六つを挙げている。臨床所見実際を加味して考えると，虚労を引き起こす主な原因は，以下の四つにまとめることができる。

1 先天的な虚弱体質

　さまざまな虚労証候の形成には，いずれも先天的な不足や体質の弱さが関係している。父母が虚弱体質である・遺伝上欠陥が存在する・妊娠中の栄養失調・胎内発育不足・生後の不適切な育児・栄養不良などの要素は，先天要素の薄弱を招き，体質を虚弱にする要因となる。こうした体質の弱さを基礎として，肺結核が原因となって発病したり，あるいは病気をして虚弱になり，それが長期化して虚労を引き起こしたりすることが多い。

2 過労による五臓の損傷

　『景岳全書』虚損篇では，疲労による発病について的を射た論述が見られる。適度の労働は人々の生活に必要なものであるが，過度の労働は人体に有害であり，「自らの力量を知らず，無理を重ねて無茶をしたものは，いずれも虚損を招くことがある」とする。ほかにも，もっと古くは『素問』宣明五気篇に「長時間目を使うと血を損傷する。長時間寝ていると気を損傷する。長時間座っていると肉を損傷する。長時間立っていると骨を損傷する。長時間歩くと筋を損傷する。これを五労による損傷という（久視傷血，久臥傷気，久坐傷肉，久立傷骨，久行傷筋，是謂五労所傷）」と記されている。『医家四要』病機約論篇では「神経を使いすぎると心を労する。考えを巡らせすぎると肝を労する。過度の思慮は脾を労する。事に臨んで心配すると肺を労する。色欲が過度になると腎を労する」と指摘している。各種損傷のうち，特に過度の思慮・憂うつ・過度の精神的疲労などにより心脾が損傷されるケースと，早婚・多産・過度の性生活により腎が損傷されるケースが比較的多く見受けられる。

3 飲食の不摂生による脾胃の損傷

　暴飲暴食・栄養不良・偏食・過量の飲酒などの要素は，いずれも脾胃を損傷し，その水穀を消化し，精微と化し，気血を生み育む機能に影響する。こうした状態が長期化すると，心の気血の生成源が不足し，体内では五臓六腑を調和できず，外では営衛経脈に灌がず，徐々に虚労へと移行する。

4 大病・慢性病に対する調節・管理の不適

　①大病の後，邪気があまりに盛んであるために，臓腑の気が損傷した，②熱性病が長引き，血・陰を消耗した，③寒病が長引き，気・陽を損傷した，④瘀血が体内で鬱し，新しい血が生み出せない，⑤寒邪が長期にわたり残留し，正気を消耗した，⑥病後の調節・管理をしないために，正気の損傷がなかなか回復しないなど，これらのいずれもが精気を消耗し，虚から損への悪化を招き，徐々に虚労へと発展する。

　以上の各種病因は，虚によって病となり，病によって労となるか，あるいは病から虚となり，虚が長期にわたって回復せずに労となるものである。そして，その病理的性質は，主として気・血・陰・陽の消耗であり，五臓を消耗する。その病変の経過は，往々にして，まず一臓の気・血・陰・陽の消耗から始まるが，五臓が互いに関係をもち，気血が源を同じくし，陰陽が互いに依存し合う関係であることから，さまざまな原因により引き起こされる虚損は，常に

双方に影響を与える。つまり，一臓の病変は他臓に影響し，気虚は血を生まず，血虚は気を生まない。また，気虚は陽気を衰退させ，血虚は陰気を不足させる。また，陽気の損傷が長期化すれば陰気にも影響が及び，陰虚が長期化すれば陽気にも影響が及ぶ。こうして病状は日ごとに進展し，複雑化していく。

類証鑑別

臨床での弁証診断を行う際には，虚労と虚証および肺労との区別に注意しなければならない。

虚労は内科のその他の虚証疾患と，その臨床症状・治療方薬の面で類似点を有するが，両者には実質的な相違が存在する。虚労の各種の証候は，一連の精気不足の症状がみられることを特徴とする。一方，その他の病証でみられる虚証では，それぞれの病証のもつ主要症状が特徴となる。例えば，眩暈の気血虧虚型では，めまいが最も特徴的かつ基本的な症状となる。水腫の脾陽不振型では水腫がそれに当たる。このほか，虚労は一般に経過が長く，病勢も連綿としている。一方，その他の病証の虚証は慢性化によって虚となっているものが多いが，なかには経過が短くても虚証が現れるものもある。例えば，泄瀉の脾胃虚弱型では，下痢を主要な症状とするが，経過は長いもの・短いものの両者がある。

虚労と肺労の鑑別については，宋・厳用和『済生方』五労六極論治篇の中にすでに「医経に記載されている五労六極の証は，伝屍・骨蒸とは違い，多くが養生せず，身体を酷使し，陰陽に背き，営衛を傷つけたことで，五労六極の病となったものである」と指摘されている。『景岳全書』虚損篇では，この両者の区別について「労瘵のようであっても違う点は，労瘵には骨蒸・乾咳や，はなはだしいと吐血・喀痰がみられることである」と述べている。その区別の要点からいうと，肺労は労虫が侵襲することによって起こる病証であり，病は主に肺にあり，伝染性をもつ。病理面では陰虚火旺を特徴とし，咳嗽・喀痰・咳血・潮熱・盗汗・痩せ細りを主症状とする。一方，虚労は原因が多様であり，伝染性もなく，五臓の気・血・陰・陽の虧虚による症状がそれぞれに現れる。

弁証論治

虚労の証候は多様であるが，いずれも五臓と結びついている。五臓の障害は，また気・血・陰・陽のいずれかの障害でもある。そのため，虚労の弁証には，まず気・血・陰・陽を基本分類とし，そのうえで五臓の虚症状を考えるべきである。この点に関しては『雑病源流犀燭』虚損労瘵源流篇にも「五臓に分けるといっても，五臓が臓しているものは精気に他ならない。その損傷を招くものには次の四つがある。すなわち気虚・血虚・陽虚・陰虚である」「気血陰陽にはそれぞれの特徴・範囲がある。それを正確に認識してから治療を行なわなければならない」と述べている。一般には，病状が単純な場合は，その変化も範囲が限られているため，気・血・陰・陽の虧虚の属性と，病の及んでいる臓腑を見分けることは容易である。しかし，気血が同源であり，さらに陰陽は相互に依存し合う関係にあり，五臓も互いに関係をもっているため，各種の原因による虚損は往々にして互いに影響し合い，単純な虚から複雑な虚へ，一臓から多臓へと，病状が複雑で深刻なものになっていくことがあるので，弁証に当たっては注意が必要である。

虚労の治療に関しては，補益がその基本原則となる。これについては『素問』三部九候論篇が「虚すればこれを補う」とし，同・陰陽応象大論篇がそれをさらに具体化し，「形質の不足している者は気でこれを温め，精気の不足している者はこれを味で補う（形不足者，温之以気。精不足者，補之以味）」としている。補益に当たっては，まず病理属性の違いにもとづき，益気・養血・滋陰・温陽の治療薬を使用すること，そして次には五臓の病位に応じた薬物を使用す

ることが，治療の的確さを向上させるうえで肝要である。このほかにも，脾は後天の本であり，水穀・気血の生成源であること，腎は先天の本であり，元陰元陽を宿す生命の根源であることから，脾・腎に対する補益が虚労治療において重要な意味合いをもつ。

[気虚]

1 肺気虚

症　状　息切れ・自汗・声が低くか細い・ときに寒く，ときに暑く感じる・普段からカゼを引きやすい・顔色が白い。舌質淡・脈弱。

証候分析　肺気不足によって，表衛が堅固でないため，息切れ・自汗・声が低くか細くなる。肺気が虧虚し，営衛が調和を失うと，ときに寒くときに暑さを感じる。肺は皮毛を主るため，肺虚となると腠理が粗くなり，外邪を感受しやすくなる。肺気が虧虚し，心脈を通して全身に行き渡らせることができないため，気血も血脈に充溢することができず，顔色が白い・舌質淡・脈弱などの症状が現れる。

治　法　補益肺気

方　薬　補肺湯加減。

本処方は，益気固表作用をもつ人参・黄耆（肺気は腎に根ざしているため）益腎固元斂肺作用をもつ熟地黄・五味子，清粛肺気作用をもつ桑白皮・紫苑からなる。

咳嗽症状のない場合は，桑白皮・紫苑を去ってもよい。自汗が多い場合は，固表斂汗作用をもつ牡蛎・麻黄根を加える。気陰両虚で，潮熱・盗汗がみられる場合には，養陰精熱作用をもつ鼈甲・地骨皮・秦艽などを加える。

2 脾気虚

症　状　食が細る・食後に心窩部に不快感がある・倦怠感があってだるい・大便が希薄で泥状になる・顔色は黄色くくすんで艶がない。舌質淡・舌苔薄・脈弱。

証候分析　脾気が虚し，正常な運化作用が発揮できなくなると，胃腸の納穀と伝化機能が失調する。そのため食が細り・食後の心窩部の不快感・泥状便がみられるようになる。脾が虚したために，水穀の精微を生成できず，気血の生成源が不足し，身体に栄養が行き渡らなくなると，倦怠感がある・だるい・顔色が黄色くくすむ・舌質淡・脈弱などの症状がみられるようになる。

治　法　健脾益気

方　薬　加味四君子湯加減。

本処方は，益気健脾作用をもつ人参・黄耆・白朮・甘草，健脾化湿作用をもつ茯苓・扁豆からなる。

もし，同時に胃部膨満感・嘔吐・げっぷがみられる場合には，和胃降逆作用をもつ陳皮・半夏を加える。一方，同時に食積停滞がある場合には，消食健胃作用をもつ神麴・麦芽・山楂子・鶏内金を加える。気虚が陽に及んで，脾陽が衰え，腹痛とともに下痢したり，手足が冷たくなっている場合には，温中散寒作用をもつ肉桂・炮姜を加える。脾気虧虚により，中気不足・気虚下陥の諸症状が主にみられる場合には，使用方剤を補益中気・昇陽挙陥作用をもつ補中益気湯に切り替えてもよい。

気・血・陰・陽の虧虚のうちで，気虚は臨床で最も多く見受けられるものである。特に肺・脾気虚が多く，心・腎気虚はそれほどみられない。

心気虧虚により動悸・息切れ・自汗・顔色晄白・元気がない・微脈などの症状がみられる場合には，『医方集解』六君子湯に五味子・玉竹・黄精などを加えて益気養心をはかる。腎気虧虚による足腰の重だるさと無力・頻尿・尿は清澄・または希薄なおりものがある場合には，『医方集解』六君子湯に杜仲・続断・兎絲子・山茱萸などを加えて益気固腎をはかる。

[血虚]

1 心血虚

症　状　動悸・健忘・不眠・多夢・顔色に艶がない。舌質淡・脈細あるいは結代。

証候分析　心血虧虚により心が栄養源を失う

ことが，主要な病機となる。血が心を養えず，心神不寧となったために，動悸・健忘・不眠・多夢の諸症状が起こる。血虚により頭部を栄養できないために，顔色がさえず，舌質淡となる。血虚により気も減少し，血脈が充たされないため，脈も細または結代となる。

| 治　法 | 養血安神 |
| 方　薬 | 養心湯加減。 |

本処方は，益気作用をもつ人参・黄耆・茯苓・甘草で血の生成を促し，養血安神作用をもつ当帰・川芎・五味子・柏子仁・酸棗仁・遠志，温中健脾作用をもつ肉桂・半夏で気血の生成を補助する。

② 肝血虚

| 症　状 | めまい・脇下の痛み・肢体の麻痺・筋脈がひきつるか，または筋肉がピクピクと痙攣する，女性は月経不順あるいははなはだしいと無月経・顔色に艶がない。舌質淡・脈弦細または細渋。 |

| 証候分析 | 肝血虧虚により，頭・顔面部を栄養できないため，めまいが起こる。血が肝を栄養できず，肝気が鬱滞したために，脇下に痛みを覚える。血が虚すると内風を生じ，筋脈が栄養されなくなり，肢体の麻痺やひきつり，あるいはピクピクとした痙攣が起こる。肝血が不足して女性の衝・任脈が充たされないために，月経不順を生じるか，はなはだしいと無月経となる。顔色に艶がない・舌質淡・脈弦細または細渋は，肝血不足・血脈不充によるものである。

| 治　法 | 補血養肝 |
| 方　薬 | 四物湯加味。 |

本処方には，養血調血作用があり，また，補益しながらも気血の運行を妨げない。これを基本にして，製首烏・枸杞子・鶏血藤などを加え，補養肝血作用を補強する。脇下の痛みには，理気通絡作用をもつ柴胡・鬱金・香附子を加える。肝血不足により目が養われず，目がかすむ場合には，養肝明目作用をもつ楮実子・枸杞子・決明子を加える。

血虚のうち，心・脾・肝の血虚が比較的多くみられる。脾血虚は，通常心血虚と同時にみられるため，臨床ではしばしば心脾血虚と呼ばれる。脾は後天の本であり，気血の生成源であること，さらに血は気の母であることから，血虚にはいずれもさまざまな程度の気虚症状が伴う。中医の長期にわたる臨床実践を通じて，現代では補血のためには血薬を用いるのみではなく，適宜，気薬も組み合わせて益気生血をはかるべきであると考えられるようになった。そのため，各種の血虚証候を治療するに当たっては，健脾益気生血法を組み合わせて用いるようにする。優れた益気補血・健脾養心作用をもつ帰脾湯も，血虚，特に心脾血虚の治療に最もよく用いられる方剤である。

［陰虚］

① 肺陰虚

| 症　状 | 乾咳・のどの乾燥・咳血・はなはだしいと失声・潮熱・盗汗・顔の紅潮。舌質紅かつ少津。脈細数。 |

| 証候分析 | 肺陰が消耗し，肺が潤いを失い，清粛の機能が働かず，乾咳が起こる。肺絡が損傷するため，咳血がみられる。陰虚で津液が上行できないために，のどが乾燥し，はなはだしいと失声する。陰虚火旺によって，潮熱が起こる。虚熱が津液を体外に押し出すため，盗汗が出る。顔の紅潮・舌質紅かつ少津は，いずれも陰虚で熱をもった状態にあることを示す。

| 治　法 | 養陰潤肺 |
| 方　薬 | 沙参麦冬湯加減。 |

本処方は，滋養肺陰作用をもつ沙参・麦門冬・玉竹，清熱潤燥作用をもつ天花粉・桑葉・甘草からなる。

咳嗽が激しい者は，粛肺止咳作用をもつ百部・款冬花を加える。咳血があれば，涼血止血作用をもつ白芨・仙鶴草・鮮茅根などを加える。潮熱があれば，養陰清熱作用をもつ地骨皮・銀柴胡・秦艽・鼈甲を加える。盗汗があれば固表斂陰作用をもつ牡蛎・浮小麦を加える。

2 心陰虚

症　状　動悸・不眠・いらつき・潮熱・盗汗・口内炎・顔の紅潮。舌質紅かつ少津・脈細数。

証候分析　心陰虧虚により，心が栄養されず，心神不寧となり，動悸・不眠が現れる。陰虚により内熱が生じ，虚火が亢進するために，いらつき・顔の紅潮・口内炎がみられる。虚熱が津液を体外に押し出すため，盗汗が出る。舌質紅かつ少津・脈細数は，いずれも陰虚内熱・津液不足の状態を表す。

治　法　滋陰養心

方　薬　天王補心丹加減。

　本処方は，養陰清熱作用をもつ生地黄・玄参・麦門冬・天門冬，益気養血作用をもつ人参・茯苓・五味子・当帰，養心安神作用をもつ丹参・柏子仁・酸棗仁・遠志，薬効を上行させる働きをもつ桔梗からなる。本方は滋陰養心に重点が置かれたもので，陰虚がはなはだしく，かつ火熱が激しくない者に適している。火邪の勢いが旺盛，イライラして落ち着かず，口内炎ができている場合には，当帰・遠志などの辛温薬を去り，清心泄火作用をもち，熱を下方に導く黄連・木通・淡竹葉を加える。潮熱・盗汗がみられる場合には，前述の肺陰虚の項を参考にして治療を行う。

3 脾胃陰虚

症　状　のどが渇いて唇も乾燥する・食欲がなくなる・便が乾燥して便秘気味になる・はなはだしいと吐き気を催す・しゃっくりが出る・顔が紅潮する。舌質紅・舌苔少・脈細数。

証候分析　脾胃が陰虚となり，運化機能が失調するために，食欲がなくなる。津液が不足し，上昇できないために，口が渇く。胃腸が潤いを失うために，大便が乾燥し，排泄が困難になる。陰虚がひどくなると，胃気の調和と下降機能が乱れ，吐き気やしゃっくりが現れる。顔の紅潮や舌質紅・舌苔少・脈細数などは，いずれも陰虚内熱の表れである。

治　法　養陰和胃

方　薬　益胃湯加減。

　本処方は，滋陰養液作用をもつ沙参・麦門冬・生地黄・玉竹に，養胃和中作用をもつ氷糖が配合されている。便が乾燥し便秘状態にあるものは，潤腸通便作用をもつ蜂蜜を加えてもよい。

　口唇の乾燥がひどい場合は，胃陰を補う作用をもつ石斛・天花粉を加える。食欲がない場合には，益胃健脾作用をもつ麦芽・扁豆・山薬を加える。しゃっくりには，胃気を養い，気逆を抑える作用をもつ刀豆・柿蒂・竹筎を加える。

4 肝陰虚

症　状　頭痛・めまい・耳鳴り・目の乾き・光をまぶしがる・目がはっきり見えない・せっかちで怒りっぽい，または肢体が麻痺する・筋肉がひきつる・ピクピクと痙攣する。顔は紅潮・舌質紅かつ乾燥・脈弦細数。

証候分析　肝陰が不足して，肝陽が亢進し，身体上部を侵すために，頭痛・めまい・耳鳴が起こる。肝陰が目を栄養できないために，目が乾燥し，羞明がみられ，目がはっきり見えなくなる。陰血が筋脈を栄養できなくなり，虚風が体内で妄動するため，肢体の麻痺，筋肉のひきつりが起こる。陰虚火旺・肝火上炎により顔面が紅潮する。舌質紅かつ少津・脈弦細数は，いずれも陰虚肝旺によるものである。

治　法　滋養肝陰

方　薬　補肝湯加減。

　本処方は，養血柔肝作用をもつ四物湯に，「酸味・甘味によって陰を生ずる」作用をもつ木瓜・甘草，滋陰養肝作用をもつ麦門冬・酸棗仁からなる。

　頭痛・めまい・耳鳴が比較的激しいか，または筋肉のひきつりがある場合は，平肝潜陽作用をもつ石決明・菊花・鉤藤・刺蒺藜を加える。目が乾いてショボショボし，光をまぶしがる，または目が翳む場合には，養肝明目作用をもつ枸杞子・女貞子・草決明を加える。肝火が旺盛で，せっかちで怒りっぽい・尿が赤い・便秘・舌質紅・脈数の場合には，清肝瀉火作用をもつ

竜胆草・黄芩・山梔子を加える。肝陰虚で脇痛を主症状とする場合は，理気疏肝作用をもつ川楝子・鬱金を加えるか，方剤を一貫煎に切り替える。

5 腎陰虚

症　状　腰がだるい・遺精・両足が弱って無力・めまい・耳鳴り・はなはだしいと耳聾・口が渇く・のどが痛む・頬が紅潮する。舌質紅かつ少津・脈沈細。

証候分析　腰は腎の府であり，腎が虚し栄養が失われたことから，腰がだるく感じられる。腎陰虧虚により，虚火が容易に妄動して精関不固となるため，遺精が起こる。腎陰が欠乏し，髄海が不足して脳が栄養を失うため，めまいや耳鳴がし，はなはだしいと耳聾となる。虚火が上方を侵すため，のどの渇き・のどの痛み・頬の紅潮がみられる。舌質紅かつ少津・脈沈細は，いずれも腎陰欠乏によるものである。

治　法　滋補腎陰
方　薬　左帰丸加減。

本処方は，腎陰を潤し補う作用をもつ熟地黄・枸杞子・山薬・亀板膠・牛膝，補腎填精作用をもつ山茱萸・兎絲子・鹿角膠からなる。

虚火が比較的激しく，潮熱・口の渇き・のどの痛み・脈数・舌質紅の場合は，滋陰瀉火作用をもつ知母・黄柏・地骨皮を加える。精関不固で，腰がだるく感じられ，遺精がみられる場合は，固腎渋精作用をもつ牡蛎・金桜子・芡実・蓮須などを加える。精血枯竭により耳聾・足腰の軟弱化がみられる場合には，精血補塡作用をもつ紫河車を加える。五臓の陰虚は，臨床において割合よくみられる症状である。病状が比較的重い場合には，気陰両虚あるいは陰陽両虚の証がみられる。

[陽虚]

1 心陽虚

症　状　動悸・自汗・疲労を感じやすい・すぐに横になりたがる・胸部が詰まったように苦しいかまたは痛みがある・寒がる・四肢が冷える・顔色は蒼白。舌質淡または紫暗・脈細弱または沈遅。

証候分析　心陽が不足し，心気虧虚となったために，動悸・自汗が現れ，疲労を感じやすく，すぐに横になりたがる。陽虚で四肢と全身の骨格が温められないために，寒がる・四肢が冷える。陽虚によって気が弱まった結果，血液の運行が鈍くなり，心脈に詰まりが生じ，気のめぐりが妨げられるために，胸部が詰まったように苦しいか，または痛みがあり，舌質も紫暗となる。顔色が蒼白・舌質淡・脈細弱または沈遅などは，いずれも心陽虧虚による血液運行無力によるものである。

治　法　益気温陽
方　薬　拯陽理労湯。

本処方は，心気を補益する作用をもつ人参・黄耆・五味子・甘草，温通心陽作用をもつ肉桂・生姜，健脾養血作用をもつ白朮・陳皮・当帰・大棗からなる。

血脈の詰まりから胸部に痛みを覚える場合は，活血定痛作用をもつ鬱金・川芎・丹参・三七を加える。寒気がして四肢が冷たく，脈遅の場合は，適宜，温補陽気作用をもつ附子・巴戟天・仙茅・仙霊脾・鹿茸などを加える。

2 脾陽虚

症　状　顔色が黄色く艶がない・食が細い・寒気を覚える・疲労を感じやすい・だるさを覚える・呼吸が弱い・言葉を発するのも億劫である・大便は泥状・腸鳴や腹痛がある・寒邪の感受あるいは食事の不摂生により症状が悪化する。舌質淡・舌苔白・脈弱。

証候分析　脾気の虚弱が一歩進んで脾陽虧虚となり，水穀を運化し体力を増強することができなくなるため，食が細く，寒気を覚え，また疲労を感じやすくだるさを覚えるほか，呼吸も弱く，言葉を発するもの億劫になる。気が虚し，中焦が寒化し，清陽が展開できないため，寒凝気滞となり，その結果，大便は泥状になり，腸

鳴や腹痛が起こる。寒邪を感受したり，食事に気をつけなかったりすると，中陽をさらに損傷するため，症状を悪化させやすい。顔の血色が悪い・舌質淡・舌苔白・脈弱などは，いずれも中陽虚衰によるものである。

治法　温中健脾
方薬　附子理中丸加減。

本処方は，益気健脾・燥湿和中作用をもつ人参・白朮・甘草，温中祛寒作用をもつ乾姜・附子からなる。腹部の冷感を伴う痛みが激しい場合には，温中理気止痛作用をもつ高良姜・製香附または丁香・呉茱萸を加える。食後に腹部が張ったり，嘔吐を起こしたりする場合は，温中和胃降逆作用をもつ砂仁・半夏・陳皮を加える。下痢症状がひどい場合は，温脾渋腸作用をもつ肉豆蔲・補骨脂を加える。

3 腎陽虚

症状　腰や背部が重だるく痛む・遺精・インポテンツ・多尿もしくは尿失禁・顔色が蒼白・極度に寒がる・四肢が冷える・未消化の飲食物を下す・五更泄瀉〔夜明け前の下痢〕が起こる。舌質淡胖かつ歯痕がある・舌苔白・脈沈遅。

証候分析　腰は腎の府であり，督脈も脊椎を通り腎に絡い，諸陽経をまとめている。そのため，腎陽が不足し，温煦作用が失調すると，腰や背部が重だるく痛み，極度に寒がり，四肢が冷える。陽気が極度に弱まり，精関不固を招くと，遺精や，インポテンツが現れる。腎気不固となると，多尿もしくは尿失禁が起こる。気化不足で，水が気化しないと，多尿となる。命門の火が弱まり，火が土を生み出せなくなり，水穀を正常に消化できなくなると，未消化の飲食物を下したり，五更泄瀉が起こる。顔色が蒼白・舌質淡胖かつ歯痕がある・舌苔白・脈沈遅などは，いずれも陽気虧虚・陰寒内盛によるものである。

治法　温補腎陽・同時に精血を培う
方薬　右帰丸加減。

本処方は，温補腎陽作用をもつ附子・肉桂，腎気を補墳する作用をもつ杜仲・山茱萸・兎絲子・鹿角膠，精血を補い，滋陰によって陽気を扶助する熟地黄・山薬・枸杞子・当帰からなる。

遺精がある場合には，収渋固精作用をもつ金桜子・桑螵蛸・蓮須，または金鎖固精丸を用いる。未消化の食物を下す場合には，熟地黄や当帰などの滋養の作用をもつ消化の悪い薬物を去り，益気健脾・滲湿止瀉作用をもつ党参・白朮・薏苡仁を加える。五更泄瀉がみられる場合には，四神丸を併せて用い，温脾暖腎・固腸止瀉を施す。陽虚水泛による浮腫・少尿の場合には，利水消腫作用をもつ茯苓・沢瀉・白朮・車前子を加える。喘息症状・息切れがあり，身体を動かすと症状が激しくなる場合は，腎陽虚衰・腎不納気証であるから，補腎納気作用をもつ補骨脂・五味子・蛤蚧を加える。

陽虚は，その多くが気虚から発展して形成されたものである。陽気が虚せば寒を生じるため，症状は気虚を中心としながら，裏寒の症状がみられることが特徴的である。陽虚の中でも，心・脾・腎の陽虚がよくみられる。腎陽は人体の陽気の根源であるため，心・脾の陽虚が長期化すると，腎にも影響を及ぼすことが多く，心腎陽虚あるいは脾腎陽虚の病変が現れる。

弁証と治療の便宜をはかるために，ここでは虚労を気・血・陰・陽の虧虚の四つに分類しているが，実際の臨床では往々にしてそれぞれが混在するケースに出合う。一般に，経過が短い場合には，気・血に損傷が及び，気虚・血虚・気血両虚の各証がみられることが多い。経過が長い場合には，陰陽に損傷が及び，陰虚・陽虚・陰陽両虚の各証がみられることが多い。この気血と陰陽の虧虚の間には，一定の関係が存在しながらも，それぞれに違いが存在する。精・血・津・液はいずれも陰の範囲に含まれるが，血虚と陰虚には次に述べるような違いがある。血虚は主として血脈不充により肉体を栄養することができないことによるもので，顔色に艶がない・唇や舌の色が薄い・脈細弱などの症状を呈

する。一方，陰虚は陰虚内熱による手掌と足底の熱感および心煩・頬の紅潮・のどの渇き・舌質紅かつ少津・脈細数などの症状を呈する。また，陽虚には気虚が含まれるが，陽虚は往々にして気虚から発展して起こるので，気虚にみられる息切れ・無力・自汗・食が細くなる・泥状便・舌質淡・脈弱などの症状が，陽虚ではさらに悪化し，倦怠感・嗜眠・寒がる・四肢が冷える・腸鳴・下痢・舌質淡胖・脈虚弱または沈遅などの陽虚裏寒の症状が現れる。

虚労患者は身体が虚しており，衛外不固となり，外邪を感受しやすい。そして，外邪を感受すると，元気が損傷されやすいため，治療の際には扶正と祛邪の両者を考慮するようにし，方剤は薯蕷丸加減を使用する。虚労が長引き，気血の運行が滞り，血瘀があり，皮膚が荒れ，顔や目の周りが黒く落ち込んでしまっている場合には，祛瘀生新法を組み合わせる。方剤は大黄䗪虫丸加減方を用いることができる。

虚労の治療に当たっては，薬物治療だけでなく，気功・針灸・推拿などを組み合わせた治療を行うべきである。ほかにも，日常生活や飲食についても節制を心がけ，リラックスした精神状態を保つことによって，治療効果をあげ，回復を促すことができる。

虚労は一般に経過が長く，多くが慢性化して治癒しにくい。その回復と予後には，体質の強弱・脾腎の盛衰・病因が解消されたか否か・的確な時期および方法で治療と養生を行ったか否かなどの要素が大きく影響する。脾腎が衰えておらず，元気も残存しており，食事も正常に摂取でき，脈もゆったりとしている患者は予後が良好であるが，見た目にもやつれがひどくて食欲がなく，呼吸も切迫し，下痢が止まらず，脈が微弱あるいは著しく数・著しく遅の患者は，予後が悪い。

結語

虚労は多種の慢性衰弱性証候の総称である。先天・後天・内因・外因などの多種の原因は，すべて虚労を生じうる。臓腑の損傷，気血陰陽の不足が虚労の基本病機であり，弁証は気血陰陽を大分類，五臓の虚の状態を小分類として行う。治療の基本原則は補益である。治療に当たっては病理属性の違いに応じて益気・養血・滋陰・温養の治療薬を用い，病位臓腑の違いによって異なる薬物を選択し，治療の方向性を明確にしなければならない。ほかにも，五臓相関・気血同源・陰陽互根に鑑み，気血陰陽の虚損が相互に結びついた状況や五臓間における転化関係に気をつけながら，優先順位のはっきりした，いずれにも配慮した治療を行わなければならない。養生や飲食の摂生もまた，虚労の回復に重要な役割を果たすものである。

文献摘要

『霊枢』決気篇「精脱者，耳聾。気脱者，目不明。津脱者，腠理開，汗大泄。液脱者，骨属屈伸不利，色夭，脳髄消，脛酸，耳数鳴。血脱者，色白，夭然不沢，其脈空虚，此其候也」

『難経』十四難「一損損於皮毛，皮聚而毛落。二損損於血脈，血脈虚少，不能栄於五臓六腑。三損損於肌肉，肌肉消痩，飲食不能為肌膚；四損損於筋，筋緩不能自収持。五損損於骨，骨痿不能起於床。……従上下者，骨痿不能起於床者死。従下上者，皮聚而毛落者死」

『金匱要略』血痺虚労病「虚労裏急，悸，衄，腹中痛，夢失精，四肢痠疼，手足煩熱，咽乾，口燥，小建中湯主之」「虚労裏急，諸不足，黄耆建中湯主之」「虚労腰痛，少腹拘急，小便不利者，八味腎気丸主之」「虚労諸不足，風気百疾，薯蕷丸主之」「虚労，虚煩不得眠，酸棗仁湯主之」「五労虚極羸痩，腹満不能飲食，食傷，憂傷，飲傷，房室傷，飢傷，労傷，経絡栄衛気傷，内有乾血，肌膚甲錯，両目黯黒，緩中補虚，大黄䗪虫丸主之」

『景岳全書』新方八略引「補方之制，補其虚也。凡気虚者，宜補其上，人参黄耆之属是也。精虚者，宜補其下，熟地，枸杞之属是也。陽虚

者，宜補而兼煖，桂，附，乾姜之属是也。陰虚者，宜補而兼清，門冬，芍薬，生地之属是也。此固陰陽之治弁也。其有気因精而虚者，自当補精以化気。精因気而虚者，自当補気以生精。又有陽失陰而離者，不補陰，何以收散亡之気。水失火而敗者，不補火，何以甦垂寂之陰。此又陰陽相済之妙用也。故善補陽者，必於陰中求陽，則陽得陰助而生化無窮。善補陰者，必於陽中求陰，則陰得陽昇而泉源不竭」

『**不居集**』上集・巻十「虚労日久，諸薬不効，而所頼以無恐者，胃気也。善人之一身，以胃気為主，胃気旺則五臓受蔭，水津四布，機運流通，飲食漸増，津液漸旺，以至充血生精，而復其真陰之不足」

『**医宗金鑑**』虚労総括「虚者，陰陽，気血，栄衛，精神，骨髄，津液不足是也。損者，外而皮，脈，肉，筋，骨，内而肺，心，脾，肝，腎消損是也。成労者，謂虚損日久，留連不愈，而成五労，七傷，六極也」

方剤一覧

《あ》

阿魏膏　あぎこう（『景岳全書』）：羌活，独活，玄参，肉桂，赤芍，穿山甲，蘇合香，生地黄，獺鼠矢，大黄，白芷，天麻，紅花，麝香，木鼈子，黄丹，芒硝，阿魏，乳香，没薬

安宮牛黄丸　あんぐうごおうがん（『温病条弁』）：牛黄，鬱金，犀角，黄連，朱砂，氷片，珍珠，山梔子，雄黄，黄芩，麝香，金箔衣

安神定志丸　あんしんていしがん（『医学心悟』）：茯苓，茯神，遠志，人参，石菖蒲，竜歯

《い》

一貫煎　いっかんせん（『柳洲医話』）：沙参，麦門冬，当帰，生地黄，枸杞子，川楝子

已椒藶黄丸　いしょうれきおうがん（『金匱要略』）：防已，蜀椒，葶藶子，大黄

胃苓湯　いれいとう（『丹渓心法』）：蒼朮，厚朴，陳皮，甘草，生姜，大棗，桂枝，白朮，沢瀉，茯苓，猪苓

茵蔯蒿湯　いんちんこうとう（『傷寒論』）：茵蔯，山梔子，大黄

茵蔯五苓散　いんちんごれいさん（『金匱要略』）：茵蔯，桂枝，茯苓，白朮，沢瀉，猪苓

茵蔯朮附湯　いんちんじゅつぶとう（『医学心悟』）：茵蔯，白朮，附子，乾姜，炙甘草，肉桂

《う》

右帰飲　うきいん（『景岳全書』）：熟地黄，山茱萸，枸杞子，山薬，杜仲，甘草，附子，肉桂

右帰丸　うきがん（『景岳全書』）：熟地黄，山薬，山茱萸，枸杞子，杜仲，兎絲子，附子，肉桂，当帰，鹿角膠

烏頭桂枝湯　うずけいしとう（『金匱要略』）：桂枝，芍薬，甘草，生姜，大棗，烏頭

烏頭赤石脂丸　うずしゃくせきしがん（『金匱要略』）：蜀椒，烏頭，附子，乾姜，赤石脂

烏頭湯　うずとう（『金匱要略』）：烏頭，麻黄，芍薬，黄耆，甘草

烏梅丸　うばいがん（『傷寒論』）：烏梅，黄連，黄柏，人参，当帰，附子，桂枝，蜀椒，乾姜，細辛

烏附麻辛桂姜湯　うぶましんけいきょうとう（『成都中医学院戴雲波方』）：烏頭，附子，麻黄，細辛，桂枝，乾姜，甘草，蜂蜜

温胆湯　うんたんとう（『備急千金要方』）：半夏，橘皮，甘草，枳実，竹筎，生姜，茯苓

温脾湯　うんぴとう（『備急千金要方』）：附子，人参，大黄，甘草，乾姜

《え》

益胃湯　えきいとう（『温病条弁』）：沙参，麦門冬，生地黄，玉竹，氷砂糖

越鞠丸　えつぎくがん（『丹渓心法』）：川芎，蒼朮，香附子，山梔子，神麴

益気聡明湯　えっきそうめいとう（『証治準縄』）：黄耆，人参，升麻，葛根，蔓荊子，芍薬，黄柏，炙甘草

越婢加朮湯　えっぴかじゅつとう（『金匱要略』）：麻黄，石膏，甘草，大棗，白朮，生姜

越婢加半夏湯　えっぴかはんげとう（『金匱要略』）：麻黄，石膏，生姜，大棗，甘草，半夏

383

《お》

黄耆建中湯　おうぎけんちゅうとう（『金匱要略』）：黄耆，白芍，桂枝，炙甘草，生姜，大棗，膠飴

黄耆湯　おうぎとう（『金匱翼』）：黄耆，陳皮，麻子仁，白蜜

黄耆鼈甲散　おうぎべっこうさん（『衛生宝鑑』）：黄耆，鼈甲，天門冬，地骨皮，秦艽，柴胡，紫苑，半夏，茯苓，知母，生地黄，白芍，桑白皮，人参，肉桂，桔梗，甘草

黄耆六一湯　おうぎろくいちとう（『太平恵民和剤局方』）：黄耆，甘草

黄土湯　おうどとう（『金匱要略』）：灶心黄土，甘草，生地黄，白朮，附子，阿膠，黄芩

黄病絳礬丸　おうびょうこうばんがん（経験方）：厚朴，蒼朮，陳皮，甘草，絳礬，大棗

黄連阿膠湯　おうれんあきょうとう（『傷寒論』）：黄連，阿膠，黄芩，鶏子黄，芍薬

黄連温胆湯　おうれんうんたんとう（『千金方』）：半夏，陳皮，茯苓，甘草，枳実，竹筎，黄連，大棗

黄連香薷飲　おうれんこうじゅいん（『類証活人書』）：黄連，香薷，厚朴

黄連上清丸　おうれんじょうせいがん（『古今医方集成』）：黄芩，黄連，黄柏，山梔子，菊花，桔梗，薄荷，川芎，大黄，連翹，当帰，葛根，玄参，天花粉，姜黄

黄連清心飲　おうれんせいしんいん（『沈氏尊生書』）：黄連，生地黄，当帰，甘草，酸棗仁，茯神，遠志，人参，蓮子肉

《か》

槐角丸　かいかくがん（『丹渓心法』）：槐角，地楡，黄芩，当帰，枳殻，防風

開噤散　かいきんさん（『医学心悟』）：人参，黄連，石菖蒲，丹参，石蓮子，茯苓，陳皮，冬瓜子，陳倉米，荷葉蒂

解語丹　かいごたん（『医学心悟』）：白附子，石菖蒲，遠志，天麻，全蝎，羌活，天南星，木香，甘草

海藻玉壺湯　かいそうぎょくごとう（『医宗金鑑』）：海藻，昆布，海帯，半夏，陳皮，青皮，連翹，浙貝母，当帰，川芎，独活，甘草

海蔵紫苑湯　かいぞうしおんとう（『医学心悟』）：紫苑，知母，貝母，桔梗，阿膠，五味子，茯苓，甘草，人参

化肝煎　かかんせん（『景岳全書』）：青皮，陳皮，芍薬，牡丹皮，山梔子，沢瀉，貝母

加減葳蕤湯　かげんいずいとう（『通俗傷寒論』）：玉竹，葱白，桔梗，白薇，淡豆豉，薄荷，炙甘草，大棗

加減瀉白散　かげんしゃはくさん（『医学発明』）：桑白皮，地骨皮，粳米，甘草，青皮，陳皮，五味子，人参，茯苓

加減承気湯　かげんじょうきとう（経験方）：大黄，芒硝，枳実，礞石，皂角刺，猪胆汁，酢

河車大造丸　かしゃだいぞうがん（『扶寿精方』）：紫河車，熟地黄，杜仲，天門冬，麦門冬，亀板，黄柏，牛膝

何人飲　かじんいん（『景岳全書』）：何首烏，人参，当帰，陳皮，生姜

化積丸　かせきがん（『類証治裁』）：三稜，莪朮，阿魏，海浮石，香附子，雄黄，檳榔子，蘇木，瓦楞子，五霊脂

化虫丸　かちゅうがん（『医方集解』）：檳榔子，鶴蝨，苦楝皮，枯礬，鉛粉，使君子，蕪荑

膈下逐瘀湯　かっかちくおとう（『医林改錯』）：五霊脂，当帰，川芎，桃仁，牡丹皮，赤芍，烏薬，延胡索，甘草，香附子，紅花，枳殻

藿香正気散　かっこうしょうきさん（『太平恵民和剤局方』）：藿香，紫蘇，白芷，桔梗，白朮，厚朴，半夏，大腹皮，茯苓，橘皮，甘草，大棗

葛根芩連湯　かっこんごんれんとう（『傷寒論』）：葛根，黄芩，黄連，炙甘草

葛根湯　かっこんとう（『傷寒論』）：葛根，麻黄，桂枝，生姜，甘草，芍薬，大棗

活人敗毒散　かつじんはいどくさん（『南陽活人書』）：人参，羌活，独活，前胡，柴胡，川芎，枳殻，桔梗，茯苓，炙甘草，生姜

加味桔梗湯　かみききょうとう（『医学心悟』）：桔梗，甘草，貝母，橘紅，金銀花，薏苡仁，葶藶子，白芨

加味四斤丸　かみしきんがん（『三因極一病証方論』）：肉蓯蓉，牛膝，兎絲子，木瓜，鹿茸，熟地黄，天麻，五

　　　　　味子
加味四君子湯　かみしくんしとう（『三因方』）：人参，茯苓，白朮，炙甘草，黄耆，白扁豆
加味四物湯　かみしもつとう（『金匱翼』）：白芍，当帰，生地黄，川芎，蔓荊子，菊花，黄芩，甘草
加味清胃散　かみせいいさん（『張氏医通』）：生地黄，牡丹皮，当帰，黄連，連翹，犀角，升麻，生甘草
加味二妙散　かみにみょうさん（『丹渓心法』）：黄柏，蒼朮，当帰，牛膝，防已，萆薢，亀板
加味百花膏　かみひゃっかこう（『沈氏尊生書』）：紫苑，款冬花，百部，生姜，烏梅
栝楼薤白白酒湯　かろがいはくはくしゅとう（『金匱要略』）：栝楼，薤白，白酒
栝楼薤白半夏湯　かろがいはくはんげとう（『金匱要略』）：栝楼，薤白，白酒，半夏
栝楼桂枝湯　かろけいしとう（『金匱要略』）：栝楼根，桂枝，芍薬，甘草，生姜，大棗
甘姜苓朮湯　かんきょうりょうじゅつとう（『金匱要略』）：甘草，乾姜，茯苓，白朮
甘草乾姜湯　かんぞうかんきょうとう（『金匱要略』）：甘草，乾姜
甘草瀉心湯　かんぞうしゃしんとう（『傷寒論』）：炙甘草，黄芩，大棗，乾姜，半夏，黄連，人参
甘遂半夏湯　かんついはんげとう（『金匱要略』）：甘遂，半夏，芍薬，甘草
甘麦大棗湯　かんばくたいそうとう（『金匱要略』）：甘草，小麦，大棗
甘露消毒丹　かんろしょうどくたん（『温熱経緯』）：滑石，茵蔯，黄芩，石菖蒲，川貝母，木通，藿香，射干，連翹，
　　　　　薄荷，白豆蔲

《き》
桔梗杏仁煎　ききょうきょうにんせん（『景岳全書』）：桔梗，杏仁，甘草，金銀花，貝母，枳殻，紅藤，連翹，夏枯草，
　　　　　百合，麦門冬，阿膠
桔梗白散　ききょうはくさん（『外台秘要』）：桔梗，貝母，巴豆
枳実導滞丸　きじつどうたいがん（『内外傷弁惑論』）：大黄，枳実，黄芩，黄連，神麹，白朮，茯苓，沢瀉
橘皮竹筎湯　きっぴちくじょとう（『金匱要略』）：人参，橘皮，竹筎，甘草，生姜，大棗
帰脾湯　きひとう（『済生方』）：党参，黄耆，白朮，茯神，酸棗仁，竜眼肉，木香，炙甘草，当帰，遠志，生姜，
　　　　　大棗
芎芷石膏湯　きゅうしせっこうとう（『医宗金鑑』）：川芎，白芷，石膏，菊花，藁本，羌活
羌活勝湿湯　きょうかつしょうしつとう（『内外傷弁惑論』）：羌活，独活，川芎，蔓荊子，甘草，防風，藁本
杏蘇散　きょうそさん（『温病条弁』）：杏仁，紫蘇，橘皮，半夏，生姜，枳殻，桔梗，前胡，茯苓，甘草，大棗
杏蘇二陳丸　きょうそにちんがん（経験方）：杏仁，半夏，陳皮，茯苓，蘇子，甘草
玉女煎　ぎょくじょせん（『景岳全書』）：石膏，熟地黄，麦門冬，知母，牛膝
玉枢丹　ぎょくすうたん（『百一選方』）：山慈菇，千金子，大戟，麝香，雄黄，朱砂，五倍子
玉屏風散　ぎょくへいふうさん（『世医得効方』）：黄耆，白朮，防風
金匱腎気丸　きんきじんきがん（『金匱要略』）：桂枝，附子，熟地黄，山茱肉，山薬，茯苓，牡丹皮，沢瀉
銀翹散　ぎんきょうさん（『温病条弁』）：金銀花，連翹，淡豆豉，牛蒡子，薄荷，荊芥穂，桔梗，甘草，竹葉，
　　　　　鮮芦根
金鎖固精丸　きんさこせいがん（『医方集解』）：沙苑蒺藜，芡実，蓮須，竜骨，牡蛎，蓮子肉
金鈴子散　きんれいしさん（『素問病機気宜保命集』）：川楝子，延胡索

《け》
啓膈散　けいかくさん（『医学心悟』）：沙参，茯苓，丹参，川貝母，鬱金，縮砂，荷葉蒂，杵頭糠
瓊玉膏　けいぎょくこう（『洪氏集験方』）：生地黄汁，茯苓，人参，白蜜
桂枝加厚朴杏子湯　けいしかこうぼくきょうしとう（『傷寒論』）：桂枝，芍薬，炙甘草，生姜，大棗，厚朴，杏仁

桂枝甘草竜骨牡蛎湯　けいしかんぞうりゅうこつぼれいとう（『傷寒論』）：桂枝，炙甘草，竜骨，牡蛎
桂枝芍薬知母湯　けいししゃくやくちもとう（『金匱要略』）：桂枝，芍薬，炙甘草，麻黄，白朮，知母，防風，附子，生姜
桂枝湯　けいしとう（『傷寒論』）：桂枝，芍薬，生姜，炙甘草，大棗
荊防敗毒散　けいぼうはいどくさん（『外科理例』）：荊芥，防風，羌活，独活，柴胡，前胡，川芎，枳殻，茯苓，桔梗，甘草
月華丸　げっかがん（『医学心悟』）：天門冬，麦門冬，生地黄，熟地黄，山薬，百部，沙参，川貝母，茯苓，阿膠，三七，獺肝，白菊花，桑葉
血府逐瘀湯　けっぷちくおとう（『医林改錯』）：当帰，生地黄，桃仁，紅花，枳殻，赤芍，柴胡，甘草，桔梗，川芎，牛膝
牽正散　けんせいさん（『楊氏家蔵方』）：白附子，白僵蚕，全蝎
蠲痺湯　けんぴとう（『医学心悟』）：羌活，独活，肉桂，秦艽，当帰，川芎，炙甘草，海風藤，桑枝，乳香，木香

《こ》

更衣丸　こういがん（『先醒斎医学広筆記』）：芦薈，朱砂
行軍散　こうぐんさん（『霍乱論』）：牛黄，麝香，珍珠，氷片，硼砂，雄黄，硝石，金箔
香砂六君子湯　こうしゃりっくんしとう（『時方歌括』）：木香，縮砂，陳皮，半夏，党参，白朮，茯苓，甘草
香茸丸　こうじょうがん（『証治準縄』）：麝香，鹿茸，蘗茸，肉蓯蓉，熟地黄，沈香，五味子，茯苓，竜骨
控涎丹　こうぜんたん（『三因極一病証方論』）：甘遂，大戟，白芥子
香蘇散　こうそさん（『太平恵民和剤局方』）：香附子，紫蘇，陳皮，甘草
交泰丸　こうたいがん（『韓氏医通』）：黄連，肉桂
香附旋覆花湯　こうぶせんぷくかとう（『温病条弁』）：香附子，旋覆花，蘇子，薏苡仁，半夏，茯苓，橘皮
厚朴湯　こうぼくとう（『蘇沈良方』）：高良姜，厚朴，芒硝，大黄，檳榔子，枳殻
膏淋湯　こうりんとう（『医学衷中参西録』）：山薬，芡実，竜骨，牡蛎，生地黄，党参，白芍
紅霊丹　こうれいたん（上海中医学院『方剤学』）：朱砂，麝香，硝石，礞石，雄黄，硼砂，氷片
香連丸　こうれんがん（『太平恵民和剤局方』）：黄連，木香
杞菊地黄丸　こぎくじおうがん（『医級』）：枸杞子，菊花，熟地黄，山茱萸，山薬，沢瀉，牡丹皮，茯苓
黒錫丹　こくしゃくたん（『太平恵民和剤局方』）：黒錫，硫黄，川棟子，葫芦巴，木香，炮附子，肉豆蔲，陽起石，沈香，茴香，肉桂，補骨脂
五子衍宗丸　ごしえんそうがん（『丹渓心法』）：枸杞子，覆盆子，兎絲子，五味子，車前子
五積散　ごしゃくさん（『太平恵民和剤局方』）：白芷，橘皮，厚朴，当帰，川芎，白芍，茯苓，桔梗，蒼朮，枳殻，半夏，麻黄，乾姜，肉桂，甘草，生姜
五汁安中飲　ごじゅうあんちゅういん（経験方）：韮汁，牛乳，生姜汁，梨汁，藕汁
呉茱萸湯　ごしゅゆとう（『傷寒論』）：呉茱萸，人参，生姜，大棗
虎潜丸　こせんがん（『丹渓心法』）：亀板，黄柏，知母，熟地黄，白芍，鎖陽，陳皮，虎骨，乾姜
五仁丸　ごにんがん（『世医得効方』）：桃仁，杏仁，柏子仁，松子仁，郁李仁，橘皮
琥珀多寐丸　こはくたびがん（経験方）：琥珀，党参，茯苓，遠志，羚羊角，甘草
五皮飲　ごひいん（『中蔵経』）：桑白皮，橘皮，生姜皮，大腹皮，茯苓皮
五磨飲子　ごまいんし（『医方集解』）：烏薬，沈香，檳榔子，枳実，木香
五味消毒飲　ごみしょうどくいん（『医宗金鑑』）：金銀花，野菊花，蒲公英，紫花地丁，紫背天葵
五苓散　ごれいさん（『傷寒論』）：桂枝，白朮，茯苓，猪苓，沢瀉

《さ》

犀黄丸　さいおうがん（『外科証治全生集』）：犀黄，麝香，没薬，乳香

犀角散　さいかくさん（『備急千金要方』）：犀角，黄連，升麻，山梔子，茵蔯

犀角地黄湯　さいかくじおうとう（『備急千金要方』）：犀角，生地黄，牡丹皮，芍薬

柴枳半夏湯　さいきはんげとう（『医学入門』）：柴胡，黄芩，半夏，栝楼仁，枳殻，桔梗，杏仁，青皮，甘草

柴胡桂枝乾姜湯　さいこけいしかんきょうとう（『傷寒論』）：柴胡，桂枝，乾姜，黄芩，天花粉，牡蛎，炙甘草

柴胡清骨散　さいこせいこつさん（『医宗金鑑』）：秦艽，鼈甲，柴胡，地骨皮，青蒿，知母，胡黄連，薤白，甘草，童便，猪脊髄，猪胆汁

柴胡截瘧飲　さいこせつぎゃくいん（『医宗金鑑』）：柴胡，黄芩，人参，甘草，半夏，常山，烏梅，檳榔子，桃仁，生姜，大棗

柴胡疏肝散　さいこそかんさん（『景岳全書』）：柴胡，枳殻，芍薬，甘草，香附子，川芎

済生腎気丸　さいせいじんきがん（『済生方』）：地黄，山薬，山茱萸，牡丹皮，茯苓，沢瀉，附子，桂枝，牛膝，車前子

済川煎　さいせんせん（『景岳全書』）：当帰，牛膝，肉蓯蓉，沢瀉，升麻，枳殻

左帰飲　さきいん（『景岳全書』）：熟地黄，山茱萸，枸杞子，山薬，茯苓，甘草

左帰丸　さきがん（『景岳全書』）：熟地黄，山薬，山茱萸，兎絲子，枸杞子，牛膝，鹿角膠，亀板膠

左金丸　さきんがん（『丹渓心法』）：黄連，呉茱萸

賛育丹　さんいくたん（『景岳全書』）：熟地黄，当帰，杜仲，巴戟天，肉蓯蓉，淫羊藿，蛇床子，肉桂，白朮，枸杞子，仙茅，山茱萸，韮子，附子。あるいは人参，鹿茸を加える。

三才封髄丹　さんさいふうずいたん（『衛生宝鑑』）：天門冬，熟地黄，人参，黄柏，縮砂，甘草

蚕矢湯　さんしとう（『随息居重訂霍乱論』）：蚕砂，木瓜，薏苡仁，大豆黄巻，黄連，半夏，黄芩，通草，呉茱萸，山梔子

三子養心湯　さんしようしんとう（『韓氏医通』）：蘇子，白芥子，莱菔子

三聖散　さんせいさん（『儒門事親』）：瓜蒂，防風，藜芦

酸棗仁湯　さんそうにんとう（『金匱要略』）：酸棗仁，知母，川芎，茯苓，甘草

三仁湯　さんにんとう（『温病条弁』）：杏仁，白豆蔲，薏苡仁，厚朴，半夏，通草，滑石，竹葉

三拗湯　さんようとう（『太平恵民和剤局方』）：麻黄，杏仁，生甘草

《し》

地黄飲子　じおういんし（『宣明論』）：生地黄，巴戟天，山茱萸，石斛，肉蓯蓉，五味子，肉桂，茯苓，麦門冬，附子，石菖蒲，遠志，生姜，大棗，薄荷

四海舒鬱丸　しかいじょうつがん（『瘍医大全』）：海蛤粉，海帯，海藻，海螵蛸，昆布，陳皮，青木香

紫金丹　しきんたん（『普済本事方』）：砒石，淡豆豉

四君子湯　しくんしとう（『太平恵民和剤局方』）：党参，白朮，茯苓，甘草

梔子清肝湯　ししせいかんとう（『類証治裁』）：山梔子，牡丹皮，柴胡，当帰，芍薬，茯苓，川芎，牛蒡子，甘草

四七湯　ししちとう（『太平恵民和剤局方』引簡易方）：紫蘇，半夏，厚朴，茯苓，生姜，大棗

梔子柏皮湯　ししはくひとう（『傷寒論』）：山梔子，甘草，黄柏

四神丸　ししんがん（『証治準縄』）：補骨脂，肉豆蔲，呉茱萸，五味子，生姜，大棗

滋腎通関丸　じじんつうかんがん（『蘭室秘蔵』）：知母，黄柏，肉桂

滋水清肝飲　じすいせいかんいん（『医宗己任篇』）：生地黄，山茱萸，茯苓，当帰，山薬，牡丹皮，沢瀉，白芍，柴胡，山梔子，酸棗仁

紫雪丹　しせつたん（『太平恵民和剤局方』）：滑石，石膏，寒水石，磁石，羚羊角，青木香，犀角，沈香，丁香，

升麻，玄参，甘草，芒硝，朱砂，麝香，黄金，硝石

止嗽散　しそうさん（『医学心悟』）：荊芥，桔梗，甘草，白前，陳皮，百部，紫苑

七味都気丸　しちみときがん（『医宗己任篇』）：地黄，山茱萸，山薬，茯苓，牡丹皮，沢瀉，五味子

失笑散　しっしょうさん（『太平恵民和剤局方』）：五霊脂，蒲黄

実脾飲　じっぴいん（『済生方』）：附子，乾姜，白朮，甘草，厚朴，木香，草果，檳榔子，木瓜，生姜，大棗，茯苓

至宝丹　しほうたん（『太平恵民和剤局方』）：朱砂，麝香，安息香，金銀箔，犀角，牛黄，琥珀，雄黄，玳瑁，竜脳

四味回陽飲　しみかいよういん（『景岳全書』）：人参，附子，炮姜，炙甘草

四妙丸　しみょうがん（『成方便読』）：蒼朮，黄柏，牛膝，薏苡仁

指迷茯苓丸　しめいぶくりょうがん（『全生指迷方』）：茯苓，枳殻，半夏，芒硝，生姜

四物湯　しもつとう（『太平恵民和剤局方』）：当帰，白芍，川芎，熟地黄

炙甘草湯　しゃかんぞうとう（『傷寒論』）：炙甘草，人参，桂枝，生姜，阿膠，生地黄，麦門冬，麻子仁，大棗

芍薬甘草湯　しゃくやくかんぞうとう（『傷寒論』）：白芍，炙甘草

芍薬湯　しゃくやくとう（『素問病機気宜保命集』）：黄芩，芍薬，炙甘草，黄連，大黄，檳榔子，当帰，木香，肉桂

沙参清肺湯　しゃじんせいはいとう（経験方）：北沙参，黄耆，太子参，合歓皮，白芨，生甘草，桔梗，薏苡仁，冬瓜子

瀉心湯　しゃしんとう（『金匱要略』）：大黄，黄芩，黄連

沙参麦冬湯　しゃじんばくどうとう（『温病条弁』）沙参，麦門冬，玉竹，桑葉，甘草，天花粉，白扁豆

瀉白散　しゃはくさん（『小児薬証直訣』）：桑白皮，地骨皮，生甘草，粳米

舟車丸　しゅうしゃがん（『景岳全書』引劉河間方）：甘遂，芫花，大戟，大黄，牽牛子，木香，青皮，陳皮，軽粉，檳榔子

十全大補湯　じゅうぜんだいほとう（『太平恵民和剤局方』）：熟地黄，白芍，当帰，川芎，人参，白朮，茯苓，炙甘草，黄耆，肉桂

皺肺丸　しゅうはいがん（『百一選方』）：五味子，人参，桂枝，款冬花，紫苑，白石英，羯羊肺，杏仁

朱砂安神丸　しゅしゃあんしんがん（『医学発明』）：黄連，朱砂，生地黄，当帰，炙甘草

十灰散　じゅっかいさん（『十薬神書』）：大薊，小薊，側柏葉，荷葉，茜草根，山梔子，茅根，大黄，牡丹皮，棕櫚皮

十棗湯　じゅっそうとう（『傷寒論』）：大戟，芫花，甘遂，大棗

順気導痰湯　じゅんきどうたんとう（経験方）：半夏，陳皮，茯苓，甘草，生姜，胆南星，枳実，木香，香附子

春沢湯　しゅんたくとう（『医方集解』）：白朮，桂枝，猪苓，沢瀉，茯苓，人参

潤腸丸　じゅんちょうがん（『沈氏尊生書』）：当帰，生地黄，麻子仁，桃仁，枳殻

純陽正気丸　じゅんようしょうきがん（中成薬）：陳皮，丁香，茯苓，蒼朮，白朮，藿香，半夏，肉桂，青木香，花椒葉，紅霊丹

焼塩探吐法　しょうえんたんとほう（『医方集解』）：単味の焼塩（粗塩を炙ったもの）を熱湯に溶かして飲ませた後，指で咽喉部を刺激して嘔吐させる。

消渇方　しょうかつほう（『丹渓心法』）：黄連末，天花粉末，生地汁，藕汁，人乳汁，姜汁，蜂蜜

小陥胸湯　しょうかんきょうとう（『傷寒論』）：黄連，半夏，栝楼

正気散　しょうきさん（加味不換金正気散）（経験方）：厚朴，蒼朮，陳皮，甘草，藿香，佩蘭，草果，半夏，檳榔子，石菖蒲，荷葉

正気天香散　しょうきてんこうさん（『証治準縄』）：烏薬，香附子，乾姜，紫蘇，陳皮

生姜甘草湯　しょうきょうかんぞうとう（『備急千金要方』）：人参，甘草，生姜，大棗

方剤一覧

小薊飲子　しょうけいいんし（『済生方』）：生地黄，小薊，滑石，通草，炒蒲黄，淡竹葉，藕節，当帰，山梔子，甘草

小建中湯　しょうけんちゅうとう（『傷寒論』）：桂枝，白芍，甘草，生姜，大棗，膠飴

小柴胡湯　しょうさいことう（『傷寒論』）：柴胡，黄芩，半夏，人参，甘草，生姜，大棗

小承気湯　しょうじょうきとう（『傷寒論』）：大黄，厚朴，枳実

小青竜加石膏湯　しょうせいりゅうかせっこうとう（『金匱要略』）：麻黄，桂枝，芍薬，甘草，乾姜，細辛，半夏，五味子，石膏

小青竜湯　しょうせいりゅうとう（『傷寒論』）：麻黄，桂枝，芍薬，甘草，乾姜，細辛，半夏，五味子

硝石礬石散　しょうせきばんせきさん（『金匱要略』）：硝石，礬石

滌痰湯　じょうたんとう（『済生方』）：半夏，天南星，陳皮，枳実，茯苓，人参，石菖蒲，竹筎，甘草，生姜

生鉄落飲　しょうてつらくいん（『医学心悟』）：天門冬，麦門冬，貝母，胆南星，橘紅，遠志，石菖蒲，連翹，茯苓，茯神，玄参，釣藤鈎，丹参，朱砂，生鉄落

小半夏加茯苓湯　しょうはんげかぶくりょうとう（『金匱要略』）：半夏，生姜，茯苓

小半夏湯　しょうはんげとう（『金匱要略』）：半夏，生姜

少腹逐瘀湯　しょうふくちくおとう（『医林改錯』）：小茴香，乾姜，延胡索，没薬，当帰，川芎，肉桂，赤芍，蒲黄，五霊脂

生脈散　しょうみゃくさん（『備急千金要方』）：人参，麦門冬，五味子

椒目栝楼湯　しょうもくかろとう（『医醇賸義』）：椒目，栝楼仁，葶藶子，桑白皮，蘇子，半夏，茯苓，橘紅，蒺藜子，生姜

逍遙散　しょうようさん（『太平恵民和剤局方』）：柴胡，白朮，白芍，当帰，茯苓，薄荷，生姜

拯陽理労湯　じょうようりろうとう（『医宗必読』）：人参，黄耆，肉桂，当帰，白朮，甘草，陳皮，五味子，生姜，大棗

薯蕷丸　しょよがん（『金匱要略』）：薯蕷，人参，白朮，茯苓，甘草，当帰，芍薬，川芎，生地黄，阿膠，麦門冬，杏仁，桔梗，豆黄巻，防風，柴胡，桂枝，神麴，乾姜，白斂，大棗

耳聾左慈丸　じろうさじがん（『小児薬証直訣』）：熟地黄，山茱萸，山薬，牡丹皮，茯苓，沢瀉，柴胡，磁石

参蛤散　じんかいさん（『済生方』）：人参，蛤蚧

新加香薷飲　しんかこうじゅいん（『温病条弁』）：香薷，鮮扁豆花，厚朴，金銀花，連翹

秦艽鼈甲散　じんぎょうべっこうさん（『衛生宝鑑』）：地骨皮，柴胡，秦艽，知母，当帰，鼈甲，青蒿，烏梅

沈香降気散　じんこうこうきさん（『張氏医通』）：沈香，縮砂，甘草，香附子，川楝子，延胡索

沈香散　じんこうさん（『金匱翼』）：沈香，石葦，滑石，当帰，橘皮，白芍，冬葵子，甘草，王不留行

神犀丹　しんさいたん（『温熱経緯』）：犀角，石菖蒲，黄芩，生地黄，金銀花，金汁，連翹，板藍根，淡豆豉，玄参，天花粉，紫草

神朮散　しんじゅつさん（『医学心悟』）：蒼朮，陳皮，厚朴，藿香，甘草，縮砂

真人養臓湯　しんじんようぞうとう（『証治準縄』）：訶子，罌粟殻，肉豆蔲，白朮，人参，木香，肉桂，炙甘草，生姜，大棗

参蘇飲　じんそいん（『太平恵民和剤局方』）：人参，紫蘇，葛根，前胡，半夏，茯苓，橘紅，甘草，桔梗，枳殻，木香，陳皮，生姜，大棗

身痛逐瘀湯　しんつうちくおとう（『医林改錯』）：秦艽，川芎，桃仁，紅花，甘草，羌活，没薬，香附子，五霊脂，牛膝，地竜，当帰

真武湯　しんぶとう（『傷寒論』）：附子，白朮，茯苓，芍薬，生姜

参附湯　じんぶとう（『婦人良方』）：人参，附子，生姜，大棗

参苓白朮散　じんりょうびゃくじゅつさん（『太平恵民和剤局方』）：人参，茯苓，白朮，桔梗，山薬，甘草，白扁豆，

蓮子肉，縮砂，薏苡仁

《す》
水紅花膏　すいこうかこう（『景岳全書』）：紅蓼子，大黄，芒硝，山桃，石灰，酒酵
水陸二仙丹　すいりくにせんたん（『証治準縄』）：金桜子，芡実

《せ》
清胃散　せいいさん（『蘭室秘蔵』）：当帰，生地黄，牡丹皮，升麻，黄連
青娥丸　せいががん（『太平恵民和剤局方』）：補骨脂，杜仲，胡桃肉，大蒜
清金化痰湯　せいきんかたんとう（『統旨方』）：黄芩，山梔子，桔梗，麦門冬，桑白皮，貝母，知母，栝楼仁，橘紅，茯苓，甘草
清骨散　せいこつさん（『証治準縄』）：銀柴胡，胡黄連，秦艽，鼈甲，地骨皮，青蒿，知母，甘草
茜根散　せいこんさん（『景岳全書』）：茜草根，黄芩，阿膠，側柏葉，生地黄，甘草
清瘴湯　せいしょうとう（経験方）：青蒿，柴胡，茯苓，知母，陳皮，半夏，黄芩，黄連，枳実，常山，竹筎，益元散
清震湯　せいしんとう（『素問病機気宜保命集』）：升麻，蒼朮，荷葉
清燥救肺湯　せいそうきゅうはいとう（『医門法律』）：桑葉，石膏，杏仁，甘草，麦門冬，人参，阿膠，炒胡麻仁，炙枇杷葉
清肺飲　せいはいいん（『証治匯補』）：茯苓，黄芩，桑白皮，麦門冬，車前子，山梔子，木通
青麟丸　せいりんがん（『邵氏経験良方』）：鮮側柏葉，緑豆芽，黄豆芽，槐枝，桑葉，桃葉，柳葉，車前子，小茴香，陳皮，荷葉，金銀花，紫蘇，白朮，艾葉，半夏，厚朴，黄芩，香附子，縮砂，甘草，沢瀉，猪苓の煎液で大黄20斤を蒸す。それを粉末にし，牛乳，紫蘇，梨汁，生姜汁，童便，陳酒と混ぜて丸剤とする。
石葦散　せきいさん（『証治匯補』）：石葦，冬葵子，瞿麦，滑石，車前子
截瘧七宝飲　せつぎゃくしちほういん（『楊氏家蔵方』）：常山，草果，厚朴，檳榔子，青皮，陳皮，炙甘草
川芎茶調散　せんきゅうちゃちょうさん（『太平恵民和剤局方』）：川芎，荊芥，薄荷，羌活，細辛（または香附子）白芷，甘草，防風
千金葦茎湯　せんきんいけいとう（『備急千金要方』）：鮮芦根，薏苡仁，冬瓜仁，桃仁
宣痺湯　せんぴとう（『温病条弁』）：防已，杏仁，連翹，滑石，薏苡仁，半夏，蚕砂，赤小豆皮，山梔子
旋覆花湯　せんぷくかとう（『金匱要略』）：旋覆花，新絳，葱白
旋覆代赭湯　せんぷくたいしゃとう（『傷寒論』）：旋覆花，代赭石，人参，半夏，炙甘草，生姜，大棗

《そ》
増液承気湯　ぞうえきじょうきとう（『温病条弁』）：大黄，芒硝，玄参，麦門冬，生地黄
増液湯　ぞうえきとう（『温病条弁』）：玄参，麦門冬，生地黄
桑菊飲　そうぎくいん（『温病条弁』）：桑葉，菊花，連翹，薄荷，桔梗，杏仁，芦根，甘草
皂莢丸　そうきょうがん（『金匱要略』）：皂莢，大棗
桑杏湯　そうきょうとう（『温病条弁』）：桑葉，杏仁，沙参，浙貝母，淡豆豉，山梔子，梨皮
葱豉桔梗湯　そうしききょうとう（『通俗傷寒論』）：葱白，淡豆豉，薄荷，連翹，山梔子，竹葉，桔梗，甘草
蒼朮難名丹　そうじゅつなんめいたん（『世医得効方』）：蒼朮，小茴香，川楝子，烏頭，補骨脂，茯苓，竜骨
蒼朮二陳湯　そうじゅつにちんとう（『雑病源流犀燭』）：蒼朮，白朮，茯苓，陳皮，甘草，半夏
桑白皮湯　そうはくひとう（『景岳全書』）：桑白皮，半夏，蘇子，杏仁，貝母，黄芩，黄連，山梔子
桑螵蛸散　そうひょうしょうさん（『本草衍義』）：桑螵蛸，遠志，石菖蒲，竜骨，人参，茯神，当帰，亀板

藻薬散　そうやくさん（『証治準縄』）：海藻，黄薬子
蘇合香丸　そごうこうがん（『太平恵民和剤局方』）：白朮，青木香，犀角，香附子，朱砂，訶子，檀香，安息香，沈香，麝香，丁香，蓽撥，蘇合香油，乳香，氷片
疏鑿飲子　そさくいんし（『世医得効方』）：商陸，沢瀉，赤小豆，椒目，木通，茯苓皮，大腹皮，檳榔子，生姜，羌活，秦艽
蘇子降気湯　そしこうきとう（『太平恵民和剤局方』）：蘇子，橘皮，半夏，当帰，前胡，厚朴，肉桂，甘草，生姜

《た》

大黄甘草湯　だいおうかんぞうとう（『金匱要略』）：大黄，甘草
大黄䗪虫丸　だいおうしゃちゅうがん（『金匱要略』）：䗪虫，乾漆，生地黄，甘草，水蛭，白芍，杏仁，黄芩，桃仁，虻虫，蠐螬，大黄
大黄硝石湯　だいおうしょうせきとう（『金匱要略』）：大黄，黄柏，硝石，山梔子
大黄附子湯　だいおうぶしとう（『金匱要略』）：大黄，附子，細辛
大建中湯　だいけんちゅうとう（『金匱要略』）：蜀椒，乾姜，人参，膠飴
黛蛤散　たいごうさん（経験方）：青黛，海蛤殻
大柴胡湯　だいさいことう（『傷寒論』）：柴胡，黄芩，半夏，枳実，白芍，大黄，生姜，大棗
大七気湯　だいしちきとう（『医学入門』）：青皮，陳皮，桔梗，藿香，肉桂，甘草，三稜，莪朮，香附子，益智仁，生姜，大棗
大承気湯　だいじょうきとう（『傷寒論』）：大黄，厚朴，枳実，芒硝
大秦艽湯　だいじんぎょうとう（『素問病機気宜保命集』）：秦艽，当帰，甘草，羌活，防風，白芷，熟地黄，茯苓，石膏，川芎，白芍，独活，黄芩，生地黄，白朮，細辛
大青竜湯　だいせいりゅうとう（『傷寒論』）：麻黄，杏仁，桂枝，甘草，石膏，生姜，大棗
代抵当丸　だいていとうがん（『証治準縄』）：大黄，当帰，生地黄，穿山甲，芒硝，桃仁，肉桂
大定風珠　だいていふうじゅ（『温病条弁』）：白芍，阿膠，亀板，生地黄，麻子仁，五味子，牡蛎，麦門冬，炙甘草，鶏子黄，鼈甲
大半夏湯　だいはんげとう（『金匱要略』）：半夏，人参，白蜜
大補陰丸　だいほいんがん（『丹渓心法』）：知母，黄柏，熟地黄，亀板，猪脊髄
大補元煎　だいほげんせん（『景岳全書』）：人参，山薬，熟地黄，杜仲，枸杞子，当帰，山茱萸，炙甘草
暖肝煎　だんかんせん（『景岳全書』）：肉桂，小茴香，茯苓，烏薬，枸杞子，当帰，沈香，生姜
丹梔逍遙散　たんししょうようさん（『医統』）：当帰，白芍，白朮，柴胡，茯苓，甘草，生姜，薄荷，牡丹皮，山梔子
丹参飲　たんじんいん（『医宗金鑑』）：丹参，檀香，縮砂
胆道駆蛔湯　たんどうくかいとう（『遵義医学院方』）：木香，延胡索，厚朴，檳榔子，使君子，苦楝皮，大黄

《ち》

竹筎湯　ちくじょとう（『本草方』）：竹筎，半夏，乾姜，甘草，生姜，大棗
竹葉石膏湯　ちくようせっこうとう（『傷寒論』）：竹葉，石膏，麦門冬，人参，半夏，粳米，炙甘草
搐鼻散　ちくびさん（『医学心悟』）：細辛，皂角刺，半夏
竹瀝達痰丸　ちくれきたつたんがん（『古今医鑑』）：礞石，沈香，大黄，黄芩，竹瀝，半夏，橘紅，甘草，生姜汁，茯苓，人参
知柏地黄丸　ちばくじおうがん（『医宗金鑑』）：知母，黄柏，熟地黄，山茱萸，山薬，茯苓，牡丹皮，沢瀉
駐車丸　ちゅうしゃがん（『備急千金要方』）：黄連，阿膠，当帰，乾姜

中満分消丸　ちゅうまんぶんしょうがん（『蘭室秘蔵』）：厚朴，枳実，黄連，黄芩，知母，半夏，陳皮，茯苓，猪苓，
　　　沢瀉，縮砂，乾姜，姜黄，人参，白朮，炙甘草
地楡散　ちゆさん（経験方）：地楡，茜草根，黄芩，黄連，山梔子，茯苓
調営飲　ちょうえいいん（『証治準縄』）：莪朮，川芎，当帰，延胡索，赤芍，瞿麦，大黄，檳榔子，陳皮，大腹皮，
　　　葶藶子，赤茯苓，桑白皮，細辛，肉桂，炙甘草，生姜，大棗，白芷
調営斂肝飲　ちょうえいれんかんいん（『医醇賸義』）：当帰，白芍，海蛤殻，阿膠，枸杞子，五味子，川芎，酸棗仁，
　　　茯苓，陳皮，木香，生姜，大棗
丁香散　ちょうこうさん（『古今医統』）：丁香，柿蒂，高良姜，炙甘草
丁沈透膈散　ちょうじんとうかくさん（『太平恵民和剤局方』）：白朮，香附子，人参，縮砂，丁香，麦芽，木香，肉豆蔻，
　　　神麹，炙甘草，沈香，青皮，厚朴，藿香，陳皮，半夏，草果
猪肚丸　ちょとがん（『金匱翼』）：白朮，苦参，牡蛎，猪肚
猪苓湯　ちょれいとう（『傷寒論』）：猪苓，茯苓，沢瀉，阿膠，滑石
鎮肝熄風湯　ちんかんそくふうとう（『医学衷中参西録』）：牛膝，竜骨，白芍，天門冬，麦芽，代赭石，牡蛎，玄参，
　　　川棟子，茵蔯，甘草，亀板
枕中丹　ちんちゅうたん（『備急千金要方』）：亀板，竜骨，遠志，石菖蒲

《つ》

追虫丸　ついちゅうがん（『証治準縄』）：檳榔子，雷丸，木香，苦棟根，皂莢，牽牛子，茵蔯
通瘀煎　つうおせん（『景岳全書』）：当帰，山楂子，香附子，紅花，烏薬，青皮，木香，沢瀉
通竅活血湯　つうきょうかっけつとう（『医林改錯』）：赤芍，川芎，桃仁，紅花，麝香，老葱，生姜，大棗，黄酒
痛瀉要方　つうしゃようほう（『景岳全書』）：白朮，白芍，防風，陳皮
通脈四逆加猪胆汁湯　つうみゃくしぎゃくかちょたんじゅうとう（『傷寒論』）：炙甘草，乾姜，附子，猪胆汁
通脈四逆湯　つうみゃくしぎゃくとう（『傷寒論』）：附子，乾姜，炙甘草，葱白
通幽湯　つうゆうとう（『蘭室秘蔵』）：生地黄，熟地黄，桃仁，紅花，当帰，炙甘草，升麻

《て》

定癇丸　ていかんがん（『医学心悟』）：天麻，川貝母，胆南星，生姜，半夏
貞元飲　ていげんいん（『景岳全書』）：熟地黄，炙甘草，当帰
定志丸　ていしがん（『備急千金要方』）：党参，茯神，石菖蒲，遠志，甘草湯泡。一方に茯苓，白朮，麦門冬あり。
程氏萆薢分清飲　ていしひかいぶんせいいん（『医学心悟』）：萆薢，車前子，茯苓，蓮子心，石菖蒲，黄柏，丹参，
　　　白朮
定喘湯　ていぜんとう（『摂生衆妙方』）：白果，麻黄，桑白皮，款冬花，半夏，杏仁，蘇子，黄芩，甘草
葶藶大棗瀉肺湯　ていれきたいそうしゃはいとう（『金匱要略』）：葶藶子，大棗
癲狂夢醒湯　てんきょうむせいとう（『医林改錯』）：桃仁，柴胡，香附子，木通，赤芍，半夏，大腹皮，青皮，陳皮，
　　　桑白皮，蘇子，甘草
天王補心丹　てんのうほしんたん（『摂生秘剤』）：人参，玄参，丹参，茯苓，五味子，遠志，桔梗，当帰，天門冬，
　　　麦門冬，柏子仁，酸棗仁，生地黄，朱砂
天麻鈎藤飲　てんまこうとういん（『雑病診治新義』）：天麻，釣藤鈎，石決明，牛膝，桑寄生，杜仲，山梔子，黄芩，
　　　益母草，茯神，夜交藤

《と》

桃花湯　とうかとう（『傷寒論』）：赤石脂，乾姜，粳米

当帰補血湯　とうきほけつとう（『内外傷弁惑論』）：黄耆，当帰
当帰竜薈丸　とうきりゅうかいがん（『宣明論方』）：当帰，竜胆草，山梔子，黄連，黄芩，黄柏，大黄，青黛，芦薈，木香，麝香
当帰六黄湯　とうきろくおうとう（『蘭室秘蔵』）：当帰，生地黄，熟地黄，黄連，黄芩，黄柏，黄耆
桃紅飲　とうこういん（『類証治裁』）：桃仁，紅花，川芎，当帰，威霊仙
導赤散　どうせきさん（『小児薬証直訣』）：生地黄，木通，竹葉，甘草
導痰湯　どうたんとう（『済生方』）：半夏，陳皮，枳実，茯苓，甘草，天南星
桃仁紅花煎　とうにんこうかせん（『素庵医案』）：丹参，赤芍，桃仁，紅花，香附子，延胡索，青皮，当帰，川芎，生地黄
独参湯　どくじんとう（『景岳全書』）：人参
兎絲子丸　とししがん（『太平恵民和剤局方』）：兎絲子，沢瀉，鹿茸，石竜歯，肉桂，附子，石斛，熟地黄，茯苓，続断，山茱萸，肉蓯蓉，防風，杜仲，牛膝，補骨脂，畢澄茄，沈香，巴戟天，茴香，五味子，桑螵蛸，川芎，覆盆子
独活寄生湯　どっかつきせいとう（『備急千金要方』）：独活，桑寄生，秦艽，防風，細辛，当帰，芍薬，川芎，生地黄，杜仲，牛膝，人参，茯苓，甘草，肉桂

《に》
二陰煎　にいんせん（『景岳全書』）：生地黄，麦門冬，酸棗仁，生甘草，玄参，茯苓，黄連，木通，灯心草，竹葉
二至丸　にしがん（『医方集解』）：女貞子，旱蓮草
二神散　にしんさん（『雑病源流犀燭』）：海金砂，滑石
二仙湯　にせんとう（『中医方剤臨床手冊』）：仙茅，仙霊脾，巴戟天，黄柏，知母，当帰
二陳湯　にちんとう（『太平恵民和剤局方』）：半夏，陳皮，茯苓，炙甘草
二冬湯　にとうとう（『医学心悟』）：天門冬，麦門冬，天花粉，黄芩，知母，甘草，人参，荷葉
二妙丸　にみょうがん（『丹渓心法』）：黄柏，蒼朮
如金解毒散　にょきんげどくさん（『景岳全書』）：桔梗，甘草，黄芩，黄連，黄柏，山梔子
人参養栄湯　にんじんようえいとう（『太平恵民和剤局方』）：人参，甘草，当帰，白芍，熟地黄，肉桂，大棗，黄耆，白朮，茯苓，五味子，遠志，橘皮，生姜

《ね》
燃照湯　ねんしょうとう（『随息居重訂霍乱論』）：滑石，淡豆豉，山梔子，黄芩，省頭草，厚朴，半夏，白豆蔲

《は》
白頭翁湯　はくとうおうとう（『傷寒論』）：白頭翁，秦皮，黄連，黄柏
麦味地黄丸　ばくみじおうがん（『医級』）：熟地黄，山茱萸，山薬，牡丹皮，沢瀉，茯苓，麦門冬，五味子
麦門冬湯　ばくもんどうとう（『金匱要略』）：麦門冬，人参，半夏，甘草，粳米，大棗
柏葉湯　はくようとう（『金匱要略』）：側柏葉，乾姜，艾葉，馬通汁
白金丸　はっきんがん（経験方）：白礬，鬱金
八正散　はっしょうさん（『太平恵民和剤局方』）：木通，車前子，扁蓄，瞿麦，滑石，甘草，大黄，山梔子，灯心草
八珍湯　はっちんとう（『正体類要』）：人参，白朮，茯苓，甘草，当帰，白芍，川芎，熟地黄，生姜，大棗
半夏厚朴湯　はんげこうぼくとう（『金匱要略』）：半夏，厚朴，紫蘇，茯苓，生姜
半夏秫米湯　はんげじゅつべいとう（『内経』）：半夏，秫米

半夏白朮天麻湯　はんげびゃくじゅつてんまとう（『医学心悟』）：半夏，白朮，天麻，陳皮，茯苓，甘草，生姜，大棗
半硫丸　はんりゅうがん（『太平恵民和剤局方』）：半夏，硫黄
斑竜丸　はんりゅうがん（『景岳全書』）：熟地黄，兎絲子，補骨脂，柏子仁，茯苓，鹿角膠，鹿角霜

《ひ》

百合固金丸　びゃくごうこきんがん（『医方集解』引趙蕺庵方）：生地黄，熟地黄，麦門冬，貝母，百合，当帰，芍薬，甘草，玄参，桔梗
百部煎剤　びゃくぶせんざい（経験方）：百部30gを細かく刻み200mlの水を加えて約30分煎じ，30mlとする。その煎液を用いて就寝前に保留浣腸を行う。連続して10〜12日を1クールとする。（これは小児の使用量で，成人の場合には倍量を用いる）
白芨枇杷丸　びゃっきゅうびわがん（『証治要訣』）：白芨，蛤粉，阿膠，生地黄，藕節，枇杷葉
白虎加桂枝湯　びゃっこかけいしとう（『金匱要略』）：知母，石膏，甘草，粳米，桂枝
白虎加人参湯　びゃっこかにんじんとう（『傷寒論』）：知母，石膏，甘草，粳米，人参

《ふ》

封髄丹　ふうずいたん（『医宗金鑑』）：黄柏，縮砂，甘草
復元活血湯　ふくげんかっけつとう（『医学発明』）：柴胡，天花粉，当帰，紅花，甘草，穿山甲，大黄，桃仁
普済消毒飲　ふさいしょうどくいん（『東垣十書』）：黄芩，黄連，連翹，玄参，板藍根，馬勃，白僵蚕，升麻，柴胡，陳皮，桔梗，甘草，薄荷
附子粳米湯　ぶしこうべいとう（『金匱要略』）：附子，粳米，半夏，甘草，大棗
附子理中丸　ぶしりちゅうがん（『太平恵民和剤局方』）：附子，人参，白朮，炮姜，炙甘草

《へ》

平胃散　へいいさん（『太平恵民和剤局方』）：蒼朮，厚朴，橘皮，甘草，生姜，大棗
平喘固本湯　へいぜんこほんとう（『南京中医学院附院験方』）党参，五味子，冬虫夏草，胡桃肉，沈香，磁石，坎臍，蘇子，款冬花，半夏，橘紅
辟瘟丹　へきうんたん（経験方）：羚羊角，朴硝，牙皂，木香，黄柏，蒼朮，茜草，黄芩，半夏，文蛤，金銀花，黄連，犀角，厚朴，烏頭，玳瑁，大黄，藿香，玄精石，鬱金，茯苓，香附子，肉桂，赤小豆，降香，鬼箭羽，朱砂，毛茨菇，大棗，甘遂，大戟，桑皮，千金霜，桃仁霜，檳榔子，莪朮，胡椒，葶藶子，牛黄，巴豆霜，細辛，白芍，丁香，当帰，禹余粮，滑石，山豆根，麻黄，麝香，石菖蒲，水安息，乾姜，蒲黄，丹参，天麻，升麻，柴胡，紫蘇，川芎，蚤休，檀香，桔梗，白芷，紫苑，芫花，雄黄，琥珀，氷片，陳皮，斑蝥，蜈蚣，石竜子
鼈甲煎丸　べっこうせんがん（『金匱要略』）：鼈甲，射干，黄芩，柴胡，鼠婦，乾姜，大黄，芍薬，桂枝，葶藶子，石葦，厚朴，牡丹皮，瞿麦，紫葳，半夏，人参，䗪虫，阿膠，露蜂房，芒硝，蟷螂，桃仁

《ほ》

防已黄耆湯　ぼういおうぎとう（『金匱要略』）：防已，白朮，黄耆，甘草，生姜，大棗
防風湯　ぼうふうとう（『宣明論方』）：防風，当帰，赤茯苓，杏仁，黄芩，秦艽，葛根，麻黄，肉桂，生姜，甘草，大棗
補肝湯　ほかんとう（『医宗金鑑』）：当帰，白芍，川芎，熟地黄，酸棗仁，木瓜，炙甘草
補気運脾湯　ほきうんぴとう『統旨方』：人参，白朮，茯苓，甘草，黄耆，陳皮，縮砂，半夏麹，生姜，大棗
保元湯　ほげんとう（『博愛心鑑』）：人参，黄耆，肉桂，甘草，生姜

方剤一覧

保真湯 ほしんとう (『十薬神書』)：人参，黄耆，白朮，甘草，赤茯苓，白茯苓，五味子，当帰，生地黄，熟地黄，天門冬，麦門冬，赤芍，白芍，柴胡，厚朴，地骨皮，黄柏，知母，蓮心，陳皮，生姜，大棗

補中益気湯 ほちゅうえっきとう (『脾胃論』)：人参，黄耆，白朮，甘草，当帰，陳皮，升麻，柴胡

補天大造丸 ほてんだいぞうがん (『医学心悟』)：人参，白朮，当帰，酸棗仁，黄耆，遠志，白芍，山薬，茯苓，枸杞子，紫河車，亀板，鹿角，熟地黄

補肺湯 ほはいとう (『永類鈴方』)：人参，黄耆，熟地黄，五味子，紫苑，桑白皮

補陽還五湯 ほようかんごとう (『医林改錯』)：当帰，川芎，黄耆，桃仁，地竜，赤芍，紅花

補絡補管湯 ほらくほかんとう (『医学衷中参西録』)：牡蛎，竜骨，山萸肉，田七

牡蛎散 ぼれいさん (『太平恵民和剤局方』)：牡蛎，黄耆，麻黄根，浮小麦

保和丸 ほわがん (『丹渓心法』)：神麹，山楂子，茯苓，半夏，陳皮，連翹，莱菔子

本事地黄湯 ほんじじおうとう (『普済本事方』)：生地黄，桑白皮，磁石，枳殻，羌活，防風，黄芩，木通，甘草

《ま》

麻黄湯 まおうとう (『傷寒論』)：麻黄，桂枝，杏仁，炙甘草

麻黄附子細辛湯 まおうぶしさいしんとう (『傷寒論』)：麻黄，附子，細辛

麻黄連翹赤小豆湯 まおうれんぎょうせきしょうずとう (『傷寒論』)：麻黄，杏仁，桑白皮，連翹，赤小豆，甘草，生姜，大棗

麻杏石甘湯 まきょうせきかんとう (『傷寒論』)：麻黄，杏仁，石膏，炙甘草

麻子仁丸 ましにんがん (『傷寒論』)：麻子仁，芍薬，枳実，大黄，厚朴，杏仁

《み》

妙香散 みょうこうさん (『沈氏尊生書』)：山薬，茯苓，茯神，遠志，黄耆，人参，桔梗，甘草，木香，朱砂，麝香

《む》

無比山薬丸 むひさんやくがん (『太平恵民和剤局方』)：山薬，肉蓯蓉，熟地黄，山茱萸，茯神，兎絲子，五味子，赤石脂，巴戟天，沢瀉，杜仲，牛膝

《も》

礞石滾痰丸 もうせきこんたんがん (『養生主論』)：礞石，沈香，大黄，黄芩，芒硝

木防已湯 もくぼういとう (『金匱要略』)：木防已，石膏，桂枝，人参

木香順気散 もっこうじゅんきさん (『沈氏尊生書』)：木香，青皮，橘皮，甘草，枳殻，厚朴，烏薬，香附子，蒼朮，縮砂，肉桂，川芎

木香檳榔丸 もっこうびんろうがん (『医方集解』)：木香，香附子，青皮，陳皮，枳殻，牽牛子，檳榔子，黄連，黄柏，三稜，莪朮，大黄，芒硝

《や》

射干麻黄湯 やかんまおうとう (『金匱要略』)：射干，麻黄，細辛，紫苑，款冬花，半夏，五味子，生姜，大棗

《よ》

羊肝丸 ようかんがん (『類苑方』)：夜明砂，蝉退，木賊，当帰，羊肝

養心湯 ようしんとう (『証治準縄』)：黄耆，茯苓，茯神，当帰，川芎，炙甘草，半夏，柏子仁，酸棗仁，遠志，

　　　　　五味子，人参，肉桂
薏苡仁湯　よくいにんとう（『類証治裁』）：薏苡仁，川芎，当帰，麻黄，桂枝，羌活，独活，防風，烏頭，蒼朮，甘草，
　　　　　生姜

《ら》

来復丹　らいふくたん（『太平恵民和剤局方』引杜先生方）：玄精石，硝石，硫黄，橘皮，青皮，五霊脂

《り》

理中丸　りちゅうがん（『傷寒論』）：人参，白朮，乾姜，炙甘草
六君子湯　りっくんしとう（『医学正伝』）：人参，炙甘草，茯苓，白朮，陳皮，半夏
六君子湯　りっくんしとう（『医方集解』）：人参，白朮，茯苓，甘草，黄耆，山薬
竜虎丸　りゅうこがん（経験方）：牛黄，巴豆，朱砂，砒石
竜胆瀉肝湯　りゅうたんしゃかんとう（『蘭室秘蔵』）：竜胆草，沢瀉，木通，車前子，当帰，柴胡，生地黄（近代
　　　　　の処方には黄芩，山梔子が含まれる）
苓甘五味姜辛湯　りょうかんごみきょうしんとう（『金匱要略』）：茯苓，甘草，五味子，乾姜，細辛
苓桂朮甘湯　りょうけいじゅつかんとう（『金匱要略』）：茯苓，桂枝，白朮，甘草
良附丸　りょうぶがん（『良方集腋』）：高良姜，香附子

《れ》

羚羊角湯　れいようかくとう（『医醇賸義』）：羚羊角，亀板，生地黄，牡丹皮，白芍，柴胡，薄荷，蝉退，菊花，
　　　　　夏枯草，石決明
羚羊鈎藤湯　れいようこうとうとう（『通俗傷寒論』）：羚羊角，桑葉，川貝母，生地黄，釣藤鈎，菊花，白芍，生甘草，
　　　　　竹筎，茯神
連理湯　れんりとう（『張氏医通』）：人参，白朮，乾姜，炙甘草，黄連，茯苓

《ろ》

六一散　ろくいちさん（『傷寒標本心法類萃』）：滑石，甘草
鹿角膠丸　ろっかくきょうがん（『医学正伝』）：鹿角膠，鹿角霜，熟地黄，牛膝，茯苓，兎絲子，人参，当帰，白朮，
　　　　　杜仲，虎脛骨，亀板
鹿茸丸　ろくじょうがん（『沈氏尊生書』）：鹿茸，麦門冬，熟地黄，黄耆，五味子，肉蓯蓉，鶏内金，山茱萸，補骨脂，
　　　　　人参，牛膝，玄参，茯苓，地骨皮
鹿茸補渋丸　ろくじょうほじゅうがん（『沈氏尊生書』）：人参，黄耆，兎絲子，桑螵蛸，蓮子肉，茯苓，肉桂，山薬，
　　　　　附子，鹿茸，桑白皮，竜骨，補骨脂，五味子
六磨湯　ろくまとう（『証治準縄』）：沈香，木香，檳榔子，烏薬，枳実，大黄
六味地黄丸　ろくみじおうがん（『小児薬証直訣』）：熟地黄，山薬，茯苓，牡丹皮，沢瀉，山茱萸

索引

あ

噫 …………………… 198, 200
癔 …………………………… 198
噫気 …………………… 198, 199
阿魏膏 …………… 250, 326, 383
呃逆 …………… 32, 35, 194, 198
アルテミシニン …………… 295
安宮牛黄丸 …… 12, 23, 103, 171, 244, 256, 276, 282, 383
安神定志丸 ………… 143, 155, 383

い

胃 …………………… 32, 33, 34
胃陰虧虚 …………………… 184
胃陰不足 …………… 196, 202
萎黄 …………………… 242, 244
『医学啓源』 ………………… 234
『医学源流論』 ……………… 55
『医学綱目』 ……… 162, 174, 296
『医学三字経』 …………… 62, 69
『医学実在易』 …………… 5, 84
『医学従衆録』 …………… 271
『医学準縄六要』 ………… 345
『医学心悟』 …… 5, 62, 192, 208, 217, 317, 326, 330, 333, 348, 350, 352, 363, 366, 371
『医学真伝』 ………… 186, 226
『医学正伝』 ……… 85, 107, 110, 127, 128, 179, 186
『医学衷中参西録』 …… 98, 145
『医学統旨』 ………………… 90
『医学入門』 ……… 68, 77, 92, 107, 137, 142, 158, 218, 223, 284, 297, 343, 371
胃火熾盛 …………………… 132
『医家四要』 ………………… 373
胃火上逆 …………………… 201
『医貫』 …………… 92, 158, 335
胃寒 ……………………… 34

胃脘痛 …………… 147, 148, 179
胃気 ………………………… 198
息切れ ………… 77, 93, 100, 146
胃虚 ……………………… 34, 186
『医経溯洄集』 ……… 164, 279
葦茎湯 ……………………… 25
胃酸 …………………… 181, 185
意識障害 …………………… 312
意識不明 ………… 158, 273, 318
胃実 ……………………… 34
『医醇賸義』 ………………… 5
痿証 …………………… 351, 356
已椒藶黄丸 …… 20, 118, 301, 383
遺精 …………… 40, 51, 112, 334
『医宗金鑑』 …… 5, 76, 117, 137, 140, 307, 367, 381
『医宗必読』 …… 68, 97, 141, 187, 205, 246, 248, 252, 297, 337, 341, 350, 355, 358
胃中寒冷 …………………… 200
胃中不快感 ………………… 225
噎 …………………………… 187
溢飲 ………… 19, 20, 99, 117, 120
胃痛 …………… 32, 35, 133, 179, 225
噎膈 ………………………… 187
一貫煎 …………… 37, 184, 238, 257, 288, 378, 383
『医灯続焔』 ………………… 77
遺尿 ……………………… 42
胃熱 ……………………… 34, 186, 329
胃熱熾盛 ………………… 131, 331
胃熱壅盛 …………………… 134
胃の不快感 ………………… 186
胃反 ……………………… 188
『医部全録』 ………… 202, 316
痿躄 ……………………… 356
『医碥』 …………… 83, 133, 188, 252, 260, 261, 344
『医方集解』 ………… 156, 375
『医方論』 …………………… 165

『医門法律』 ………… 69, 72, 74, 75, 76, 82, 109, 117, 123, 253, 259, 305, 366
『医約』 …………………… 69
いらつき …………………… 330
『医林改錯』 …… 5, 124, 140, 146, 170, 366, 371
『医林縄墨』 ………………… 344
胃苓湯 …… 17, 33, 213, 255, 301, 383
飲 …………………… 16, 19, 116
飲遏心陽 ……………………… 30
陰痿 ………………………… 341
陰黄 …………… 240, 241, 244
陰火 ………………………… 369
陰寒 ………………………… 148
陰寒凝滞 …………………… 149
陰寒内盛 …………………… 13
陰虚発熱 …………………… 365
陰虚 …………… 329, 345, 376, 379
陰虚火旺 …… 41, 110, 125, 126, 132, 137, 141, 154, 167, 374
陰虚感冒 …………………… 59
陰虚内熱 ………………… 120, 380
陰虚肺燥 …………………… 25
陰虚肺熱 …………………… 133
陰虚発熱 …………………… 366
陰虚痢 …………………… 210, 213
引経薬 ……………………… 265
陰結 ………………………… 230
陰血虧虚 …………………… 236, 283
陰（血）虚風動 …………… 12
因時制宜 …………………… 45
飲食傷胃 …………………… 179
飲食積滞 …………………… 227
飲食停滞 ………………… 182, 195
飲食不当 …………………… 83, 92
因人制宜 …………………… 46
陰水 …………… 117, 297, 302
陰盛格陽 …………………… 370
陰精虧虚 …………………… 367

因地制宜 46	影袋 284	黄連上清丸 263, 384
陰中求陽 339, 340	癭嚢 284	黄連清心飲 337, 384
茵蔯蒿湯 33, 243, 256, 383	癭病 284	悪寒 55, 76, 77, 83
茵蔯五苓散 243, 383	営分証 22	瘀血 188, 236, 242,
茵蔯朮附湯 244, 383	癭瘤 50, 284	262, 285, 286, 298, 351
咽痛 57	衛気 7	瘀血頭痛 264
隠痛 236, 261	益胃湯 34, 202, 377, 383	瘀血阻滞 366
飲停胸脇 119	疫癘 291	瘀血阻絡 141
陰閉 276	益元散 294	瘀血停滞 183
インポテンツ 340, 341	疫毒 209, 210	瘀血停着 237
陰陽倶虚 330	疫毒痢 210, 211, 212	瘀血内結 190, 250
陰陽失調 169	疫癘の気 55, 222	瘀血発熱 366, 369
陰陽両虚 111, 332, 379	噦 194, 198, 199	瘀血腰痛 325
飲留胃腸 118	越鞠丸 165, 383	悪心 100, 133, 181, 262, 267, 317
う	益気聡明湯 347, 383	瘀熱 76
右帰飲 150, 383	噦逆 198	瘀斑 351
右帰丸 40, 190, 264, 270,	越婢加朮湯 300, 383	悪風 57
311, 325, 339, 379, 383	越婢加半夏湯 102, 383	温開法 51
禹功散 258	越婢湯 303	温肝 38
烏頭桂枝湯 226, 383	衛分証 22	温瘧 290, 292
烏頭赤石脂丸 149, 383	嚥下 188	温下法 48
烏頭湯 350, 353, 383	**お**	温中祛寒法 48
鬱火発熱 366	嘔 193	温肺 27
鬱証 164	王海蔵 198	温脾湯 320
烏梅安蚘丸 22	横臥不能 299	温裏法 48
烏梅丸 215, 238, 243, 383	黄汗 125, 297	**か**
烏附麻辛桂姜湯 353, 383	黄耆建中湯 184, 245, 384	火 11, 14, 62
暈 267	汪綺石 372	瘕 246
瘟黄 240	黄耆湯 232, 384	咳 61
温経散寒法 49	黄耆鼈甲散 112, 384	槐角丸 135, 384
温胆湯 154, 166, 171, 172,	黄耆六一湯 332, 384	外感 61, 64, 91, 93,
186, 195, 270, 346, 383	嘔血 128	235, 260, 262, 268, 281
雲南白薬 228	王肯堂 4, 335	外感寒湿 115
『温熱経緯』 209, 280, 283	王叔和 4	外感発熱 367
温脾湯 215, 320, 383	王清任 273	外感病 55
温病 57	黄疸 238, 240, 247, 253, 254	咳逆 101
温病学 280	嘔吐 32, 35, 100,	欬逆 198
温病学説 5, 21	181, 193, 218, 219, 225,	開竅法 51
『温病条弁』 212, 280, 353	262, 267, 312, 317, 330	開噤散 215, 384
え	黄土湯 128, 135, 184, 384	蚘厥 159
癭 284	黄病絳礬丸 384	咳血 26, 81, 100, 106,
営衛不和 125, 126	王孟英 5	109, 112, 128, 132
営気 7	王履 273	解語丹 278, 384
癭気 284	王綸 4	外邪 205, 280, 367
衛気営血 21	黄連阿膠湯 22, 30, 154, 384	外邪侵襲 83, 91
『衛生宝鑑』 240, 278, 328	黄連温胆湯 38, 143, 318, 384	外邪犯胃 194
	黄連香薷飲 263, 384	咳喘 85, 99, 147

咳嗽 26, 55, 57, 61, 70, 75, 76, 77, 106, 109, 112	加味桔梗湯 79, 384	間欠熱 367
欬嗽 198	加味四斤丸 362, 384	寒下法 48
海藻玉壺湯 285, 287, 384	加味四君子湯 375, 385	寒哮 86
海蔵紫苑湯 112, 384	加味四物湯 264, 385	寒湿 205, 254
回虫 225, 238, 241, 243	加味清胃散 132, 385	間日瘧 290
潰膿期 79	加味二妙散 361, 385	寒湿困脾 17, 33, 255
外風 274	加味百花膏 112, 385	寒湿邪 322
回陽救逆法 49	何夢瑶 252	寒湿腰痛 323
華蓋 62	過労 373	寒湿痢 210, 213
化肝煎 183, 384	栝楼薤白半夏湯 146, 149, 385	寒邪 55
『河間六書』 168, 271, 328	栝楼薤白白酒湯 146, 149, 385	寒邪客胃 179, 181
膈 187	栝楼桂枝湯 282, 385	寒邪内阻 226
膈下逐瘀湯 250, 257	栝楼片 151	寒邪犯肺 25
膈消 328	寒 11	感受外邪 100
『格致余論』 259, 371	癇 168	感受風熱 76
霍乱 218, 225	肝 35, 36	癇証 159, 170, 174, 274, 281
『霍乱論』 219	肝胃鬱熱 183	肝腎陰虧 13
加減葳蕤湯 59, 384	寒因寒用 43	肝腎陰虚 37, 257, 275
加減瀉白散 67, 384	肝陰虚 377	肝腎虧虚 344
加減承気湯 172, 384	寒飲伏肺 121	肝腎虧損 358, 362
加減復脈湯 12, 23	肝陰不足 37, 238	冠心蘇合丸 149, 150
下元不固 307	肝鬱 236, 336	肝水 297
華岫雲 267	肝鬱化火 153	関節周囲の結節 351
下肢の萎縮・無力化 359	肝鬱気滞 307, 317, 319	関節の腫脹 350
河車大造丸 177, 384	肝鬱発熱 368	関節のだるい痛み 350
仮象 43	乾嘔 193, 198, 199	関節の発赤腫脹 351
何人飲 295, 384	甘温除熱法 365	関節の発赤と灼熱感 351
火盛傷陰 172	甘温補中法 372	韓善征 291
化積丸 250, 384	肝火 345	甘草乾姜湯 73, 385
牙宣 35	乾咳 109	甘草瀉心湯 185, 385
化虫丸 384	緩解期 87	寒滞肝脈 36
葛可久 107	関格 188	頑痰 188
膈下逐瘀湯 384	乾霍乱 219, 222	肝胆火盛 345
喀血 77, 81, 112	寒霍乱 219, 220	肝胆湿熱 237
活血（祛瘀）法 50	肝火亢盛 14	肝胆不寧 37
葛洪 4	肝火上炎 36, 131	甘遂半夏湯 118, 385
藿香正気散 195, 206, 220, 222, 384	肝火犯胃 134	肝熱 344
葛根芩連湯 28, 206, 212, 384	肝火犯肺 26, 66, 132	寒熱往来 292
葛根湯 282, 384	肝気鬱結 36, 164, 165, 236	甘麦大棗湯 126, 161, 166, 171, 177, 385
活人敗毒散 384	肝気鬱滞 248	寒痺 350
滑精 334, 336	肝気乗脾 207	寒秘 230
滑泄 51	肝気犯胃 37, 179, 182, 195	肝脾血瘀 256
滑脱 51	寒瘧 290, 292, 294	肝脾不和 37
合併症 332	甘姜苓朮湯 324, 385	肝風内動 36
『活法機要』 68	韓祗和 240	感冒 26, 55
藿朴夏苓湯 22	肝経鬱熱 366	顔面神経麻痺 272
	肝血虚 376	顔面の紅潮 330
	間歇性反復発作 290	

顔面麻痺……………… 51, 158	気滞不利……………… 308	胸肋脹満……………… 164
肝陽化風……………… 12	気短……………………… 93	虚火………………… 369, 370
肝陽上亢………… 268, 277, 278	橘皮竹筎湯……… 198, 202, 385	虚寒………………… 41, 73
肝陽頭痛……………… 263	橘皮湯………………… 198	虚寒痢………………… 214
寒痢…………………… 212	気は血の帥……………… 49	玉女煎……………… 131, 331, 385
肝労…………………… 372	気秘……………………… 230, 232	玉枢丹……………… 160, 190, 195,
甘露消毒丹…… 17, 22, 243, 385	帰脾湯…… 9, 30, 131, 134, 136,	215, 221, 222, 385
	138, 143, 155, 157, 166,	玉屏風散…… 59, 87, 112, 126, 385
き	184, 186, 269, 370, 385	『局方発揮』……… 187, 211, 363
	気不摂血……………… 6, 138	祛湿法………………… 46
悸……………………… 140	気分証………………… 22	祛邪…………………… 44
気……………………… 6, 7	気分発熱……………… 366	虚弱体質……………… 373
気陰耗傷……………… 111	喜忘…………………… 156	虚証……………… 154, 160, 161,
気陰両虚……………… 150	瘧疾…………………… 290	166, 196, 201, 374
気陰両傷……………… 330	『瘧疾論』……… 291, 296	虚喘……………………… 93, 95
気鬱………………… 164, 365	逆証……………………… 80	虚損…………………… 372
気鬱化火……………… 165	逆治法………………… 43	虚体感冒……………… 59
気鬱痰阻……………… 286	瘧母……………… 292, 295	虚熱…………………… 72
気癭…………………… 284	逆流挽舟……………… 212	虚煩…………………… 40
気陥……………………… 8	逆気…………………… 188	虚秘…………………… 232
気機鬱滞……………… 201	急黄……………… 240, 241, 243	祛風解痙法…………… 52
気逆………………… 8, 344	芎帰湯………………… 314	祛風通絡……………… 51
気急…………………… 76	芎芷石膏湯………… 262, 385	虚労……………… 292, 340, 372
気虚……… 8, 232, 345, 375, 379	久瀉…………………… 51	虚労失精……………… 334
桔梗杏仁煎………… 79, 385	休息痢……………… 211, 214	気淋……………… 306, 308, 309
桔梗白散……………… 385	久痛入絡……………… 226	金匱腎気丸…… 40, 88, 96,
気虚感冒……………… 59	久病肺虚……………… 99	122, 332, 370, 385
気極…………………… 372	急痨……………… 106, 114	銀翹散……………… 22, 25, 58,
肌極…………………… 372	狂……………………… 168, 171	78, 346, 385
気虚血溢……………… 134	羌活勝湿湯……… 263, 282, 385	『金匱要略』…………… 70,
気虚血滞……………… 277	驚癇…………………… 174	74, 75, 77, 81, 83, 91, 99, 104,
気虚発熱………… 367, 369	驚悸……………… 140, 142	105, 106, 115, 117, 122, 123,
気虚陽微……………… 190	『驚悸怔忡門』……… 140	129, 135, 139, 140, 146, 151,
気厥……………… 158, 159, 160	行気法………………… 50	152, 158, 166, 183, 188, 191,
気結…………………… 189	驚恐…………………… 39	193, 197, 198, 199, 216, 229,
気血虧虚………… 6, 131, 269	恐懼傷腎……………… 341	234, 240, 241, 242, 246, 253,
気血凝滞……………… 170	龔信…………………… 335	259, 272, 278, 280, 283, 290,
気血両虚……………… 379	胸水…………………… 297	295, 296, 297, 298, 299, 304,
気鼓…………………… 252	嬌臓……………… 27, 62, 71	306, 308, 322, 326, 328, 334,
起坐呼吸……………… 91	杏蘇散……………… 18, 65, 385	341, 350, 365, 371, 372, 380
肌衄…………………… 137	杏蘇二陳丸…………… 385	『金匱要略心典』……… 70, 71, 75
枳実導滞丸…… 207, 212, 228, 385	胸痛……… 75, 76, 77, 146, 147	『金匱要略方論本義』……… 281
気随血脱………………… 6	脇痛………………… 181, 235	筋極…………………… 372
気滞………………… 8, 236, 246,	胸痺……………… 31, 146	『金匱翼』… 236, 247, 335, 351, 371
247, 248, 254, 286	胸部の痞え……………… 299	噤口痢……………… 211, 215
気滞血瘀………… 6, 228, 323	胸部の膨満感…………… 99	金鎖固精丸………… 339, 379, 385
気滞血阻……………… 249	胸悶……………… 85, 101	金水六君煎……………… 18
気滞湿阻……………… 254	胸悶痛………………… 147	筋肉の萎縮……………… 356
気滞痰鬱……………… 166		

金鈴子散……………… 8, 249, 385

く

『寓意草』……………………… 259
空痛……………………………… 261
くしゃみ…………………… 55, 57
虞摶……………………………… 83
屈伸不利………………………… 350
蜘蛛蠱…………………………… 252

け

啓膈散……………………… 189, 385
『景岳全書』……… 4, 60, 61, 62, 68,
　　84, 86, 90, 91, 92, 93, 97, 123,
　　124, 127, 128, 129, 130, 135,
　　138, 139, 145, 152, 157, 158,
　　162, 164, 167, 175, 186, 187,
　　188, 192, 194, 197, 198, 199,
　　200, 202, 203, 204, 205, 208,
　　210, 211, 218, 229, 230, 235,
　　236, 239, 240, 245, 246, 247,
　　251, 252, 259, 266, 267, 271,
　　273, 279, 280, 281, 283, 291,
　　296, 297, 299, 305, 306, 315,
　　321, 323, 326, 333, 334, 335,
　　337, 341, 342, 345, 356, 363,
　　367, 371, 372, 373, 374, 380
精関不固………………………… 338
瓊玉膏……………………… 110, 385
桂枝加厚朴杏子湯……………… 385
桂枝加附子湯…………………… 29
桂枝甘草竜骨牡蛎湯…… 144, 386
桂枝芍薬知母湯…… 350, 352, 386
桂枝湯…… 21, 126, 208, 282, 386
痙証………………… 38, 274, 280
瘈瘲……………………………… 280
荊防敗毒散………………… 57, 386
痙攣………………… 100, 101, 104,
　　　　　　　　174, 175, 211, 280
『外科正宗』… 75, 77, 137, 285, 286
『外科精要』……………………… 75
下消……………………………… 331
下焦熱盛………………………… 136
『外台秘要』… 4, 70, 106, 107, 109,
　　114, 179, 197, 209, 284, 286, 288,
　　306, 314, 328, 329, 343, 350, 365
厥………………………………… 158
血………………………………… 6, 9

血溢……………………………… 128
血鬱……………………… 164, 365
血瘀……………… 9, 100, 148, 189,
　　　　　246, 248, 254, 292, 330
月華丸……………………… 110, 386
血虚………… 9, 186, 232, 375, 379
血極……………………………… 372
血虚柴胡湯……………………… 366
血虚失養………………………… 367
血虚頭痛………………………… 264
血虚発熱…………… 366, 367, 369
月経不調………………………… 112
血厥……………………… 159, 161
血鼓……………………………… 252
血痣……………………………… 254
厥証………… 38, 158, 175, 274, 332
血証…………………………… 81, 128
『血証論』………………… 128, 130,
　　　　　　　　134, 298, 330, 366
結石……………………… 50, 241
血泄……………………………… 128
血燥……………………………… 14
結代脈…………………………… 100
厥脱……………………………… 101
血痰……………………………… 104
厥陰頭痛………………………… 265
厥陰病…………………………… 22
血尿……………………… 32, 307, 312
血熱妄行………………………… 137
げっぷ………………… 148, 181,
　　　　　　　198, 205, 225, 231
血府逐瘀湯……… 6, 9, 30, 146,
　　　　　　148, 172, 366, 369, 386
血分証…………………………… 23
血分発熱………………………… 366
便血……………………………… 32
血痢……………………………… 209
血淋……………………… 306, 307, 310
解表法…………………………… 46
下利……………………………… 203
下痢……………………… 203, 218, 225
眩………………………………… 267
懸飲…… 19, 20, 100, 117, 119, 147
牽引痛……………………… 225, 227
眩暈……………… 38, 39, 40, 267
元気……………………………… 7
言語障害……… 158, 272, 277, 278
『厳氏済生方』………………… 114

牽正散……………………… 278, 386
蠲痹湯……………………… 353, 386
痃癖……………………………… 246
健忘……………………… 40, 140, 156
厳用和…………………………… 374

こ

五痿……………………………… 356
哮………………………………… 85
更衣丸……………………… 232, 386
後遺症…………………………… 277
蛤蚧粉……………………… 96, 103
口眼喎斜……… 51, 272, 277, 278
降気法…………………………… 50
行軍散……………………… 222, 386
剛痙……………………………… 280
攻下法…………………………… 47
蒿芩清胆湯……………………… 22
香砂六君子丸…………………… 161
香砂六君子湯…… 17, 33, 185,
　　　　　　　　186, 244, 249, 386
口臭……………………………… 35
哮証……………………… 26, 83, 101
香茸丸……………………… 320, 386
黄承昊…………………………… 334
哮喘……………………………… 83
控涎丹…… 25, 87, 119, 170, 386
香蘇散……………………… 182, 386
交泰丸……………………… 30, 155, 386
『高注金匱要略』……………… 74
絞腸痧…………………………… 219
『黄帝内経』……………………… 4
高熱…………… 57, 76, 77, 312, 365
行痹……………………………… 352
江筆花…………………………… 70
香附旋覆花湯…………… 120, 386
厚朴湯……………………… 222, 386
肛門裂傷………………………… 231
膏淋……………………… 306, 307, 310
膏淋湯……………………… 311, 386
香連丸…………………………… 212
紅霊丹……………………… 222, 386
香連丸…………………………… 386
『紅炉点雪』……………… 77, 142
五癭……………………………… 284
声がれ…………………………… 57
五癩……………………………… 168
杞菊地黄丸…… 13, 37, 269, 332, 386

杞菊地黄湯　　　　　　　264
呉鞠通　　　　　　　　5, 234
呼吸困難　　　　　83, 85, 91
呼吸切迫　　　　　　　　299
黒錫丹　　　96, 103, 144, 303, 386
穀疸　　　　　　　　　　240
黒疸　　　　　　　　　　240
五更瀉　　　　　　　　　207
『古今医案按』　　　188, 337
『古今医鑑』　　　　　174, 177,
　　　　　　　　208, 239, 335
『古今医統』　　　　　107, 108,
　　　　　　　　113, 193, 344
『古今録験』　　　　　　328
五志　　　　　　　　　　357
五子衍宗丸　　　　　　　386
五積散　　　　　　　249, 386
五汁安中飲　　　　　189, 386
固渋止遺　　　　　　　　340
固渋法　　　　　　　　　51
呉茱萸湯　　　　　　31, 200,
　　　　　　　　262, 320, 386
五心煩熱　　　　　　　　13
虎潜丸　　　　　　　362, 386
五臓の気　　　　　　　　7
五臓六腑の海　　　　　　359
五損　　　　　　　　　　372
五疸　　　　　　　　　　240
蠱脹　　　　　　　　　　252
鼓脹　　　38, 244, 251, 252, 299
呉澄　　　　　　　　　　372
骨極　　　　　　　　　　372
骨蒸　　　　　　　　106, 112
骨蒸潮熱　　　　　　　　14
骨蒸発熱　　　　　　　　366
固定痛　　　　　　　　　262
『古典医統大全』　　　　199
蠱毒　　　　　　　　　　252
五仁丸　　　　　　　233, 386
琥珀多寐丸　　　　　155, 386
五皮飲　　　　　　　301, 386
五皮散　　　　　　　　　301
固表斂汗法　　　　　　　51
五磨飲子　　　8, 95, 160, 201, 386
五味消毒飲　　　　　300, 332, 386
五淋　　　　　　　　　　306
五苓散　　33, 104, 122, 257, 301, 386
五労　　　　　　　　357, 372

五労六極　　　　　　　　374
昏睡　　　　　　　　　　330
混濁尿　　　　　　　　　307
昏痛　　　　　　　　　　261
昏倒　　　　　158, 174, 175, 273
昏迷　　　　　100, 211, 272, 312

さ

犀黄丸　　　　　　　　78, 387
犀角散　　　　　　　244, 354, 387
犀角地黄湯　　　　　9, 23, 133,
　　　　　　　　137, 256, 387
柴枳半夏湯　　　　　119, 387
柴胡疏肝散　　　　　　　228
柴胡桂枝乾姜湯　　　294, 387
柴胡桂枝湯　　　　　　　21
柴胡清骨散　　　　　112, 387
柴胡截瘧飲　　　　　293, 387
柴胡疏肝散　　　36, 165, 183,
　　　　　　　237, 346, 387
柴胡疏肝湯　　　　　　　255
済生腎気丸　　　　18, 41, 257,
　　　　　　　303, 320, 387
『済生方』　　　106, 128, 135, 139,
　　　　　140, 141, 187, 197, 216,
　　　　　266, 285, 304, 344, 374
済川煎　　　　　　　233, 387
瘵虫　　　　　　　　　　107
左帰飲　　　　　　　149, 339, 387
左帰丸　　　　　　　270, 303,
　　　　　　　325, 339, 378, 387
左金丸　　37, 166, 184, 186, 196, 387
沙参清肺湯　　　　　　　79
沙参麦冬湯　　　　　67, 120
砂石　　　　　　　　　　238
砂石結聚　　　　　　　　308
『雑病源流犀燭』　　75, 82, 140,
　　　　　204, 234, 285, 323, 355, 374
贊育丹　　　　　　　　　387
三陰瘧　　　　　　　　　291
『三因極一病証方論』　　　4,
　　　　　106, 107, 124, 135, 139, 156,
　　　　　174, 202, 223, 284, 290, 356
三因制宜　　　　　　　　45
三瘧　　　　　　　　　　291
『三国志』　　　　　　　284
三才封髄丹　　　　　337, 387
『三指禅』　　　　　　　209

三七粉　　　　　　　　　133
蚕矢湯　　　　　　　221, 387
三子養心湯　　　　　　　387
三子養親湯　　　66, 87, 95, 102
三焦の気化　　　　　　　317
三聖散　　　　　　　170, 387
酸棗仁湯　　　　　　37, 387
残尿感　　　　　　　306, 317
三仁湯　　　　　　　　　387
参附湯　　　　　　　　　6
三拗湯　　　　　　　64, 387

し

支飲　　19, 20, 85, 99, 101, 117, 121
滋陰降火法　　　　　　　372
時疫痢　　　　　　　　　209
地黄飲子　　　　　　278, 387
四海舒鬱丸　　　　　18, 286, 387
『医家四要』　　　　　　172
自汗　　　　　　　51, 112, 124
四逆散　　　　　　　　　37
四逆湯　　　　　　　　13, 22
紫金丹　　　　　　　　　387
衄血　　　　　　　26, 38, 128, 254
四君子湯　　　8, 166, 186, 207, 387
死厥　　　　　　　　　　158
止血法　　　　　　　　　50
時行疫毒　　　　　　　　56
時行感冒　　　　　　　55, 56
時行病　　　　　　　　　55
歯衄　　　　　　　　128, 131
四肢厥冷　　　　　　　　158
梔子豉湯　　　　　　　　22
梔子清肝湯　　　　　287, 387
四七湯　　　　　　18, 171, 387
四肢の痙攣　　　　　　　51
四肢の冷え　　　　　148, 330
梔子柏皮湯　　　　　243, 387
時邪　　　　　　　　219, 222
屍挂　　　　　　　　　　106
四神丸　　　33, 41, 208, 379, 387
滋腎丸　　　　　　　　　315
滋腎通関丸　　　　　318, 387
滋水涵木　　　　　　　　45
嗜睡昏迷　　　　　　　　101
滋水清肝飲　　　132, 167, 368, 387
紫雪丹　　　　　23, 213, 294, 387
子臓　　　　　　　　　　44

索引

痔瘡……………………………… 231
止嗽散………………… 18, 64, 388
肢体の萎縮と軟化…………… 357
七傷……………………………… 372
『七松岩集』…………………… 322
七味都気丸……… 88, 96, 311, 388
湿………………………… 11, 16, 116
刺痛………………… 236, 262, 306, 317
湿鬱………………………… 164, 365
『質疑録』……………………… 291
実（湿）熱……………………… 41
湿邪………………………… 241, 242
湿勝…………………………… 156
実証… 153, 160, 161, 165, 194, 200
失笑散……………… 36, 184, 249, 388
失精羸痩……………………… 334
実喘…………………………… 93, 94
湿濁………………… 241, 335, 345
湿毒………………………… 298, 299
湿毒侵淫………………………… 300
湿熱……… 206, 209, 236, 254, 298,
　　　　　299, 313, 336, 356, 358
湿熱蘊結…………………… 255, 316
湿熱下注………………… 335, 338, 341
湿熱邪…………………………… 323
湿熱浸淫…………………… 357, 360
湿熱中阻………………………… 17
湿熱内蘊…………………… 33, 313
湿熱壅盛………………………… 301
湿熱壅滞………………………… 227
湿熱腰痛………………………… 324
湿熱痢…………………… 210, 212
湿痺……………………………… 350
湿秘……………………………… 230
実脾飲……………… 17, 255, 302, 388
失眠……………………… 31, 152
紫斑………………………… 128, 137
『時病論』……………………… 208
痺れ……………………………… 350
『時方歌括』…………………… 146
至宝丹………… 103, 171, 244, 256,
　　　　　273, 276, 282, 294, 388
『時方妙用』…………………… 90
四味回陽飲……… 160, 161, 388
四妙丸…………………… 324, 388
嗜眠……………………………… 100
嗜眠証…………………………… 156
耳鳴………………… 38, 39, 40, 343

『四明心法』…………………… 185
指迷茯苓丸………………… 18, 388
四物湯………………… 9, 29, 264,
　　　　　283, 314, 376, 388
瀉……………………………… 203
『謝映廬医案』………… 234, 321
瀉肝……………………………… 38
炙甘草湯……………… 150, 354, 388
灼痛……………………………… 261
芍薬甘草湯……………… 184, 388
芍薬湯…………………… 212, 388
沙参清肺湯……………………… 388
瀉心湯………………… 14, 128,
　　　　　132, 134, 183, 388
沙参麦冬湯………… 13, 26, 376, 388
しゃっくり……………… 148, 198
邪熱鬱蒸………………… 125, 126
邪熱乗肺………………………… 25
瀉肺……………………………… 27
瀉白散………… 26, 120, 133, 388
邪犯胸肺……………………… 119
瀉法……………………………… 44
邪壅経絡……………………… 282
聚……………………………… 246
柔肝……………………………… 38
重下……………………………… 209
舟車丸…………………… 256, 388
聚証……………………………… 248
重傷風…………………………… 55
渋精止遺法……………………… 51
十全大補湯……………… 295, 388
従治法…………………………… 43
重聴…………………………… 343
渋腸止瀉法……………………… 51
重痛…………………………… 261
皺肺丸…………………… 103, 388
渋法……………………………… 51
『十薬神書』…………………… 107
宿食…………………………… 191, 227
宿痰……………………………… 83
粛肺……………………………… 27
柔痙…………………………… 280
酒厥…………………………… 158
朱砂安神丸……………… 143, 144,
　　　　　　　154, 172, 388
『寿世保元』…………… 105, 177
濡泄…………………………… 203
手足逆冷……………………… 158

酒疸…………………………… 240
朱丹渓…………… 4, 83, 252, 273,
　　　　　314, 338, 356, 362, 372
十灰散…………………… 134, 137, 388
出血………………………… 9, 100, 128
十棗湯…… 20, 119, 256, 258, 388
首風…………………………… 260
『儒門事親』………… 106, 116, 123,
　　　　　284, 289, 291, 328,
　　　　　329, 332, 356, 358
腫瘤…………………………… 286
順気導痰湯……………… 170, 388
潤下法…………………………… 48
順証……………………………… 80
春沢湯…………………… 320, 388
潤腸丸…………………… 233, 388
潤肺……………………………… 27
純陽正気丸……………… 206, 220, 388
暑……………………………… 11
少陰病…………………………… 22
『症因脈治』………… 4, 84, 132,
　　　　　133, 138, 219, 229,
　　　　　239, 291, 350, 366
焼塩探吐法…………………… 388
消渇………………………… 40, 328
消渇方…………………… 331, 388
傷寒……………………………… 55
小陥胸湯……………………… 388
『傷寒雑病論』………………… 4
『傷寒微旨論』……………… 240
『傷寒明理論』……… 127, 141, 158
『傷寒論』…………………… 21, 55,
　　　60, 140, 158, 179, 185, 200,
　　　208, 209, 218, 220, 230, 233,
　　　234, 245, 260, 266, 274, 301
正気散………………………… 388
正気天香散……………… 226, 388
承気湯……………… 21, 22, 28
瘡瘍……………………… 291, 292, 294
生姜甘草湯……………… 73, 388
生姜紅糖湯…………………… 182
小薊飲子………………… 136, 310, 389
小建中湯……………… 184, 227, 389
小柴胡湯……………… 21, 293, 309, 389
『床子』……………………… 284
上視…………………………… 174, 175
『証治匯補』……………… 69, 173
情志不調……………………… 92

舟車丸 258	食癇 174	腎虚 88, 95, 329, 345
消腫法 47	食瘧 291	心陽（気）虚 29
上消 331	食厥 159	秦艽鼈甲散 14, 111, 389
小承気湯 162, 182, 195, 389	食滞 50, 242, 245	腎虚火旺 136
情志抑鬱 169	食滞痰阻 249	腎虚火動 14
傷食発熱 366	食滞腸胃 206	腎虚水泛 40
小青竜加石膏湯 389	食欲減退 231	腎虚頭痛 263
小青竜湯 20, 25, 121, 389	食欲不振 181, 225	腎虚精虧 278
小青竜湯加石膏湯 102	暑厥 159	心虚胆怯 141, 142
硝石礬石散 244, 389	暑湿 58	腎虚脾弱 41
消癉 328	『諸証提綱』 97	腎虚腰痛 325
滌痰湯 103, 176, 276, 389	暑泄 203	沈金鼇 258
『証治匯補』 5, 56, 60, 74,	食厥 162	秦景明 4, 366
84, 93, 99, 104, 105, 108, 117,	暑湿 206	心血瘀阻 30, 144, 148
145, 165, 180, 194, 209, 235,	『諸病源候論』 4, 55,	心血虚 375
268, 271, 278, 313, 315, 322,	56, 61, 75, 90, 99, 105, 128, 209,	心血不足 141, 143
348, 355, 359, 362, 366, 367	218, 224, 225, 240, 241, 245, 246,	腎元虧虚 313, 317
『証治準縄』 4, 92, 146, 162,	252, 259, 274, 279, 284, 285, 288,	沈香降気散 183, 389
168, 177, 179, 199, 260, 291,	290, 295, 297, 306, 313, 314, 316,	沈香散 310, 389
296, 326, 328, 335, 342, 357	321, 322, 328, 334, 350, 365, 372	参蛤散 88, 96
小腸 31	諸陽の会 260, 262	神犀丹 23, 213, 389
消中 328	薯蕷丸 380, 389	『仁斎直指附遺方論』 343, 348
小腸虚寒 31	徐霊胎 55, 188, 308	『仁斎直指方』 55, 107
『証治要訣』 127, 252,	女癆疸 240	『仁斎附遺方論』 92, 97
259, 291, 306	思慮傷脾 157	『沈氏尊生書』 5, 179, 240, 258
小腸実熱 31	耳聾 38, 39, 40, 330, 332, 343	人事不省 158, 170,
情緒不安定 164	耳聾左慈丸 347, 389	174, 175, 272, 275
生鉄落飲 171, 389	心 29	身重 55
消導（消散）法 50	腎 39	神朮散 162, 389
『小児薬証直訣』 365	腎陰虧虚 41, 331	心腎陰虚 149
小半夏加茯苓湯 118, 389	心陰虚 377	心腎虧虚 176
小半夏湯 195, 389	腎陰虚 378	真心痛 147, 148, 181
傷風 55, 56	心陰（血）虚 29	心腎不交 30, 40, 152, 334, 337
少腹逐瘀湯 228, 389	心火 336	心腎陽虚 379
小便失禁 42	参蚧散 40, 389	真人養臓湯 214, 389
小便難 314	新加香薷飲 58, 389	心水 297
小便不通 314	心火熾盛 14	腎水 297
小便不利 42	心下痞 179	腎水凌心 41
消法 50	心肝陰虚 287	腎精虧虚 347
生脈散 26, 95, 96, 143,	真寒仮熱 370	腎精虧耗 157
150, 160, 277, 389	心悸 31, 40, 99, 100, 140, 242	腎精不足 269
椒目栝楼湯 389	津虧 14	震顫 100, 104
逍遙散 37, 244, 249, 389	腎気丸 20, 257, 320, 332	参蘇飲 55, 59, 389
少陽頭痛 265	腎気衰微 303	身体消痩 328
少陽病 21	腎虧体虚 323	身体の不快感 57
拯陽理労湯 378, 389	津虧熱結 189	身体不随 357
如金解毒散 78	腎気不固 40, 136	心胆気虚 155
食鬱 164, 365	腎気不足 344	腎着湯 324

真中	273, 274	
心中懊憹	242	
真中風	274	
心痛	146, 148, 179	
身痛逐瘀湯	325, 389	
『神農本草経』	290	
心肺気虚	30	
心痹	351	
心脾受損	341	
心脾両虚	30, 33, 154, 166, 171	
神不守舎	152	
真武湯	41, 96, 104, 144, 303, 389	
参附湯	96, 103, 150, 160, 216, 277, 389	
腎不納気	40	
身偏不用	272	
心陽虚	378	
腎陽虚	379	
腎陽虚衰	207	
腎陽衰憊	320	
腎陽衰微	330	
心陽不振	141, 144	
腎陽不振	40	
参苓白朮散	112, 207, 302, 361, 389	
心労	372	
腎労	372	

す

水	116
水飲	100
水飲凌心	141, 144
髄海	260
水気	297, 299
水蠱	252
水鼓	252
水紅花膏	250, 390
水湿	298
水湿浸漬	300
水腫	40, 50, 99, 100, 254, 297, 317, 330, 332, 374
水毒	252
水様便	205
水陸二仙丹	339, 390
鄒滋九	356
頭痛	38, 55, 57, 231, 260, 268, 290, 317, 330

せ

清胃散	34, 390
清営湯	23
清営涼血法	47
青娥丸	390
清肝	38
精関不固	335, 339
清気不昇	347
精気不足	374
清気分熱法	47
正痙	292
精極	372
清金化痰湯	25, 66, 390
清骨散	370, 390
茜根散	9, 132, 138, 390
『聖済総録』	4, 105, 116, 146, 191, 193, 240, 284, 322, 328, 329
清瘴湯	294, 390
清震湯	265, 390
正水	297
清燥救肺湯	26, 72, 360, 390
清臓腑熱法	47
正治	43
怔忡	140, 142
掣痛	261
『世医得効方』	146
清熱解毒法	47
清熱熄風法	52
清熱法	47
清肺	27
清肺飲	319, 390
成癰期	78
清陽の府	260
青麟丸	232, 390
積	246
石葦散	309, 390
石癭	284
積塊	252
『石室秘録』	142, 163
積聚	38, 225, 244, 246, 253
積証	249
石水	297
『赤水玄珠』	216
赤白滞下	209
赤白痢	209, 210
赤痢	210
石淋	306, 307, 309

泄	203
薛己	4
截瘧	293
截瘧七宝飲	293, 294, 390
『折肱漫録』	334
泄瀉	29, 32, 40, 112, 203, 210, 219, 374
薛生白	5, 280
舌瘡	32
喘	85
涎	174, 175, 225
喘咳	99, 100
戦汗	125
疝気	225
川芎茶調散	262, 390
千金葦茎湯	78, 390
『千金方』	4, 172
『千金方衍義』	187
『千金要方』	209, 284, 329
喘厥	99
譫語	312
喘腫	99
喘証	26, 83, 85, 91, 101
全身の重だるい痛み	57
全身の不快感	55
『先醒斎医学広筆記』	128, 139
喘息	61, 83, 101, 146, 317
喘脱	91, 99, 104
宣肺	27
宣痹湯	353, 390
旋復花湯	237
旋覆花湯	390
旋復代赭湯	200, 201, 202
旋覆代赭湯	8, 390
善忘	156
喘鳴	83
譫妄	101, 104

そ

嗽	61
燥	11, 13
増液承気湯	28, 282, 331, 390
増液湯	189, 390
相火妄動	336
宗気	7
桑菊飲	22, 25, 65, 130, 390
皂莢丸	87, 390
桑杏湯	26, 65, 132, 390

溲血 128	『素問玄機原病式』 141, 186, 267, 274, 279, 356	脱証 273, 276, 277
巣元方 4, 252, 314		多尿 328
嘈雑 35, 186, 225	『素問病機気宜保命集』 286	多寐 156
葱豉桔梗湯 58, 390	孫思邈 198	多量の痰 99
蒼朮難名丹 313, 390	飧泄 203, 209, 220	痰 16, 18, 19, 62, 64, 75, 77, 84, 85, 101, 116, 168, 274, 285
蒼朮二陳湯 390	**た**	
増水行舟法 234		胆 35, 36, 38, 39
早泄 336	太陰病 21	痰飲 19, 20, 32, 99, 115, 117, 118
瘡癤 330	大黄甘草湯 190, 391	
臓躁 166	大黄䗪虫丸 380, 391	痰飲内阻 195
『証治匯補』 172	大黄硝石湯 243, 391	痰鬱 164, 365
瘡毒発熱 366	大黄附子湯 391	痰鬱於肝 18
壮熱 290	大瘕泄 209	痰蘊脾胃 18
燥熱 329	体虚病後 84	胆黄 240
燥熱傷肺 132	滞下 209, 211	痰火 344, 345
蒼白二陳湯 338	大厥 272, 273	痰火鬱結 346
桑白皮湯 94, 102, 390	大建中湯 185, 227, 391	肝火旺盛 287
桑螵蛸散 41, 339, 390	黛蛤散 26, 67, 133, 391	痰火上擾 171
臓腑 24	大柴胡湯 21, 243, 391	痰火内擾 30
臓腑の生克関係 44	戴思恭 252	痰火内盛 176
臓腑の病機 45	大七気湯 249, 391	暖肝煎 37, 226, 391
臓腑の表裏関係 45	体重減少 330	痰気鬱結 170
藻薬散 287, 391	大承気湯 227, 391	痰気交阻 189
瘡瘍 332	大秦艽湯 275, 391	痰気上擾 169
走陽 336	大青竜湯 391	瘅瘧 290
早漏 336, 340	大腸 28	痰凝 286, 292
疏肝 38	大腸虚寒 28	胆虚証 38
塞因塞用 43	大腸湿熱 28	『丹渓心法』 55, 60, 90, 97, 99, 105, 107, 124, 132, 133, 138, 140, 141, 156, 164, 167, 168, 174, 209, 219, 251, 260, 266, 267, 268, 274, 279, 297, 302, 306, 308, 313, 314, 322, 329, 363, 365, 372
熄風法 51	大腸実熱 28	
蘇合香丸 18, 149, 160, 171, 256, 276, 295, 391	大腸津虧 28	
	大腸泄 203	
疏鑿飲子 301, 391	代抵当丸 319, 391	
蘇子降気湯 8, 86, 96, 102, 391	大定風珠 12, 23, 269, 282, 283, 391	
素体不足 157		痰厥 158, 159, 161
卒中 272	大半夏湯 191, 391	痰結血瘀 286
蘇氷滴丸 151	『太平聖恵方』 4, 106, 191, 198, 246, 365	丹梔逍遙散 166, 368, 391
『素問』 55, 56, 57, 61, 83, 91, 97, 105, 106, 115, 116, 127, 129, 139, 140, 141, 146, 151, 152, 153, 157, 158, 165, 167, 168, 172, 174, 179, 187, 193, 198, 199, 203, 208, 216, 218, 220, 224, 225, 229, 235, 238, 240, 245, 247, 248, 258, 259, 260, 265, 267, 272, 276, 278, 280, 283, 290, 291, 292, 296, 297, 298, 304, 306, 314, 322, 328, 341, 347, 350, 351, 355, 356, 357, 359, 363, 365, 371, 372, 373, 374		痰湿蘊肺 65
	大補陰丸 37, 325, 337, 391	胆実証 38
	大補元煎 40, 177, 264, 391	痰湿蒙閉心包 256
	太陽頭痛 265	痰証発熱 366
	太陽病 21	丹参飲 146, 148, 184, 391
	多飲 328	痰阻 189
	濁気 285	痰阻於肺 18
	濁証 336	『丹台玉案』 203
	濁唾涎沫 109	痰濁 99, 100, 148, 188, 247, 262, 345, 351
	濁痰 77	
	多食 328	痰濁頭痛 264
	脱汗 125	痰濁阻肺 25, 94

痰濁中阻 270	張景岳 4, 252, 273, 291, 297, 314, 315, 317, 372	通脈四逆加猪胆汁湯 … 221, 392
痰濁壅塞 148		通脈四逆湯 226, 392
痰濁壅肺 101	趙献可 335	通幽湯 190, 392
痰動於腎 18	丁香散 200, 392	
胆道駆蛔湯 391	張三錫 345	**て**
痰熱 344	張山雷 273	泥瘻 284
痰熱鬱肺 66, 94, 102	『張氏医通』 5, 75, 76, 77, 80, 81, 99, 153, 163, 202, 223, 236, 241, 251, 266, 279, 280, 357, 368	定癇丸 176, 392
痰熱素盛 76		『程杏軒医述』 186
痰熱内擾 154		貞元飲 347, 392
単腹蠱 252	張従正 4, 356	定志丸 172, 392
痰鳴 83, 85	張寿甫 273	程氏萆薢分清飲 311, 313, 338, 392
痰蒙心竅 18	丁沈透膈散 191, 392	
痰蒙神竅 102	癥積 100, 312	泥状便 181
痰留骨節経絡 18	張仲景 4, 230	定喘湯 87, 392
	脹痛 231, 236, 261	葶藶大棗瀉肺湯 … 20, 25, 301, 392
ち	跳痛 261	癲 168, 170
竹筎湯 195, 391	腸道湿熱 135	癲癇 174
逐水法 48	潮熱 14, 40, 106, 109, 112, 292	癲狂 31, 38, 168
搐鼻散 160, 391	張伯竜 273	癲狂夢醒湯 172, 392
竹葉石膏湯 201, 221, 391	腸澼 209	伝屍 106
竹瀝達痰丸 176, 391	脹満感 248	天王補心丹 29, 143, 287, 337, 377, 392
知柏地黄丸 14, 136, 144, 310, 311, 313, 337, 341, 391	腸鳴 205, 211	
	脹悶感 99	天麻鈎藤飲 36, 263, 269, 278, 392
知柏地黄湯 41	腸癰 225	
着痺 353	調理胃腸法 48	**と**
中気不足 33, 319, 367	調和肝脾法 48	吐 193
中虚臓寒 227	『直指方』 193	『東垣十書』 260, 297
中経絡 275	猪胆汁導法 234	桃核承気湯 241
虫鼓 252	猪肚丸 338, 392	桃花湯 208, 214, 392
『肘後備急方』 107, 113, 223, 290	猪苓湯 301, 392	盗汗 13, 40, 51, 106, 109, 112, 124
	鎮肝 38	動悸 140, 147, 340
『肘後方』 4, 106, 284	鎮肝熄風湯 12, 275, 392	当帰補血湯 6, 166, 370, 393
駐車丸 214, 391	鎮肝熄風法 52	当帰竜薈丸 171, 269, 393
虫痓 106	沈金鰲 240	当帰六黄湯 112, 126, 393
虫症 225	鎮痙法 51	桃紅飲 354, 393
虫積 242, 245	沈香散 319	桃仁紅花煎 145
注泄 203	『沈氏尊生書』 152	透疹法 46
『中蔵経』 106, 306, 344	枕中丹 157, 392	導赤散 31, 310, 318, 393
中臓腑 275		洞泄 203
中風 38, 55, 159, 175, 271, 272, 281, 330, 332	**つ**	導痰湯 18, 30, 161, 393
	追虫丸 392	桃仁紅花煎 393
中満分消丸 256, 392	通因通用 43	桃仁承気湯 9
地楡散 135, 392	通瘀煎 161, 392	独参湯 216
癥 246	通竅活血湯 265, 392	毒痓 106
『張聿青医案』 203	通じざれば則ち痛む 180	独参湯 6, 134, 161, 393
調営飲 256, 392	痛瀉要方 207, 392	吐血 32, 38, 100, 101, 104, 128, 133, 181, 254
調営斂肝飲 184, 392	通ずれば痛まず 226	
癥瘕 246, 252	痛痺 351, 352	

吐酸･････････････････ 185	如金解毒散･･････････ 393	肺虚･････････････ 87, 95
兎絲子丸･････････････ 393	人参胡桃湯･･･････････ 40	肺虚火壅･････････････ 14
『図書集成医部全録』････ 5	人参養栄湯･･ 150, 161, 245, 393	肺消･･････････････ 328
独活寄生湯･･･ 324, 354, 393		肺腎陰虧････････････ 26
鳥目･･････････ 330, 332	**ね**	肺腎気虚････････････ 103
呑酸････････････････ 185	熱因熱用････････････ 43	肺水･･････････････ 297
鈍痛････････････････ 262	熱鬱････････････ 164, 365	肺燥･････････････ 329, 358
	熱霍乱･･････････ 219, 221	肺燥津傷････････････ 71
な	熱極生風････････････ 12	肺脹･･････････････ 83, 99
内因････････････････ 367	熱哮･･･････････････ 86	培土生金････････････ 45
内火････････････････ 11	熱邪犯肺････････････ 130	排尿困難･･････ 306, 317
『内外傷弁惑論』････ 365, 367	熱瘡･･････････････ 294	排尿量の減少･････････ 307
『内科摘要』･･････････ 4	熱傷血絡････････････ 308	肺熱気壅････････････ 316
内寒････････････････ 11	熱甚発痙････････････ 282	肺熱傷津････････････ 357
内湿････････････････ 11	熱燥･････････････ 230	肺熱津傷････････････ 360
内傷･･････ 61, 62, 65, 91,	熱痹･････････････ 350	肺熱津消････････････ 331
93, 235, 260, 263, 268,	熱秘････････････ 230, 231	肺熱壅盛････････････ 318
280, 281, 285, 359, 365	熱利･････････････ 209	肺癰･･････ 26, 71, 75, 109
内傷発熱･･････ 365, 366, 367	熱痢････････････････ 212	肺労･････････････ 372, 374
内燥････････････････ 11	熱利下重････････････ 209	肺癆･････････ 26, 72, 106, 332
内熱････････････････ 359	熱淋････････････ 306, 308	吐き気･･････････ 312, 330
内風･･････････ 11, 272, 274	燃照湯･･････････ 221, 393	薄厥･･････････････ 272
内癰････････････････ 75		薄厥証････････････ 272
生臭く汚濁した痰････････ 75	**の**	白頭翁湯･･････ 28, 212, 213, 393
『難経』･･････ 151, 168, 203, 204,	膿････････････････ 332	白内障･････････ 330, 332
209, 216, 246, 251, 372, 380	膿血････････ 75, 77, 81, 210	麦味地黄丸･･････････ 393
難聴････････････････ 343	膿血痰･･･････････ 76	麦門冬湯･･････ 72, 196, 393
	膿血便･･･････････ 209, 211	柏葉湯･････････ 128, 134, 393
に	膿血痢････････････ 209	白痢･････････････ 210
二陰煎･･････････ 172, 393	膿痰･････････････ 76	破傷風････････････ 281
濁った唾や涎沫の吐出･････ 70	脳風･･････････････ 260	八味丸料････････････ 315
二至丸･･････････ 313, 393	のどの痒み･･････････ 57	発汗････ 55, 124, 148, 267, 290
二神散･･････････ 309, 393		白金丸････････････ 171, 393
二仙湯････････････ 393	**は**	八正散･･････ 41, 309, 318, 393
二陳湯･･･････ 25, 33, 66, 95,	肺･･････････････ 24, 55, 61	八珍湯･･ 6, 250, 295, 309, 310, 393
201, 270, 314, 393	肺痿････････ 26, 70, 77, 109	発熱････ 55, 57, 75, 76, 77, 83, 365
二冬湯･･････････ 331, 393	肺痿疾･････････････ 106	鼻づまり･･････････ 55, 57
二妙丸･･････････････ 393	肺胃津傷････････････ 13	鼻水･････････････ 55
尿血････････････ 128, 135	肺陰虧損････････････ 110	反胃･･････････ 188, 191, 194
溺血････････････････ 128	肺陰虧耗････････････ 67	翻胃･･････････････ 188
尿濁･････････ 312, 313, 328	肺陰虚････････････ 376	斑塊･････････････ 137
尿道の痛み･･･････････ 306	肺衛不固･･･････････ 125	煩渇･････････････ 77
尿に甘味がある･･････････ 328	梅核気･･･････････ 189	半夏乾姜散････････ 200
尿の滴り･････････････ 307	肺気鬱痹････････････ 95	半夏厚朴湯･･････ 166, 196, 393
尿の出渋り････････････ 317	肺気虚･･････････ 375	半夏秫米湯･････ 154, 393
尿閉････････ 307, 314, 317	肺気虧虚････････････ 26	半夏白朮天麻湯･･････264,
尿量減少････････････ 317	肺気虚冷････････････ 71	270, 347, 394
尿路阻塞････････････ 317, 319	肺気不足････････････ 125	半身不随･･････ 158, 272, 277

索引

半身麻痺 …… 330	百合固金丸 …… 111, 133, 394	不換金正気散 …… 295
煩躁 …… 99, 100	百合固金湯 …… 14, 26	『不居集』 …… 372, 381
反治 …… 43	百日瘁 …… 114	伏飲 …… 83
斑点 …… 137	百部煎剤 …… 394	復元活血湯 …… 237, 394
煩熱 …… 211	白芨散 …… 112	腹水 …… 100, 297
煩悶 …… 185	白芨枇杷丸 …… 112, 394	伏痰 …… 84
半硫丸 …… 233, 394	白虎加桂枝湯 …… 290, 293, 353, 394	腹痛 …… 29, 32, 181, 205, 209, 211, 218, 224
斑竜丸 …… 339, 394	白虎加人参湯 …… 282, 294, 331, 394	腹部の脹満 …… 231
ひ	白虎湯 …… 21, 293	腹部の張り …… 205, 299
脾 …… 32, 33	標 …… 43	複方丹参注射液 …… 150
脾胃陰虚 …… 377	『病因脈治』 …… 146	茯苓甘草湯 …… 30
脾胃気虚 …… 369	表寒裏熱 …… 94	仆撃 …… 272
脾胃虧虚 …… 358, 361	脾陽虚 …… 378	普済消毒飲 …… 394
脾胃虚寒 …… 135, 184, 196	脾陽虚弱 …… 118	『普済方』 …… 260, 296
脾胃虚弱 …… 180, 207, 344	脾陽虚衰 …… 33, 302	『普済本事方』 …… 106
脾胃湿熱 …… 344	表実証 …… 57	附子粳米湯 …… 226, 394
脾胃不和 …… 33	病毒 …… 56	浮腫 …… 99, 101, 147, 188, 254, 277, 297
脾胃陽虚 …… 201	鼻翼呼吸 …… 91	附子理中丸 …… 41, 191, 207, 214, 221, 257, 379, 394
『脾胃論』 …… 156, 358, 365, 372	脾労 …… 372	附子理中湯 …… 13, 28, 33, 227
痞塊 …… 246	頻尿 …… 51, 317	扶正 …… 44
脾気虚 …… 375	**ふ**	扶正達邪法 …… 56
ひきつり …… 100	風 …… 11, 55, 61, 158, 272	不定期発熱 …… 367
脾気不昇 …… 316	風温 …… 77, 292	釜底無薪 …… 191
『備急千金要方』 …… 75, 106, 128, 218, 223, 290, 306, 314, 316, 329, 332, 334, 350	風寒 …… 57, 205	不得臥 …… 152
	風癇 …… 168, 174	不得眠 …… 152
脾虚 …… 88, 156, 358	風寒湿邪 …… 350	不妊 …… 340
脾虚気陥 …… 313	風寒湿痺 …… 352	不寐 …… 152
脾虚及肺 …… 26	風寒襲肺 …… 64, 94	不眠 …… 39, 40, 140, 164, 242, 340
脾虚湿阻 …… 17	風寒頭痛 …… 262	
鼻衄 …… 130	風湿頭痛 …… 263	震え …… 51, 57, 76, 77
脾湿犯肺 …… 33	風湿熱痺 …… 353	**へ**
鼻汁 …… 57	風邪 …… 55, 275, 298, 299	閉 …… 314
痺証 …… 350, 359	風水 …… 297, 299	平胃散 …… 18, 25, 33, 156, 206, 249, 394
脾腎虧虚 …… 307	封髄丹 …… 338, 394	
脾腎陽虚 …… 13, 33, 122, 257, 379	風水氾濫 …… 299	平肝 …… 38
皮水 …… 297, 299	風燥 …… 230	平肝熄風 …… 51
脾水 …… 297	風燥傷肺 …… 65	閉証 …… 273, 276, 277
秘精丸 …… 40	風痰阻絡 …… 278	平喘固本湯 …… 103, 394
『筆花医鏡』 …… 70	風痰閉阻 …… 176	『平治会萃』 …… 128
『秘伝証治要訣及類方』 …… 142	風熱 …… 57, 344, 345, 351	辟瘟丹 …… 394
微熱 …… 365	風熱上擾 …… 346	癖塊 …… 246
痱風 …… 272	風熱頭痛 …… 262	鼈甲煎丸 …… 237, 244, 250, 290, 295, 394
非風 …… 273	風熱犯肺 …… 64	
脾不統血 …… 136	風痺 …… 350	瘭螺痧 …… 220
痞満 …… 248	風秘 …… 230	
脾約 …… 230		

便血⋯⋯⋯⋯⋯⋯⋯ 100, 101, 104, 128, 134, 181	麻杏石甘湯⋯⋯⋯ 22, 94, 119, 395	痩せ⋯⋯⋯⋯⋯⋯⋯⋯ 106, 188
偏枯⋯⋯⋯⋯⋯⋯⋯⋯⋯⋯ 272	麻子仁丸⋯⋯⋯⋯⋯ 28, 232, 395	**ゆ**
偏頭痛⋯⋯⋯⋯⋯⋯⋯⋯⋯ 265	慢性咳嗽⋯⋯⋯⋯⋯⋯⋯⋯ 85	憂鬱傷神⋯⋯⋯⋯⋯⋯ 164, 166
偏頭風⋯⋯⋯⋯⋯⋯⋯⋯⋯ 265	慢性衰弱⋯⋯⋯⋯⋯⋯⋯ 372	憂瘦⋯⋯⋯⋯⋯⋯⋯⋯⋯ 284
便秘⋯⋯⋯⋯⋯ 29, 35, 181, 230	**み**	湧水⋯⋯⋯⋯⋯⋯⋯⋯⋯ 297
偏風⋯⋯⋯⋯⋯⋯⋯⋯⋯⋯ 272	水下痢⋯⋯⋯⋯⋯⋯⋯⋯ 203	喩嘉言⋯⋯⋯⋯⋯⋯ 212, 252
ほ	蜜煎導法⋯⋯⋯⋯⋯⋯⋯ 233	俞震⋯⋯⋯⋯⋯⋯⋯⋯⋯ 337
補陰法⋯⋯⋯⋯⋯⋯⋯⋯⋯ 49	身震い⋯⋯⋯⋯⋯⋯⋯⋯ 290	弓なり反張⋯⋯⋯⋯⋯⋯ 280
防已黄耆湯⋯⋯⋯⋯⋯ 300, 394	耳鳴り⋯⋯⋯⋯⋯⋯ 140, 242	**よ**
冒寒⋯⋯⋯⋯⋯⋯⋯⋯⋯⋯ 55	『脈因症治』⋯⋯⋯⋯⋯⋯ 291	陽痿⋯⋯⋯⋯⋯⋯⋯ 40, 341
膀胱⋯⋯⋯⋯⋯⋯⋯⋯ 41, 42	『脈経』⋯⋯⋯⋯⋯⋯⋯⋯ 4	陽鬱発熱⋯⋯⋯⋯⋯⋯⋯ 366
膀胱湿熱⋯⋯⋯⋯ 306, 308, 318	脈の結代⋯⋯⋯⋯⋯⋯⋯ 147	陽黄⋯⋯⋯⋯⋯⋯⋯ 241, 242
膀胱⋯⋯⋯⋯⋯⋯⋯⋯⋯ 252	妙香散⋯⋯⋯⋯⋯⋯ 339, 395	養肝⋯⋯⋯⋯⋯⋯⋯⋯⋯ 38
冒風⋯⋯⋯⋯⋯⋯⋯⋯⋯⋯ 55	**む**	羊肝丸⋯⋯⋯⋯⋯⋯ 332, 395
防風湯⋯⋯⋯⋯⋯⋯ 352, 394	夢遺⋯⋯⋯⋯⋯ 31, 40, 334, 336	羊癇風⋯⋯⋯⋯⋯⋯⋯⋯ 174
補益法⋯⋯⋯⋯⋯⋯⋯⋯⋯ 49	むかつき⋯⋯⋯⋯⋯ 225, 231	陽気虚衰⋯⋯⋯⋯⋯⋯⋯ 150
補肝湯⋯⋯⋯⋯⋯ 12, 377, 394	夢失精⋯⋯⋯⋯⋯⋯⋯⋯ 334	陽虚⋯⋯⋯⋯⋯⋯ 156, 378, 379
補気運脾湯⋯⋯⋯⋯⋯ 190, 394	夢精⋯⋯⋯⋯⋯⋯⋯⋯⋯ 334	陽虚水泛⋯⋯⋯⋯⋯⋯⋯ 103
補気法⋯⋯⋯⋯⋯⋯⋯⋯⋯ 49	夢泄精⋯⋯⋯⋯⋯⋯⋯⋯ 334	陽虚発熱⋯⋯⋯⋯⋯ 366, 370
補血法⋯⋯⋯⋯⋯⋯⋯⋯⋯ 49	胸やけ⋯⋯⋯⋯⋯⋯ 181, 225	陽虚裏寒⋯⋯⋯⋯⋯⋯⋯ 380
保元湯⋯⋯⋯⋯⋯⋯⋯ 30, 394	無比山薬丸⋯⋯⋯ 137, 311, 395	陽結⋯⋯⋯⋯⋯⋯⋯⋯⋯ 230
補瀉の原則⋯⋯⋯⋯⋯⋯⋯ 44	**め**	養血熄風法⋯⋯⋯⋯⋯⋯⋯ 52
保真湯⋯⋯⋯⋯⋯⋯⋯ 111, 395	『明医雑著』⋯⋯⋯⋯ 4, 107, 113, 114, 130, 341	養心湯⋯⋯ 29, 155, 171, 376, 395
母臓⋯⋯⋯⋯⋯⋯⋯⋯⋯⋯ 44	『明医指掌』⋯⋯⋯⋯⋯⋯ 139	陽水⋯⋯⋯⋯⋯ 117, 297, 299
補中益気湯⋯ 8, 33, 136, 156, 202, 207, 214, 232, 269, 310, 311, 313, 320, 361, 369, 375, 395	命門⋯⋯⋯⋯⋯⋯⋯⋯⋯⋯ 39	癰疽⋯⋯⋯⋯⋯⋯⋯ 330, 332
補天大造丸⋯⋯⋯⋯⋯ 112, 395	命門火衰⋯⋯⋯⋯⋯⋯⋯ 341	腰痛⋯⋯⋯⋯⋯⋯⋯ 40, 322
補肺⋯⋯⋯⋯⋯⋯⋯⋯⋯⋯ 27	めまい⋯⋯⋯⋯⋯⋯ 51, 140, 231, 242, 312, 317	葉天士⋯ 5, 183, 188, 209, 226, 273
補肺湯⋯ 26, 95, 103, 112, 375, 395	眩暈⋯⋯⋯⋯⋯⋯⋯⋯⋯ 374	陽閉⋯⋯⋯⋯⋯⋯⋯⋯⋯ 276
補法⋯⋯⋯⋯⋯⋯⋯⋯ 44, 49	**も**	陽明経⋯⋯⋯⋯⋯⋯⋯⋯ 359
補陽還五湯⋯⋯⋯⋯ 273, 277, 395	礞石滾痰丸⋯⋯⋯⋯ 30, 154, 162, 171, 346, 395	陽明頭痛⋯⋯⋯⋯⋯⋯⋯ 265
補陽法⋯⋯⋯⋯⋯⋯⋯⋯⋯ 49	毛冬青注射液⋯⋯⋯⋯⋯ 151	陽明病⋯⋯⋯⋯⋯⋯⋯⋯ 21
補絡補管湯⋯⋯⋯⋯⋯ 112, 395	目不瞑⋯⋯⋯⋯⋯⋯⋯⋯ 152	癰瘍瘡毒⋯⋯⋯⋯⋯⋯⋯ 298
牡蛎散⋯⋯⋯⋯⋯⋯⋯ 112, 395	木防已湯⋯⋯⋯⋯⋯⋯⋯ 395	薏苡仁湯⋯⋯⋯⋯⋯ 353, 396
保和丸⋯⋯⋯⋯⋯ 34, 162, 182, 195, 207, 228, 395	木火刑金⋯⋯⋯⋯⋯⋯⋯ 66	抑うつ⋯⋯⋯⋯⋯⋯⋯⋯ 164
本⋯⋯⋯⋯⋯⋯⋯⋯⋯⋯ 43	木香順気散⋯⋯⋯⋯⋯ 249, 395	**ら**
本事地黄湯⋯⋯⋯⋯⋯⋯ 395	木香知柏地黄丸⋯⋯⋯⋯ 370	雷頭風⋯⋯⋯⋯⋯⋯⋯⋯ 265
『本草綱目』⋯⋯⋯⋯⋯ 175, 285	木香檳榔丸⋯⋯⋯⋯⋯ 212, 395	来復丹⋯⋯⋯⋯⋯ 196, 220, 396
『本草備要』⋯⋯⋯⋯⋯⋯ 175	物忘れ⋯⋯⋯⋯⋯⋯⋯⋯ 156	絡脈空虚⋯⋯⋯⋯⋯⋯⋯ 275
ま	**や**	『羅氏会約医鏡』⋯⋯⋯⋯ 97
麻黄湯⋯⋯⋯⋯⋯ 21, 25, 94, 395		絡気不和⋯⋯⋯⋯⋯⋯⋯ 120
麻黄附子細辛湯⋯⋯⋯ 264, 395	射干麻黄湯⋯⋯⋯⋯ 83, 86, 395	羅天益⋯⋯⋯⋯⋯⋯⋯⋯ 240
麻黄連翹赤小豆湯⋯ 243, 300, 395		**り**
		痢⋯⋯⋯⋯⋯⋯⋯⋯⋯⋯ 209
		理気法⋯⋯⋯⋯⋯⋯⋯⋯⋯ 50

裏急後重……… 205, 209, 211, 225
『理虚元鑑』………… 108, 372, 373
理血法……………………… 50
痢疾………… 29, 205, 209, 225
裏実証……………………… 47
理中丸……………… 33, 134, 156,
　　　　　　　185, 196, 202, 396
李中梓………… 252, 273, 297, 337
理中湯………………… 22, 134
六君子丸…………………… 66
六君子湯…… 18, 26, 88, 102, 156,
　　　　　　　177, 216, 250, 375, 396
李東垣… 4, 185, 273, 315, 367, 372
『理瀹駢文』………………… 113
癃………………………… 314
劉河間…………… 4, 185, 198,
　　　　　　　211, 273, 328
『劉恵民医案選』…………… 178
竜虎丸………………… 172, 396
『柳選四家医案』………… 76, 82
竜胆瀉肝湯……… 14, 36, 126,
　　　　　　　131, 134, 154, 176,
　　　　　　　238, 338, 345, 396
癃閉………… 40, 42, 307, 314
流行性感冒………………… 55
涼開法……………………… 51
涼膈散……………………… 31
苓甘五味姜辛湯…………… 396
苓桂朮甘湯………… 20, 118, 122,
　　　　　　　144, 195, 396
李用粋………… 56, 278, 315
涼燥証……………………… 65
良附丸………… 34, 182, 226, 396
『呂氏春秋』……………… 284
淋………………………… 306

淋証………… 292, 306, 317, 336
『臨証指南医案』…… 74, 83, 85, 93,
　　　　　　　124, 129, 167, 178, 188, 192,
　　　　　　　197, 208, 224, 236, 245, 266,
　　　　　　　267, 271, 273, 274, 279, 281,
　　　　　　　308, 329, 333, 342, 356, 364
淋濁……………………… 336
林佩琴…………………… 336
淋秘……………………… 306
淋閟……………………… 306

る

『類経』…………………… 158
『類証活人書』…………… 199
『類証治裁』………… 5, 60,
　　　　　　　82, 84, 91, 117, 123, 151, 152,
　　　　　　　153, 157, 217, 219, 236, 241,
　　　　　　　261, 296, 321, 336, 350, 355
類中………………… 273, 274
類中風…………………… 274
瘰癧……………………… 286

れ

羚角鈎藤湯………………… 12
戻気……………………… 55
冷瘴……………………… 294
『霊枢』………… 91, 97, 99,
　　　　　　　106, 124, 128,139, 140, 146,
　　　　　　　151, 156, 162, 164, 179, 181,
　　　　　　　192, 193, 198, 200, 203, 218,
　　　　　　　223, 235, 238, 240, 247, 251,
　　　　　　　252, 267, 268, 271, 272, 280,
　　　　　　　283, 297, 314, 317, 321, 328,
　　　　　　　334, 341, 343, 350, 366, 380
冷秘……………………… 233

羚羊角湯………… 276, 396
羚羊鈎藤湯……… 23, 282, 396
『冷廬医話』……………… 266
斂肺……………………… 27
連朴飲…………………… 17
連理湯…………… 215, 396

ろ

労癭……………………… 284
労瘵………………… 292, 295
労瘵……………………… 374
癆瘵……………………… 106
労疰……………………… 106
労傷心脾………… 335, 338
労心過度………………… 157
労嗽……………………… 106
労損……………………… 373
癆虫……………………… 107
労淋………… 306, 308, 311
六一散…………………… 396
六淫…… 55, 56, 61, 91, 204, 357
六鬱………………… 164, 365
鹿茸丸………… 332, 396
鹿茸補渋丸……… 313, 396
六磨湯……… 232, 249, 319, 396
六味地黄丸……… 26, 41, 157,
　　　　　　　167, 257, 303, 309, 331,
　　　　　　　332, 339, 347, 362, 396
鹿角膠丸………… 362, 396
六極……………………… 372
六経………………… 21, 260

わ

和解少陽法………………… 48
和解法……………………… 48

訳者略歴

鈴木元子（すずき・もとこ）：
岡山県生まれ
京都薬科大学卒，行岡鍼灸専門学校卒
薬剤師・鍼灸師・あんまマッサージ指圧師
遼寧中医学院中薬学研修課程修了
職歴：病院勤務，漢方薬局勤務
翻訳：『中医対薬』『中医基本用語辞典』共訳

福田裕子（ふくだ・ひろこ）：
長野県生まれ
金沢大学薬学部卒，日中学院研究科卒
薬剤師
職歴：病院勤務，漢方薬局経営
翻訳：『中医対薬』『中医基本用語辞典』共訳

藤田康介（ふじた・こうすけ）：
奈良県生まれ
上海中医薬大学卒，同大学院修了　医学博士
中国執業医師・中国上海市衛生局登録医師
職歴：上海中医薬大学付属竜華医院，上海市徐匯区中心医院
　　　現在，上海鼎瀚中医クリニック勤務
　　　　　　世界中医薬学会聯合会腎病専業委員会理事
　　　　　　『中医臨床』特約記者
　　　　　　東和クリニック中医科顧問

向田和弘（むかいだ・かずひろ）：
兵庫県生まれ
大東文化大学外国語学部卒
復旦大学大学院修了　文学修士
北京中医薬大学大学院修了　医学博士
職歴：北京王府中西医結合医院総務室長・㈱アミューズ会長補佐・
　　　仁済生生医院管理集団首席運営官ほか
著書：『京劇鑑賞完全マニュアル』共著（好文出版，1998年）

［標準］中医内科学

2009年6月20日	第1版第1刷発行
2017年1月15日	第1版第3刷発行

主　　編	張伯臾
副主編	董建華・周仲瑛
翻　　訳	鈴木元子・福田裕子・藤田康介・向田和弘
発　　行	井ノ上　匠
発行所	東洋学術出版社

〒272-0021　千葉県市川市八幡 2-16-15-405
販売部：電話 047(321)4428　FAX 047(321)4429
　　　　e-mail　hanbai@chuui.co.jp
編集部：電話 047(335)6780　FAX 047(300)0565
　　　　e-mail　henshu@chuui.co.jp
ホームページ　http://www.chuui.co.jp/

印刷・製本―――モリモト印刷株式会社
◎定価はカバー，帯に表示してあります　◎落丁，乱丁本はお取り替えいたします

©2009 Printed in Japan　　　　ISBN 978-4-904224-06-9　C3047

新しいイメージの中医学学習雑誌

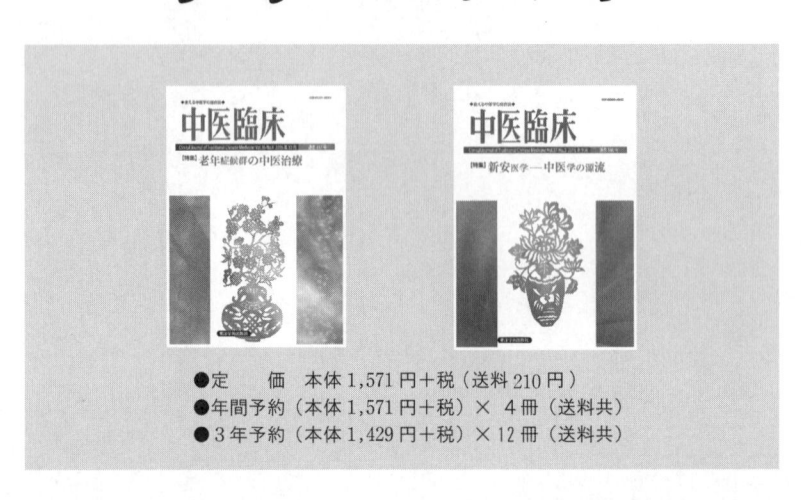

［季刊］中医臨床

● 定　　価　本体 1,571 円＋税（送料 210 円）
● 年間予約（本体 1,571 円＋税）× 4 冊（送料共）
● 3 年予約（本体 1,429 円＋税）× 12 冊（送料共）

短期間に自力で臨床ができることが目標

できるだけ短期間に中医学をマスターして，自力で臨床ができる力をつけていただくことを第一の目標に編集を進めています。中医学を分散的でなく系統的に学べることを念頭に置きながら，疾患・症状の病態本質を見分け，処方・配穴・手技を的確に運用できる能力を身につけることをめざしています。

漢方エキス製剤の中医学的運用

毎号疾患・症状・方剤別の興味深い特集を掲載。疾患の病因病機の分析に重点を置き，症状のどのような変化にも対応できる能力を培います。「病名漢方」でなく，「弁証漢方」に重点を置きながら，エキス製剤の運用効果の向上をめざしています。

中医学を初歩からマスターできる雑誌

読者と双方向性のコミュニケーション

「症例相談」や「症例討論」「質問」のコーナーを設け，読者と双方向のコミュニケーションを強め，臨床力向上をめざしています。「弁証論治トレーニング」では，出題された症例に多くの読者が回答を寄せ，それにコメンテーターが親切に解説を加えています。活気のあるコーナーです。

バラエティーに富んだ誌面

中医学の基礎理論や用語解説など初級者向けのやさしい記事から，高度な難病治療の文献まで，漢方と針灸の両分野を中心に，講演・インタビュー・取材記事・解説記事・症例検討・理論検討・翻訳文献・研究動向・食養・コラム・書籍紹介・ニュース……など多彩な内容。

ご注文はフリーダイヤルＦＡＸで
0120-727-060

東洋学術出版社

〒 272-0021　千葉県市川市八幡 2-16-15-405
電話：（047）321-4428
E-mail：hanbai@chuui.co.jp
URL：http://www.chuui.co.jp